AF558152

Thomas Pfister & Fides Auf der Maur

Praxisbuch Gartenagogik

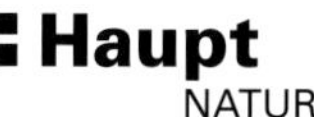

Thomas Pfister
Fides Auf der Maur

Praxisbuch Gartenagogik

Menschen mit Pflanzen begleiten

Haupt Verlag

Die Herausgabe dieses Buches wurde durch Beiträge folgender Institutionen unterstützt:

Schweizerische Gesellschaft Gartentherapie und Gartenagogik

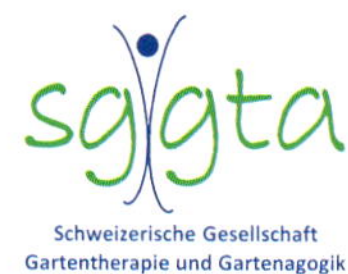

Heilkräuterschule Albinen

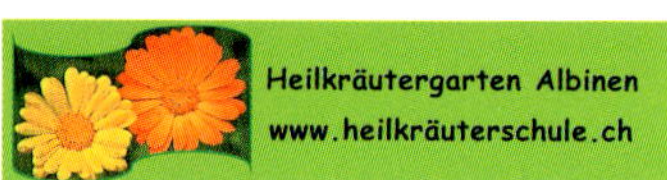

1. Auflage: 2023

ISBN 978-3-258-08322-3

Gestaltung und Satz: pooldesign, CH-Zürich
Lektorat: Lisa Vogel, D-Bayreuth
Fotos & Illustrationen: siehe Bildnachweis, Seite 344

Wir verwenden FSC®-zertifiziertes Papier. FSC® sichert die Nutzung der Wälder gemäß sozialen, ökonomischen und ökologischen Kriterien.
Gedruckt in Deutschland

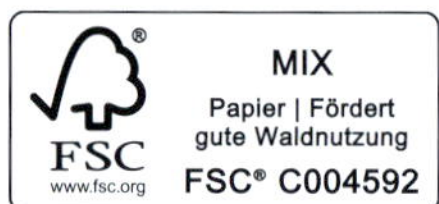

Diese Publikation ist in der Deutschen Nationalbibliografie verzeichnet.
Mehr Informationen dazu finden Sie unter http://dnb.dnb.de.

Der Haupt Verlag wird vom Bundesamt für Kultur für die Jahre 2021–2024 unterstützt.

Wir verlegen mit Freude und großem Engagement unsere Bücher. Daher freuen wir uns immer über Anregungen zum Programm und schätzen Hinweise auf Fehler im Buch, sollten uns welche unterlaufen sein. Falls Sie regelmäßig Informationen über die aktuellen Titel im Bereich Natur & Garten erhalten möchten, folgen Sie uns über Social Media oder bleiben Sie via Newsletter auf dem neuesten Stand.

www.haupt.ch

Inhalt

Vorwort

Liebe Leserin, lieber Leser

Wie könnte man besser die positive Wirkung von Gärten und Gartenarbeit beschreiben:

«Am meisten liebe ich abendliche Spaziergänge durch meinen Garten und werkle herum, jäte Unkraut oder schneide Zweige. Es tut mir gut, hält mich gesund und macht mir viel Freude.»
Charles III., König des Vereinigten Königreichs Großbritannien und Nordirland

In der Gartenagogik werden Klient:innen bei der Arbeit oder in der Freizeit, im Garten oder in der Natur von Gartenagog:innen begleitet. Das wird schon seit langer Zeit praktiziert, hier aber erstmals in einem Buch umfassend dargestellt.

Das Buch ist in sieben Teile gegliedert. Auf die Grundlagen der Gartenagogik folgen Informationen zur praktischen Pflanzenkunde. Im dritten Teil wird das agogische Arbeiten im Garten beschrieben, im vierten Teil die Gestaltung agogischer Gärten. Im fünften Teil werden die Grundlagen für erfolgreiche Projekte in der Gartenagogik dargestellt. Anregungen zu Ausflügen in die Natur sowie Praxisbeispiele aus den verschiedenen Anwendungsfeldern der Gartenagogik runden das Buch ab.

Das Praxisbuch wendet sich an agogische und gärtnerische Fachpersonen, die Klient:innen im Garten betreuen oder mit ihnen in der Natur unterwegs sind. Die Verbindung von agogischen und gärtnerischen Mitteln eröffnet ein weites Feld mit unterschiedlichsten Methoden und Ansätzen.

Mein Dank geht an den Haupt Verlag, der dieses erste Buch zur Gartenagogik veröffentlicht. Ein Dankeschön gehört den Fachpersonen, die ihr Feedback zu einzelnen Teilen des Buches gegeben haben: Fides Auf der Maur, Sigrid Blank, Silke Füge, Martin Trautmann und Julia von Berlepsch. Auch die Artikel zu den Praxisbeispielen seien verdankt.

Und last but not least danke ich meiner lieben Fides für die tollen Fotos, welche die Texte so wunderbar illustrieren. So ermuntert das Buch hoffentlich viele Leser:innen, selbst als Gartenagogin oder Gartenagoge tätig zu werden.

Hünibach, im Januar 2023 Thomas Pfister

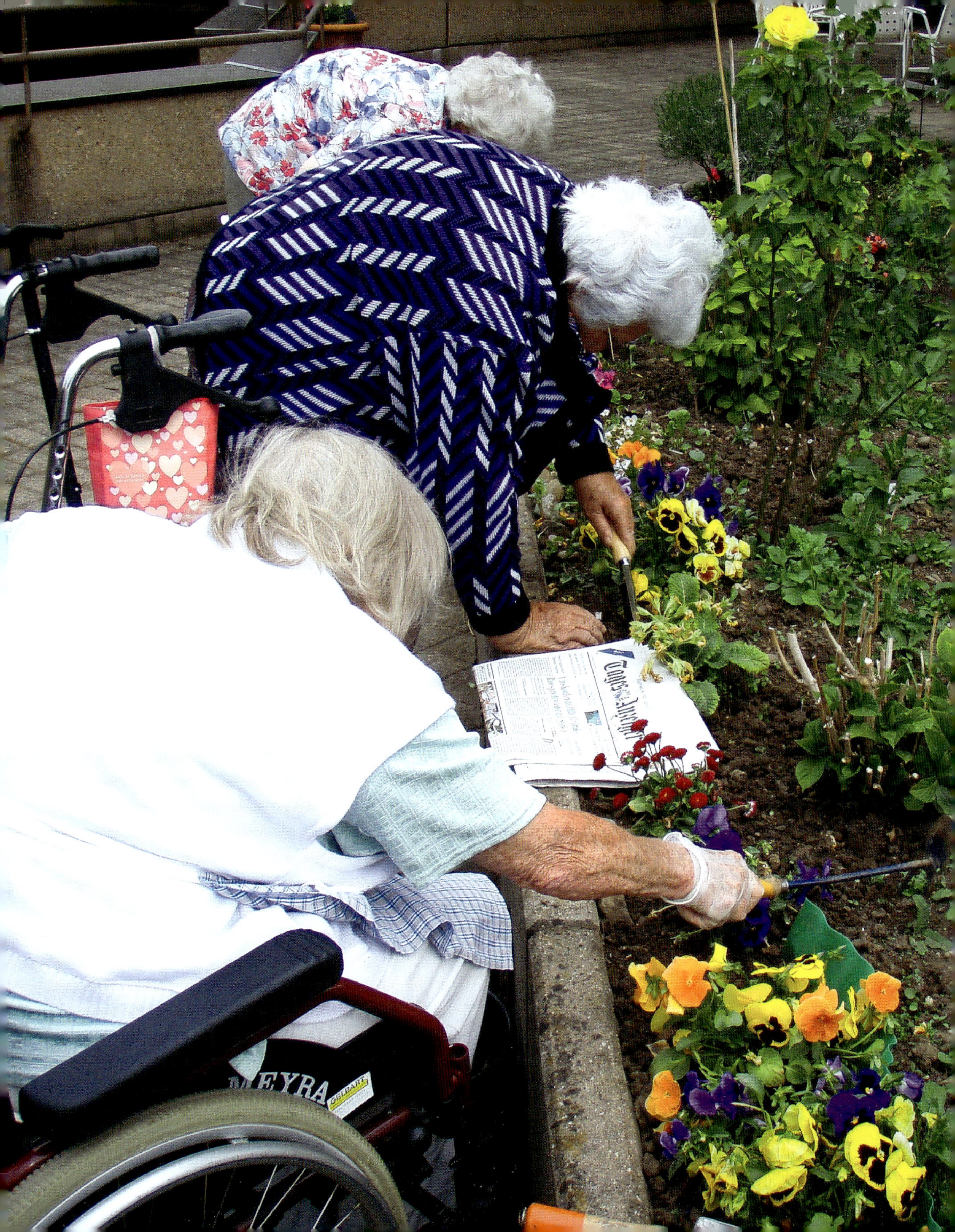

MEYRA
GELBART

Teil I

Grundlagen der Gartenagogik

Der Mensch ist ein Teil der Natur und gehört als *Homo sapiens* zur Familie der Menschenaffen in die Ordnung der Primaten. Den größten Teil in ihrer Geschichte waren die Menschen als Sammler:innen und Jäger:innen unterwegs. Die Erfindung der Landwirtschaft und des Gartenbaus hat die Ernährung grundlegend verändert.

Die Gartenagogik möchte Gesundheit, Wohlbefinden und Lebensqualität der Klient:innen erhalten und fördern. Sie stellt einen präventiven Beitrag zur Verhinderung von Krankheiten dar und ist ein Teil des Fachgebiets Green Care, das alle Aktivitäten beinhaltet, welche die Natur, Tiere und Pflanzen gezielt für Klient:innen einsetzen.

In der Gartenagogik initiieren und begleiten Fachpersonen mit agogischer und gärtnerischer Aus- und Weiterbildung bei ihren Klient:innen kognitive, emotionale, körperliche und soziale Lernprozesse mit Pflanzen und Gärten. Das geschieht im professionellen Bereich an geschützten Arbeitsplätzen oder in der Freizeit, sowohl in Gärten oder auch in der Natur. Zielgruppe der Gartenagogik sind Menschen mit einer Beeinträchtigung und Unterstützungsbedarf, die oft in einer entsprechenden Institution wohnen und arbeiten.

Die Ziele der Gartenagogik werden nach der Internationalen Klassifikation der Funktionsfähigkeit, Behinderung und Gesundheit auf den Ebenen der Körperfunktionen und -strukturen, der Teilhabe und bei Umweltfaktoren formuliert.

Die Gartenagogik greift auf die Methoden der verschiedenen agogischen Berufsfelder zurück und nutzt die vielfältigen Möglichkeiten von Pflanzen, Gärten und anderen Naturelementen. Gartenagogische Programme sind zeitlich begrenzte, gezielt geplante und sorgfältig durchgeführte Aktivitäten im Garten, mit Pflanzen oder natürlichem Material. Sie können mit einzelnen Klient:innen oder in Gruppen durchgeführt werden. Wichtig sind kompetente Leitungspersonen und regelmäßige Aktivitäten während des ganzen Jahres, für Menschen jeden Alters, jeden Geschlechts, mit mehr oder weniger Einschränkungen. Für den Erfolg entscheidend sind zudem eine gute Planung und Vorbereitung, eine geeignete Infrastruktur und eine sorgfältige Durchführung und Dokumentation. Die Kosten der Gartenagogik werden durch positive Effekte im körperlichen, psychischen und sozialen Bereich aufgewogen.

Die Entwicklung des Menschen

Der Mensch ist ein Teil der Natur. Er gehört als *Homo sapiens* zur Familie der Menschenaffen. Seine nächsten heute noch lebenden Verwandten sind Gorillas, Orang-Utans sowie Schimpansen. Vor rund 5 Mio. Jahren haben seine Vorfahren den aufrechten Gang entwickelt. Vor 2,5 Mio. Jahren entwickelten sich die ersten Vertreter:innen der Gattung *Homo*, wobei der Gebrauch von einfachen Steinwerkzeugen als entscheidendes Merkmal gilt.

Der *Homo erectus* (aufrechter Mensch) lebte vor rund 2 Mio. Jahren in Afrika und breitete sich von dort nach Vorderasien, Russland, Indien bis nach Indonesien aus. Die Epoche, in der er lebte, wird als «Altsteinzeit» bezeichnet, weil aus dieser Zeit viele Steinwerkzeuge erhalten sind. Die ältesten Funde in Europa stammen aus Spanien und sind rund 1,2 Mio. Jahre alt. Sie belegen, dass der *Homo erectus* bereits das Feuer benutzt hat. Dies hatte sowohl für die Ernährung als auch für die Wärmeerzeugung und Abwehr von Raubtieren große Bedeutung.

Neandertaler

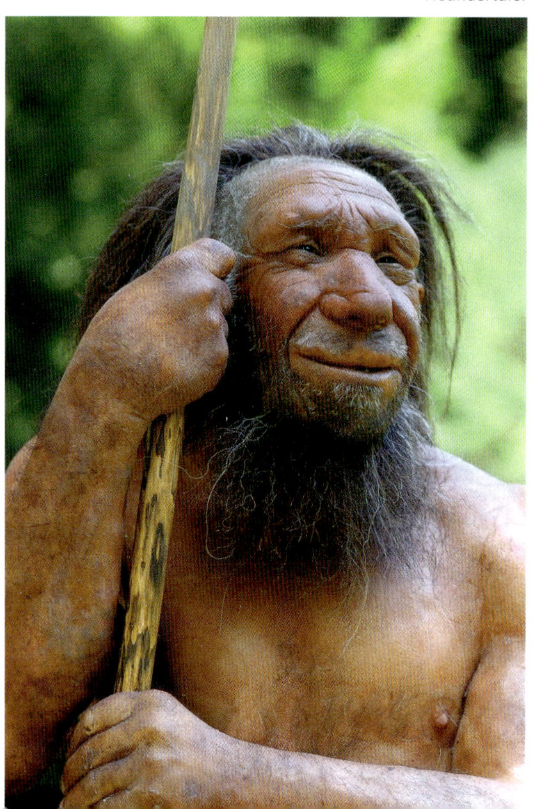

Aus dem *Homo erectus* entwickelte sich vor rund 800 000 Jahren der Neandertaler *(Homo neanderthalensis)*, benannt nach einer Fundstelle in der Nähe von Düsseldorf. Er lebte in großen Teilen Europas. Sein Körperbau war eher gedrungen und sehr kräftig, was ihm neben dem Gebrauch von Feuer beim Überleben in den verschiedenen Kaltzeiten half. Als erster Vertreter der Gattung *Homo* hinterließ der Neandertaler Höhlenmalereien und bestattete seine Verstorbenen in Gräbern oder Höhlen. Vor rund 40 000 Jahren starb der Neandertaler aus resp. vermischte sich mit dem modernen Menschen, der sich aufgrund seiner größeren Fortpflanzungsrate stärker vermehren konnte. Der moderne Mensch besitzt im Durchschnitt rund 1–2 % Neandertaler-Gene.

Heute ist *Homo sapiens* (übersetzt «Weiser Mensch») der einzige verbleibende Vertreter der Gattung *Homo*. Fossile Belege gibt es seit rund 300 000 Jahren. Alle diese Belege wurden in Afrika gefunden, weshalb der Kontinent heute als die «Wiege der Menschheit» gilt. Erst vor 70 000 Jahren breitete sich der *Homo sapiens* über den Nahen Osten zuerst nach Asien und später nach Europa aus. Vor 45 000 Jahren waren bereits ganz Europa und Asien vom *Homo sapiens* besiedelt. In Australien tauchten vor 50 000 Jahren die ersten modernen Menschen auf. Erst vor ca. 15 000 Jahren wurde Amerika besiedelt.

Sammler:innen und Jäger:innen

Während der größten Zeit waren unsere Vorfahren als Sammler:innen und Jäger:innen unterwegs. Diese Lebensweise erfordert zum Überleben umfangreiche Kenntnisse über die Natur und wird heute nur noch von wenigen Volksgruppen praktiziert. Noch vor 500 Jahren besiedelten Sammler:innen und Jäger:innen die Hälfte der bewohnten Landfläche. Bekannt sind die indigenen Völker Nordamerikas, die den Büffelherden folgend eine nomadische Lebensweise pflegten. Dabei gab und gibt es geschlechts-

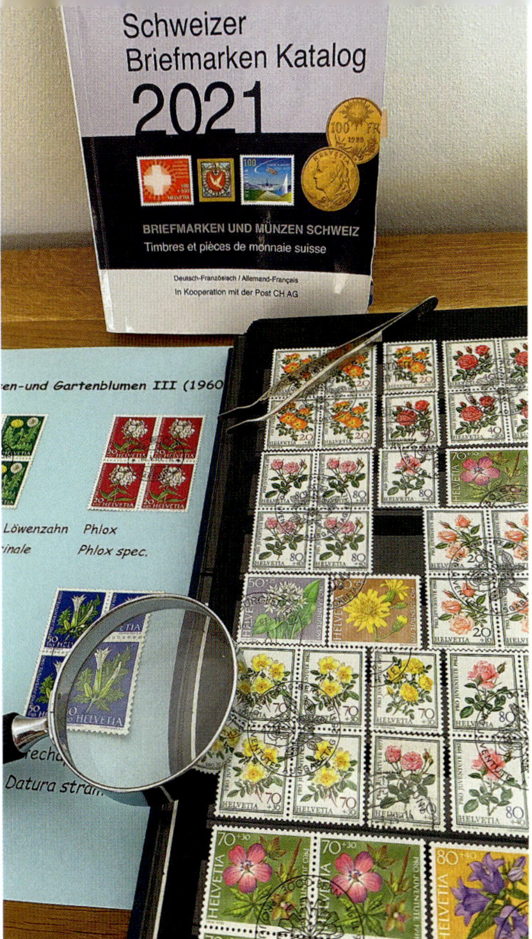

Briefmarken sammeln

spezifische Unterschiede in der Aufgabenverteilung: Während für die Jagd fast ausschließlich Männer verantwortlich waren, übernahmen Frauen und Kinder zum größten Teil das Sammeln. Die gesammelten – meist pflanzlichen – Nahrungsmittel machten mit 70–80 % einen Großteil der verwertbaren Kalorien aus. In unseren Breitengraden waren Nüsse und Wurzeln wichtige Nahrungsmittel. Auf der Sammelliste standen auch Pilze, Samen, Früchte, Wildgemüse, Beeren und Kräuter. Maden, Raupen und Insekten bildeten eine wichtige Proteinquelle.

Die Jagd auf Tiere wurde oft als Hetz- oder Ausdauerjagd betrieben. Dabei wurden die Beutetiere so lange verfolgt, bis sie ermüdeten und getötet werden konnten. Der menschliche Körper ist für langes Laufen geeignet – wie Marathonläufer:innen heute immer noch beweisen. Neben der Hetzjagd waren auch Treibjagden sehr erfolgreich. Dazu brauchte es eine Gruppe von 20–50 Menschen, die gemeinsam und abgestimmt miteinander jagten.

Die lange Zeit als Sammler:innen und Jäger:innen hat in den menschlichen Genen und dem Verhalten ihre Spuren hinterlassen. Noch heute gehen viele im Herbst auf die Jagd. Auch das Sammeln ist ein typisches menschliches Verhalten. Während es früher vor allem darum ging, Nahrung zu sammeln, konzentriert sich das Sammeln in der heutigen Zeit mehr auf bestimmte Gegenstände wie Autos, Briefmarken, Taschen, Schuhe usw.

Entwicklung der Landwirtschaft

Nicht alle Sammler:innen- und Jäger:innengesellschaften pflegten eine nomadische Lebensweise. An Meeren und Seen waren die Menschen dank Fischen und Meeresfrüchten mehr oder weniger sesshaft. Von den Siedlungen und ihren Abfällen wurden Wölfe und Wildschweine angelockt. Einige von ihnen wurden gefangen und in der Folge zu den ersten Haustieren des Menschen: Hund und Schwein. Bei Treibjagden erbeutete Tiere wurden zum Teil als Vorrat am Leben gelassen.

Auch in Gebieten mit Wildgetreide und vielen Wildtieren wurden die Menschen sesshaft. Im heutigen Staatsgebiet von Syrien, Libanon, Israel und Jordanien wurde schon vor 17 000 Jahren Ackerbau betrieben. Zum Teil waren es aber nur kleine Flächen, die während eines Teils des Jahres bebaut wurden, während die Menschen ansonsten weiterhin vom Sammeln und Jagen lebten.

Vor etwa 11 000 Jahren kühlte sich das Klima ab. Um die Ernährung sicherzustellen, intensivierten die Menschen auf ihren Feldern den Getreideanbau. In der *Jungsteinzeit* (Neolithikum, 10 000–4000 v. Chr.) wurde erstmals systematisch Ackerbau betrieben. Ab 7500 v. Chr. etablierte sich zuerst in Südfrankreich und Spanien, ab ca. 5700 v. Chr. auch in Mitteleuropa der Ackerbau. Erstmals wurde Mist zur Steigerung der Bodenfruchtbarkeit ausgebracht. Aus Funden lassen sich erste Vorgänger des Weizens wie Dinkel (*Triticum aestivum* subsp. *spelta*), Emmer *(Triticum dicoccum)* oder Einkorn *(Triticum monococcum)* nachweisen; sodann auch Mohn (*Papaver* spec.), Gerste (*Hordeum* spec.), Rispenhirse

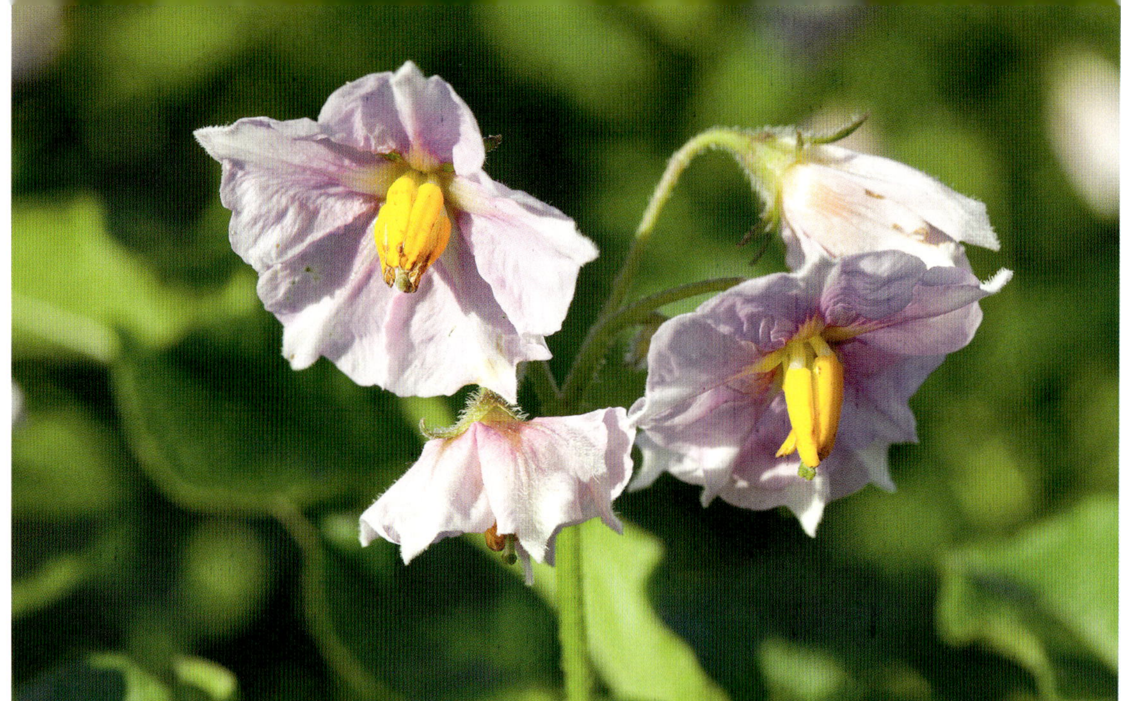

Kartoffelblüten

(*Panicum* spec.), Ackerbohnen (*Vicia* spec.), Linsen (*Lens* spec.) und Lein (*Linum* spec.).

In vielen Regionen gab es während und auch nach der Jungsteinzeit Völker, die saisonal ihre Lebensweise anpassten. Sie lebten während der Sommermonate nomadisch, verbrachten die Wintermonate aber sesshaft am selben Ort. Bekanntes Beispiel sind die indigenen Völker Nordamerikas.

Nach der Jungsteinzeit folgten verschiedene Perioden, die nach den verwendeten Metallen benannt werden: Kupferzeit, Bronzezeit, Eisenzeit. Aus diesen Metallen wurden u. a. auch Pflüge hergestellt, welche ein Bearbeiten von größeren Feldern ermöglichten.

Seit dem 8. Jahrhundert setzte sich in Europa die Dreifelderwirtschaft mit Winter- und Sommergetreide sowie einer Brache durch. Die Heuernte im Sommer wurde zum wichtigen Bestandteil der Arbeit in der Landwirtschaft. Ab dem 16. Jahrhundert wurde die Landwirtschaft intensiviert. Durch den neu erfundenen Bodenwendepflug und den Hufbeschlag der Pferde sowie eine gezielte Auswahl von Saatgut und Zuchttieren konnten die Erträge maßgeblich gesteigert werden. Nach der Entdeckung Amerikas breitete sich der Anbau von Kartoffeln in Europa aus.

Um 1800 arbeiteten rund drei Viertel der Bevölkerung in der Landwirtschaft. Im 19. und 20. Jahrhundert erfolgte eine Technisierung und Spezialisierung der Landwirtschaft. Betriebe wurden zusammengelegt und Maschinen ersetzten immer mehr die menschliche Arbeitskraft. Diese Entwicklung hält bis heute an.

Die sesshafte Lebensweise ermöglichte eine rasante Bevölkerungsentwicklung. Bis zum Ende der letzten Kaltzeit vor 10 000 Jahren lebten geschätzte 5–10 Mio. Menschen auf der Erde – fast alle nomadisch. Zur Zeitwende waren es rund 300 Mio. Menschen – nun größtenteils sesshaft. Im Jahr 1804 wurde die erste Milliarde erreicht. In immer kürzeren Zeitabständen nahm die Weltbevölkerung um 1 Mrd. zu: Waren es 1927 (123 Jahre später) noch 2 Mrd. Menschen, zählte die Weltbevölkerung 1960 (33 Jahre später) bereits 3 Mrd. und 1974 (nach nur 14 Jahren) 4 Mrd. Im Jahr 2022 lebten 8 Mrd. Menschen auf der Erde. In naher Zukunft wird die 10-Mrd.-Grenze erreicht werden.

Ein Blick in die Gartengeschichte

Das Wort «Garten» kommt vom althochdeutschen «Gerte». So nannte man Weiden- oder Haselnussruten, die früher ineinander verflochten die Abgrenzung eines Landstücks bildeten. Große Gärten werden auch als «Park» bezeichnet, wobei dieser Begriff auch für große geschützte Gebiete wie Naturparks oder Nationalparks verwendet wird.

In der Frühzeit wurden in Gärten vor allem Nahrungspflanzen angebaut. Noch heute dienen sogenannte Schreber- oder Familiengärten genau diesem Zweck. Neben diesen Haus- oder Nutzgärten gibt es noch viele andere Typen von Gärten. Schaut man auf die im Garten angebauten Pflanzen, kann man z. B. zwischen Gemüse-, Obst-, Rosen- oder Kräutergärten unterscheiden. Nimmt man spezielle Umweltelemente in den Garten, gibt es u. a. Steingärten, Schattengärten oder Wassergärten. Eine besondere Lage ist das Kennzeichen für Klostergärten, Kreuzgärten oder Schlossgärten.

Die ersten Zeugnisse einer eigentlichen Gartengestaltung sind aus dem Alten Ägypten überliefert. Auffällig sind die streng geometrisch angelegten Gärten mit Bewässerungssystemen, wo u. a. Gemüse, Obst, Wein und Blumen kultiviert wurden.

Seit vielen Jahrhunderten legen wohlhabende Personen Gärten zum Ausdruck der eigenen Lebenshaltung an. Man spricht hier von Gartenkunst. Als Erste haben die Assyrer und Babylonier in Persien (dem heutigen Iran) kunstvolle Gärten gestaltet. Die assyrischen Königsgärten waren große Landschaftsgärten, die bewaldete Hügel mit Wasserläufen nachahmten. Darin hielt man auch Tiere, die zum Teil sogar gejagt werden konnten. Weinreben und Rosen spielten in diesen Gärten eine wichtige Rolle. Berühmt als eines der sieben Weltwunder sind die Hängenden Gärten der Semiramis in Form von terrassenartig angelegten Dachgärten.

Auch im Alten Griechenland gab es eine ausgeprägte Gartenkultur. Reiche Gutsherren legten parkähnliche Gärten an, die zum Spazieren und Philosophieren benutzt wurden. Ähnliche Anlagen sind auch aus dem alten China und Japan bekannt, wobei hier in den Parkanlagen immer auch große Wasserwege und schöne Pavillons errichtet wurden. Bei den alten Römern wurden Gärten v. a. in Innenhöfen angelegt. Diese waren meistens von einem überdachten Säulengang umgeben.

Im Mittelalter waren Klöster die treibende Kraft bei der Gartengestaltung. Hier betrieben Mönche und Nonnen neben der Produktion von Nahrungsmitteln für den Eigenbedarf auch botanische Studien. Berühmt ist Hildegard von Bingen, die als erste Äbtissin in die Geschichte einging und sich neben der Musik und Religion auch intensiv mit den Heilpflanzen beschäftigte.

In der Neuzeit entstanden im Barock und in der Renaissance in Europa die ersten botanischen Gärten, so u. a. in Pisa 1543 und Bologna 1567 sowie in Leipzig 1577 und Heidelberg 1593. In der Zeit von Rokoko und Klassik errichteten die europäischen Herrscher prachtvolle Gärten und Parks. Bekannt sind die großen Landschaftsparks und die großen Orangerien (Gewächshäuser) in England und Frankreich. Der wohl bekannteste Park liegt in Versailles (F) und kann noch heute besichtigt werden. Auch in neuerer Zeit wurden an vielen Orten große Parks angelegt, dieses Mal meistens für die Öffentlichkeit. Einer davon ist der berühmte Central Park in New York, der auch als «grüne Lunge von Manhattan» bezeichnet wird.

Während der Renaissance im 15. und 16. Jahrhundert wurden in Europa viele aufwendige Garten- und Parkanlagen errichtet. Hier spielten mitgebrachte Zierpflanzen aus fernen Ländern eine wichtige Rolle wie z. B. Hyazinthen, Narzissen und Tulpen. Die Gartenkunst ist in Europa vor allem aus Frankreich, England und Spanien bekannt. In England entstand ein eigener Gartentypus, der Landschaftsgarten. Hier spielten Einflüsse aus dem alten China eine wichtige Rolle, wobei auf eine natürliche Gartengestaltung Wert gelegt wurde.

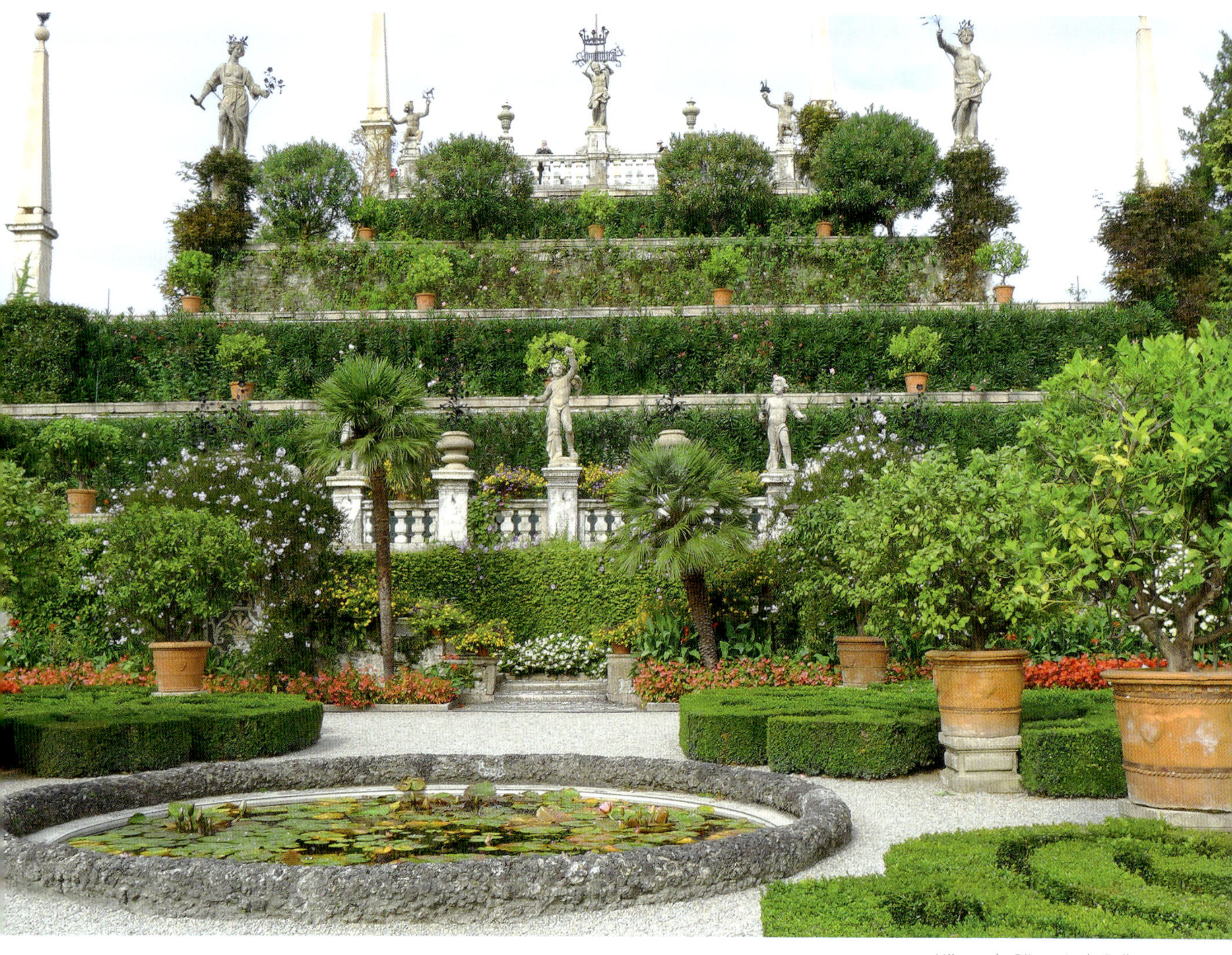

Hängende Gärten Isola Bella

In europäischen Städten wurden im 19. und 20. Jahrhundert zahlreiche Volksparks errichtet. Daneben entstand die Bewegung der Schrebergärten, die heute als Familiengärten bezeichnet werden.

Privatgärten sind bei Einfamilienhäusern immer noch sehr beliebt. Sie werden oft über Jahre und Jahrzehnte von den Besitzer:innen liebevoll gepflegt und sind Erholung und Ausgleich zum hektischen Berufsleben oder erfüllende Beschäftigung neben der Arbeit oder nach der Pensionierung.

Bei Mehrfamilienhäusern, Siedlungen und auch in Institutionen wird der Gartengestaltung oft nur ein geringes Interesse entgegengebracht. Im Zentrum steht leider oft nur die Vermeidung von Kosten für die Gartenpflege, was sich in lieblosen Grünrabatten, öden Rasenflächen und wenig attraktiven Sitzplätzen zeigt. Eher selten werden die großen Chancen einer vielfältigen und den Bedürfnissen der Bewohner:innen angepassten Gestaltung ergriffen und umgesetzt. Die Gartenagogik kann hier entscheidende Impulse setzen, weil sie Wert

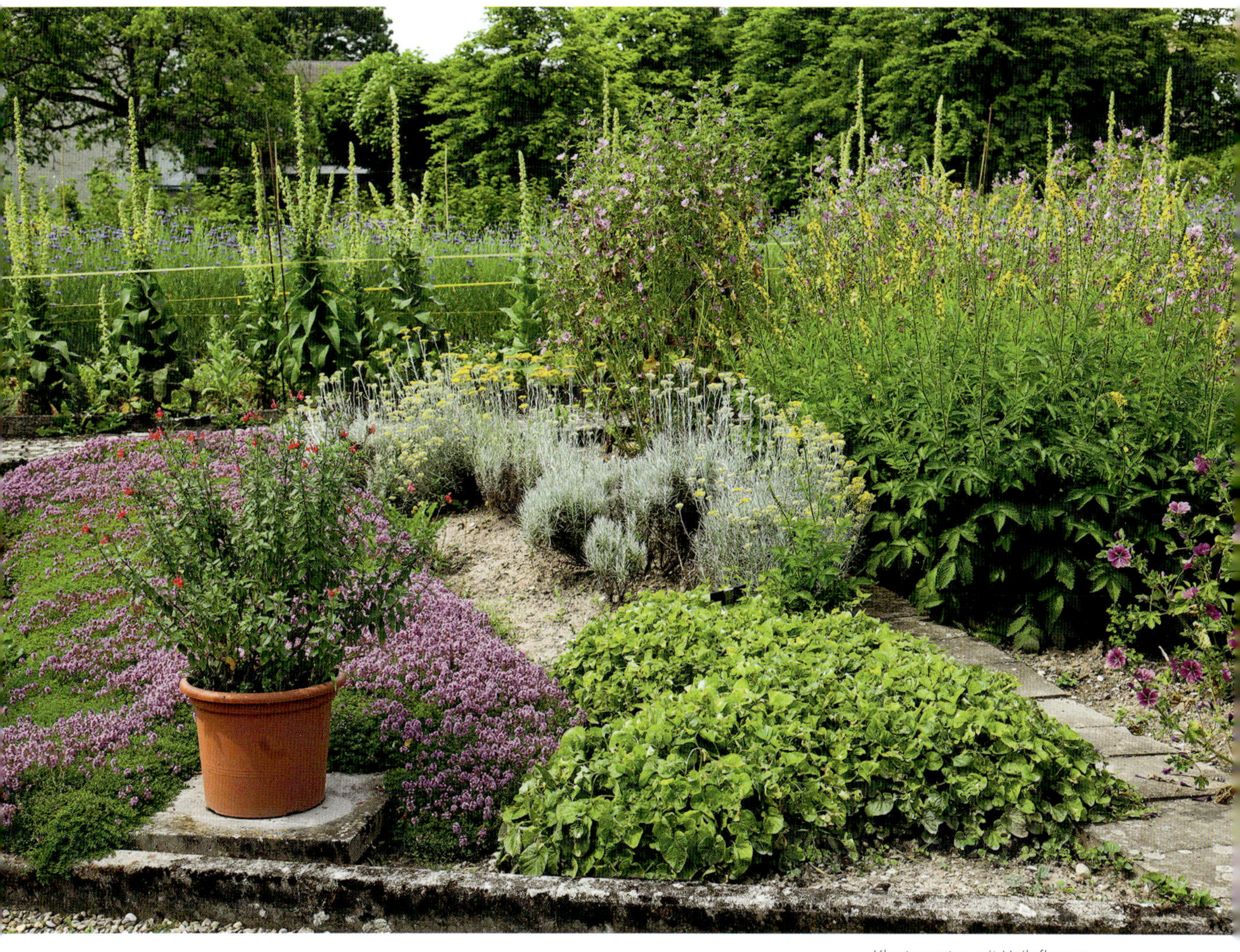

Klostergarten mit Heilpflanzen

und Bedeutung des Gartens und seine aktive Nutzung ins Zentrum stellt. Hier findet, wenn auch langsam, ein Umdenken statt. Die Notwendigkeit von Grünflächen in Städten rückt immer mehr in den Fokus der Stadtplaner:innen. Die Städte werden im Sommer sehr heiß und eine Begrünung hilft dabei, die Hitze zu regulieren.

Mensch und Gesundheit

Die Gesundheit ist unser wichtigstes Gut oder, wie es der Philosoph Arthur Schopenhauer ausdrückte: «Gesundheit ist nicht alles, aber ohne Gesundheit ist alles nichts.» Die Gartenagogik kann einen wesentlichen Beitrag leisten, die Gesundheit der Klient:innen zu erhalten und zu fördern.

Der Weg zur Natur ist in der modernen Welt durch vielerlei Technologien erschwert. Eine «natürliche» Lebensweise bedeutet, dass wir gemäß unseren Vorlieben und Neigungen leben können und Freiräume haben, diese zu pflegen. Gartenagog:innen haben die Möglichkeit, den Klient:innen die wunderbare Vielfalt der Pflanzen näherzubringen. So können z. B. Wachsen, Blühen und Vergehen in den verschiedenen Jahreszeiten oder die verschiedenen Wetterverhältnisse erlebt werden.

Wohlbefinden und Lebensqualität

Wohlbefinden kann als Prozess beschrieben werden, sich selbst, andere und die Lebensumstände als positiv zu erleben. In erster Linie ist es ein subjektives Gefühl von Glück und Lebenszufriedenheit. Das Gefühl des Wohlbefindens kann sich dabei auf ökonomische, soziale oder psychische Faktoren beziehen. Bei der ökonomischen Sichtweise steht der Besitz im Zentrum, während für die sozialen Aspekte des Wohlbefindens die Beziehungen zu den Mitmenschen von entscheidender Bedeutung sind. Auch die psychischen Anteile, also z. B. Einstellungen und Bewertungen der eigenen Lebenssituation, sind entscheidend für das Wohlbefinden. Gerade bei Menschen mit Einschränkungen, Behinderungen und Krankheiten können Erlebnisse im Garten ein Gefühl des Wohlbefindens auslösen.

Gesundheit

Gartenagog:innen leisten mit ihrer Arbeit einen wesentlichen Beitrag, die Gesundheit ihrer Klient:innen zu erhalten und zu fördern. Modernere Definitionen betonen, dass Gesundheit kein Zustand ist, sondern eine alltägliche und lebenslange Balance zwischen gesunden und kranken Anteilen. Diese Balance zwischen Gesundheit und Krankheit gilt auch für Menschen mit Beeinträchtigungen. Es ist Aufgabe von Gartenagog:innen, die gesunden Anteile einer Person zu fördern und zu unterstützen. Dies bedingt eine salutogenetische Arbeitsweise, d. h. eine Fokussierung auf die Stärken und Ressourcen der Klient:innen und eine Abkehr von der ausschließlichen Konzentration auf die Schwächen und Defizite.

Menschen, die akute Störungen bewältigen oder mit chronischen körperlichen oder seelischen Beeinträchtigungen leben, sind nicht ausschließlich krank. Sie haben im Umgang mit ihren Befindlichkeitsstörungen und Krankheiten sowie in ihrer Alltagsgestaltung immer auch gesunde Anteile («Ressourcen») und leben in relativer bzw. bedingter Gesundheit.

Duftrose

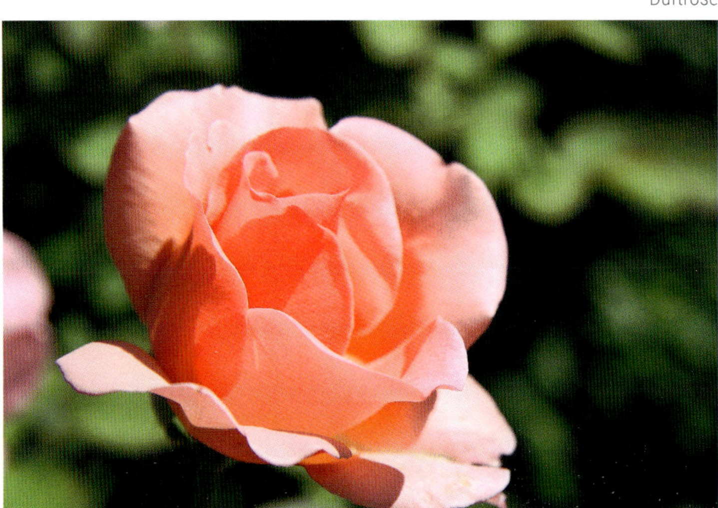

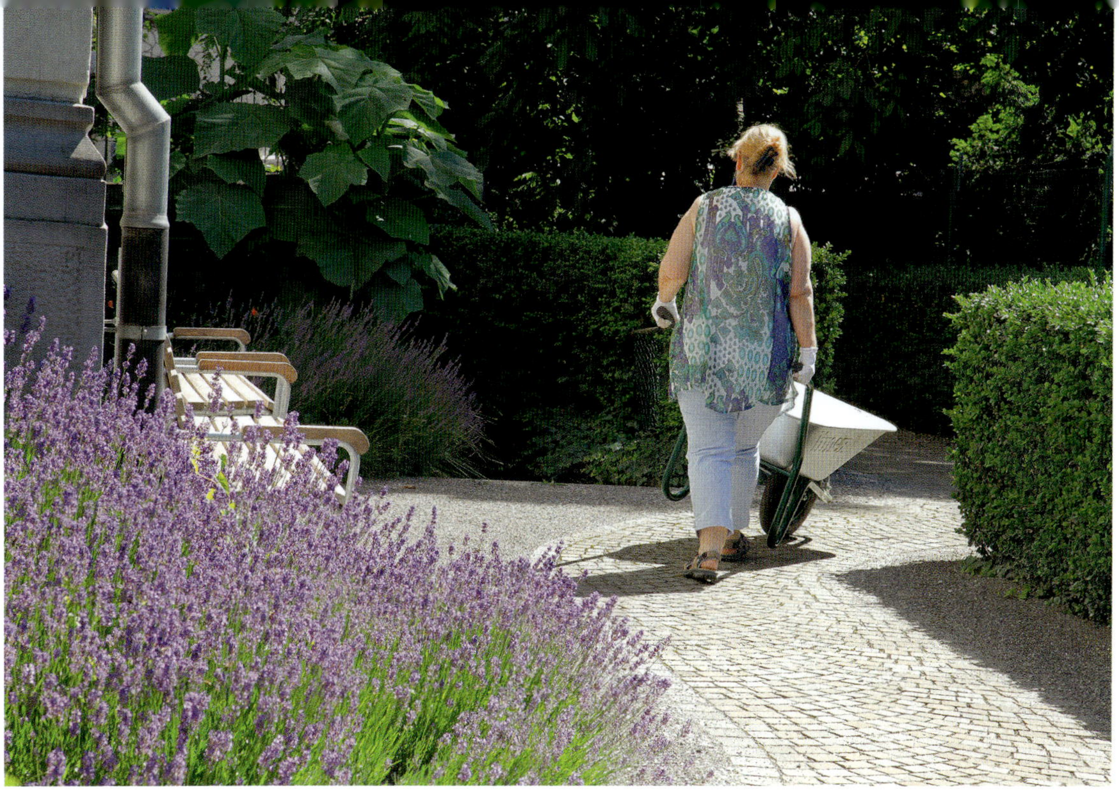

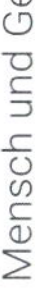

Gartenarbeit

Gesundheit kann auch als gelungene Bewältigung innerer und äußerer Anforderungen verstanden werden. Innere Anforderungen sind die körperlichen und psychischen Merkmale eines Menschen, wie beispielsweise die genetische Veranlagung, sein Immunsystem, sein Nerven- und Hormonsystem, die Persönlichkeitsstruktur, das Temperament und die Belastbarkeit. Äußere Anforderungen sind u. a. die sozioökonomische Situation, das Wohnumfeld, Hygiene, Bildungsangebote, Arbeitsbedingungen oder die soziale Einbindung.

Die Gartenagogik kann auf viele innere und äußere Anforderungen einen positiven Einfluss nehmen, wie die folgenden Beispiele zeigen:

- Das Immunsystem wird durch das Arbeiten im Freien gestärkt.
- Das Sonnenlicht fördert ein gesundes Hormonsystem und trägt dazu bei, dass der Körper genügend Vitamin D produzieren kann.
- Die Belastbarkeit von Klient:innen kann durch Gartenarbeiten gezielt gefördert und verbessert werden.
- Mit regelmäßigen Übungen zur Pflanzenkunde erhalten die Klient:innen eine gezielte Bildung.
- Die Konzentrations- und Lernfähigkeit wird trainiert und erweitert.
- Die Arbeitsbedingungen sind den Beeinträchtigungen der Klient:innen angepasst und unterstützen sie in ihren Fähigkeiten.
- Durch gemeinsame Gartenarbeiten kann die soziale Einbindung gefördert werden.

Zur Gesundheit gehört auch eine bewusste und lustvolle Lebensführung. Dazu zählen eine positive Einstellung zu den alltäglichen Herausforderungen, die Annahme des eigenen Körpers und der eigenen Persönlichkeit sowie eine optimistische Lebenshaltung. Mit ihrer Arbeit fördern Gartenagog:innen gezielt das Selbstvertrauen ihrer Klient:innen. Sie weisen ihnen realistische und erfüllbare Aufgaben zu, bieten Herausforderungen an und begleiten diese. Damit ermöglichen sie den Klient:innen ein Erfolgserlebnis.

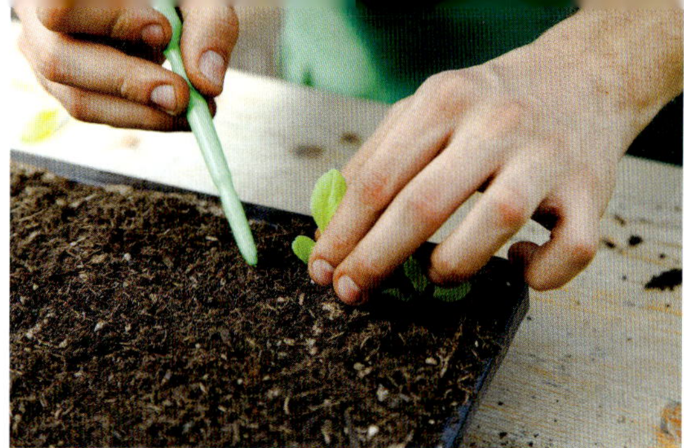

Pikieren

Prävention

Bewegungsmangel und Übergewicht

Der menschliche Körper ist auf Bewegung ausgelegt. Eine sitzende Lebensweise führt zu einem Mangel an Bewegung. Bewegungsmangel ist neben einer unausgewogenen Ernährung der wichtigste Faktor für die Volkskrankheit Übergewicht. In Mitteleuropa ist rund die Hälfte der Menschen übergewichtig oder sogar fettleibig.

Gartenarbeiten fördern auf ganz unterschiedliche Art die verschiedensten Arten von Bewegungen. Mit abwechslungsreichen Tätigkeiten werden die Muskeln von Rumpf, Armen und Beinen trainiert. Um Verkrampfungen und Muskelkater vorzubeugen, sind regelmäßige Pausen mit Lockerungs- und Dehnungsübungen wichtig. Mit regelmäßiger Gartenarbeit verbraucht der Körper mehr Energie als bei einer sitzenden Tätigkeit. Auch Spaziergänge, Exkursionen und Wanderungen in die Natur fördern die Bewegung und tragen zur Prävention von Übergewicht bei (vgl. Teil VI – Ausflüge in die Natur). Personen im Rollstuhl oder gehbeeinträchtigte Menschen können angepasste Bewegungsübungen durchführen, die ebenfalls einen positiven Einfluss auf die Gesundheit haben.

Fehl- und Mangelernährung

Eine abwechslungsreiche Ernährung entspricht den Bedürfnissen des menschlichen Körpers. Im Garten können gesundes Gemüse, leckere Kräuter und wohlschmeckende Beeren angepflanzt werden, die zu einer ausgewogenen Ernährung beitragen. Die darin enthaltenen Vitamine und Mineralstoffe unterstützen ein gesundes Immunsystem. Das Immunsystem ist für unsere Gesundheit sehr wichtig, da der Körper ständig mit dem Abwehren von schädlichen Einflüssen wie z. B. Viren oder Bakterien beschäftigt ist.

Bewegungs- und Gleichgewichtsstörungen

Spaziergänge im Garten oder Exkursionen in die Umgebung fördern die Beweglichkeit und das Gleichgewichtsgefühl. Dieses ist gerade bei Menschen mit einer Behinderung oder älteren Personen oft beeinträchtigt. Die verschiedenen Arbeiten im Garten fördern die Grob- und die Feinmotorik auf ideale Weise.

Die Gartenagog:innen haben die Aufgabe, die Klient:innen mit individuellen Programmen gezielt zu fördern und dabei sowohl Unter- als auch Überforderung zu vermeiden. Regelmäßige Pausen mit ein paar Bewegungs- und Entspannungsübungen sind eine gute Möglichkeit, die Beweglichkeit und das Gleichgewicht zu fördern.

Vitamin-D-Mangel und Osteoporose

Bei der modernen Lebensweise sind viele Personen kaum noch im Freien und an der Sonne. Das kann zu einem Mangel an Vitamin D führen, kann doch unser Körper dieses nur mit Sonnenlicht produzieren. Vitamin D ist u. a. wichtig für gesunde Knochen. Eine altersbedingte Abnahme der Knochendichte zusammen mit zu wenig Sonnenlicht kann zu Osteoporose führen, was wiederum ein Risikofaktor für Knochenbrüche nach Stürzen ist. Der regelmäßige Aufenthalt im Freien reduziert das Risiko für Osteoporose und Knochenbrüche.

Infektionskrankheiten

Eine gute Ernährung mit einer genügenden Zufuhr an Vitaminen und Mineralstoffen legt die Grundlage für ein gut funktionierendes Immunsystem. Was ist besser als frisches Gemüse, schmackhafte Kräuter und leckeres Obst aus dem eigenen Garten? Durch regelmäßigen Aufenthalt im Freien bei unterschiedlichen Witterungsbedingungen wird das Immunsystem gestärkt.

Depressive Verstimmungen

Rund 10 % der Frauen und 5 % der Männer leiden in Mitteleuropa an Depressionen, die sich in gedrückter

Stimmung, Antriebslosigkeit und negativen Gedanken äußern. Jede vierte Frau und jeder siebte Mann ist im Verlauf seines Lebens von einer Depression betroffen.

Gartenagogische Aktivitäten können für depressive Personen hilfreich sein, weil sie vom Grübeln ablenken und einen Rückzug von anderen Menschen verhindern. Es braucht dazu aber viel Einfühlungsvermögen; Zwang und Überforderung müssen unbedingt vermieden werden. Depressive Menschen ertragen oft die Arbeit in Gruppen nicht gut, können aber einzeln im Garten unterstützt werden. Das Sonnenlicht und die intensive Beschäftigung mit Pflanzen können eine Verschlimmerung von depressiven Symptomen verhindern.

Vereinsamung und Langeweile

Gerade für Menschen mit Beeinträchtigungen oder betagte Menschen stellt Einsamkeit oft eine große Belastung dar. Gartengruppen bieten viele Gelegenheiten, andere Menschen zu treffen und mit ihnen gemeinsam im Garten zu arbeiten. Mehr Informationen dazu gibt es in Teil VII – Praxisbeispiele.

Johanniskraut

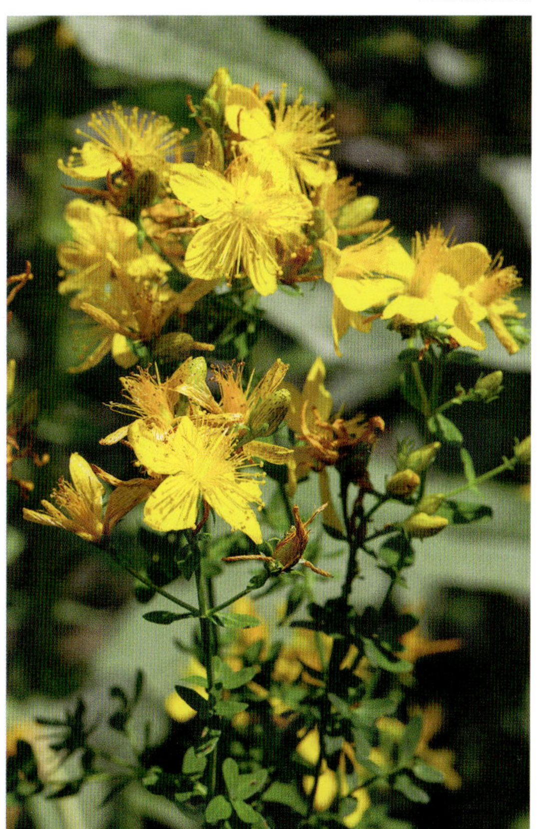

Trotz vieler Ablenkungen durch neue Technologien wie Internet und Mobiltelefon ist Langeweile ein häufig zu beobachtendes Phänomen bei Kindern und auch bei älteren Menschen, die in Institutionen leben. Garten, Pflanzen und Natur halten unzählige Möglichkeiten bereit, sich zu beschäftigen. Aus Ästen einen Unterschlupf bauen, mit Steinen im Bachlauf einen Staudamm errichten, Laubhaufen zusammenrechen und darin versinken, in Pfützen springen, in einer Feuerschale ein Feuer anzünden – alles das sind «analoge» Erlebnisse im Garten, die unsere Sinne ansprechen und einen hohen Erlebniswert auf einfachstem Niveau bereithalten.

Bei schlechter Witterung oder im Winter kann man im Haus Pflanzen studieren, sich in einen Bildband vertiefen, Zimmerpflanzen umtopfen oder die Fotos vom vergangenen Sommer ordnen.

Gesundheitsförderung

Bei der Gesundheitsförderung fragt man nicht danach, was den Menschen krank macht. Im Zentrum stehen die personalen und sozialen Schutzfaktoren, über die ein Mensch verfügt, um seine Gesundheit und sein Wohlbefinden zu erhalten oder sogar zu steigern. Die Gesundheitsförderung möchte die Ressourcen der Menschen und damit ihre Gesundheit verbessern, sowohl beim Individuum als auch bei der ganzen Gesellschaft. Man spricht in diesem Zusammenhang von verhaltensbezogenen und verhältnisbezogenen Maßnahmen.

Die WHO hat die Gesundheitsförderung 1986 in der Ottawa-Charta umfassend definiert:

> *«Gesundheitsförderung zielt auf einen Prozess, allen Menschen ein höheres Maß an Selbstbestimmung über ihre Gesundheit zu ermöglichen und sie damit zur Stärkung ihrer Gesundheit zu befähigen. Um ein umfassendes körperliches, seelisches und soziales Wohlbefinden zu erlangen, ist es notwendig, dass sowohl einzelne als auch Gruppen ihre Bedürfnisse befriedigen, ihre Wünsche und Hoffnungen wahrnehmen und verwirklichen sowie ihre Umwelt meistern bzw. verändern können. In diesem Sinne ist die Gesundheit als ein wesentlicher Bestandteil des alltäglichen*

Lebens zu verstehen und nicht als vorrangiges Lebensziel. Gesundheit steht für ein positives Konzept, das in gleicher Weise die Bedeutung sozialer und individueller Ressourcen für die Gesundheit betont wie die körperlichen Fähigkeiten. Die Verantwortung für Gesundheitsförderung liegt deshalb nicht nur bei dem Gesundheitssektor, sondern bei allen Politikbereichen und zielt über die Entwicklung gesünderer Lebensweisen hinaus auf die Förderung von umfassendem Wohlbefinden hin.»

In der Gartenagogik können die Ziele und Strategien der Gesundheitsförderung sehr effektiv eingesetzt werden. Die Klient:innen haben trotz ihrer Beeinträchtigungen viele Ressourcen, die durch gartenagogische Programme unterstützt werden können. Gartenagogik fördert das körperliche, seelische und soziale Wohlbefinden. Dabei ist wichtig, dass die Klient:innen ihre Bedürfnisse, Wünsche und Hoffnungen wahrnehmen und verwirklichen können. Gesundheit wird gerade im Garten und durch Gartenarbeit als Bestandteil des alltäglichen Lebens erlebt. Vielfältige Bewegungsmöglichkeiten, lustvolle Betätigung und Erfolgserlebnisse tragen wesentlich zum Wohlbefinden der Klient:innen bei. Dabei können sowohl die individuellen als auch die sozialen Fähigkeiten auf vielfältige Art und Weise gefördert werden. Menschen mit physischen, psychischen oder psychosomatischen Beeinträchtigungen erleben, dass sie mit sinnvollen Tätigkeiten im Garten ihren Beitrag zum Wohlergehen der Gemeinschaft und der Gesellschaft leisten.

Die Gesundheitsförderung betont neben individuellen Ansätzen das Konzept der gesundheitsfördernden Settings. Mit diesem Begriff wird die Lebenswelt eines Menschen bezeichnet – bei den Klient:innen der Gartenagogik oft eine Institution, wo sie leben, lernen und arbeiten. Sie hat einen großen Einfluss auf die Lebens- und Arbeitsbedingungen, wie die folgenden Beispiele zeigen:

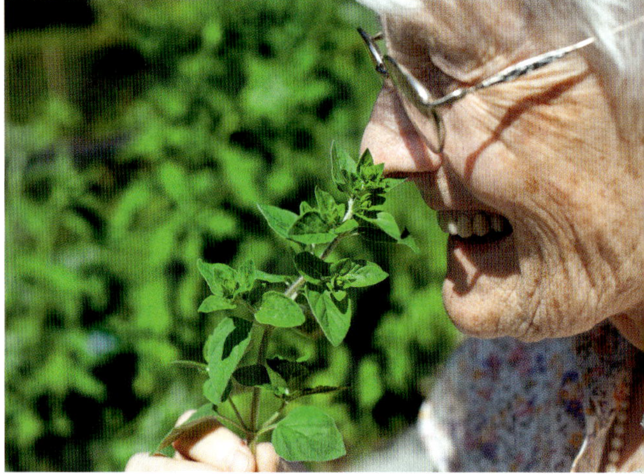

Sinneserfahrung mit Duftpflanzen

- Eine schön gestaltete Gartenanlage bietet den Bewohner:innen die Möglichkeit, sich regelmäßig zu bewegen und sie für eine wohltuende Entspannung und Erholung zu nutzen.
- Eine vielfältige Bepflanzung bietet reichhaltige Sinneseindrücke.
- Selbst produziertes Gemüse, Obst und Kräuter bereichern die Küche und sorgen für eine gesunde Ernährung.
- Sinnvolle und abwechslungsreiche Tätigkeiten im Garten ermöglichen regelmäßige Erfolgserlebnisse und geben dem Leben einen Sinn.
- Frische Luft, Sonnenschein und eine naturnahe Umgebung erhöhen die Lebensqualität.

Green Care – naturgestützte Aktivitäten

Die Gartenagogik ist ein Teil von Green Care. Damit fasst man alle Aktivitäten zusammen, die Natur, Tiere und Pflanzen gezielt für Klient:innen einsetzen. Dabei werden physische, psychische, pädagogische oder soziale Ziele und Verbesserungen angestrebt. Green Care wird u. a. in Pflege, Rehabilitation, Therapie, Sozialarbeit oder Pädagogik angewendet. Menschen jeden Alters und mit ganz unterschiedlichen Beeinträchtigungen oder Störungen werden dabei angesprochen. Zu Green Care gehören die Fachgebiete Tiergestützte Interventionen, Soziale Landwirtschaft sowie Gartentherapie und Gartenagogik.

Tiergestützte Interventionen

Verschiedene Tiere werden bei der Behandlung von Krankheiten oder für die Gesundheitsförderung der Klient:innen eingesetzt, am häufigsten Hunde und Pferde, aber auch andere Tiere wie Esel, Lamas, Hühner oder Katzen. Bei tiergestützten Aktivitäten werden Menschen regelmäßig mit Tieren in Kontakt gebracht. Bei der tiergestützten Therapie werden speziell ausgewählte Tiere von ausgebildeten Fachpersonen bei Patient:innen zur Verbesserung der physischen, sozialen und psychischen Funktionen eingesetzt. Dabei werden positive Auswirkungen auf das Erleben und Verhalten angestrebt.

Soziale Landwirtschaft

Die Soziale Landwirtschaft findet auf Bauernhöfen statt. Hierbei werden die landwirtschaftliche Produktion, aber auch Aspekte von Gartenbau, Landschaftspflege und Naturschutz im Sinne der Beschäftigung, Therapie oder Agogik eingesetzt. Dies ist für eine Vielzahl von Zielgruppen mit und ohne medizinische Indikation möglich.

Mit dem englischen Begriff «Care Farming» werden Aktivitäten bezeichnet, bei denen beeinträchtigte Menschen auf Bauernhöfen betreut werden. Diese Klient:innen werden in den bäuerlichen Alltag integriert und helfen, soweit es möglich ist, bei den verschiedenen Arbeiten mit. Bekannt sind z. B. Angebote mit demenziell erkrankten Menschen. Wie bei allen Green-Care-Ansätzen braucht auch die soziale Landwirtschaft ausgebildete Fachleute. Beeinträchtigte Menschen dürfen nicht als billige Arbeitskräfte missbraucht werden.

Gartentherapie

Die Gartentherapie ist als Begriff älter als die Gartenagogik. Gartentherapie bezeichnet einen medizinischen Ansatz, wobei garten- und pflanzenbezogene Aktivitäten von medizinisch-therapeutischen Fachkräften zur Linderung und Heilung von Krankheiten und Störungen bei Patient:innen eingesetzt werden. Bereits im 19. Jahrhundert gehörten in der Psychiatrie landwirtschaftliche Tätigkeiten zum Behandlungs- und Beschäftigungsangebot, wobei es hier vor allem um die Selbstversorgung mit Lebensmitteln und weniger um die Therapie ging. Ihren eigentlichen Ursprung hat die Gartentherapie in den 1950er- bzw. 1970er-Jahren nach dem Korea- und Vietnamkrieg. Bei der Behandlung von traumatisierten Kriegsveteranen wurde eine heilsame Wirkung von Gartenaktivitäten nachgewiesen.

Seit rund 20 Jahren werden Ansätze der Gartentherapie im deutschsprachigen Raum vor allem in der Rehabilitation und im Rahmen der Ergotherapie sowie in der Psychiatrie und in der Pflege angewendet. Die Patient:innen erhalten neben anderen Therapien gezielte Förderung durch gartentherapeutische Einheiten.

Leider werden vielerorts gartenagogische Ansätze als «Gartentherapie» bezeichnet, obwohl der medizinisch-therapeutische Ansatz fehlt. Für ein therapeutisches Angebot braucht man medizinisch ausgebildete Fachpersonen, ein therapeutisches Setting und einen Behandlungsablauf, der von der Diagnose über die Behandlung bis zur Evaluation reicht. Eine fundierte Weiterbildung zur Gartentherapie fehlt im deutschsprachigen Raum. Eine medizinische Grundausbildung als

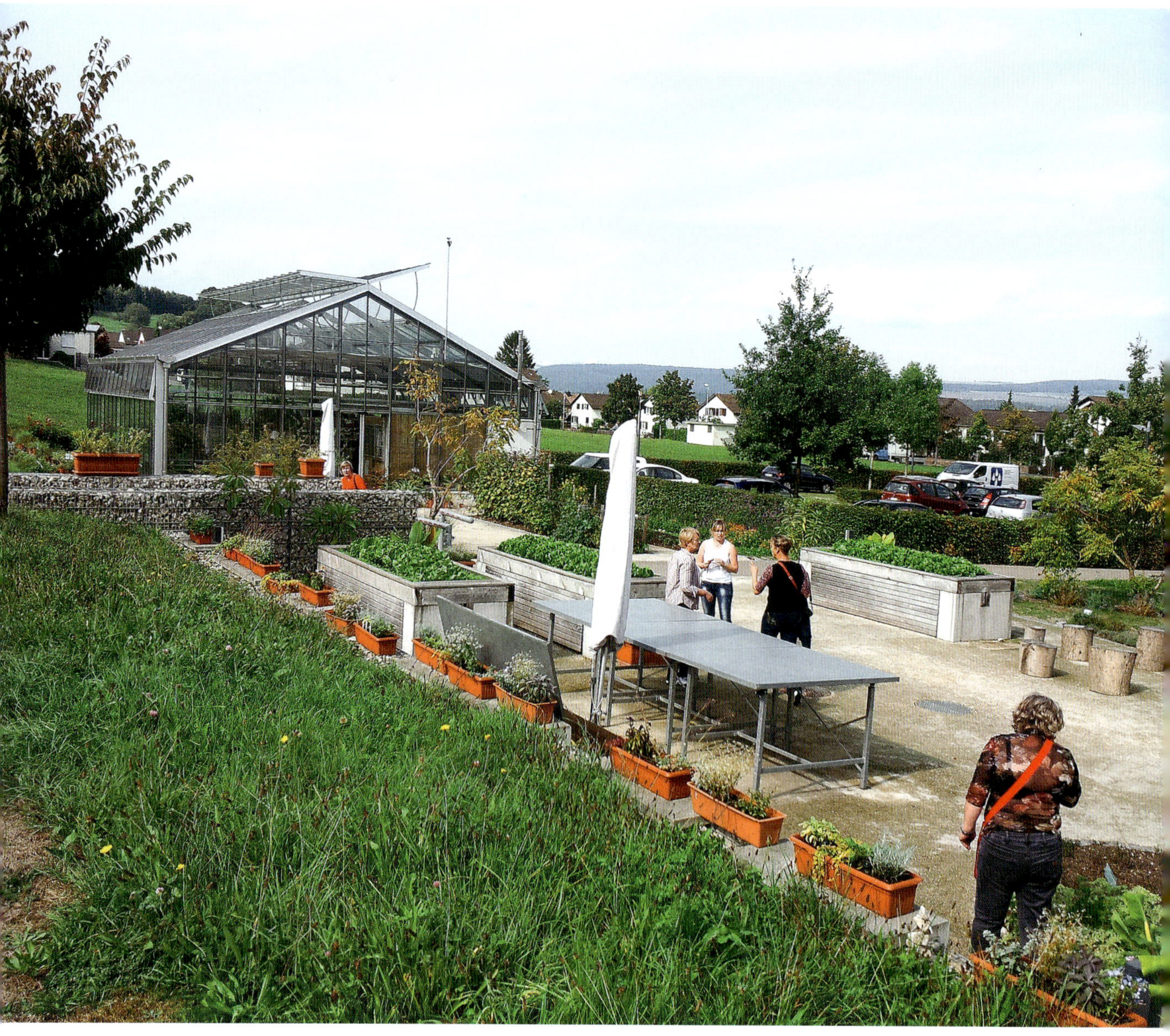

Therapiegarten Bad Zurzach

Voraussetzung für das Praktizieren von Gartentherapie wird nicht verlangt, ebenso wenig eine längere Praxis unter Supervision, wie das bei allen therapeutischen Ausbildungen gängig ist.

Agogische Grundlagen

nach Sitzenstuhl (2007):
Hand- und Arbeitsbuch Agogik

Der Begriff «Agogik» ist ein Sammelbegriff für die Lehre über das professionelle Leiten und Begleiten von Menschen jeden Alters mit dem Ziel, ihre Sozial-, Selbst- und Fachkompetenzen zu fördern. Der Begriff kommt in zusammengesetzten Wörtern wie Pädagogik, Andragogik (Erwachsenenbildung), Gerontagogik (Begleitung älterer Menschen), Arbeitsagogik, Heilpädagogik oder Sozialpädagogik vor.

Agogik beinhaltet die Initiierung, Planung, Durchführung und Auswertung von Lehr- und Lernprozessen. Als erweiterte Definition kann der Begriff Agogik definiert werden als

> *«An-Leitung, Beratung und Lehre von Menschen, der ganzheitlich und lebensweltbezogen kognitive, emotionale, körperliche und soziale Lernprozesse initiiert und begleitet».*
>
> Sitzenstuhl (2007): Hand- und Arbeitsbuch Agogik, S. 13

Die Agogik beschäftigt sich mit der Gestaltung von menschlichen Beziehungen und Lebenssituationen und einem sinnstiftenden Leben. Agog:innen vertrauen auf die Ressourcen und Selbstkompetenzen ihrer Klient:innen und wollen diese anregen, ihre Umgebung so zu verändern, dass es ihnen sozial, psychosozial, psychisch und materiell gut geht. Die Agogik befasst sich insbesondere mit der Beeinflussung kommunikativer und kooperativer Prozesse von Gruppen, Teams, Familien, Organisationen, Institutionen oder Sozialräumen.

Im Zentrum des agogischen Handelns werden Erstarrtes und Genormtes in Bewegung gesetzt, um Veränderungen zu ermöglichen. Dabei werden Gewohntes und Vertrautes durchaus auch einmal infrage gestellt. Mit agogischen Methoden können Motivationen freigesetzt werden, um neue oder versteckte Fähigkeiten zu erschließen.

Die drei Hauptfunktionen der Agogik können wie folgt umschrieben werden:

- **Beratung:** Menschen Anregungen für ihre persönliche Entwicklung geben und sie ermutigen, eigene Lösungen für anstehende Probleme zu entwickeln
- **Leitung:** Ziele vorgeben, planen, steuern und kontrollieren
- **Lehre:** vom eigenen Wissens- und Könnensvorsprung an andere Menschen abgeben

Die acht Prinzipien der Agogik sind:

- Klient:innen akzeptieren, ohne sich mit ihnen zu identifizieren
- Ein für die Lernprozesse bei der Klientin oder dem Klienten geeignetes Tempo finden
- Individualisieren, d.h., die Fähigkeiten und Entwicklungsmöglichkeiten des Einzelnen beachten
- An den Stärken und Ressourcen der Klient:innen ansetzen und diese gezielt fördern
- Suchprozesse ermöglichen, statt vorschnell Hilfe und Ratschläge zu geben
- Raum für Entscheidungen geben und sich schrittweise entbehrlich machen
- Vorhandene Grenzen erweitern und sinnvolle Grenzen setzen
- Zusammenarbeit dem Wettbewerb überordnen

Wichtig für ein erfolgreiches agogisches Wirken sind folgende Kernkompetenzen:

- Zuhören können und Perspektivenübernahme
- Wertschätzung und Empathie
- Neugierde, Achtsamkeit und Bescheidenheit
- Offenheit in der Wahrnehmung und Verzicht auf vorschnelle Bewertungen
- Vorschläge statt Ratschläge
- Lebenslanges Lernen
- Angemessene Balance zwischen Nähe und Distanz

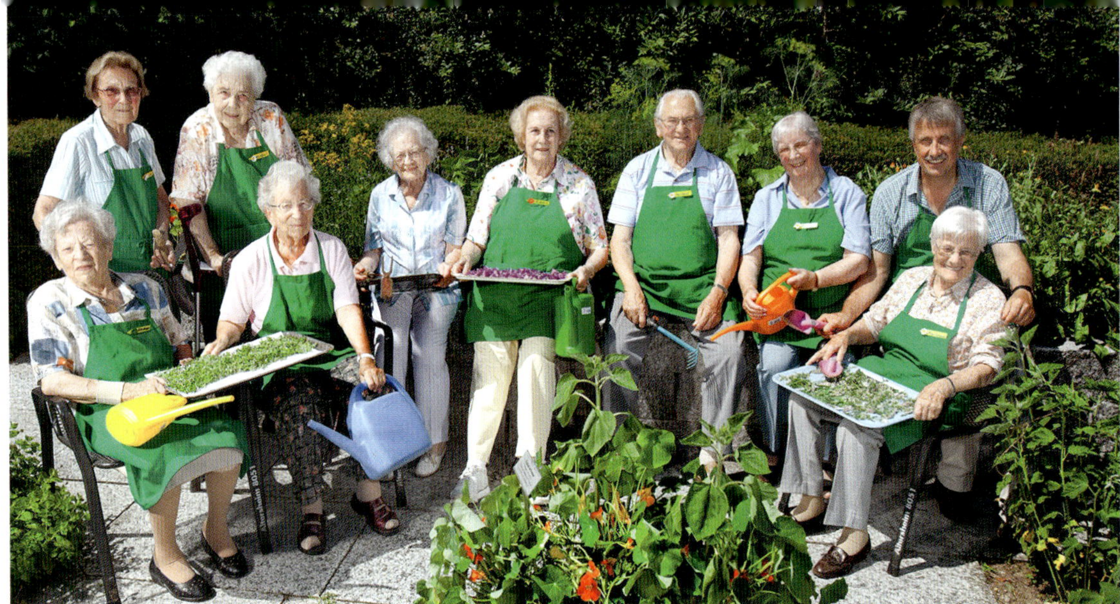

Gartengruppe

- Betonen der Gestaltungsfreiheit und Eigeninitiative bei Klient:innen
- Offene und vieldeutige Situationen aushalten

Einflussfaktoren

Bei agogischen Prozessen sind fünf Einflussfaktoren wichtig.

Angst und Widerstand

Bei ungewohnten Aufgaben können Klient:innen mit Angst und Widerstand reagieren. Ein geschicktes agogisches Handeln nutzt diese natürlichen Gefühle, um bei ihrer Überwindung zu wachsen.

Liebe und Akzeptanz

Die Liebe zum Beruf und die unvoreingenommene Akzeptanz der Klient:innen bildet die Basis agogischer Bemühungen. Die Haltung «Ich nehme dich, so wie du bist, und will dich nicht ändern» ist die Grundlage einer agogischen Beziehung. Das wachsende wechselseitige Grundvertrauen in Verbindung mit ordnenden Strukturen gibt dem Klienten resp. der Klientin die Sicherheit, in guten Händen zu sein.

Macht und Autorität

Agogisch tätige Personen haben immer eine gewisse Macht und Autorität in der Beziehung zu den Klient:innen. Sie gestalten das Setting und die Lehr- und Lernprozesse, kontrollieren und bewerten sie. Indem sie die menschlichen und fachlichen Kompetenzen der Klient:innen akzeptieren und respektieren, schaffen sie trotz des Machtgefälles eine menschlich befriedigende und sachlich ertragreiche partnerschaftliche Beziehung.

Ordnung und Struktur

Die von Agog:innen geschaffene Ordnung setzt Grenzen, welche die Freiräume und Wachstumschancen absichern. Zu enge Grenzen machen Angst, während zu weit gesetzte Grenzen die Gefahr von Orientierungslosigkeit bergen. Anleitende Person und Klient:in müssen sich immer wieder über Inhalte, Vorgehensweisen und Normen verständigen, um gemeinsam erfolgreich zu sein.

Zeit

Der Aspekt der Zeit gibt dem agogischen Prozess eine eigene Dynamik. Sprichwörter wie «Gut Ding will Weile haben» erinnern uns daran, dass Wachstum Zeit benötigt. Die dazu nötige Gelassenheit sowie das Geschick, den richtigen Zeitpunkt für angemessene Interventionen zu finden, sind entscheidend.

Methodische Ansätze

Die Agogik bedient sich ganz verschiedener Methoden wie z. B. Irritation, paradoxe Intervention, Provokation oder szenischen Darstellungen. Sieben methodische Ansätze der Agogik können auch in der Gartenagogik verwendet werden:

- **Analogien und Metaphern:** Die Jahreszeiten im Garten mit Wachsen, Blühen, Fruchten und Vergehen können als Analogie zu den entsprechenden Phasen in der eigenen Biografie verwendet werden.
- **Arbeit mit inneren Bildern:** Sinneserlebnisse im Garten – insbesondere Düfte – können Erinnerungen an längst vergessene Erlebnisse auslösen. Die damit verbundenen Bilder helfen beim Verarbeiten.
- **Arbeit an der eigenen Identität:** Erfahrungen im Garten – insbesondere Erfolgserlebnisse – können dazu beitragen, die Persönlichkeit und Identität der Klient:innen zu festigen.
- **Metakommunikation und Prozessanalyse:** Eine gemeinsame Reflexion am Ende eines Arbeitstages oder die Rückschau auf ein gemeinsames Projekt können die Zusammenarbeit thematisieren und so Raum für Verbesserungen schaffen.
- **Entspannung:** Schöne Gärten und Parks bieten die Gelegenheit zu entspannenden Pausen; Wälder können als Ort der Meditation und inneren Sammlung dienen.
- **Sprüche und Texte:** Anekdoten, Fabeln, Geschichten, Sprüche und Witze sind gute Mittel, den agogischen Prozess zu beleben und für Abwechslung und Entspannung zu sorgen.

Wald in Neuseeland

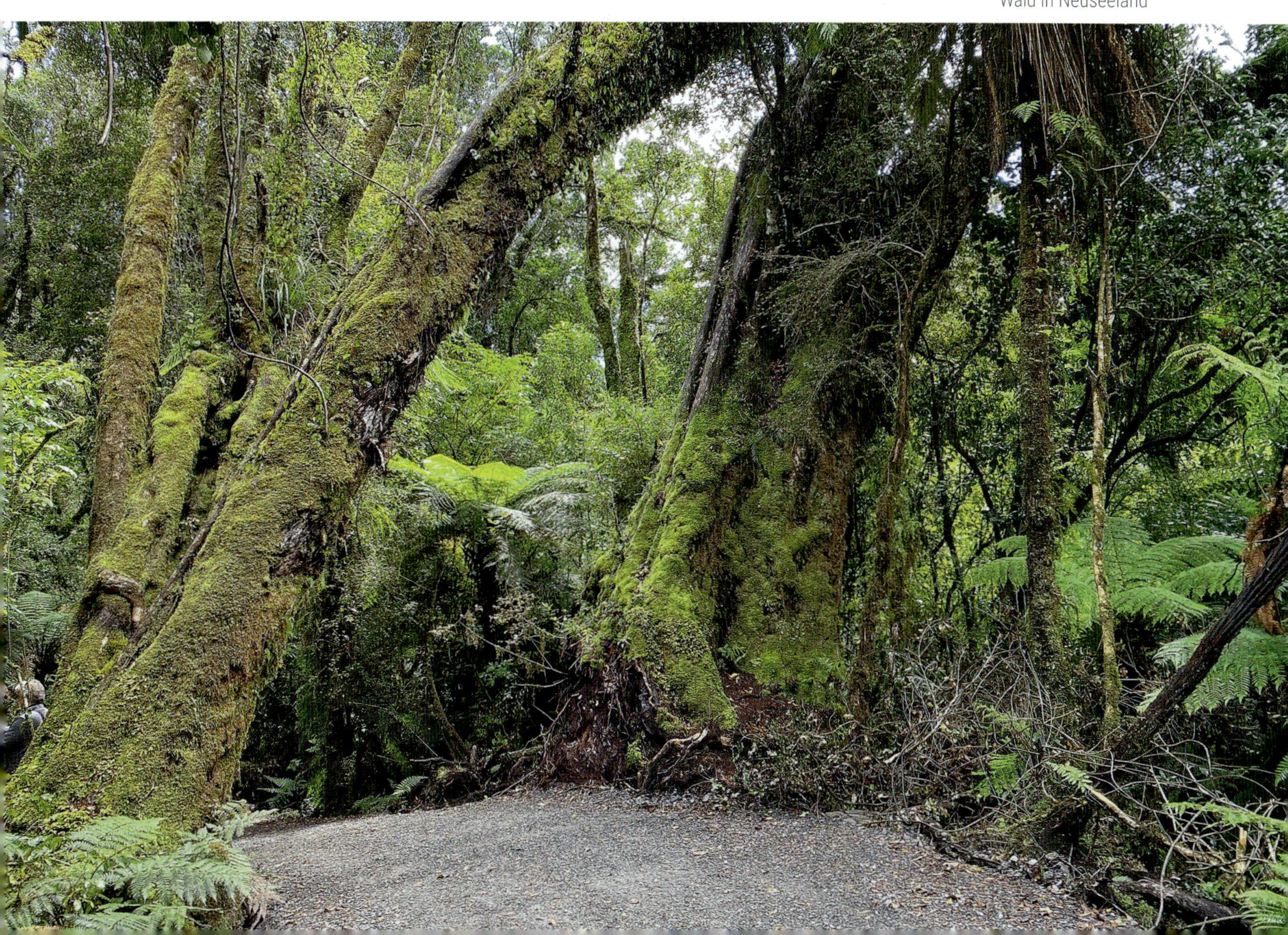

Arbeitsagogik – eine kurze Einführung

nach Togni-Wetzel (2016): Arbeitsagogik:
Grundlagen des professionellen Handelns

Dario Togni-Wetzel definiert in seinem Grundlagenwerk die Arbeitsagogik folgendermaßen:

> *«Arbeitsagogik ist das gezielte Einsetzen des Mediums Arbeit als Lern- und Spiegelungsfeld für die Klientin. Arbeitsagogik ist Prozessbegleitungs-, Führungs- und Beziehungsarbeit. Das Ziel ist die Stabilisierung der Klientin, die Erhaltung und Erweiterung der Handlungskompetenz durch planmäßige, individuelle Förderung sowie die positive Verhaltensbeeinflussung, letztlich die Integration in die Arbeitswelt.»*
>
> (Togni-Wetzel (2016): Arbeitsagogik: Grundlagen des professionellen Handelns, S. 59)

Arbeitsagog:innen arbeiten in sozialen Institutionen wie z. B. geschützten Werkstätten, Rehabilitationseinrichtungen, Abklärungs- und Integrationsstätten oder spezialisierten Berufsbildungsstätten. Ihre Klient:innen haben psychische, geistige oder soziale Beeinträchtigungen oder einen besonderen Betreuungsbedarf. Da Arbeitsagogik nicht Therapie ist, wird die frühere Bezeichnung «Arbeitstherapie» nicht mehr verwendet.

Arbeitsagog:innen haben einerseits einen Sozialauftrag und leisten Beziehungsarbeit. Sie begleiten, unterstützen und vertreten ihre Klient:innen im interdisziplinären Kontext. Auf der Basis der «Hilfe zur Selbsthilfe» werden die Fähigkeiten gefördert und Entwicklungsprozesse bei den Klient:innen unterstützt. Andererseits haben Arbeitsagog:innen einen Produktions- und Dienstleistungsauftrag. Sie stellen mit ihren Klient:innen Produkte her oder erbringen Dienstleistungen. Dabei müssen sie die Kunden zufriedenstellen und die nötigen Qualitätsvorgaben und Liefertermine einhalten. Die Arbeitsagog:innen übernehmen die Rolle der Vorgesetzten und sind damit unter anderem auch für Arbeitsklima, Gesundheitsschutz und Ergonomie zuständig. Daneben bringen sie als Fachpersonen die entsprechenden beruflichen Kenntnisse und Fertigkeiten ein.

Arbeitsagog:innen befähigen ihre Klient:innen im Arbeitsprozess und integrieren sie in die Arbeitswelt. Sie entwickeln kontinuierlich die Ressourcen ihrer Klient:innen und unterstützen deren Selbstständigkeit und Eigenverantwortung. Sie erfüllen hiermit die Rolle von Beratung und Berufsbildung. Dabei gehen sie bei der Prozessgestaltung wie andere Fachpersonen in fünf Schritten vor: Situationsanalyse – Zielvereinbarung – Handlungsplanung – Durchführung – Evaluation.

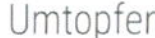

Umtopfen

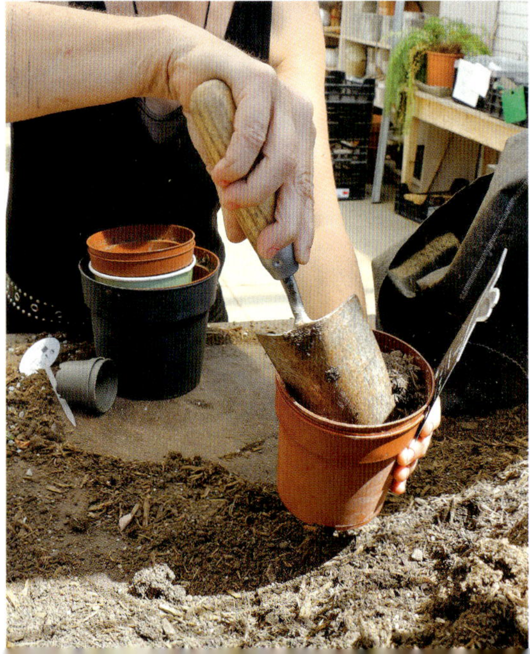

Definition der Gartenagogik

Die Gartenagogik lässt sich wie folgt definieren:

> *Gartenagogik umfasst das Planen und Begleiten von kognitiven, emotionalen, körperlichen und sozialen Lernprozessen bei Klient:innen mithilfe von Pflanzen, Gärten und Natur. Gartenagog:innen sind Fachpersonen, die mit agogischen und gärtnerischen Kenntnissen und Methoden gezielt die Kompetenzen und Ressourcen sowie Gesundheit, Wohlbefinden und Lebensqualität ihrer Klient:innen fördern.*

Als Kurzfassung der Definition von Gartenagogik kann der Untertitel des vorliegenden Buches dienen: Menschen mit Pflanzen begleiten.

Gartenagog:innen initiieren Prozesse, d.h., sie beschränken sich nicht auf einmalige Aktionen, sondern begleiten ihre Klient:innen während einer längeren Zeit. Die Intensität der Begleitung kann stark variieren. In Alterseinrichtungen finden Gartengruppen normalerweise einmal wöchentlich für 2–3 Stunden statt. In Einrichtungen für Menschen mit Beeinträchtigungen wird Gartenagogik täglich beispielsweise in einer Gärtnerei praktiziert.

Im Kern geht es bei der Gartenagogik um Lernprozesse. Dabei handelt es sich nicht um Unterricht, sondern um vielfältige Lernprozesse mit Pflanzen. Es können vier Arten von Lernprozessen unterschieden werden:

- **Kognitive Lernprozesse:** Damit sind eine gezielte Förderung der Wahrnehmung mit allen Sinnen und die Entwicklung der geistigen Fähigkeiten mit verschiedensten Tätigkeiten und Programmen gemeint.
- **Emotionale Lernprozesse:** Die Gartenagogik soll sowohl für die Klient:innen als auch für die Gartenagog:innen eine befriedigende und erfüllende Tätigkeit sein. Emotionen wie Ärger, Frust und Unlust können in der Gartenagogik vielfältig thematisiert und bearbeitet werden.
- **Körperliche Lernprozesse:** Jede Arbeit mit Pflanzen stellt spezifische Anforderungen an den Körper und muss von den Gartenagog:innen an die Möglichkeiten der Klient:innen angepasst werden. Die Spannbreite reicht von stundenlangem Jäten mit Jugendlichen voller Energie bis zum 20-minütigen Zupfen von Kräutern am Tisch bei Menschen mit einer demenziellen Erkrankung.
- **Soziale Lernprozesse:** In der Gartenagogik sind soziale Prozesse sehr wichtig. Diese finden zum einen in der Beziehung zwischen anleitender Person und Klient:in statt. Bei Gruppenangeboten gibt es zum anderen vielfältige Beziehungen und Möglichkeiten der Zusammenarbeit zwischen den Klient:innen.

Anders als der Name vermuten lässt, kann Gartenagogik auch ohne Garten betrieben werden, d.h. im Haus am Tisch oder auf dem Balkon mit ein paar Töpfen. Ein eigener Garten erweitert natürlich die Möglichkeiten der Gartenagogik. Gartenagogik kann über den Garten hinausgehen und in der freien Natur praktiziert werden – vgl. Teil VI, Ausflüge in die Natur.

Gartenagogische Aktivitäten werden als Programme oder Projekte bezeichnet und sind geplante und gezielt eingesetzte Tätigkeiten mit Pflanzen oder im Garten. Das reicht von einer kurzen Sequenz mit dem Ernten von Kräutern bis zu einem mehrtägigen Projekt zum Anlegen eines Gartenteichs. Mit gartenagogischen Programmen werden die Kompetenzen der Klient:innen gezielt gefördert. Klient:innen mit Beeinträchtigungen bringen viele eigene Ressourcen und Kompetenzen mit. Die Aufgabe der Gartenagog:innen besteht darin, diese zu identifizieren und mit gezielten Maßnahmen zu erhalten und zu fördern.

Anwendungsfelder der Gartenagogik

Die Gartenagogik ist ein weites Feld mit sehr unterschiedlichen Anwendungen. Grundsätzlich kann man Angebote im Arbeits- und Betreuungsbereich und solche in Hobby und Freizeit unterscheiden. Dabei gibt es jeweils Programme im Garten und Angebote, welche in die Natur führen. Die Grenzen zwischen den einzelnen Anwendungen sind nicht scharf gezogen – es sind auch Kombinationen möglich. Im folgenden Schema werden 14 Anwendungen der Gartenagogik in vier Feldern aufgezeigt.

	Arbeit & Betreuung	Hobby & Freizeit
im Garten	Gärtnerei und Floristik Gartenbau und -unterhalt Landwirtschaft Heilpädagogik	Gärtnern mit Kindern Gartengruppen Interkulturelles Gärtnern Seelsorge
in der Natur	Ökologische Einsätze und Arbeiten im Forst Waldschule Natur-Coaching	Ausflüge und Exkursionen Waldbaden Green Exercise

Floristik

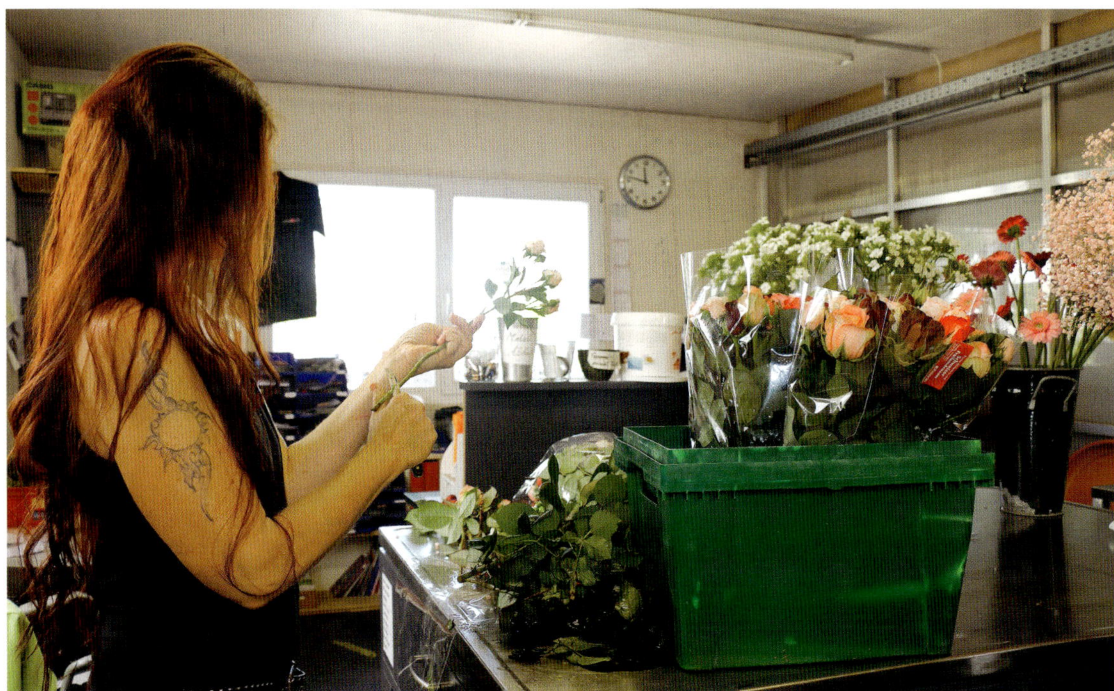

Arbeit & Betreuung

Hier steht die tägliche Arbeit im Zentrum, wobei Klient:innen mit verschiedenen Beeinträchtigungen von ausgebildeten Gartenagog:innen betreut werden. Meistens sind es sogenannte geschützte Arbeitsplätze, die von der Invalidenversicherung mitfinanziert werden.

Gärtnereien und floristische Arbeiten sind für gartenagogische Tätigkeiten geradezu prädestiniert. Viele Organisationen betreuen Menschen mit Beeinträchtigungen bei Arbeiten im Gartenbau oder in der Gartenpflege. In der Landwirtschaft geht es neben dem Arbeiten mit Tieren auch um Pflanzenanbau. In der Heilpädagogik können gartenagogische Tätigkeiten in den Schulalltag und den Unterricht integriert werden.

Insbesondere Jugendliche und junge Erwachsene mit Beeinträchtigungen oder Problemen können bei ökologischen Einsätzen oder bei Arbeiten im Wald betreut werden. Spezielle Schulen nutzen den Wald als Arbeits- und Lernort für Schüler:innen und Lehrpersonen. Natur-Coaching schließlich ist eine besondere Art der Betreuung und Begleitung von Personen in schwierigen Lebensumständen oder bei problematischen Lebensübergängen.

Hobby & Freizeit

Im Hobby- und Freizeitbereich geht es darum, Menschen im Garten oder in der Natur eine sinnvolle und gesundheitsförderliche Tätigkeit zu ermöglichen. Auch hier eröffnet sich für Gartenagog:innen ein weites Feld an Möglichkeiten.

Kinder jeden Alters können in der Gartenagogik bei gärtnerischen Tätigkeiten begleitet werden, dies sowohl im Schulunterricht als auch in ihrer Freizeit. Gartengruppen können für Menschen jeden Alters angeboten werden – am bekanntesten sind sie in Institutionen für Senior:innen. Im interkulturellen Kontext gibt es immer mehr gärtnerische Angebote für Migrant:innen.

Für alle Zielgruppen können Ausflüge in die Natur angeboten werden, die über den eigenen Garten hinausführen. In Japan als Shinrin-Yoku erfunden, findet das Waldbaden seit einigen Jahren auch in Europa immer mehr Verbreitung. Größere Parks und ruhige Wälder eignen sich auch bestens für Green Exercise – also begleitete sportliche Aktivitäten in der Natur.

Zielgruppen der Gartenagogik

Gartenagogik kann mit Personen aller Altersgruppen praktiziert werden. Die Möglichkeiten reichen von einer Waldspielgruppe für Kleinkinder bis zu einer Gartengruppe für betagte Menschen in einem Alterszentrum. Die Angebote sollen Personen jeden Geschlechts zur Verfügung stehen.

Auch Menschen ohne offensichtliche Beeinträchtigungen können davon profitieren. Dicht besiedelte Gebiete und moderne Lehrpläne lassen oft kaum Raum für garten- und naturgestützte Aktivitäten. Gartenagogische Angebote im Garten und in der Natur helfen z. B. Schüler:innen, die durch zu viel kopflastigen Unterricht in ihrem Zugang zur Natur beeinträchtigt sind.

Bei den meisten Angeboten der Gartenagogik stehen Menschen mit einer psychischen, geistigen oder sozialen Beeinträchtigung und mit Unterstützungsbedarf im Zentrum.

Bei psychischen Beeinträchtigungen zeigen die Betroffenen erhebliche Störungen beim Denken, Fühlen und Handeln. Nicht selten besteht die Gefahr, dass sich Menschen mit psychischen Beeinträchtigungen selbst schädigen, was im Extremfall bis zum Suizid(versuch) gehen kann. Zu den psychischen Störungen gehören auch die verschiedenen Suchterkrankungen.

Bei geistigen Beeinträchtigungen ist die Fähigkeit der Betroffenen vermindert, Informationen zu verstehen und anzuwenden. Bei starken Fällen spricht man von «geistiger Behinderung». Solche Menschen können oft kein selbstständiges Leben führen und müssen während ihres ganzen Lebens betreut werden. Im Alter können demenzielle Erkrankungen zu geistigen Beeinträchtigungen führen.

Bei Menschen mit sozialen Beeinträchtigungen sind die Beziehungen zu anderen gestört. Das kann die eigene Entwicklung oder die anderer Menschen gefährden. Häufig bei Kindern anzutreffen sind Aufmerksamkeitsdefizite und hyperkinetische Störungen. Bei Letzteren können die Kinder kaum ruhig sitzen und zeigen ein nervöses Verhalten. Autistische oder depressive Veranlagungen können ebenfalls dazu führen, dass die Betroffenen Probleme im Kontakt mit anderen Menschen haben.

Diese kurzen Ausführungen zeigen, dass fundierte Kenntnisse über die verschiedenen Beeinträchtigungen für eine gartenagogische Tätigkeit nötig sind. Während die Gartentherapie jedoch auf eine Behandlung oder sogar Heilung einer Krankheit resp. Störung abzielt, geht es in der Gartenagogik darum, Menschen mit einer Beeinträchtigung im Leben zu begleiten.

Lavendelernte

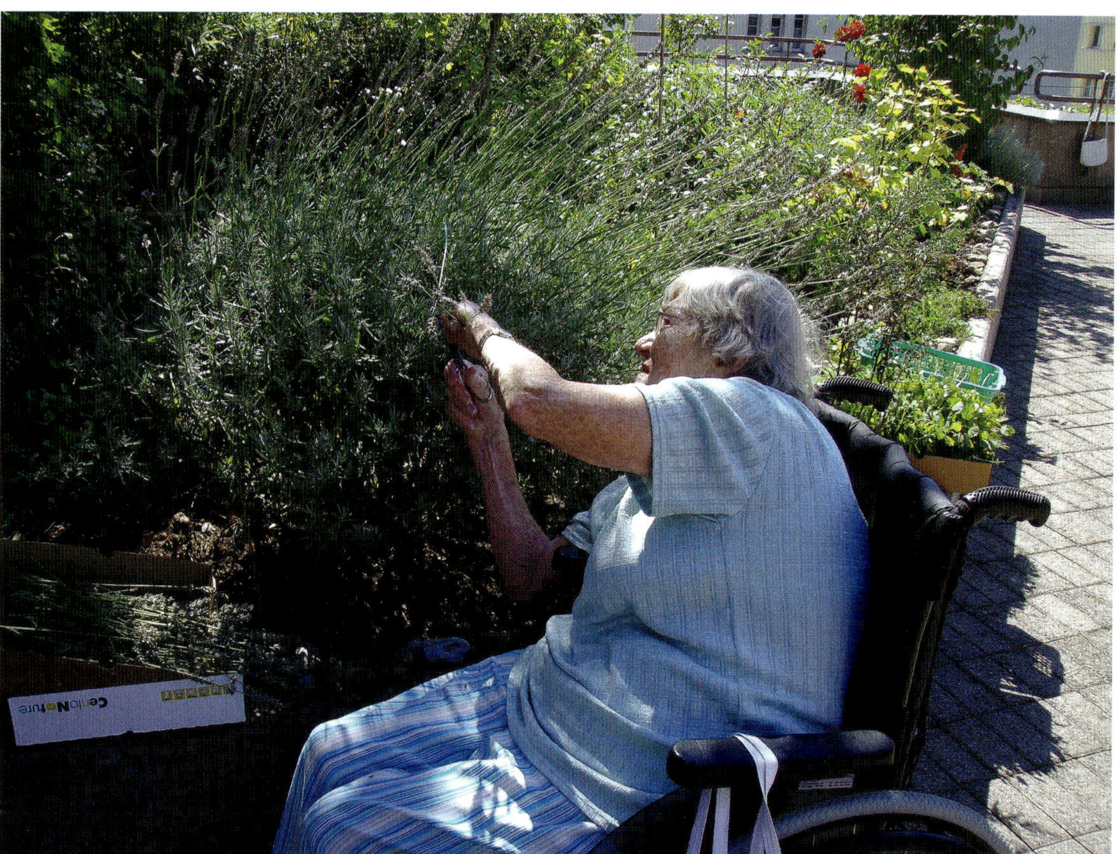

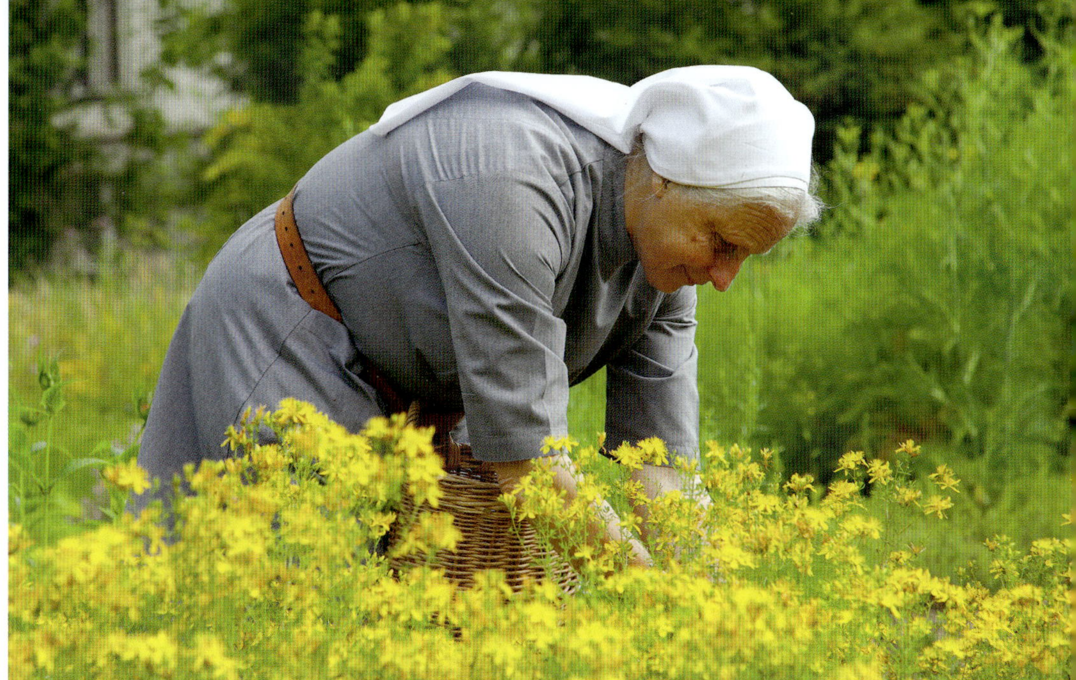

Schwester Theresita

Gartenagogische Settings

Meistens wird Gartenagogik in Institutionen praktiziert, weshalb man sinnvollerweise von Settings spricht. Das Setting ist der Ort, wo man lebt und arbeitet. Gartenagogik kann auch «ambulant» betrieben werden. Das heißt, die Gartenagogin oder der Gartenagoge begleitet eine Klientin oder einen Klienten in ihrem privaten Garten oder in der nahen Umgebung. Gerade ältere Menschen in eigenen Häusern sind zum Teil mit ihrem Garten überfordert und könnten von einer Gartenagogin oder einem Gartenagogen bei der Pflege des Gartens unterstützt werden. Das sollte aber nicht eine:n Gärtner:in ersetzen, da es bei der Gartenagogik nicht einfach um den Gartenunterhalt gehen darf. Vielmehr sollte der Garten gemeinsam und gezielt genutzt werden.

Mehrheitlich wird Gartenagogik in Institutionen und Einrichtungen für Menschen mit einer Beeinträchtigung angeboten:

- **Menschen mit einer Behinderung:** Wohnheim, Wohngruppe und -gemeinschaft, geschützter Arbeitsplatz, Tagesstruktur, Freizeiteinrichtung usw.
- **Menschen im Alter:** Alterszentrum/Altersheim, Pflegezentrum/Pflegeheim, Betreutes Wohnen, Alterswohngemeinschaft usw.
- **Kinder und Jugendliche:** Kinderheim, Jugendheim, Wohnheim für Kinder, Kinderdorf, Mutter-Kind-Heim, Einrichtungen für drogenabhängige Jugendliche, Frauen- und Kinderhaus, Kinderspielplatz usw.

Diese Einrichtungen werden von Stiftungen, kirchlichen oder freien Trägern sowie von Gemeinden und Städten geführt. Weitere Settings, in denen Gartenagogik praktiziert werden kann, sind z. B. Gefängnisse, Quartier- und Jugendtreffs oder Klöster.

Indikationen für die Gartenagogik

Eine Indikation gibt an, wann eine medizinische Behandlung oder eine agogische Betreuung angebracht ist. In der Gartenagogik geht es darum, eine Begründung für entsprechende Angebote zu liefern. Da es meistens um Menschen mit Beeinträchtigungen geht, ist es sinnvoll, die «Internationale Klassifikation der Funktionsfähigkeit, Behinderung und Gesundheit» (ICF) der Weltgesundheitsorganisation (WHO) zu verwenden. Die folgende Tabelle gibt eine Übersicht zu den Klassifikationen und entsprechenden Indikationen:

Klassifikation der Körperfunktionen

1 Mentale Funktionen
2 Sinnesfunktionen und Schmerz
3 Stimm- und Sprechfunktionen
4 Funktionen des kardiovaskulären, hämatologischen, Immun- und Atmungssystems
5 Funktionen des Verdauungs-, des Stoffwechsel- und des endokrinen Systems
6 Funktionen des Urogenital- und reproduktiven Systems
7 Neuromuskuloskeletale und bewegungsbezogene Funktionen
8 Funktionen der Haut und der Hautanhangsgebilde

Klassifikation der Körperstrukturen

1 Strukturen des Nervensystems
2 Das Auge, das Ohr und mit diesen in Zusammenhang stehende Strukturen
3 Strukturen, die an der Stimme und dem Sprechen beteiligt sind
4 Strukturen des kardiovaskulären, des Immun- und des Atmungssystems
5 Mit dem Verdauungs-, Stoffwechsel- und endokrinen System in Zusammenhang stehende Strukturen
6 Mit dem Urogenital- und dem Reproduktionssystem in Zusammenhang stehende Strukturen
7 Mit der Bewegung in Zusammenhang stehende Strukturen
8 Strukturen der Haut und Hautanhangsgebilde

Klassifikation der Aktivitäten und Partizipation (Teilhabe)

1 Lernen und Wissensanwendung
2 Allgemeine Aufgaben und Anforderungen
3 Kommunikation
4 Mobilität
5 Selbstversorgung
6 Häusliches Leben
7 Interpersonelle Interaktionen und Beziehungen
8 Bedeutende Lebensbereiche
9 Gemeinschafts-, soziales und staatsbürgerliches Leben

Klassifikation der Umweltfaktoren

1 Produkte und Technologien
2 Natürliche und vom Menschen veränderte Umwelt
3 Unterstützung und Beziehungen
4 Einstellungen
5 Dienste, Systeme und Handlungsgrundsätze

Es geht in der Gartenagogik im Gegensatz zur Gartentherapie nicht darum, mit einer aufwendigen Diagnostik eine bestimmte Indikation und dazu die passende Behandlung zu finden. Die in der ICF aufgeführten Indikationen geben aber eine gute Übersicht zu den möglichen Beeinträchtigungen bei Klient:innen. Faktoren, welche die Körperfunktionen und Körperstrukturen betreffen, können durch gartenagogische Tätigkeiten angeregt und unterstützt werden. Wo gibt es mehr Möglichkeiten, Aktivitäten und Partizipation zu fördern als in der Gartenagogik? Unter professioneller Anleitung und Begleitung können Faktoren auf allen aufgeführten Ebenen täglich gefördert werden. Auch Umweltfaktoren sind vor allem bei der arbeitsbezogenen Gartenagogik sehr wichtig.

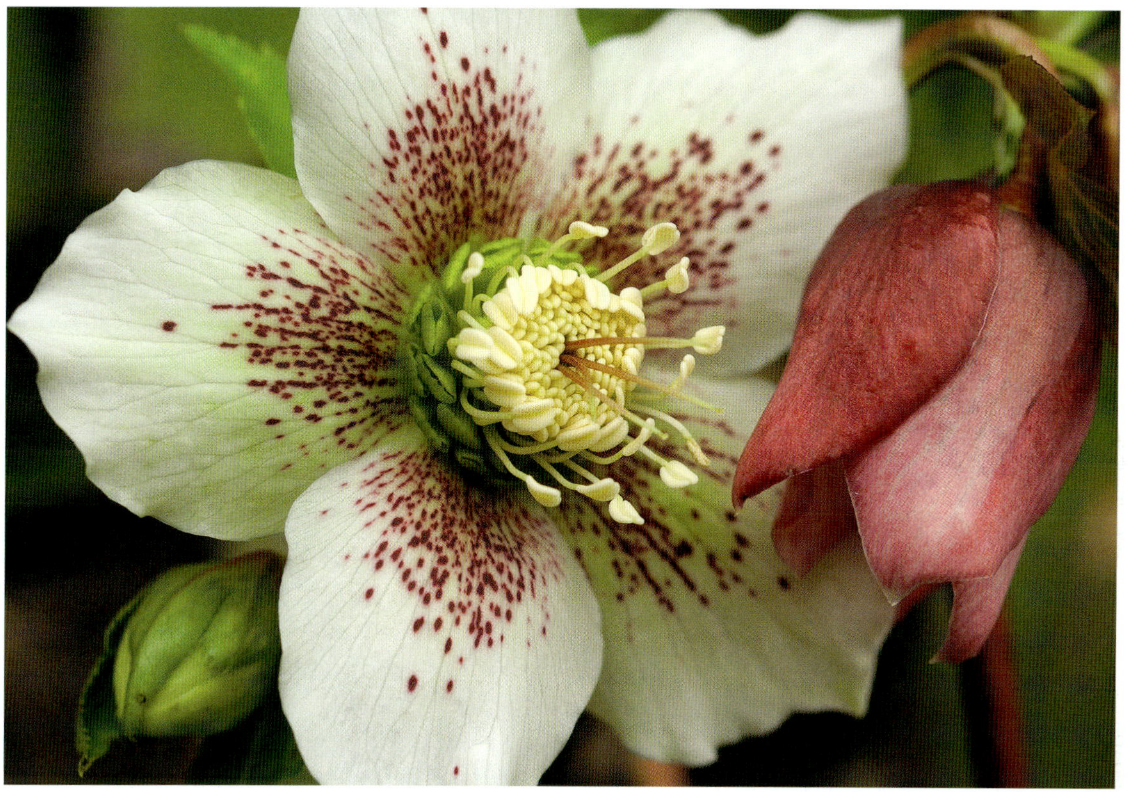

Christrose

Die Kategorien des ICF-Kataloges werden in vielen Organisationen zur Dokumentation der agogischen Leistungen verwendet. Im Weiteren können diese Kategorien auch zur Formulierung von gartenagogischen Zielen verwendet werden.

Gartenagogische Ziele

Es ist Aufgabe der Gartenagogin oder des Gartenagogen, für jede:n Klient:in individuell angepasste Ziele zu formulieren und diese bei der Planung und Auswertung der agogischen Angebote zu verwenden.

Ziele formulieren

Ziele sollen, wenn möglich, SMART formuliert werden. Das bedeutet:

- **S**pezifisch: möglichst präzise Ziele, bezogen auf eine Beeinträchtigung
- **M**essbar: überprüfbar mit einfachen Messungen
- **A**nspruchsvoll: dem Klienten resp. der Klientin angepasste Ziele mit einem gewissen Niveau
- **R**ealistisch: keine Wunschträume, sondern erreichbare Ziele
- **T**erminiert: Ziele sollen mit einem Erreichbarkeitsdatum versehen werden

Im Folgenden sind beispielhafte Ziele für die Gartenagogik nach der Struktur der ICF dargestellt:

Körperfunktionen (b)

b134
Funktion des Schlafes

b1340
Schlafdauer
Die Teilnehmenden arbeiten zweimal pro Woche drei Stunden im Garten bei konkreten, saisonentsprechenden Arbeiten mit. Es wird angestrebt, dass sich die Schlafdauer der Teilnehmenden innerhalb von 3 Monaten um durchschnittlich 10 % verlängert.

b156
Funktion der Wahrnehmung

b1562
Geruchswahrnehmung
Die Teilnehmenden erkennen innerhalb von 4 Wochen anhand des Duftes drei verschiedene Pflanzen und können diese benennen.

Körperstrukturen (s)

s199
Struktur des Nervensystems, nicht näher bezeichnet
Die Feinmotorik der Hände wird durch das Aussäen von Sonnenblumen-Samen erhalten und gefördert.

S599
Mit dem Verdauungs-, Stoffwechsel- und endokrinen System in Zusammenhang stehende Strukturen, nicht näher bezeichnet
Durch regelmäßige Gartenspaziergänge wird die Produktion von Vitamin D bei den Bewohner:innen um 30 % gesteigert und damit die Knochendichte um 20 % erhöht.

Sonnenblumen

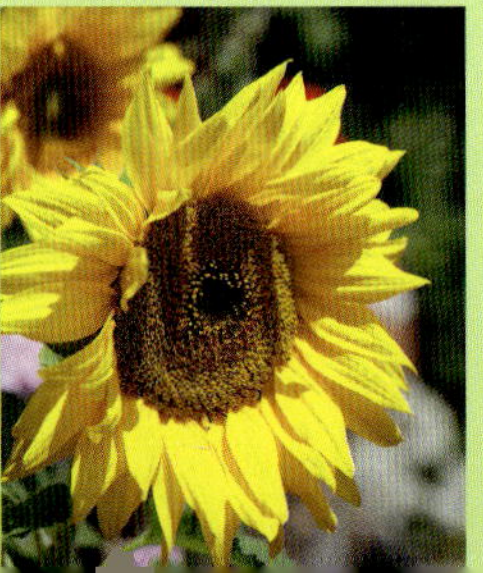

Teilhabe (d)

d440
Feinmotorischer Handgebrauch
Durch die Arbeiten im Teegarten erlangen die Teilnehmenden 100 % der Mobilität ihrer Finger zurück.

d660
Anderen helfen
Durch das gegenseitige Helfen beim Binden der Schürzen kommen die Teilnehmenden miteinander in Kontakt und unterstützen sich gegenseitig.

d815
Vorschulerziehung
Durch regelmäßige Exkursionen in den nahen Wald erleben die Kinder die Wichtigkeit des Waldes für das Leben der Menschen.

Umweltfaktoren (e)

e140
Produkte und Technologien für Kultur, Freizeit und Sport
Durch ergonomische Arbeitsgeräte in der Behinderteneinrichtung wird den Menschen ermöglicht, im Garten regelmäßig aktiv zu werden.

e220
Flora und Fauna
Durch eine Bepflanzung mit verschiedenen Duftpflanzen werden die Sinne der Bewohner:innen bei einem Aufenthalt im Garten angeregt. Dabei wird darauf geachtet, dass keine giftigen, dornigen oder stacheligen Pflanzen vorhanden sind.

e350
Domestizierte Tiere
Durch die Haltung eines Hundes und zweier Katzen im Alterszentrum erhalten die Bewohner:innen ein Stück ihrer Lebensfreude zurück.

Ziele im Hobby- und Freizeitbereich

ICF-basierte Ziele eigenen sich vor allem für den Arbeits- und Betreuungsbereich. Deshalb werden nachfolgend für gartenagogische Aktivitäten im Hobby- und Freizeitbereich die wichtigsten Zielebenen im Altersbereich kurz beschrieben und jeweils mit einem Beispiel illustriert:

Stärkung der Eigenverantwortung: Ein Mitglied einer Gartengruppe bekommt die Aufgabe, zweimal wöchentlich die verblühten Triebe der Geranien in den Balkonkästen zu entfernen.

Förderung der Aktivitäten des täglichen Lebens: Eine Bewohnerin eines Alterszentrums bringt vor dem Mittagessen Schnittlauch und Petersilie aus dem Garten in die Küche, wo die Kräuter für Suppe und Salat verwendet werden.

Erhalten der Lebenskontinuität: Ein Bewohner einer Alterswohnung darf dem Hausmeister bei der Pflege der Rosen helfen – früher hatte der Bewohner selbst sehr viele Rosen in seinem eigenen Garten.

Sicherung der sozialen Integration: Eine neue Bewohnerin erhält die Gelegenheit, im hauseigenen Gartenclub mitzumachen, und lernt so schnell andere Bewohner:innen kennen.

Prävention: Eine von Osteoporose betroffene Frau geht in der Gartengruppe regelmäßig an die Sonne, erhöht so den Vitamin-D-Spiegel und ihre Knochendichte.

Förderung physischer und geistiger Leistungsfähigkeit: Durch regelmäßige Programme in der Pflanzenkunde wird bei Teilnehmenden des Gartenclubs das Gedächtnis gefördert. Dank mehr Bewegung im Garten bauen Klient:innen ihre Beinmuskulatur so weit auf, dass sie wieder längere Spaziergänge unternehmen können.

Förderung von Kreativität: Bei der Herstellung von Gestecken können die kreativen Fähigkeiten der Teilnehmenden gefördert werden.

Förderung von intellektuellen Fähigkeiten: Durch regelmäßige Inputs zur Pflanzenkunde werden Gedächtnis- und Merkfähigkeiten der Teilnehmenden gefördert.

Anbieten sinnvoller Beschäftigung: Eine kleine Gruppe von Bewohner:innen eines Alterszentrums übernimmt zusammen mit der Aktivierungsfachfrau die Pflege der Zimmerpflanzen.

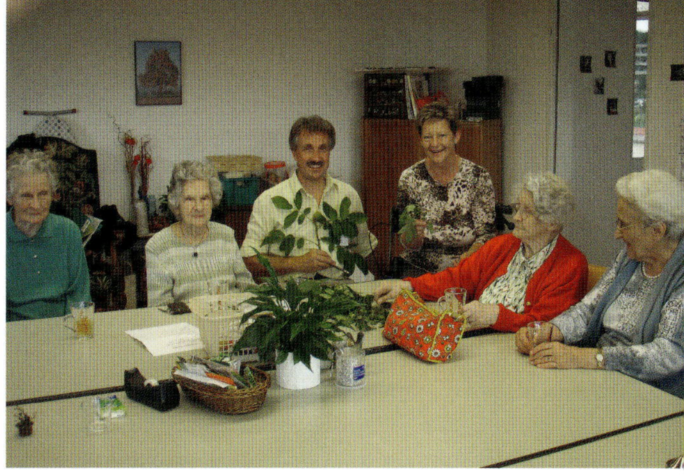

Pflanzenkunde im Gartenclub

Auch die Zielebenen der Aktivierung – eines eigenen Fachgebiets in der Schweiz, das sich aus der Ergotherapie entwickelt hat – können von Gartenagog:innen für die Formulierung gartenagogischer Ziele verwendet werden:

- **Kognitive Ebene:** Wissen, Sprache, Handlungsplanung, Wahrnehmung, Orientierung, Gedächtnis
- **Emotionale Ebene:** Gefühle, Werte, Einstellungen, Normen, Erinnerungen
- **Sensomotorische Ebene:** Bewegung, Mobilität, Koordination, Fertigkeiten, Ausdruck
- **Vorbeugen:** Durch prophylaktische Maßnahmen Ressourcen erhalten
- **Erhalten und fördern:** Durch vielfältige Stimulationen vorhandene Fähigkeiten erhalten und fördern
- **Verbessern:** Durch Kompensation bestehender Defizite die Situation verbessern
- **Verändern:** Durch Unterstützung die veränderte Lebenssituation aktiv gestalten
- **Begleiten und betreuen:** Kontinuierliche Begleitung von krankheitsbedingten Abbauprozessen

Arbeitsagogische Methoden und Prinzipien

nach Togni-Wetzel (2016): Arbeitsagogik – Grundlagen des professionellen Handelns.

Bei der Gartenagogik werden Methodik und Didaktik aus dem gärtnerischen und agogischen Bereich benutzt und kombiniert. Die vielfältigen Möglichkeiten, die Pflanzen, Gärten und andere Naturelemente bieten, stellen eine Art «Werkzeugkasten» dar, aus dem Gartenagog:innen schöpfen können. Die agogischen Methoden sind je nach Zielgruppe und Setting sehr unterschiedlich. Im Folgenden werden daher zunächst für die arbeitsbezogene Gartenagogik die wichtigsten Methoden der Arbeitsagogik kurz vorgestellt. Methodische Hinweise für die Planung und Durchführung von gartenagogischen Programmen im Freizeit- und Hobbybereich folgen im nächsten Kapitel.

Anforderungen durch die Arbeit haben eine zentrale Bedeutung in der Arbeitsagogik. Sie verlangen von den Klient:innen konkrete Fähigkeiten und Fertigkeiten und sind ein wesentlicher Teil des Lern- und Entwicklungsprozesses. Die Arbeit ist ein realitätsnahes Übungsfeld und muss echte und verbindliche Arbeit sein, die benötigt, gekauft und bezahlt wird. Arbeit ist konkret, greifbar, messbar und prüfbar. Durch die Arbeit wird eine gesunde Selbsteinschätzung der Klient:innen entwickelt, welche durch die Fremdeinschätzung durch die Arbeitsagog:innen ergänzt wird. Man kann die Arbeit als individuellen Lern- und Entwicklungsweg für den Menschen bezeichnen.

In der Arbeitsagogik sind Arbeits-Feedbacks und -Auswertungen zentral. Das stiftet einerseits Nutzen für Klient:innen und Arbeitsagog:innen und andererseits für das Produkt resp. die Dienstleistung und die Institution.

Arbeitsagog:innen haben die Aufgabe, eine lern- und kompetenzförderliche Arbeitsgestaltung zu schaffen. Dazu gehören sieben Kriterien:

- **Vollständige Handlung:** möglichst vollständige Arbeitsabläufe ermöglichen, die sich zu Projekten für die Klient:innen ausbauen lassen
- **Handlungsspielraum:** Entdeckendes Lernen ermöglichen, das Freiheits- und Entscheidungsräume schafft
- **Komplexitätserfahrung:** durch unterschiedliche Arbeitsarrangements
- **Soziale Unterstützung:** Einsatz verschiedener Sozialformen wie Einzelarbeit, Paararbeit, Klein- und Großgruppenarbeit
- **Individuelle Entwicklung:** Anpassung der Arbeiten auf die Fähigkeiten der Klient:innen
- **Professionalität:** Fähigkeiten und Fertigkeiten systematisch aufbauen; Entwicklung persönlicher und sozialer Kompetenzen
- **Reflexivität:** Bewertung von Handlungen auf der Basis von Erfahrungen und Wissen

Als Nächstes werden individuelle Arbeitsarrangements entwickelt. Arbeits- resp. Gartenagog:innen können entweder die Arbeit den Klient:innen anpassen oder die Klient:innen für die bestimmte Arbeit trainieren. Klient:innen werden durch Übung und Lernen zu Fachspezialist:innen.

Mit der Methode der Schlüsselfunktionen werden ein breit gefächertes und nachhaltiges Lernen und eine Kompetenzentwicklung ermöglicht. Mit geeigneten Mitteln werden Aufgabe, Kompetenz und Verantwortung an die Klient:innen delegiert, um ihnen Selbstständigkeit, Verantwortungsbewusstsein, Problemlösungsfähigkeit und Lernfähigkeit zu ermöglichen.

Ein weiteres Grundprinzip ist die Ermächtigung – oft bekannter unter dem Begriff «Empowerment». Das bedeutet in der Arbeitsagogik, dass die Klient:innen Kontrolle über ihre Arbeit haben und sie so weit als möglich selbstbestimmt gestalten können. Ermächtigung führt mittel- und langfristig zu aktiver und erfolgreicher Tätigkeit sowie einer größeren Ich-Stärke. Das erfordert Zu-

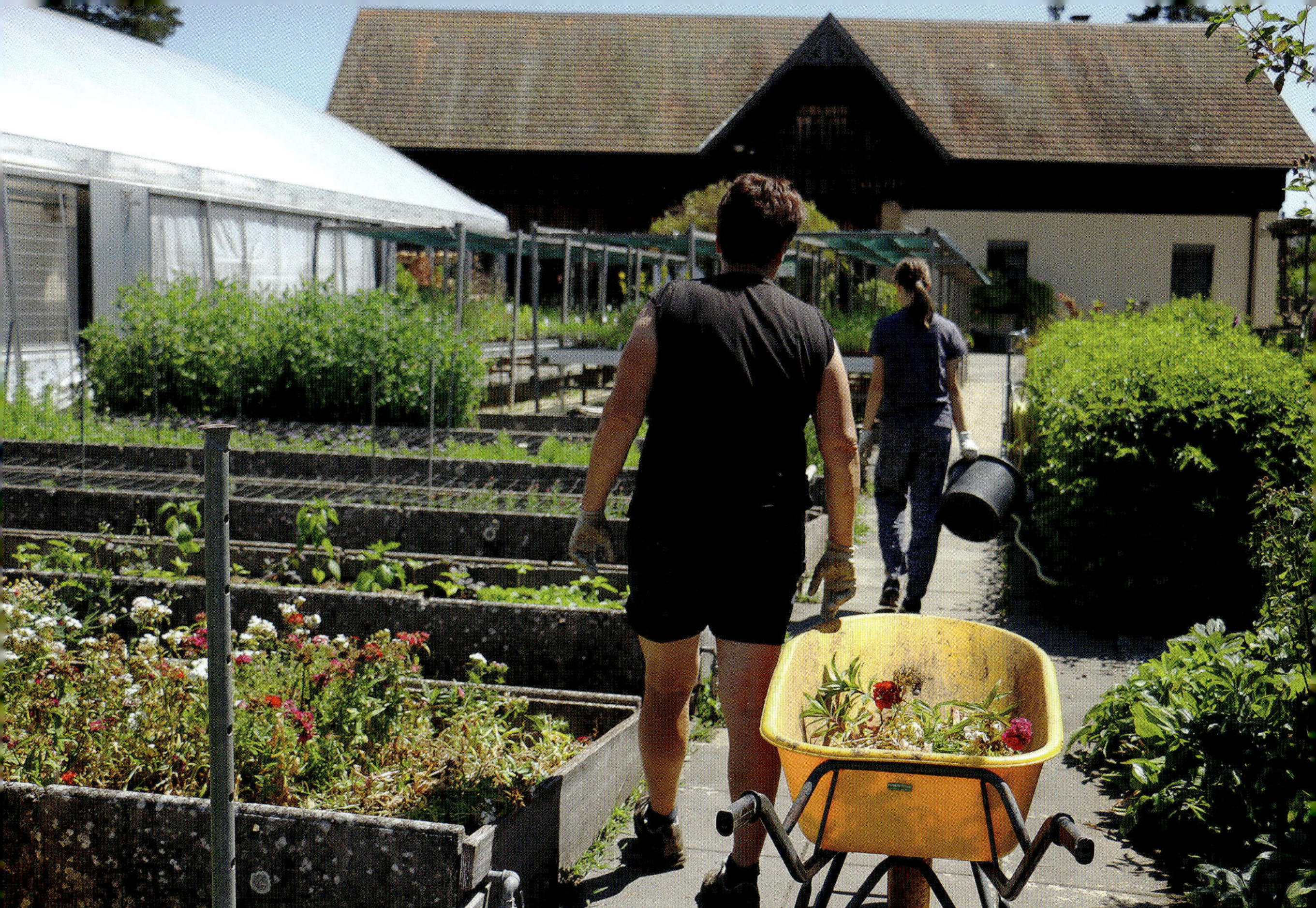

Arbeiten in der Gärtnerei

trauen auf beiden Seiten – bei den Klient:innen wie auch bei den Arbeitsagog:innen.

Die folgenden 12 Prinzipien werden sowohl in der Arbeitsagogik als auch in den meisten anderen agogischen Berufsfeldern angewendet:

1. **Ressourcenvorteil:** Fokus auf die Stärken der Klient:innen legen
2. **Maßgeblicher Lern- und Entwicklungsstand:** Ausgangspunkt für Selbsterfahrung und Selbsterkenntnis
3. **Selbsteinschätzung vor Fremdeinschätzung:** Zuerst Sichtweise der Klient:innen erfahren
4. **Hilfe zur Selbsthilfe:** Klient:innen befähigen, sich selbst zu helfen oder Hilfe zu organisieren
5. **Ganzheitlichkeit:** Alle Arbeitsschritte selbst ausführen und erleben lassen
6. **Veranschaulichung:** Lernen nicht nur durch Worte, sondern auch mit allen Sinnen
7. **Kleine Schritte:** Durch Aufteilen der Arbeit in einzelne Abläufe
8. **Erfolg:** Befriedigung und Freude aus gemeisterten Herausforderungen schöpfen
9. **Übung:** Um Sicherheit und Routine zu erlangen
10. **Fördern durch Fordern:** Weder Unter- noch Überforderung zulassen
11. **Strukturen:** Sie schaffen Klarheit und ermöglichen Sicherheits- und Wohlgefühl bei den Klient:innen
12. **Klarheit:** Im Denken, Sprechen und Handeln

Gartenagogische Programme im Einzelsetting

Es geht in der Gartenagogik nicht um einmalige Aktionen oder Aktivitäten und gärtnerische Tätigkeiten ohne Anleitung, sondern um längerfristige oder regelmäßige Angebote und Programme. Ein Programm der Gartenagogik ist eine zeitlich beschränkte, gezielt geplante und sorgfältig durchgeführte Aktivität im Garten oder mit Pflanzen. In diesem und dem folgenden Kapitel werden Angebote und Programme im Hobby- und Freizeitbereich vorgestellt. Sie können aber auch in Institutionen mit täglicher Arbeit und Betreuung durchgeführt werden.

Es gibt einige gute Gründe, warum das Einzelsetting für bestimmte Klient:innen besser geeignet ist als Angebote in einer Gruppe. Das trifft z. B. auf bettlägerige Personen zu. Hier können kurze Sequenzen im oder am Bett angeboten werden. Besonders beliebt sind Pflanzen, die verschiedene Sinne ansprechen, da sie den Bettlägerigen intensive Erlebnisse bieten.

- **Sehen:** Pflanzen mit besonderen Blättern, z. B. Buntnesseln oder Pflanzen mit panaschierten Blättern, sind besonders interessant. Bunte Blüten bei Zimmerpflanzen oder einem Blumenstrauß lassen bettlägerige Menschen für eine gewisse Zeit ihre Situation vergessen. Gespräche über ihre Erfahrungen im Garten knüpfen sich automatisch an.
- **Fühlen:** Bei Pflanzen wie z. B. dem Usambaraveilchen, Salbei oder Woll-Ziest lassen die Blätter angenehme, weiche Berührungen zu.
- **Riechen:** Die bekannten Küchenkräuter Rosmarin, Salbei, Thymian, Dost usw. oder andere Duftpflanzen wie Lavendel, Duftnelken, Melissen, Minzen usw. bieten vielfältige Dufterlebnisse. Daran können sich Gespräche über die Lieblingspflanzen der Klientin oder des Klienten anschließen.
- **Schmecken:** Die schon erwähnten Küchenkräuter bieten auch die Möglichkeit, sie im Mund zu kosten. Sie können auch im Zimmer zu einem würzigen Snack zugegeben werden, z. B. Kräuterbrote mit Quark, Frischkäse und frischen Gartenkräutern. Ein paar frische Minzblätter können dem Wasser oder Tee beigegeben werden.
- **Hören:** Wenn man das Fenster öffnet, hört man vielleicht den einen oder anderen Vogel im Garten singen – vor allem am frühen Morgen und in der Brutzeit. Hat man das Glück, vor dem Fenster einen blühenden Holunderstrauch zu haben, hört man vielleicht auch die Insekten und Käfer darauf summen.

Garten- und Pflanzenbücher können frühere Erinnerungen wecken. Gartengedichte und Sprüche über Rosen und andere Blumen gibt es im Internet. Der römische Politiker Cicero schrieb: «Wenn du einen Garten und eine Bibliothek hast, wird es dir an nichts fehlen.»

Lieder über Pflanzen, Blumen und Gärten sind im Internet unter dem Suchbegriff «Pflanzenlieder» oder «Blumenlieder» zu finden. Man kann sie wahlweise singen oder vom Mobiltelefon abspielen.

Am Bett lassen sich auch einfache Tätigkeiten mit Pflanzen realisieren, so z. B.:

- Melissenblätter zupfen
- Getrocknete Salbeiblätter zerkleinern
- Sträußchen mit Lavendel oder Minzen binden
- Kleine Zimmerpflanzen putzen
- Zimmerpflanzen wässern
- Einen kleinen Blumenstrauß binden

Bewährt hat sich ein Gartenwagen für den Einsatz bei bettlägerigen Menschen, wo alles Nötige auf Rollen ins Zimmer gebracht werden kann, z. B. Töpfe, Werkzeuge, Gießkanne usw. Die Ausrüstung findet zur Not auch auf einem Essenswagen Platz.

Neben bettlägerigen Menschen ist das Einzelsetting auch für weitere Zielgruppen sinnvoll:

- **Menschen mit schweren Hörproblemen:** In Institutionen für gehörlose Menschen können auch Menschen mit Hörproblemen in Gruppen von der Gartenagogik profitieren. In anderen Institutionen kann es

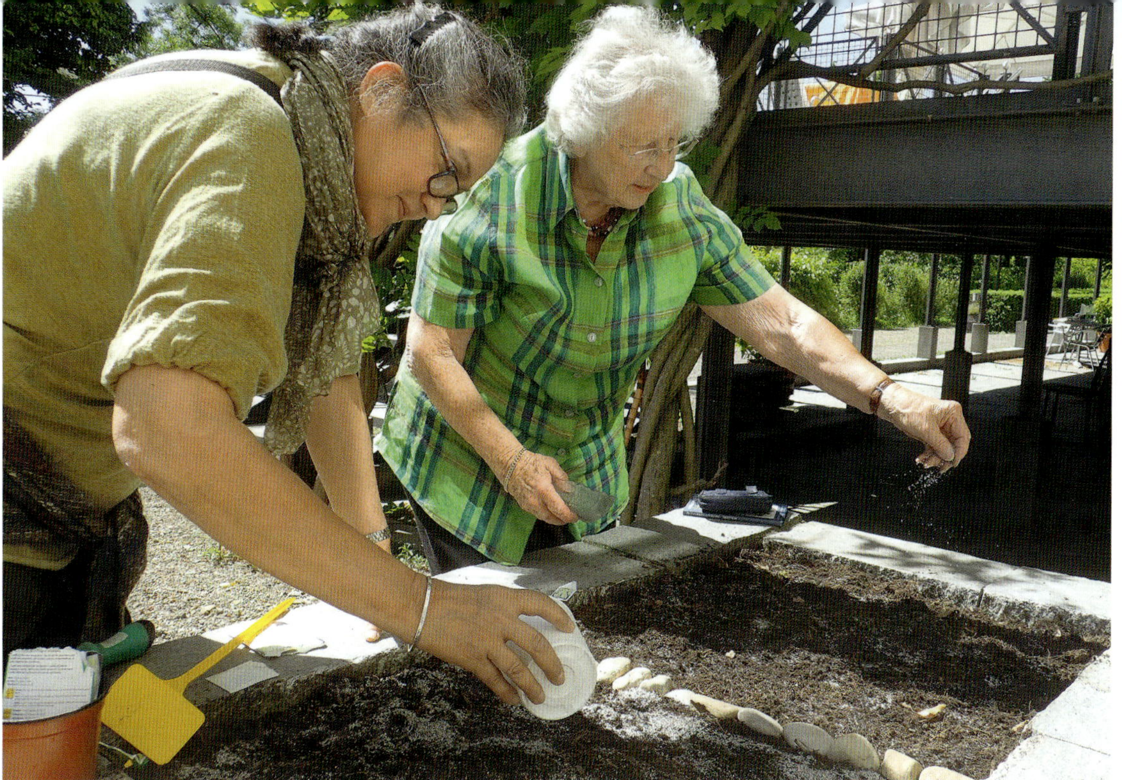

Säen im Hochbeet

schwierig sein, einzelne gehörlose oder stark schwerhörige Menschen in eine Gruppe zu integrieren. Oft können sie bei Gruppengesprächen nicht mithalten und fühlen sich dann ausgeschlossen. Hier ist eine Einzelbetreuung sinnvoll.

- **Menschen mit stark aggressivem Verhalten:** Starke Aggressionen, z. B. bei Menschen mit Demenz, können in einer Gruppe zu Problemen führen. Es bietet sich an, aggressive Personen einzeln zu betreuen. Normale Aggressionen oder gelegentliche Wutausbrüche gehören aber zum Leben und können gerade mit gartenagogischen Programmen gemildert oder sogar verhindert werden.
- **Alkohol- und drogenabhängige Menschen:** Auch hier gilt, dass alkohol- oder drogenabhängige Menschen in speziellen Einrichtungen sehr wohl in Gruppen gartenagogisch betreut werden können, nicht aber als Einzelne in «normalen» Gruppen. Hier stören sie das Gruppenleben und sind oft nur schwierig zu integrieren.
- **Starke Einzelgänger:innen:** Menschen mit starken Tendenzen zum Einzelgängertum oder zur Eigensinnigkeit sind oft nicht gewillt, in Gruppen mitzumachen. Es sollte zunächst versucht werden, auch solche Personen in gartenagogische Gruppen zu integrieren, denn sie sind ein probates Mittel gegen Einsamkeit.

Das Einzelsetting bietet den Vorteil, dass die Gartenagogin oder der Gartenagoge ganz individuell auf die Bedürfnisse, Ressourcen und Fähigkeiten der Klientin oder des Klienten eingehen kann. Sie wählen aus den vielfältigen Möglichkeiten der Gartenagogik gezielt die entsprechenden Programme. Das Einzelsetting ermöglicht den Aufbau einer intensiven agogischen Beziehung. Allerdings ist eine Einzelbetreuung relativ teuer und kann bei engen personellen Verhältnissen Probleme machen, wenn viele Klient:innen betreut werden müssen.

Programme für Gartengruppen

Meistens wird Gartenagogik mit Gruppen durchgeführt. Das bietet Vorteile: Mehr Klient:innen werden betreut und die einzelnen Gruppenmitglieder können nach ihren Fähigkeiten verschiedene Aufgaben übernehmen. Zudem lernen die Gruppenmitglieder unter Anleitung, wie sie gut miteinander zusammenarbeiten.

Auftrag und Leitung

Für die regelmäßige Durchführung gartenagogischer Programme muss von der Institution ein Auftrag erteilt werden. Dieser sollte schriftlich verfasst sein und die wichtigsten Rahmenbedingungen für die Verantwortlichen festhalten. Die gartenagogischen Tätigkeiten sollten im Pflichtenheft der Angestellten aufgeführt sein. Zu Beginn beschränkt sich die Gartenagogik vielleicht nur auf ein Angebot pro Woche und kann später erweitert werden. Um die Gartenagogik längerfristig in einer Institution zu verankern, ist es sinnvoll, dazu ein Konzept zu erstellen.

Für die Leitung von gartenagogischen Programmen braucht es einen Gartenagogen oder eine Gartenagogin. Diese Person kann in der Institution angestellt sein oder von außen für einzelne Einsätze engagiert werden. Wird Gartenagogik von Externen geleitet, empfiehlt es sich, als Co-Leitung oder Begleitung eine in der Institution tätige Person einzubinden. Damit ist gewährleistet, dass Abläufe und Prozesse, Klient:innen, Teammitglieder und Führungskräfte bekannt sind. Die Leitungsperson sollte neben den agogischen auch gärtnerische Kenntnisse mitbringen.

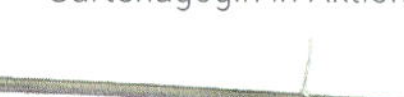
Gartenagogin in Aktion

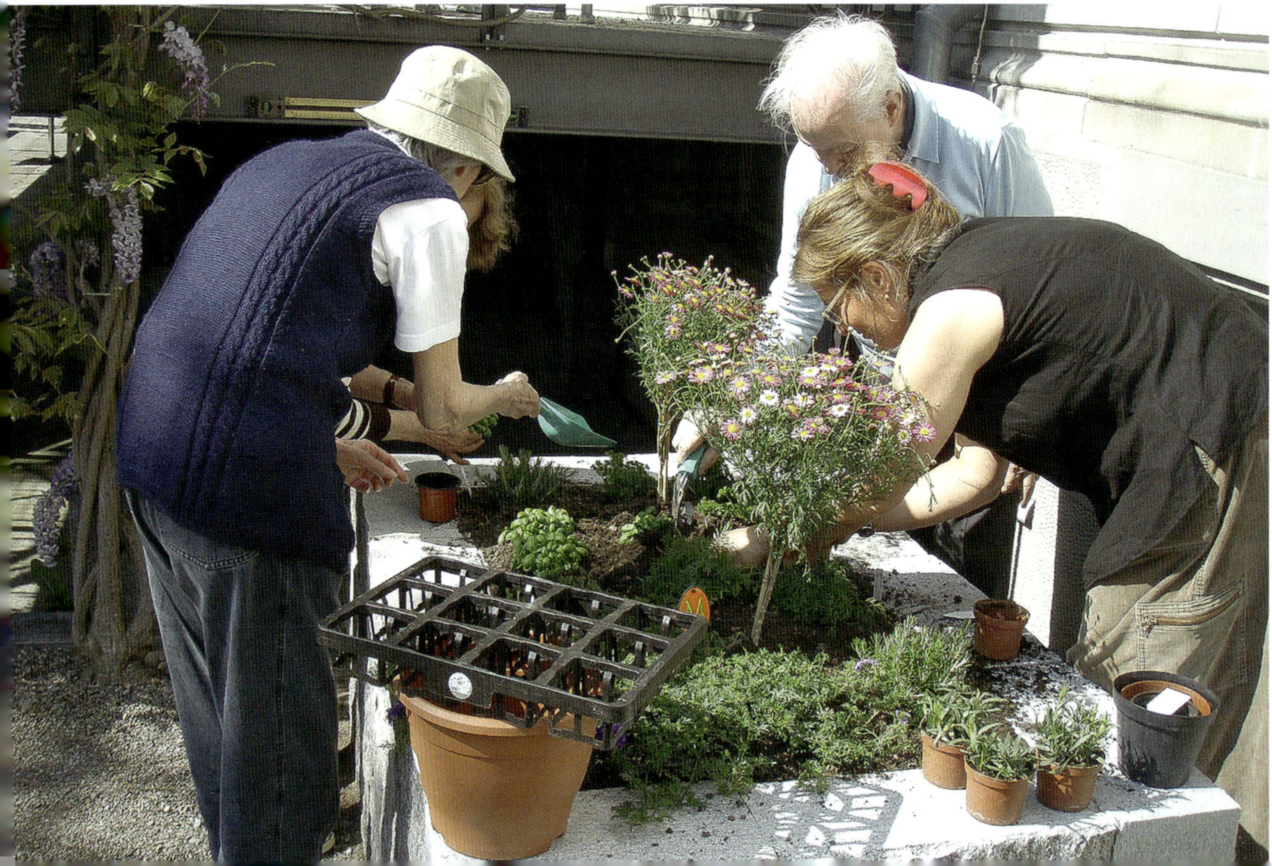

Ressourcen

Nicht nur für die Durchführung von Programmen, sondern auch für Vorbereitungsarbeiten, Dokumentation und Evaluation müssen genügend Ressourcen einberechnet werden. Als Faustregel wird für den Gesamtaufwand die doppelte Zeit wie für die reine Durchführung budgetiert. Nicht vergessen werden darf der Aufwand für den Unterhalt des Gartens.

Team und Gruppengröße

Ein Gartenagoge oder eine Gartenagogin kann eine Gruppe von 3–5 Klient:innen betreuen. Bei schwer beeinträchtigten Menschen sind es sogar nur 2–3. Vor allem Klient:innen in Rollstühlen brauchen, wenn sie sich nicht mehr selbstständig bewegen können, viel Betreuung.

Eine gute Gruppengröße für gartenagogische Programme sind 6–9 Personen. Dafür sind 2–3 Betreuungspersonen nötig. Neben der Gartenagogin sollte noch eine zweite Fachperson dabei sein – bei der dritten kann es auch ein:e Praktikant:in oder ein:e Freiwillige:r sein. Diese müssen sorgfältig ausgewählt werden und gewisse gruppendynamische und gärtnerische Fähigkeiten mitbringen. Vor allem sollen sie wie ausgebildete Gartenagog:innen Freude und Begeisterung an Pflanzen und der Natur mitbringen!

Regelmäßigkeit, Turnus und Zeitumfang

Es hat sich bewährt, gartenagogische Programme regelmäßig, mindestens einmal wöchentlich anzubieten. So gewöhnen sich die Klient:innen an diese Tätigkeiten und können sich auf die nächste Einheit freuen.

Eine gartenagogische Einheit sollte auf mindestens 90, besser auf 120 bis 150 Minuten angesetzt werden. So steht genügend Zeit für Einleitung, Hauptteil und Ausklingen zur Verfügung. In vielen Institutionen steht am Morgen zwischen Frühstück und Mittagessen weniger Zeit zur Verfügung als am Nachmittag. Zudem sind am Morgen oft Therapien oder andere Anlässe eingeplant. Daher hat es sich bewährt, gartenagogische Programme am Nachmittag zu veranstalten. Im Hochsommer wäre es dennoch manchmal besser, die kühleren Vormittage zu nutzen.

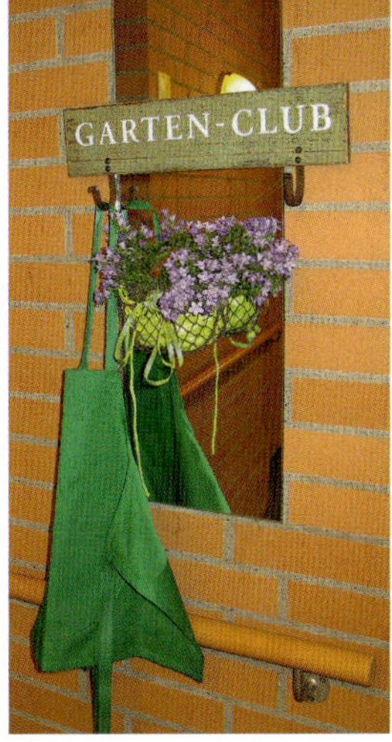

Schild Gartenclub

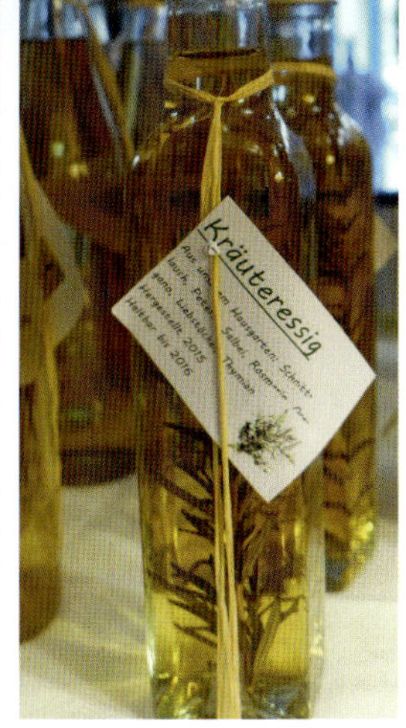

Kräuteressig

Programme für jedes Wetter

Im Sommerhalbjahr bieten sich die meisten Möglichkeiten für gartenagogische Programme. Doch auch im Winterhalbjahr können aber interessante Programme durchgeführt werden. Sie eignen sich auch bei schlechtem Wetter im Sommerhalbjahr. Hier folgen 25 Ideen und Vorschläge zu Aktivitäten im Winter oder bei schlechtem Wetter:

- **Verarbeitung von Kräutern:** Getrocknete Kräuter werden zu Teemischungen, Tinkturen, Kräutersalz, Kräuteressig, Kräuteröl, Duftkissen, Kräuterpotpourris, Badezusätzen usw. verarbeitet. Anleitungen dazu gibt es in Teil II – Praktische Pflanzenkunde.
- **Verarbeiten von Gemüse, Obst und Beeren:** Die selbst geernteten Gemüse, Früchte und Beeren – evtl. kurzfristig eingefroren – können im Winter oder bei schlechtem Wetter zu Konfitüren, Chutney und Säften verarbeitet werden. Gemüse und Früchte können in Einmachgläsern sterilisiert und so haltbar gemacht werden.
- **Gestecke, Trockenblumen und Duftsäckchen:** Beliebt sind vor allem Weihnachtsgestecke, Sträuße aus Strohblumen oder Lavendel-Sträußchen oder -Duftsäckchen.
- **Pflege der Werkzeuge:** Scheren, Handwerkzeuge, Schaufeln usw. müssen regelmäßig gereinigt und geölt werden. Kleine Reparaturen oder die Anschaffung von neuen Werkzeugen sind ebenfalls gute Winterarbeiten.

- **Aufbereiten von Saatgut:** Im Herbst können viele Samen von Gartenpflanzen gesammelt werden. Diese werden dann im Winter sortiert, gereinigt und sorgfältig mit Namen und Datum beschriftet.
- **Knollen und Wurzeln pflegen:** Knollen von Dahlien, Begonien, Gladiolen usw. müssen immer wieder kontrolliert werden. Dabei werden schadhafte Exemplare entfernt und schmutzige gereinigt.
- **Zimmerpflanzen pflegen:** Zimmerpflanzen brauchen regelmäßige Pflege.
- **Antreiben von Frühlingsblumen:** Zwischen Januar und März können zuvor in Töpfe oder Schalen gesteckte Zwiebeln von Tulpen, Hyazinthen usw. ins Haus geholt werden, um entsprechend dekoriert die Vorfreude auf den Frühling zu wecken. Die austreibenden Pflanzen können dann über Wochen beobachtet werden.
- **Rankgerüste bauen:** Einige rankende Pflanzen wie z. B. Feuer-Bohnen, Glockenreben oder Kapuzinerkresse benötigen eine Hilfe, damit sie klettern können. Aus Weidenruten lässt sich schnell eine Rankhilfe herstellen, die sich gut in jedem Garten macht. Aus Weidenzweigen können auch «Kunstgegenstände» wie Kugeln oder Tiere oder Körbe hergestellt werden. Das braucht aber etwas Übung und sollte den Fertigkeiten der teilnehmenden Personen angepasst werden.
- **Töpfe sortieren und reinigen:** Im Gartenraum häufen sich oft viele Töpfe an, die bei schlechtem Wetter sortiert und gereinigt werden können.
- **Insektenhotel bauen:** Trockene Baum- und Astscheiben, Holzklötze, Schilfrohr usw. werden mithilfe einer Bohrmaschine zu Nistgelegenheiten für Wildbienen, Mauerbienen und andere Insekten.
- **Pflanzenkunde und Spiele:** Die Pflanzen bieten fast unendlich viele Möglichkeiten, sich auch «theoretisch» mit ihnen zu befassen. In Teil II – Praktische Pflanzenkunde, gibt es dazu eine Fülle von Tipps und Anregungen. Warum nicht einmal ein paar Blüten unter der Lupe oder dem Binokular studieren? Anregungen gibt es z. B. in Kinder- oder Schulbüchern. Mit Quiz und Spielen lassen sich Spielideen leicht abgewandelt für das Thema Pflanzen nutzen. Ein Beispiel wäre ein Zuordnungsspiel, bei dem umgedrehte Töpfe mit Blumen, Nüssen oder anderen Naturgegenständen die üblichen Karten ersetzen.

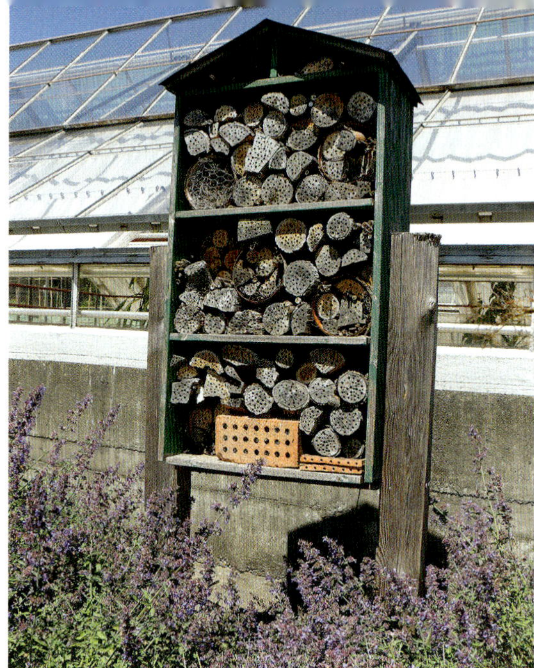

Insektenhotel

- **Fotos ordnen und anschauen:** Im Winter oder bei schlechter Witterung hat man Zeit, die Fotos aus vergangenen Tagen zu sortieren und vielleicht auch einmal eine Präsentation zu machen.
- Zum Thema **Pflanzen fotografieren** gibt es Informationen in Teil VI – Ausflüge in die Natur.
- **Gedichte und Lieder:** Gedichte, Lieder und Geschichten zu Pflanzen und Natur bieten eine gute Möglichkeit, einen verregneten Nachmittag oder einen Winterabend zu verbringen.
- **Filme zu Naturthemen:** Filme zu Naturthemen gibt es viele, auch wenn die meisten von Tieren handeln. Mit etwas Suchen findet man aber auch spannende Dokumentationen zu Pflanzen.
- **Vorträge zu Naturthemen:** Ob man selbst eine Präsentation hält oder eine externe Person einlädt – die Möglichkeiten sind hier groß, einen spannenden Vortrag zu organisieren.
- **Winterspaziergänge im Garten:** Auch im Winter lassen sich im Garten bei Spaziergängen interessante

Dinge entdecken: winterblühende Sträucher wie Hamamelis, Winterschneeball oder andere; im Februar die ersten Schneeglöckchen, Krokusse oder Winterlinge; an Sträuchern und Bäumen interessante Knospen; am Futterhäuschen Vögel usw.

- **Sträucher und kleine Bäume schneiden:** Sträucher und Bäume im Garten benötigen regelmäßig einen Schnitt. Unter Anleitung von kundigen Gartenagog:innen können ausgewählte Klient:innen bei diesen Schnittarbeiten mitarbeiten, natürlich unter strikter Einhaltung der Sicherheitsmaßnahmen.
- **Barbarazweige:** Es ist in katholischen Gegenden ein alter Brauch, am 4. Dezember, dem Tag der heiligen Barbara, Zweige von Sträuchern und Bäumen zu schneiden, die dann zu Weihnachten blühen. Diese Zweige werden Barbarazweige genannt und stammen z. B. von Kirschbaum, Apfelbaum, Holunder, Kastanie oder Weißdorn.
- **Gestalten von Minigärten:** In Schalen oder großen Tellern können mit getrockneten Pflanzen, Moos, Steinen und anderen Naturmaterialien schöne Minigärten gestaltet werden.
- **Kräutermandalas:** Mit geduldigen Klient:innen kann man mit Samen und getrockneten Blütenblättern unterschiedlicher Farbe und Größe Mandalas gestalten, wobei die Naturmaterialien sorgfältig nach dem gezeichneten Mandala-Muster auf eine Klebefolie aufgetragen werden.
- **Gebackene Salbeiblätter:** Salbeiblätter können auch im Winter in Butter oder Öl und einem Bierteig ausgebacken werden und geben einen wunderbaren Snack. Auch mit anderen getrockneten Kräutern lassen sich unter Beigabe von Frischkäse oder Quark leckere Kräuterbrote zubereiten.
- **Futterhäuschen für Vögel:** Mit Restholz lassen sich einfache Futterhäuschen herstellen. Im Garten aufgestellt und mit Futter versehen, bieten sie viele Möglichkeiten zum Beobachten von Vögeln.
- **Naturkarten herstellen:** Aus getrockneten Blüten und Samen lassen sich schöne Pflanzenkarten herstellen, die am Ende mit Klarsichtfolie überzogen werden.

Teilnehmende in Gartengruppen

Wird Gartenagogik im Freizeit- und Hobbybereich angeboten, sollten Klient:innen freiwillig an den gartenagogischen Programmen teilnehmen. Jemanden dazu zu zwingen, bringt nur Ärger – für beide Seiten! Sobald die Rahmenbedingungen für eine Gartengruppe geklärt sind, kann das Angebot ausgeschrieben resp. den Klient:innen nähergebracht werden.

Offene Gruppen ohne Anmeldung haben sich nicht bewährt, denn wenn man nicht weiß, wer kommt, kann man sich nicht entsprechend vorbereiten. Somit sollten sich die Teilnehmenden für eine länger dauernde, regelmäßige Teilnahme verpflichten. Es gibt natürlich Gründe, warum jemand aus einer Gartengruppe ausscheidet: Wechsel der Institution, schwere Erkrankungen oder sogar Tod. In diesen Fällen wird jeweils ein Platz frei, der

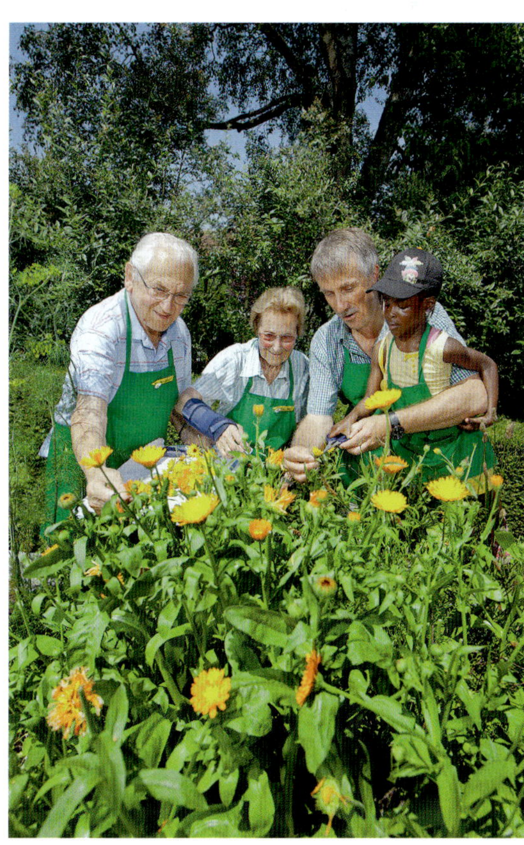

Gartenclub mit Kindern

von einem neuen Mitglied eingenommen wird. Es hat sich in der Gartenagogik bewährt, wenn Gruppen möglichst heterogen zusammengesetzt sind:

- Jung und Alt
- Männer und Frauen
- (physisch) stärkere und schwächere Personen
- Menschen mit weniger oder mehr Behinderungen und Einschränkungen
- Menschen mit mehr oder weniger Gartenerfahrung

Ob und in welcher Zahl Klient:innen mit Behinderungen und Einschränkungen in einer Gartengruppe vertreten sein sollen, hängt entscheidend auch von der Anzahl Betreuungspersonen ab. Es ist darauf zu achten, dass die gartenagogische Leitung die Klient:innen gut kennt und einschätzen kann.

Auswahl der Programme

Es empfiehlt sich, für eine Saison eine Abfolge von Programmen festzulegen. Zu jedem Anlass gehört auch eine Schlechtwettervariante. Schlechtes Wetter heißt, dass man mit den Klient:innen nicht nach draußen gehen kann, weil es zu kalt, zu heiß, zu nass oder zu windig ist. Bei gemischten Gruppen kann es sein, dass einige Personen nach draußen gehen können, während andere im Haus bleiben.

Da es bei den hier vorgestellten Programmen der Gartenagogik nicht um tägliches Arbeiten im Garten geht, sollten Aktivitäten im Garten nur bei guten Witterungsverhältnissen stattfinden. Bei weniger als 10 °C oder mehr als 30 °C ist Arbeiten im Garten für viele Teilnehmende kaum noch möglich. Auch starker Wind oder Regen lassen kaum Programme im Freien zu.

Die Auswahl der Programme hängt stark von der Zielgruppe ab. Die Teilnehmenden sollen von den gartenagogischen Tätigkeiten weder unter- noch überfordert werden. In gemischten Gruppen werden die Aufgaben entsprechend den Fähigkeiten und Fertigkeiten verteilt. Deshalb können hier auch anspruchsvolle Programme durchgeführt werden. Wenn die Erfahrung bei der Leitung und den Klient:innen noch fehlt, empfiehlt es sich, mit einfachen Programmen zu beginnen und den Schwierigkeitsgrad langsam zu steigern. Es sollten aber bei allen Programmen auch einfache Tätigkeiten dabei sein, damit Personen mit weniger Ausdauer und Fertigkeiten etwas Sinnvolles tun können. Wenn man etwas Neues einführen möchte, sollte man dies vorher selbst ausprobieren.

Bei der Planung der Programme muss die Jahreszeit beachtet werden, da sie bestimmt, welche Tätigkeiten im Garten anfallen. Bei Anfänger:innen sind Gartenbücher hilfreich, bei erfahrenen Gartenagog:innen geschieht die Planung routinemäßig.

Es darf nicht darauf spekuliert werden, dass alle im Garten anfallenden Arbeiten im Rahmen einer Gartengruppe erledigt werden können. Eine Gartengruppe ist nicht dazu da, eine:n Gärtner:in einzusparen.

Durch die vielfältigen Möglichkeiten mit Pflanzen und Arbeiten im Garten ist viel Abwechslung gegeben. Daneben gibt es auch Standardprogramme, je nach Saison und Wachstumsstand der Pflanzen, vielleicht auch bestimmt durch Vorlieben der Mitglieder der Gartengruppe. So ist die Herstellung von Kräutersalz und Ringelblumensalbe bei älteren Menschen häufig besonders beliebt. Und Tomaten müssen in vielen Gartenclubs auf alle Fälle jedes Jahr angepflanzt werden.

Auch die Vorlieben der Gartenagog:innen spielen bei der Auswahl der Programme eine wichtige Rolle. Hier

Ringelblumenöl

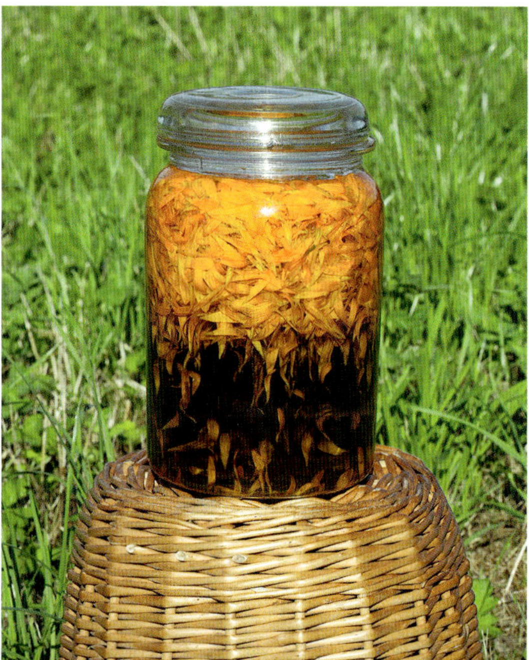

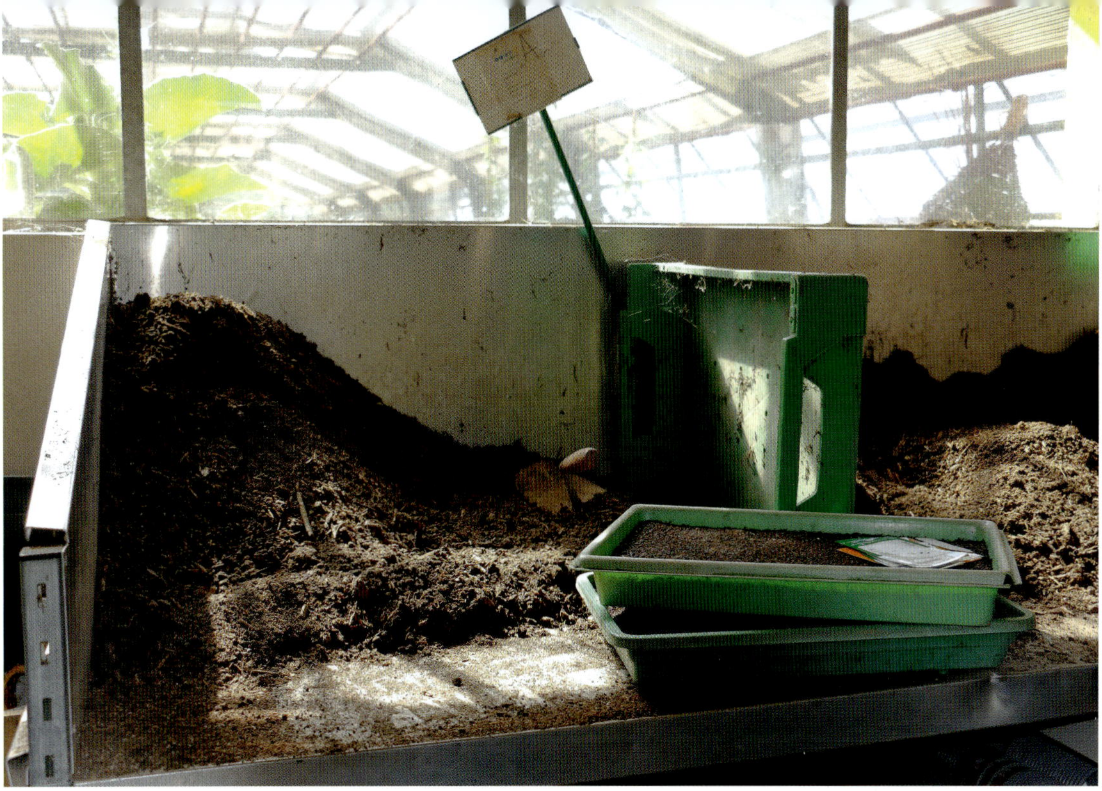

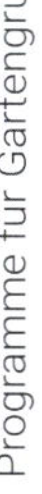

Arbeitstisch

fühlen sie sich sicher und können ihre Erfahrungen sinnvoll einsetzen. Wenn man, wie üblich, bei Gartengruppen in einem kleinen Team arbeitet, sollten die anderen Teammitglieder in die Auswahl und Vorbereitungen einbezogen werden. Jede:r bringt eigene Fähigkeiten und Begabungen mit.

Noch ein letzter Tipp aus der Praxis: Mit wenig gartenagogischer Erfahrung besteht die Gefahr, dass man zu viel in eine Einheit packt. Vor lauter Stress kommt man dann nicht mehr zur Ruhe. Auch bei der Gartenagogik gilt das Motto «weniger ist mehr». Man kann einen ganzen Nachmittag nur zu einer Pflanze gestalten und dabei viel erleben.

Infrastruktur

Die wichtigste Infrastruktur stellt der Garten dar. Die Größe ist gar nicht so entscheidend für die Auswahl der Programme, da auch in einem kleinen Garten oder sogar in Töpfen auf einer Terrasse die verschiedensten Pflanzen kultiviert werden können. Ein für die Agogik gestalteter Garten ist aber sehr nützlich, weil er eine Art Werkzeugkasten für die Tätigkeiten einer Gartengruppe darstellt (vgl. Teil IV – Gärten und Gartengestaltung).

Neben dem Garten braucht jede Gartengruppe einen Arbeitsraum, der groß genug ist. Für eine Gruppe von 6–9 Klient:innen sollte der Raum mindestens 50 m^2, besser 70–80 m^2 groß sein. Wenn dieser Raum nur für die Gartenagogik zur Verfügung steht, können hier auch Werkzeuge, Geräte, getrocknete Pflanzen usw. aufbewahrt werden. Zu Beginn muss man sich aber vielleicht mit einem Raum begnügen, der auch anderweitig benutzt wird. Dann muss man nach jeder gartenagogischen Einheit alles wieder wegräumen. Dafür braucht man zumindest einen großen Schrank, besser noch einen Zusatzraum für die Geräte und Materialien. Ideal ist es, wenn man vom Arbeitsraum direkt in den Garten gelangen kann – dann können einzelne Klient:innen im Raum bleiben, während die anderen draußen im Garten sind.

Im Arbeitsraum braucht man genügend große Arbeitstische, Stühle sowie, wenn möglich, ein Waschbecken.

Ganz wichtig sind nahe gelegene und für Menschen mit Behinderungen eingerichtete Toiletten. Für die Verarbeitung und Herstellung von Produkten ist eine kleine Küche ideal. Ist sie nicht vorhanden, muss mit Herdplatten usw. improvisiert werden.

Vorbereitung einer Einheit

Am besten macht man sich für die gartenagogische Einheit eine schriftliche Planung, die folgende Elemente enthält:

- Zeit und Dauer
- Thema
- Ablauf im Detail (inkl. Schlechtwettervariante)
- Material
- Ziele
- Evaluation

Nun gilt es, die nötigen Materialien für das Programm bereitzustellen. Dazu gehören zuerst einmal Werkzeuge und Geräte. Sodann gibt es im Garten einiges vorzubereiten. Auf alle Fälle müssen die benötigten Beete, Areale oder Pflanzen genau besichtigt und ggf. kontrolliert werden. Lohnt es sich, einen Nachmittag zur Salbei zu planen, wenn bei der Kontrolle festgestellt wird, dass der einzige Salbeistock voller Mehltau ist?

Eventuell werden die Teilnehmenden über die Einheit informiert – mündlich oder schriftlich. Auf alle Fälle sollte allen klar sein, wo und wann man sich trifft und wie lange es dauert.

Besonders bei Kindern – und auch bei Erwachsenen – haben sich Gartenschürzen bewährt. Je nach Art des Programms sollten auch Kleidung und Schuhe angemessen ausgewählt werden. Handschuhe sollten im Arbeitsraum für alle zur Verfügung stehen.

Spezielle Beachtung gilt dem Sonnenschutz. Sonnenbrillen, Sonnencreme und Sonnenhüte sollten auf alle Fälle benutzt werden (siehe auch Teil III – Agogisches Arbeiten im Garten im Kapitel «Unfallverhütung und Erste Hilfe»).

Ablauf einer Einheit

Zum abgemachten Zeitpunkt trifft sich die Gartengruppe am vereinbarten Ort. Als Treffpunkt hat sich der Arbeitsraum bewährt. Weniger gut ist ein Beginn im Garten, da das Wetter ganz unterschiedlich sein kann. Zu spät kommende Personen werden höflich zur Pünktlichkeit ermahnt. Als Einleitung kann nach der Begrüßung passend zum Programm und Thema ein Teil mit Pflanzen-

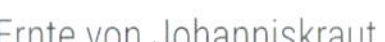

Ernte von Johanniskraut

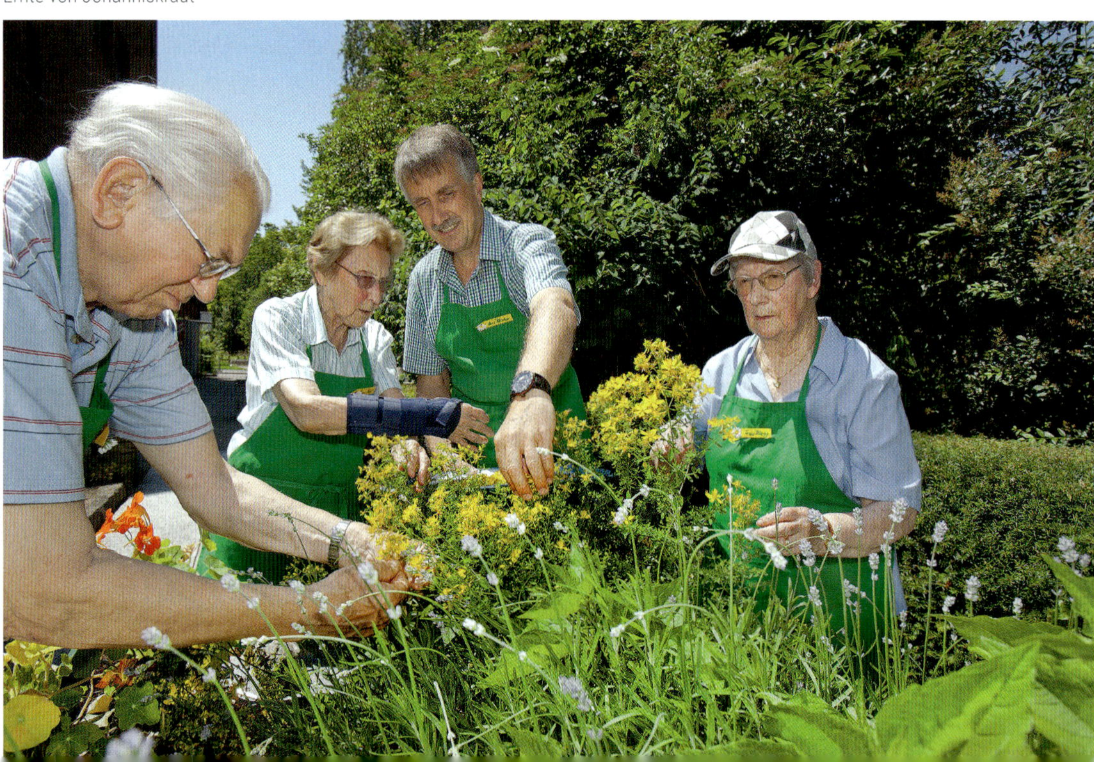

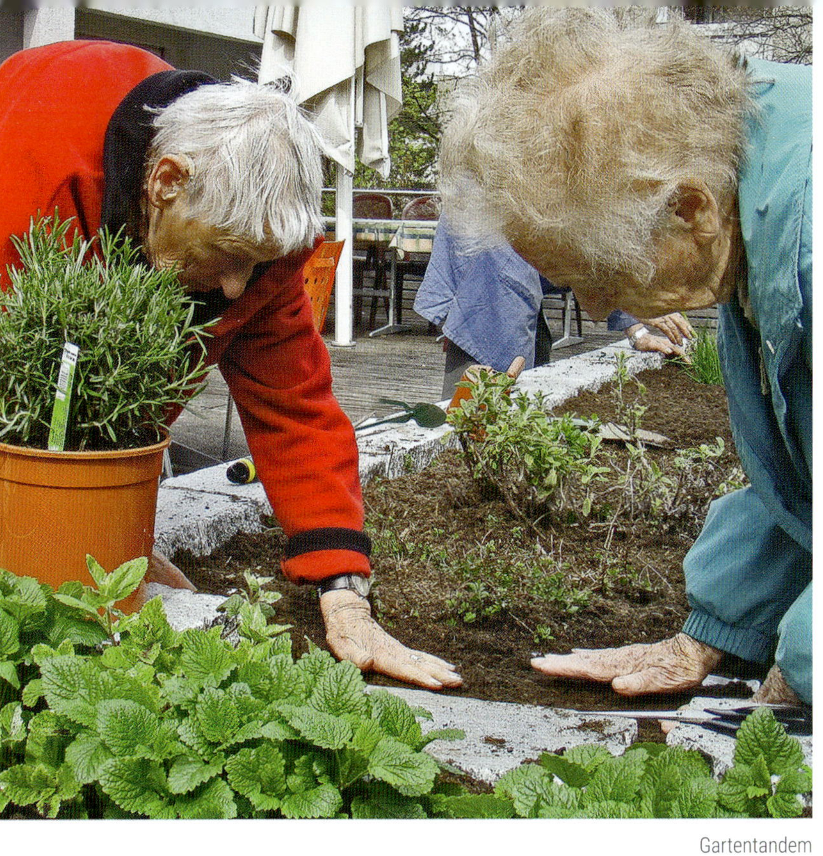

Gartentandem

kunde stattfinden. Dabei sollten alle Anwesenden einbezogen werden. So hat man schnell einen Überblick zur Befindlichkeit der Teilnehmenden. Didaktisch geht es hier nicht um eigentlichen Unterricht oder um einen Vortrag, sondern im Rahmen des «Aufwärmens» um das Vermitteln und Austauschen von Informationen zum Thema des Nachmittags.

Im Hauptteil eines Programms steht das aktive Tun und Arbeiten im Zentrum. Angepasst an die Fähigkeiten der Gruppenmitglieder werden die Aufgaben erklärt und verteilt. Dabei hat es sich bewährt, eine Aufgabe jeweils zwei Teilnehmenden zu übertragen. Dieses Tandem führt die Arbeit zusammen aus, mit oder ohne Begleitung durch den Gartenagogen oder die Gartenagogin. Idealerweise besteht ein Tandem aus einer Person, die etwas selbstständiger und fitter, ist und einer zweiten, die mehr Beeinträchtigungen hat. So kann im Tandem z. B. eine Person mit nur noch wenig Sehkraft zusammen mit einer anderen die gestellte Aufgabe im Garten bewältigen. In einem Tandem hat die eine Person vielleicht mehr Erfahrung im Garten als die andere. Natürliche sollten sich die zwei Klient:innen einigermaßen gut vertragen! Sehr wichtig ist es, die Aufgaben nach den Fertigkeiten und Fähigkeiten der Tandems zu verteilen und ihnen bei der Ausführung die nötigen Hilfestellungen zu geben. Mit zunehmender Erfahrung können einzelne Tandems später auch selbstständig kleine Aufgaben im Garten erledigen.

Ein oder zwei Tandems bekommen die Aufgabe, eine leckere Pausenverpflegung zuzubereiten, wobei hier sinnvollerweise eine Gartenagogin oder ein Gartenagoge mit dabei ist. Der Garten bietet für gesunde Snacks und Getränke viele Möglichkeiten, z. B. frisch geerntetes Gemüse, Tomaten mit selbst hergestelltem Kräutersalz oder Brote mit Quark und frischen Kräutern.

Je nach dem Befinden der Klient:innen und der Art der Aufgaben muss die dafür zur Verfügung stehende

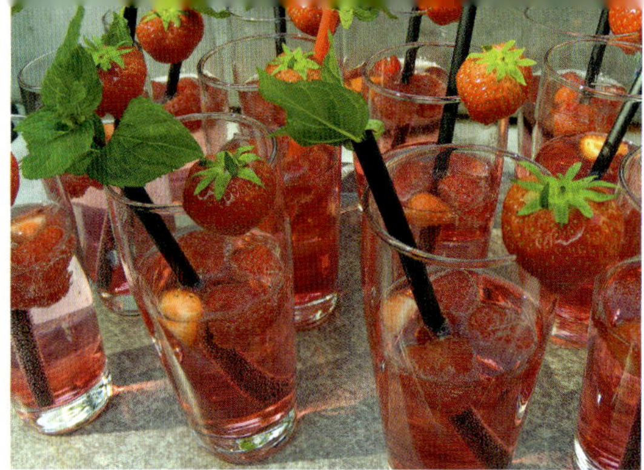

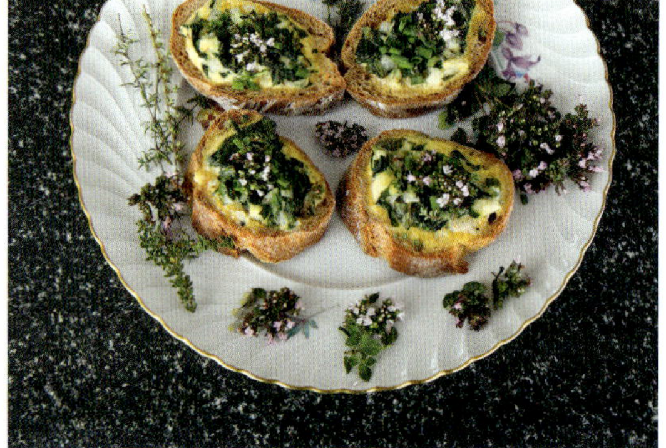

Erdbeerbowle und Crostini

Zeit geplant werden. Das können eine halbe Stunde oder auch nur 15 Minuten sein. Insbesondere im Sommer, wenn es draußen sehr heiß ist, sollten nur kürzere Einheiten im Garten stattfinden, weil sonst die Gefahr einer Überhitzung oder von Sonnenbrand besteht.

Die Gartenagog:innen begleiten einzelne Klient:innen und sind dafür verantwortlich, alle Personen im Auge zu behalten. Es ist darum sinnvoll, dass alle Arbeiten in einem überschaubaren Bereich stattfinden. Eine Leitungsperson geht regelmäßig bei allen Tandems vorbei und schaut, wie es läuft. Vielleicht braucht es da und dort eine kleine Aufmunterung oder einen Ratschlag.

Zu einem vereinbarten Zeitpunkt treffen sich alle an einem gemütlichen Ort mit genügend Sitzgelegenheiten zur Pause. Stolz zeigt das für die Verpflegung verantwortliche Team die zubereiteten Köstlichkeiten. Guten Appetit und Prost!

Wenn das Wetter und die Kräfte der Teilnehmenden es zulassen, kann danach noch ein weiterer Arbeitsteil folgen. Oft genügt es aber, wenn die Teilnehmenden beim Aufräumen mithelfen. Es darf durchaus auch vorkommen, dass sich einzelne Klient:innen nach der Pause von der Gruppe verabschieden.

Als Abschluss sitzen alle nochmals zusammen – im Garten oder im Arbeitsraum – und schauen zurück auf die geleistete Arbeit. Wenn möglich, informiert der Gartenagoge oder die Gartenagogin über das Thema des nächsten Treffens.

Dokumentation und Evaluation

Bei allen Vorbereitungen und Aktivitäten darf nicht vergessen werden, alle Einheiten und Programme gut zu dokumentieren. Das beginnt mit der schriftlichen Planung der ganzen Saison und der einzelnen Einheiten und Programme. Sodann werden auf dem Planungsblatt für ein Programm die wichtigsten Erkenntnisse nach der Durchführung festgehalten. Das sind Feedbacks aus dem Team und von den Teilnehmenden.

Für eine gute Dokumentation haben sich Fotos sehr bewährt. Ein Einverständnis der Teilnehmenden muss eingeholt werden. Die Fotos dienen der Dokumentation und können am Ende einer Saison z. B. in Form einer Diashow gezeigt werden, sei dies im Rahmen der Gartengruppe oder sogar als Präsentation in der Institution. Einzelne Fotos können – mit Einwilligung der abgebildeten Personen – für einen Bericht in der Hauszeitung oder in einer öffentlichen Zeitung verwendet werden. Natürlich muss die Dokumentation die Anforderungen der Institution erfüllen, die oft Vorgaben für Berichte und sogar eigene Evaluationstools hat. Bei einem Projekt kann man auch eine externe Evaluation organisieren, siehe Teil V – Projektmanagement.

Kosten und Nutzen der Gartenagogik

Kosten und Aufwand

Die für gartenagogische Programme anfallenden Kosten können in folgende Kategorien aufgeteilt werden:

- **Garten(um)gestaltung:** Anpassungen der Gartenanlagen für die agogische Nutzung
- **Personalkosten:** für gartenagogische Aktivitäten sowie Gartenunterhalt
- **Materialkosten:** Ausgaben für Werkzeuge, Geräte, Hilfsmittel, Verpflegung usw.

Gartenagogik sollte professionell betrieben werden und ist darum nicht gratis zu haben. Die dazu nötigen Mittel können in einem ersten Schritt mit einem Projekt beschafft werden. Hat sich das Projekt bewährt, können die gartenagogischen Aktivitäten in das Angebot der Institution und damit in das normale Budget integriert werden.

Kosten für eine Garten(um)gestaltung

Für gartenagogische Angebote im Hobby- und Freizeitbereich genügen zu Beginn ein paar Quadratmeter oder einige Kübel und Töpfe. Hat sich das Angebot bewährt, können die Gartenanlagen später entsprechend den Bedürfnissen der Benutzer:innen angepasst und erweitert werden. Ideal ist es, wenn im Rahmen einer Gartensanierung die gartenagogischen Aspekte berücksichtigt werden können. Bei Angeboten im Arbeits- und Betreuungsbereich ist die Situation ganz anders, weil hier Klient:innen für längere Zeit beschäftigt werden. Je nach Ausrichtung des Angebots handelt es sich hier um die Infrastruktur einer Gärtnerei, eines Gartenbaubetriebs oder eines Bauernhofs. Mehr Informationen dazu findet man in Teil IV – Gärten und Gartengestaltung und in Teil VII – Praxisbeispiele.

Personalkosten

Neben größeren Gartenumgestaltungen fallen in der Gartenagogik die Personalkosten am meisten ins Gewicht. Für gartenagogische Programme und Aktivitäten müssen genügend zeitliche Ressourcen zur Verfügung stehen. Für eine zweistündige Einheit im Hobby- und Freizeitbereich ist mindestens gleich viel Zeit für Organisation, Vorbereitung, Aufräumen und Dokumentation einzuberechnen. Auch bei der arbeitsbezogenen Gartenagogik müssen neben der eigentlichen Arbeit mit Klient:innen im Garten die nötigen personellen Ressourcen für Planung und Dokumentation einberechnet werden. In Institutionen geschieht dies im Rahmen der normalen Personalplanung.

Neben den gartenagogischen Aktivitäten müssen genügen personelle Ressourcen für den Gartenunterhalt eingeplant werden. Hier geht es um den Unterhalt des eigenen, für die Gartenagogik verwendeten Gartens. Institutionen, die mit ihren Klient:innen auch Gartenunterhalt machen, brauchen dazu genügend Ressourcen. Bei bestehenden Gartenanlagen gibt es in der Institution meistens einen entsprechenden Budgetposten. Dieser soll bei einer gartenagogischen Nutzung erhalten bleiben. Bei großen Gärten kann die Gartenpflege im Rahmen der Gartenagogik zu einer Überforderung führen, weshalb u. U. professionelle Fachkräfte hinzugezogen werden müssen.

Im Freizeit- und Hobbybereich wird aufgrund der Praxiserfahrungen empfohlen, dass neben der reinen Zeit für die Gartenagogik – also z. B. zwei Stunden für die wöchentliche Gartengruppe – mindestens ein halber Tag pro Woche für die Vorbereitung und den Unterhalt des Gartens eingesetzt wird. Dies betrifft aber nur den Teil des Gartens, der aktiv für die Gartenagogik verwendet wird. Es darf nicht geschehen, dass man der Gartenagogin oder dem Gartenagogen die Verantwortung für den ganzen Garten übergibt und sich so den Gärtner einspart. Konkret sind also bei einer wöchentlichen Gartengruppe rund 6 Stunden Arbeitszeit zu berechnen.

Materialkosten

Zu Beginn fallen Kosten für die Anschaffung der nötigen Werkzeuge und Geräte an. Oft sind viele Werkzeuge in der Institution schon vorhanden oder können günstig beschafft werden.

Die Kosten für Pflanzen können in der Institution oft über das allgemeine Gartenbudget abgerechnet werden. Weitere Kosten für Töpfe, Substrate (Erde usw.), Verbrauchsmaterial usw. lassen sich mit dem normalen Budget der Institution abdecken.

Bei vielen Anschaffungen findet man oft Gartenunternehmen oder Gartencenter in der Nähe, die im Sinne eines Sponsorings Substrate und Pflanzen günstig oder sogar gratis zur Verfügung stellen. Als Gegenleistung können sie im Garten eine kleine Werbetafel aufstellen. Viele Samen und Jungpflanzen kann man selbst ziehen.

Schließlich noch kurz etwas zur Verpflegung: Im Freizeit- und Hobbybereich hat sich eine Pause mit Getränken und einem Snack bewährt. Viele Zutaten wie z. B. Teekräuter, Küchenkräuter oder Beeren und Früchte können im eigenen Garten geerntet werden. Bei gartenagogischen Angeboten im Arbeits- und Betreuungsbereich müssen wie in jedem Betrieb die nötigen Möglichkeiten für Verpflegung zur Verfügung gestellt werden.

Ertrag und Nutzen

Die Kosten für gartenagogische Angebote kann man berechnen. Den Ertrag und Nutzen zu beziffern ist etwas aufwendiger. Am einfachsten ist es bei professionellen gartenagogischen Aktivitäten, wenn Einnahmen aus dem Verkauf von Pflanzen oder durch Dienstleistungen z. B. im Gartenbau und -unterhalt erzielt werden. In diesem Fall werden im Rahmen der betrieblichen Buchhaltung alle Ausgaben und Einnahmen aufsummiert und am Ende des Geschäftsjahres in einem Jahresabschluss dokumentiert. Im Rahmen der Gartenagogik können bei der Invalidenversicherung Beiträge für Betreuungsdienstleistungen von Menschen mit Beeinträchtigungen eingefordert werden.

Gartenagogische Angebote im Freizeit- und Hobbybereich werden oft unter den Kategorien Aktivierung (v.a. im Altersbereich) und Animation (v.a. im Kinder- und Jugendbereich) angeboten und verrechnet. Zum Teil können Einnahmen mit Betreuungstaxen (Altersbereich) oder bei Kindern über Beiträge der Eltern erzielt werden. Erträge aus dem Verkauf von Pflanzen oder Produkten können an speziellen Anlässen wie z. B. Basaren oder Heimfesten erzielt werden. Bei gartenagogischen Angeboten in der Natur wie z. B. Ausflügen oder

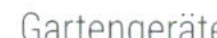
Gartengeräte

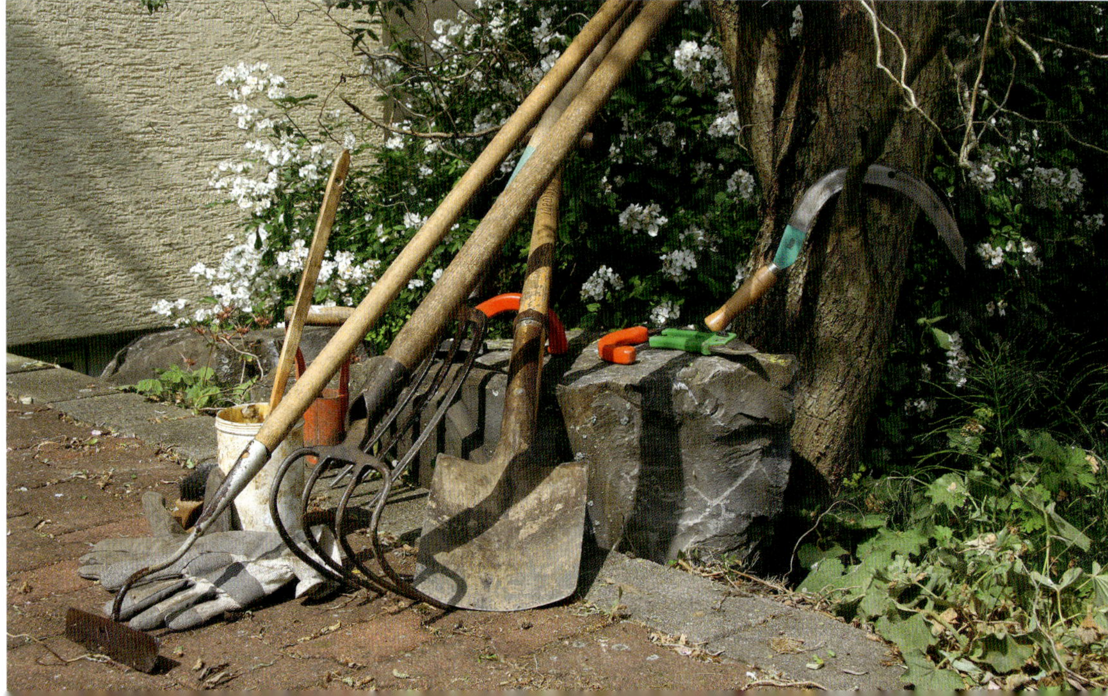

Waldbaden werden den Teilnehmenden gewisse Leistungen verrechnet.

Neben dem materiellen Ertrag kann man versuchen, die positiven Wirkungen und Effekte der Gartenagogik zu beziffern. Verschiedene wissenschaftliche Studien belegen eine Vielzahl positiver Effekte im körperlichen, psychischen und sozialen Bereich. Im deutschsprachigen Raum gibt es nur sehr wenig Forschung zur Gartenagogik, wenn überhaupt, dann meistens zur Gartentherapie. Als eine der wenigen Studien hat eine Abschlussarbeit am Psychologischen Institut der Universität Zürich bei der Evaluation von Gartenclubs in Zürcher Altersheimen ergeben, dass die Teilnehmenden dank dem Gartenclub

- aktiver waren als an den übrigen Tagen ohne Gartenagogik,
- mehr soziale Kontakte hatten als andere Heimbewohner:innen,
- nach dem Gartenclub zufriedener waren als vorher.

Quelle: Aeschlimann (2010): Stärkung von Ressourcen zur Stabilisierung der individuellen Lebensqualität im Alter am Beispiel eines Gartenclubs.

Aus verschiedenen Studien – vor allem aus den USA – wurden folgende Wirkungen von Gartentherapie nachgewiesen (nach Pfister (2015): Ausgewählte Forschungsresultate zur Wirkung von Gartentherapie):

- Die Präsenz von Zierpflanzen in einem Raum erhöht die Schmerztoleranz.
- Geranien vor dem Fenster reduzieren Stress.
- Gärtnerische Aktivitäten fördern die Erholung von Stress.
- Depressionswerte bei Personen mit Demenz konnten durch ein Indoor-Gartenprogramm gesenkt werden.
- Stimmungslage, Schlafqualität und Konzentrationsfähigkeit von Bewohner:innen in einem Langzeitpflegeheim verbesserten sich durch Gartenspaziergänge.
- Die Häufigkeit koronarer Herzerkrankungen ist bei gärtnerisch Tätigen niedriger als bei Menschen, die keiner Gartenarbeit nachgehen.
- Das psychische Wohlbefinden wird durch ein Gartenprogramm erhöht.
- Die körperliche Konstitution verbessert sich durch Bewegung und frische Luft.
- Es gibt positive Auswirkungen auf den Bewegungsapparat, z. B. Beweglichkeit und Gleichgewicht.
- Das Immunsystem verbessert sich, es treten weniger Erkältungskrankheiten auf.
- Die Hand-Fuß-Koordination verbessert sich deutlich sichtbar.
- Die kognitiven Fähigkeiten werden durch neuronale Verknüpfung der Sinne (z. B. olfaktorische Reize und Erinnerungsvermögen, Lerneffekte) gesteigert.

Die präventiven und gesundheitsförderlichen Wirkungen tragen dazu bei, die Gesundheit und das Wohlbefinden der Teilnehmenden zu erhalten und zu steigern.

Leider gibt es noch keine Studie, welche die Effekte von Gartenagogik in einem monetären Nutzen beziffert. Das ist auch sehr schwierig. Wie kann man z. B. den Wert eines Lächelns oder einer größeren Lebenszufriedenheit berechnen? Am ehesten beziffern lassen sich positive Effekte wie ein verringerter Bedarf an Schmerzmitteln, niedrigere Depressionswerte oder eine verbesserte Schlafqualität.

Die Kosten werden oft im Vergleich zu einem erzielten Nutzen betrachtet. In der Praxis ist zu beobachten, dass Institutionen, die gartenagogische Angebote eingeführt haben, auf diese nicht mehr verzichten möchten. Sowohl Bewohner:innen als auch das Personal erleben viele schöne Momente im Garten.

Finanzierung der Gartenagogik

Für den Aufbau eines neuen Angebots in der Gartenagogik hat sich die Projektmethode bewährt. Dazu gibt es in Teil V – Projektmanagement detaillierte Informationen. Nach einer oder mehreren erfolgreichen Projektphase(n) kann das Angebot in die Tätigkeiten einer Institution integriert und somit über das normale Budget finanziert werden.

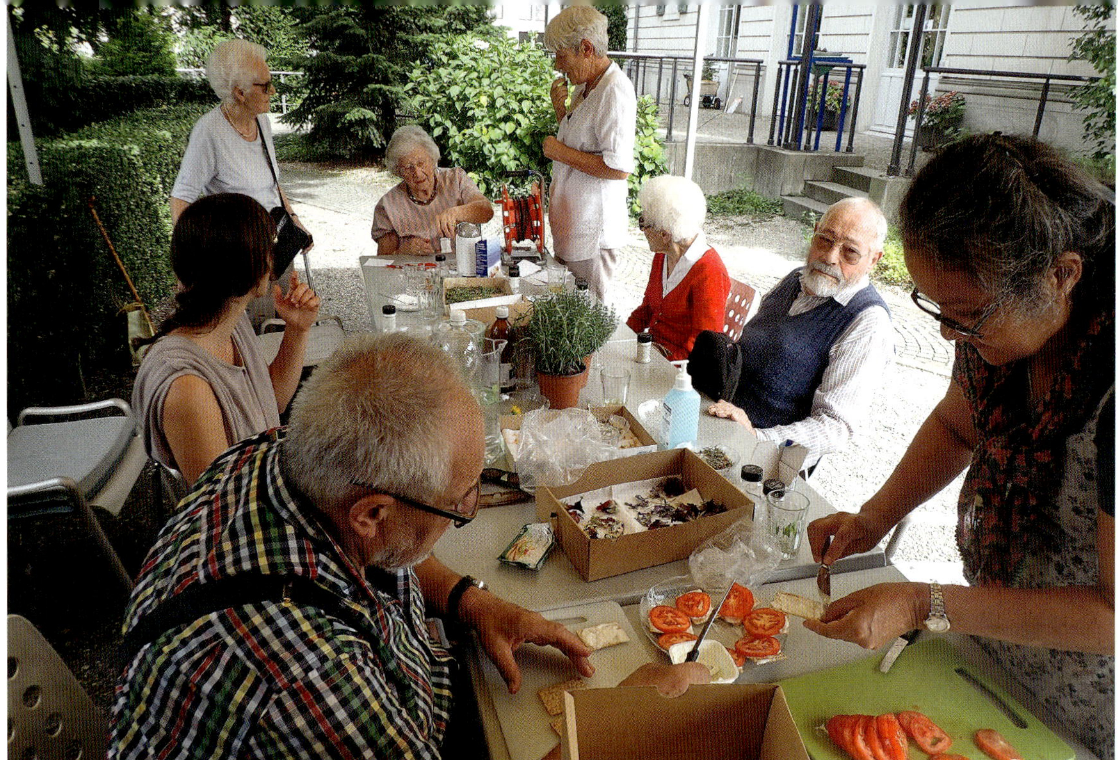

Zwischenverpflegung im Gartenclub

Selbstständige Gartenagog:innen können oft über spezielle Budgetposten für externe Fachkräfte finanziert werden. Oft ist dies nur für eine bestimmte Zeit möglich, sodass eine Festanstellung in Betracht gezogen werden sollte. Da das Berufsbild Gartenagog:in noch relativ neu ist, geschieht eine Anstellung meistens über die etablierten Berufsbezeichnungen wie z. B. Arbeitsagog:in, Sozialpädagog:in oder Aktivierungsfachperson. Es ist in diesem Zusammenhang wichtig, dass bei einer Anstellung die Tätigkeiten als Gartenagog:in im Stellenprofil detailliert beschrieben werden. Die Kosten für gartenagogische Angebote werden über Beiträge der Bewohner:innen und der Sozialwerke finanziert und werden meistens als Betreuungsleistungen verrechnet.

Bei gartenagogischen Angeboten im Naturbereich wie z. B. Waldbaden, Natur-Coaching oder Naturwanderungen werden die Kosten meistens von den Teilnehmenden bezahlt.

Gartenagogische Aktivitäten im Schulbereich wie Schülergärten, Heilpädagogik im Garten oder Waldspielgruppen und Waldkindergärten werden größtenteils über die Budgets der Gemeinden finanziert, welche für Ausgaben im Schulbereich zuständig sind.

Angebote im Arbeits- und Betreuungsbereich sind meistens in größere Institutionen integriert, die als Stiftungen über größere Finanzmittel verfügen. Die angestellten Fachkräfte, welche in der Gartenagogik tätig sind, werden ganz normal entlohnt. Ihre Finanzierung läuft zum Teil über Beiträge der Invalidenversicherung, die eine Betreuung von Menschen mit Beeinträchtigungen nach anerkannten Ansätzen entschädigen. Wie schon erwähnt werden durch die Arbeitsleistungen in der Gartenagogik größere Einnahmen generiert.

Anforderungen an Gartenagog:innen

Eine gartenagogische Tätigkeit ist anspruchsvoll und benötigt Wissen und Know-how aus dem agogischen und dem gärtnerischen Bereich. Ideal sind Personen, die eine Ausbildung sowohl aus dem agogischen als auch dem gärtnerischen Bereich mitbringen. Für den Arbeitsbereich ist eine Kombination von grüner und arbeitsagogischer Ausbildung und Praxis eine ideale Voraussetzung zur Tätigkeit als Gartenagog:in.

Agogische Kenntnisse

Geeignet für eine Tätigkeit in der Gartenagogik sind zum einen Fachpersonen mit einer agogischen Grundausbildung aus verschiedenen Disziplinen. Diese konzentrieren sich auf bestimmte Zielgruppen, die im Folgenden jeweils in Klammern aufgeführt sind:

- **Arbeitsagogik** (auszubildende und erwachsene arbeitsfähige Personen mit Beeinträchtigungen)
- **Sozialpädagogik** (Kinder, Jugendliche und Erwachsene in belastenden Lebenssituationen)
- **Pädagogik** (Schüler:innen aller Stufen, auch Kindergarten)
- **Heil- oder Sonderpädagogik** (Kinder und Jugendliche mit Lern- und Verhaltensstörungen und körperlichen sowie geistigen Behinderungen)
- **Schulergänzende Betreuung** (Kinder in Hort und Spielgruppen)
- **Soziokulturelle Animation** (Jugendliche und Erwachsene mit sozialen Gefährdungen)
- **Erwachsenenbildung** (an Bildung interessierte Erwachsene)
- **Betreuung** (Menschen mit großem Unterstützungsbedarf – v.a. Menschen mit Behinderungen und Senior:innen)
- **Aktivierung und aktivierende Alltagsgestaltung**; in Deutschland und Österreich als Ergotherapie bezeichnet (Bewohner:innen von Alterszentren)

Bei Personen mit anderen Ausbildungen in Sozialarbeit, Gesundheitsförderung oder Pflege und Betreuung muss abgeklärt werden, ob die agogischen Grundlagen und Erfahrungen vorhanden sind. Im Weiteren bringen auch Kunstagog:innen, Musikpädagog:innen usw. agogische Voraussetzungen für eine spätere Tätigkeit in der Gartenagogik mit.

Arbeitsagog:innen und viele Sozialpädagog:innen bewegen sich im Arbeitsbereich. Dagegen sind anderweitig agogisch ausgebildete Fachpersonen vor allem im Freizeit- und Hobbybereich tätig. Mit der nötigen Weiterbildung und Praxis in der Arbeitsagogik können aber auch sie sich befähigen, im Arbeitsbereich tätig zu werden.

Kenntnisse im grünen Bereich

Neben den agogischen Grundlagen müssen gärtnerische und botanische Voraussetzungen für eine Tätigkeit in der Gartenagogik vorhanden sein. Entscheidend für eine erfolgreiche Tätigkeit in der Gartenagogik ist zuerst einmal die Begeisterung für und das Wissen um Pflanzen, Gärten und Natur. Diese zeigen sich in jahrelangen Erfahrungen im Garten und in einer intensiven Beschäftigung mit Pflanzen, sowohl praktisch als auch theoretisch. Eine abgeschlossene Gärtner:innen-Ausbildung ist für die meisten Einsatzgebiete der Gartenagogik nicht zwingend nötig – bei einer Tätigkeit in gärtnerischen und landwirtschaftlichen Produktionsbetrieben aber sehr hilfreich.

Gute Pflanzenkenntnisse sind nützlich für eine gartenagogische Tätigkeit. Bei der Vielfalt an Pflanzen gibt es unzählige Möglichkeiten, sich im Verlauf des Lebens mit gewissen Themen eingehender zu befassen. Einige Beispiele:

- Freilandstauden
- Rosen und andere Zierpflanzen
- Kräuter und Heilpflanzen
- Salate und Gemüse
- Beeren und Obst

- Wildblumen und Spontanvegetation («Unkraut»)
- Sträucher und Bäume
- Zwiebel- und Knollengewächse
- Topf- und Zimmerpflanzen

Spezialisierungen auf ein spezielles Thema, z. B. Orchideen, sind in der Gartenagogik weniger hilfreich, da sie kaum im Alltag eingesetzt werden können.

Im Team der Gartenagog:innen und bei den Klient:innen ist meist viel Wissen und Know-how vorhanden, das genutzt und eingesetzt werden kann. Wenn eine Bewohnerin in einem Gartenclub früher leidenschaftlich Tomaten kultivierte, kann sie dies im Alterszentrum zusammen mit den anderen Clubmitgliedern wieder machen.

Gärtner:innen und andere Fachpersonen aus dem grünen Bereich bringen viel Wissen und Know-how über Pflanzen mit, meistens aber wenig aus dem agogischen Feld. In einem Team können sie Klient:innen betreuen, immer aber unter Anleitung und Kontrolle einer ausgebildeten Gartenagogin oder eines Gartenagogen. Kürzere Ausbildungen wie z. B. die Arbeitsagogik oder zumindest das Absolvieren einzelner Ausbildungsmodule ermöglichen es Personen aus dem grünen Bereich, selbstständig mit Klient:innen zu arbeiten. Ideal sind Personen, die eine Ausbildung sowohl aus dem agogischen als auch dem gärtnerischen Bereich mitbringen. Für den Arbeitsbereich ist eine Kombination von grüner und arbeitsagogischer Aus- und Weiterbildung und Praxis eine ideale Voraussetzung zur Tätigkeit als Gartenagog:in.

Praxiserfahrung

Neben einer fundierten Grundausbildung im agogischen und im gärtnerischen Bereich oder entsprechenden Weiterbildungen sind längere Praxiserfahrungen nötig. Berufsanfänger:innen sollten nur in Begleitung erfahrener Gartenagog:innen tätig werden. So können Überforderung und weitere unerwünschte Effekte vermieden werden.

Gartenagoge

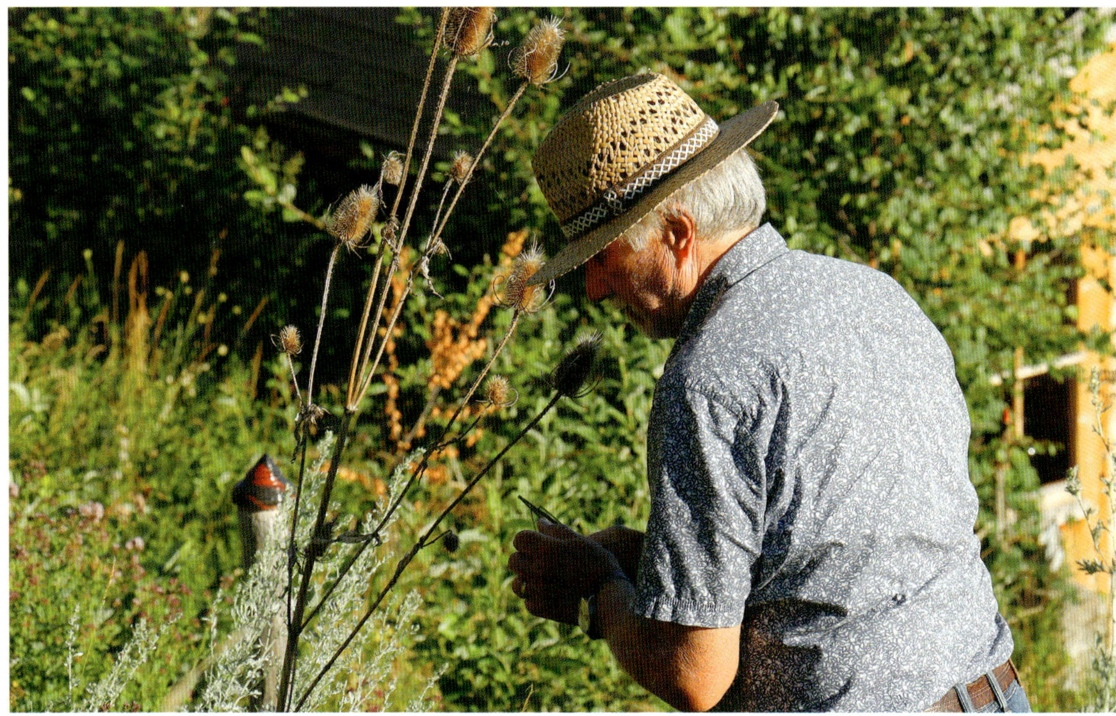

Professionalisierung der Gartenagogik

Gartenagogik wird in sehr vielen Institutionen betrieben, meistens aber unter anderen Bezeichnungen wie z. B. Arbeitsagogik, Sozialpädagogik, Aktivierung usw. Für eine Etablierung und Professionalisierung der Gartenagogik sind noch diverse Schritte nötig.

Definition und Anwendungsfelder

Die in diesem Buch vorgestellte Definition und die Anwendungsfelder von Gartenagogik müssen noch etabliert werden. Zusammen mit Gartenagog:innen aus der Praxis und ihren Institutionen sowie den Fachorganisationen und -gesellschaften wird sich zeigen, wie sich die Einteilung in die 14 Anwendungsfelder bewährt. Auch das übergeordnete Fachgebiet Green Care ist noch in Entwicklung und wenig etabliert. Eine Fachzeitschrift (Green Care) sowie ein Master-Lehrgang Green Care werden von der Hochschule für Agrar- und Umweltpädagogik in Wien angeboten.

Fachorganisationen

Im Jahr 2010 wurden die Schweizerische Gesellschaft Gartentherapie (SGGT – www.gartentherapie.ch) und die Internationale Gesellschaft GartenTherapie (IGGT – www.iggt.eu) gegründet. Beide Fachorganisationen bemühen sich um die Etablierung der Gartentherapie im deutschsprachigen Raum. 2018 wurde die SGGT in Schweizerische Gesellschaft Gartentherapie und Gartenagogik (SGGTA) umbenannt. Damit wurde der Differenzierung in die zwei Fachgebiete Rechnung getragen.

Publikationen und Internet

Das vorliegende Praxisbuch ist die erste umfassende Publikation zur Gartenagogik. Im Internet sind nur wenig explizite Inhalte zur Gartenagogik zu finden. Auf Webseiten verschiedener Anbieter von Gartenagogik und Gartentherapie gibt es Informationen aus der Praxis, auch wenn sie meistens nicht als «Gartenagogik» bezeichnet werden. Alleine in der Schweiz (Stand 2022) gibt es rund 200 Institutionen, die gartenagogische Aktivitäten für Menschen mit einer Behinderung anbieten, allerdings meistens ohne die entsprechende Bezeichnung. Gartenagogische Angebote im Altersbereich sind ebenfalls häufig zu finden, meistens unter dem Fachbegriff «Aktivierung».

Seit 2022 gibt es die Webseite www.gartenagogik.ch, die vom Autor betrieben wird.

Weiterbildungen und Label

Alle bisherigen Weiterbildungen im deutschsprachigen Raum laufen unter der Bezeichnung «Gartentherapie». Schaut man die Curricula etwas genauer an, merkt man, dass sich nur wenige Inhalte der Weiterbildungen auf medizinisch-therapeutische Aspekte beziehen und viele gartenagogische Themen aufnehmen.

Fundierte Weiterbildungen sowohl in Gartenagogik als auch in Gartentherapie wären sehr wichtig, um die beiden Fachgebiete zu etablieren und zu professionalisieren. Ohne entsprechende Angebote besteht die Gefahr, dass Gartenagogik und Gartentherapie Nischenangebote bleiben, die nur von wenigen Institutionen und wenigen Fachpersonen angeboten werden.

Die Berufsbezeichnungen «Gartenagog:in» und «Gartentherapeut:in» sind nicht geschützt und können deshalb von allen verwendet werden. Auf der Basis von fundierten Weiterbildungen sollte für beide Gebiete ein geschütztes Label kreiert werden, das Absolvent:innen mit der nötigen Praxis erhalten.

Für die Zukunft ist zu wünschen, dass sich die Gartenagogik weiter professionalisiert und viele Fachpersonen aus dem grünen und agogischen Bereich die vielfältigen Möglichkeiten dieses Fachgebiets erkennen und in der Praxis anwenden. Sowohl im Arbeits- und Betreuungsbereich als auch im Hobby- und Freizeitbereich kann die Gartenagogik bei den Teilnehmenden sehr viele positive Wirkungen erzeugen und so zu deren Gesundheit und Wohlbefinden beitragen.

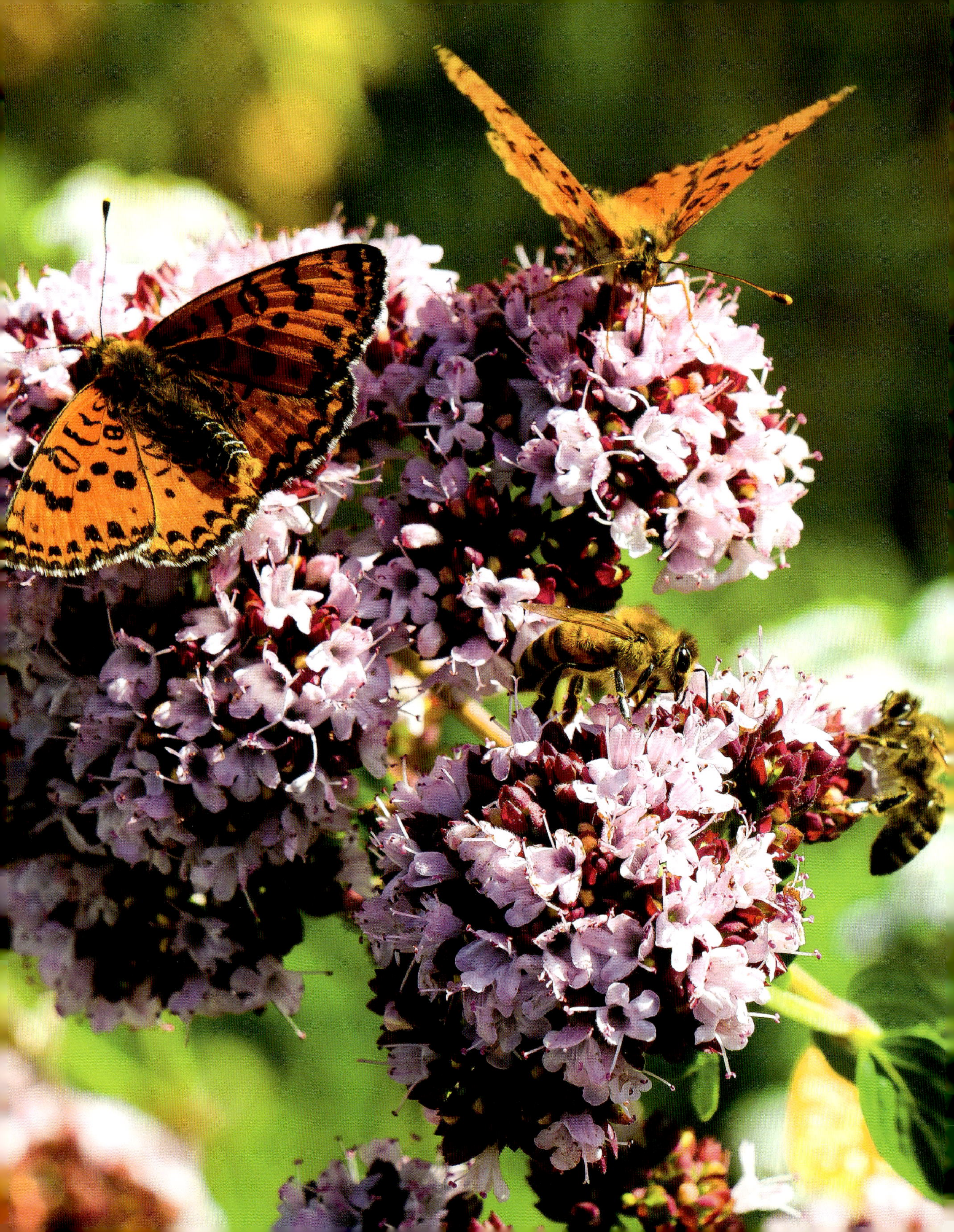

Teil II

Praktische Pflanzenkunde

Die Pflanzenwelt hat sich im Verlauf der Erdgeschichte seit 600 Mio. Jahren zu einer wunderbaren Vielfalt entwickelt. Am Anfang besiedelten Flechten die Landgebiete und entwickelten sich weiter bis zu den hoch entwickelten Blüten- und Samenpflanzen.

Der Lebenszyklus einer Pflanze umfasst Keimen, Wachsen, Blühen und Fruchten. Während einige Pflanzen dazu nur wenige Wochen benötigen, brauchen andere mehrere Jahre. Die wichtigsten Teile einer Pflanze sind Wurzeln, Blätter, Stängel, Blüten und Früchte. Nach ihrer Lebensform und -dauer werden die Pflanzen in einjährige, zweijährige und mehrjährige Pflanzen eingeteilt.

Jede Pflanzenart hat einen eigenen Namen. Bei der botanischen Bezeichnung wird zuerst die Gattung genannt und dann die Art. Pflanzen mit ähnlichen Merkmalen sind zu Familien zusammengefasst. Für die Gartenagogik besonders interessant sind essbare Kräuter und Heilpflanzen, weil sie für die Ernährung und die Gesundheitsförderung verwendet werden können. Obst, Beeren und Gemüse sind ebenfalls sehr beliebt. Im Garten können daneben viele Freilandstauden kultiviert werden. Nicht zu vergessen sind die allseits beliebten Zimmerpflanzen.

Wegen der immer dichteren Besiedlung und der intensiven Landwirtschaft sind rund ein Viertel der wild wachsenden Pflanzen gefährdet. Die Gartenagogik setzt sich zum Ziel, die Kenntnisse und damit die Liebe zu Pflanzen bei den Klient:innen zu fördern und zu erhalten.

Zu vielen Themen und Kapiteln gibt es praktische Hinweise für die gartenagogische Praxis.

Entwicklung der Pflanzenwelt

Unser Sonnensystem entstand vor rund 4,6 Mrd. Jahren. Während der ersten Milliarde Jahre war es auf der Erde zu heiß für jede Art von Leben. Vor rund 3,5 Mrd. Jahren entwickelten sich Bakterien als die ersten Lebewesen auf der Erde. Die Erde kühlte sich nach und nach im äußersten Bereich so weit ab, dass sich Meere und Ozeane bilden konnten. Noch heute wird die Erde auch als «Blauer Planet» bezeichnet, weil rund drei Viertel der Erde mit Wasser bedeckt sind.

Vor etwa 1,5 Mrd. Jahren tauchten im Meer die ersten Algen auf. Ihre grüne Farbe stammt vom Chlorophyll, das eine Grundlage für die Fotosynthese ist. Algen sind als grüne, schleimige Masse in Teichen oder als rutschiger Belag an schattigen Orten wenig beliebt. Im Meer sind sie als Tang oder als Kieselalgen bekannt. Sowohl an Land als auch im Meer spielen Algen jedoch im Ökosystem als Nahrungsgrundlage für andere Lebewesen eine große Rolle.

GARTENAGOGISCHE PRAXIS

- Ein Glas mit Algen an die Sonne stellen und mit der Lupe betrachten. Mit etwas Glück entdeckt man auch noch andere Lebewesen, die sich in den Algen bewegen.
- Wenn ein Teich in der Nähe ist, kann man dort die Algen beobachten und mit etwas Glück zusehen, wie sich Kaulquappen und andere Tiere von Algen ernähren. Auch für viele Fische sind Algen eine wichtige Nahrungsquelle.
- Nori-Algen sind in Südostasien als Nahrungsmittel bekannt. Sie schmecken salzig-würzig und sind wegen der enthaltenen Mineralstoffe und Spurenelemente sehr gesund.
- Kieselalgen werden als Agar in der Konfitüren-Herstellung zum Eindicken verwendet.

Flechten

Vor rund 600 Mio. Jahren entwickelten sich die ersten Flechten. Eine Flechte ist eine symbiotische Partnerschaft zwischen Algen und Pilzen. Sie gehören formal nicht mehr zum Pflanzenreich, sondern werden den Pilzen zugeordnet. Allein in Mitteleuropa gibt es rund 2000 verschiedene Flechtenarten. Der Pilz bildet die Struktur der Flechte und schützt sie vor dem Austrocknen, während die Algen dank der Fotosynthese der Flechte Nahrung liefern. Flechten wachsen sehr langsam und können mehrere Hundert Jahre alt werden. Sie reagieren zum Teil sehr empfindlich auf Luftverschmutzung und werden deshalb heute als Bioindikator verwendet. Flechten findet man v. a. auf Steinen, wo sie oft einen bunten Belag bilden. Bekannt ist z. B. die gelbliche Landkartenflechte. An Bäumen ist die Bartflechte oft zu beobachten.

GARTENAGOGISCHE PRAXIS

- Steine mit Flechtenbesatz sammeln (bei in den Bergen gesammelten Steinen mit Flechten verschwinden diese leider oft, da sie nur im Gebirge überleben können)
- Bartflechten und Isländisch Moos haben eine heilende Wirkung zur Linderung von Husten und Halsschmerzen (Isländisch-Moos-Pastillen)
- Bartflechten zur Dekoration von Pflanzenschalen nutzen
- Flechtenstrukturen unter der Lupe oder dem Binokular betrachten

Bartflechten

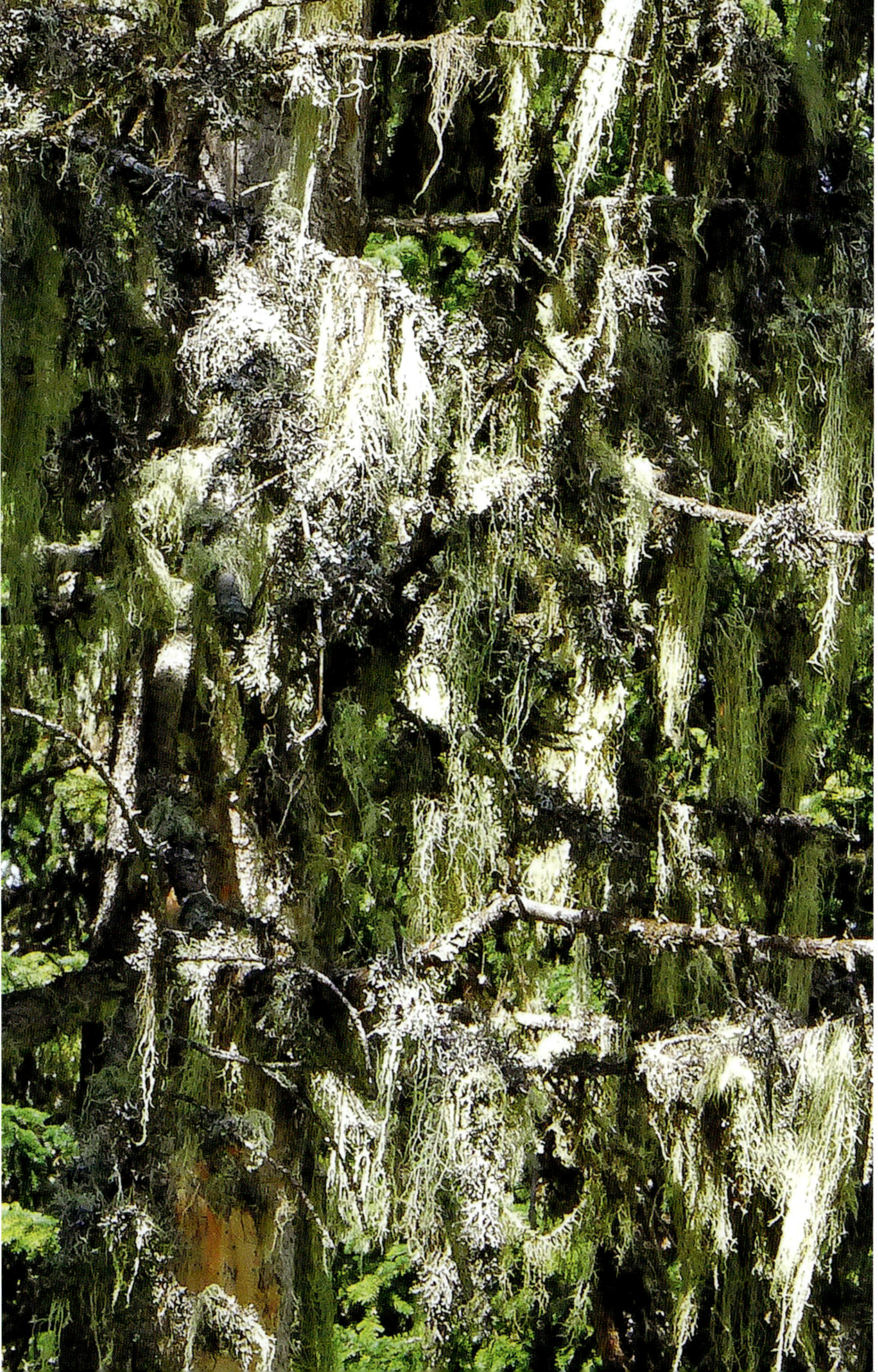

Moose

Vor 470 Mio. Jahren erschienen weitere Organismen auf der Landoberfläche und entwickelten sich zu den Moosen. Wie die Flechten spielen sie im Ökosystem eine sehr wichtige Rolle, v.a. bei der Speicherung von Wasser. Es können Laub- und Lebermoose unterschieden werden. Letztere sind im Garten an schattigen Stellen als schleimiger Belag zu sehen und wegen Rutschgefahr auf Gartenplatten nicht sehr beliebt. Moose finden sich als Polster oder Matten an feuchten Stellen. Alleine in Mitteleuropa gibt es weit über 1000 verschiedene Arten. Am bekanntesten ist das Torfmoos *(Sphagnum)*, das im Verlaufe von Jahrhunderten mehrere Meter dicke Torfmoore bilden kann. Moos wurde in früheren Zeiten für saugfähige Windeln oder zum Abdichten von Häusern verwendet.

GARTENAGOGISCHE PRAXIS

> Torfhaltige Gartenerde betrachten und über deren problematischen Einsatz diskutieren
> Exkursion auf ein Hochmoor mit der speziellen Pflanzenwelt (z. B. fleischfressende Vertreter der Gattung *Drosera*)
> Fotografieren von moosbewachsenen Steinen
> Schalen mit Moos herstellen (Japanischer Mini-Garten)
> Moosstrukturen unter der Lupe oder dem Binokular betrachten

Pflanzen entwickeln Wurzeln

Vor 420 Mio. Jahren bildeten die Pflanzen erstmals Wurzeln aus. Damit konnten sie sich auch an trockeneren Standorten ansiedeln. Daneben entwickelten sie sogenannte Leitungsbahnen, durch die das Wasser zu allen Teilen der Pflanze transportiert wird. Die heutigen Farne und Bärlappe gleichen den damals neu entstandenen Pflanzen. Auch die Gattung der Schachtelhalme gehört zu dieser Pflanzengruppe. Farne sind ideale Pflanzen für schattige und eher feuchte Standorte im Garten. Sie brauchen wenig Pflege und sind sehr dekorativ zum Anschauen.

GARTENAGOGISCHE PRAXIS

> Farne im eigenen Garten entdecken und ansiedeln
> Junge Farnpflanzen beim Entrollen beobachten, evtl. fotografieren
> Herbarium mit Farnblättern anlegen
> Betrachten der Sporenkapseln auf den Blattunterseiten, evtl. mit Binokular oder Lupe
> Ein Farnbild herstellen: Farnblatt mit Sporen mit der Blattunterseite auf weißes Papier legen, mit Buch beschweren und 2 Tage liegen lassen; nach dem Entfernen des Blattes erscheint ein Muster aus den abgegebenen Sporen; evtl. Farnbild laminieren
> Einen Kissenanzug mit Farnwedeln ohne Stängel füllen; hilft bei Beinkrämpfen
> Diskussion um den Schachtelhalm: Unkraut oder nützliche Pflanze (heilende Wirkung bei Nieren-Blasen-Problemen und Kraut zur Herstellung von Pflanzenbrühen)
> Unterschied zwischen sterilen und sporentragenden Trieben zeigen
> Unterschied zwischen Acker- und Sumpf-Schachtelhalm zeigen
> Mit Ackerschachtelhalm eine Pflanzenbrühe herstellen (evtl. zusammen mit Brennnessel- und Beifußblättern)
> Schachtelhalme auseinanderstecken und dann zu Figuren zusammenfügen
> Erklären, woher der Name «Zinnkraut» kommt (Reinigung von Zinngefäßen!)

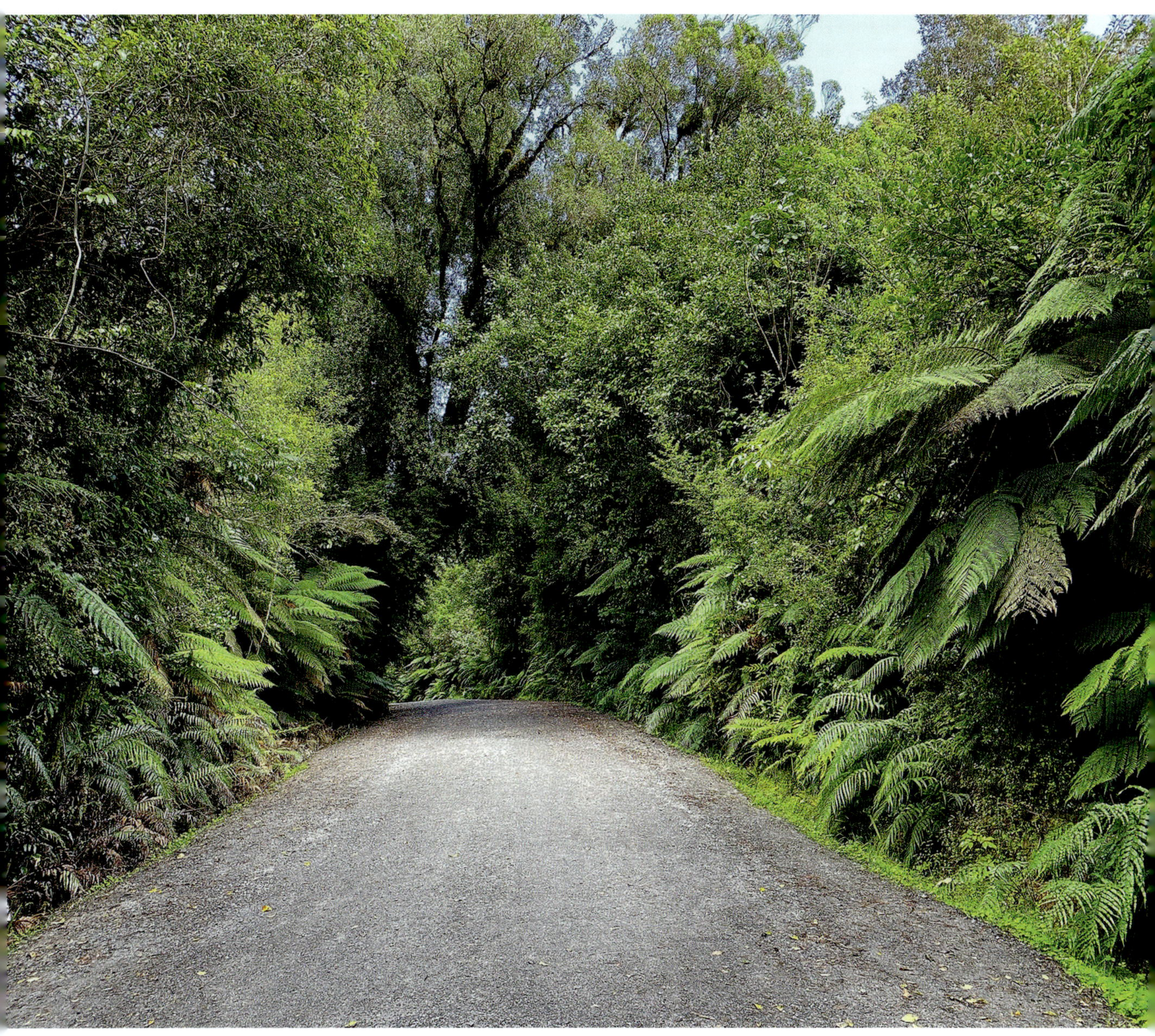

Farne

Pflanzen bilden Samen

Vor 300 Mio. Jahren bildeten Pflanzen zum ersten Mal Samen, die einen Embryo und Nährgewebe umschließen. Damit können sie vielfältigere Gebiete besiedeln als die Sporenpflanzen. Die heutigen Nacktsamer (Gymnospermen) haben die Merkmale dieser ursprünglichen Samenpflanzen erhalten. Die meisten Nadelbäume gehören dazu.

Wenn genügend Platz vorhanden ist, gehören Nadelbäume in jeden Garten. Sie werden auch als Koniferen, also Zapfenträger, bezeichnet. Einige Nacktsamer oder Nadelbäume haben Samenzapfen entwickelt, die wie Beeren aussehen: Eibe und Wacholder.

Liste gängiger Nadelbäume in Wald und Garten

- Weiß-Tanne *(Abies alba)*
- Atlas-Zeder *(Cedrus atlantica)*
- Himalaja-Zeder *(Cedrus deodara)*
- Lawsons Scheinzypresse, Oregonzeder *(Chamaecyparis lawsoniana)*
- Mittelmeer-Zypresse *(Cupressus sempervirens)*
- Ginkgo(baum) *(Ginkgo biloba)*
- Gewöhnlicher Wacholder *(Juniperus communis)*
- Europäische Lärche *(Larix decidua)*
- Fichte *(Picea abies)*
- Zirbel-Kiefer, Arve, Zirbe *(Pinus cembra)*
- Berg-Kiefer, Berg-Föhre *(Pinus mugo)*
- Schwarz-Kiefer *(Pinus nigra)*
- Weymouth-Kiefer, Strobe *(Pinus strobus)*
- Wald-Kiefer, Wald-Föhre *(Pinus sylvestris)*
- Gewöhnliche Douglasie *(Pseudotsuga menziesii)*
- Riesenmammutbaum *(Sequoiadendron giganteum)*
- Gewöhnliche Eibe *(Taxus baccata)*
- Abendländischer Lebensbaum *(Thuja occidentalis)*

GARTENAGOGISCHE PRAXIS

- Früchte von Eiben zeigen – Hinweis auf die Giftigkeit der Samen; evtl. Hinweis auf die Verwendung von Eibenholz im Mittelalter für die Herstellung von Pfeilbogen
- (Evtl. getrocknete) Wacholderbeeren kosten – Hinweis auf die Verwendung bei Sauerkraut und als Heilmittel bei Nieren-Blasen-Problemen
- Bilder von Nadelbäumen in einem Ordner zusammenstellen
- Zapfen sammeln (Tanne, Fichte, Föhre usw.); sie können z. B. als Dekoration bei Weihnachtsgestecken verwendet werden.
- Unterschied zwischen Fichten- und Tannenzapfen im Wald beobachten
- Mit Zapfen und Zahnstochern Tiere herstellen
- Bei gefällten Bäumen Jahresringe beobachten, zählen und damit das Alter des Baumes bestimmen
- Dufterlebnisse mit Baumharzen (auch an Zapfen)
- Baumharz als Naturkaugummi ausprobieren
- Baumbewohner beobachten: Vögel, Insekten, Eichhörnchen usw.
- Erklären, wie Waldhonig entsteht (Zuckerausscheidung von Blattläusen) – Degustation

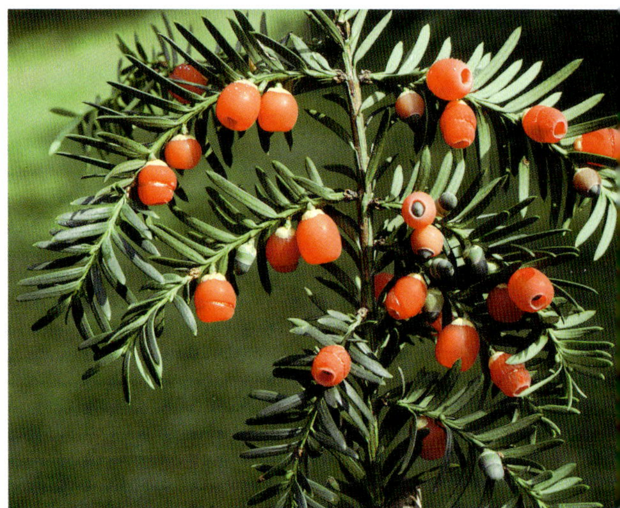

Eibe

Blütenpflanzen entstehen

Vor 200–150 Mio. Jahren entstanden die eigentlichen Blütenpflanzen, mit der Fachbezeichnung Bedecktsamer (Angiospermen). Bei diesen Pflanzen sind die Fortpflanzungsorgane von einer Blütenhülle umschlossen. Zusätzlich sind die Samenanlagen von einem Fruchtknoten umgeben, der zur Frucht reift. Die Samen enthalten Gewebe, das die keimende Pflanze mit Nährstoffen versorgt. Die neue Möglichkeit der Bestäubung hat zum großen Erfolg der Bedecktsamer beigetragen, von denen heute weltweit über 400 000 Arten bekannt sind.

Vor rund 130 Mio. Jahren haben sich die Blütenpflanzen in zwei Gruppen aufgespalten: Einkeimblättrige (Monokotyledonen) und Zweikeimblättrige (Eudikotyledonen).

GARTENAGOGISCHE PRAXIS

Blütenpflanzen sind uns allen wohl bekannt und erfreuen sich großer Beliebtheit. In der gartenagogischen Praxis geht es zuerst mal darum, die wunderbare Vielfalt zu bestaunen.

> Lieblingspflanze vorstellen
> Blütenpflanzen nach Blütenfarbe einteilen
> Kleinste bis größte Pflanzen benennen oder mit Bildern zeigen
> Aus Samen eine typische einkeimblättrige (z. B. Mais) und eine typische zweikeimblättrige Pflanze (z. B. Bohne oder Radieschen) ziehen und die Keimblätter betrachten
> Blattunterschiede von Ein- und Zweikeimblättrigen beobachten; weitere Unterschiede beobachten (Leitbündel im Stängel, Wurzeln, Anzahl der Blütenblätter)

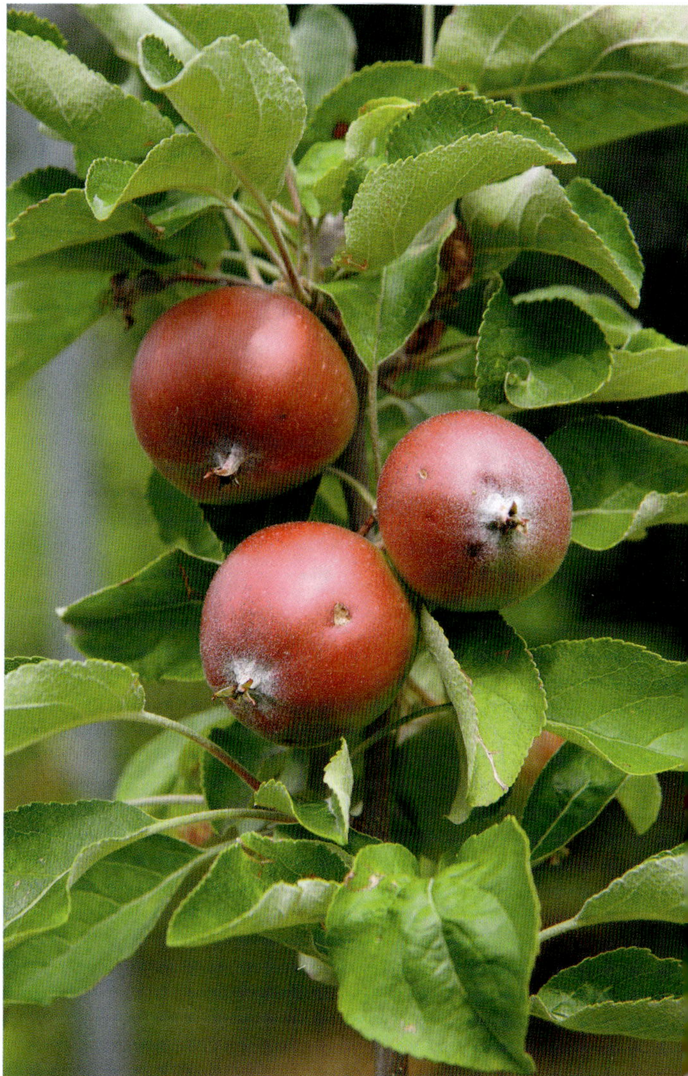

Äpfel

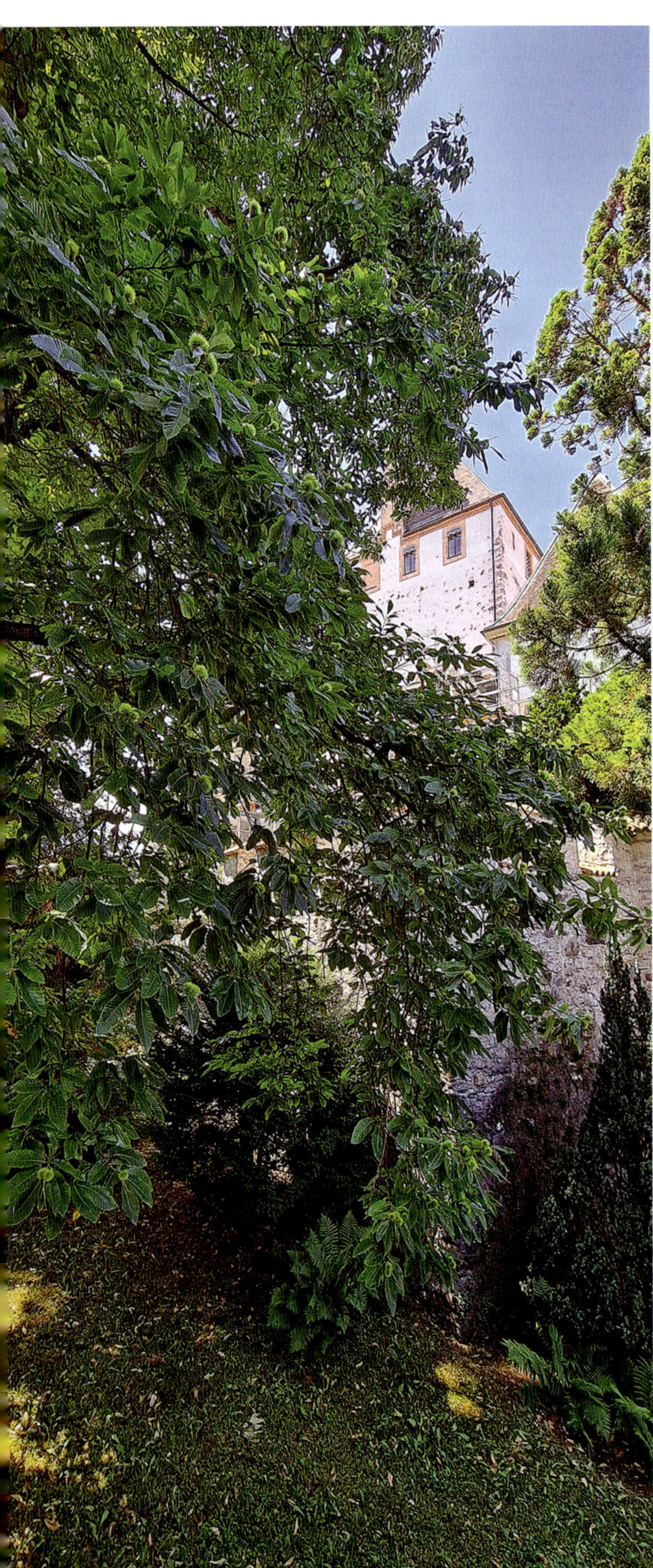

Laubbäume

Die Landschaften der Schweiz werden stark von Laubbäumen geprägt. Sind es in den unteren Regionen z. B. Buchen, Eichen und Kastanien, trifft man in höher gelegenen Gebieten unter anderem Berg-Ahorn, Birke und Berg-Ulme an. In größeren Gärten sind Laubbäume ein wichtiges Gestaltungselement. Die folgenden Laubbäume sind häufig zu sehen. Bäume mit essbaren Früchten sind in der Liste mit * gekennzeichnet.

Buchenverwandte:
- Schwarz-Erle *(Alnus glutinosa)*
- Hänge-Birke *(Betula pendula)*
- Hainbuche, Hagebuche *(Carpinus betulus)*
- Edelkastanie *(Castanea sativa)**
- Rot-Buche *(Fagus sylvatica)*
- Walnussbaum *(Juglans regia)**
- Trauben-Eiche *(Quercus petraea)*
- Stiel-Eiche *(Quercus robur)*

Weidenverwandte:
- Silber-Pappel *(Populus alba)*
- Zitter-Pappel *(Populus tremula)*
- Schwarz-Pappel *(Populus nigra)*
- Silber-Weide *(Salix alba)*
- Sal-Weide *(Salix caprea)*
- Korb-Weide *(Salix viminalis)*
- Trauer-Weide *(Salix babylonica)*

Malvengewächse:
- Sommer-Linde *(Tilia platyphyllos)*
- Winter-Linde *(Tilia cordata)*

Rosenverwandte:
- Berg-Ulme *(Ulmus glabra)*
- Feld-Ulme *(Ulmus minor)*
- Gewöhnliche Traubenkirsche *(Prunus padus)*
- Süßkirsche, Vogelkirsche *(Prunus avium)**
- Zwetschgenbaum (*Prunus domestica* subsp. *domestica*)*
- Pflaumenbaum (*Prunus domestica* subsp. *insititia*)*
- Pfirsich *(Prunus persica)**
- Quittenbaum *(Cydonia oblonga)**

Edel-Kastanie

- Kultur-Apfelbaum *(Malus pumila)**
- Kultur-Birnbaum *(Pyrus communis)**
- Echte Mehlbeere *(Sorbus aria)**
- Vogelbeerbaum, Eberesche *(Sorbus aucuparia)**
- Lamarcks Felsenmispel, Kupfer-Felsenbirne *(Amelanchier lamarckii)**
- Weißdorn (*Crataegus* spec.)
- Kornelkirsche *(Cornus mas)**

Weitere Laubbäume:

- Robinie *(Robinia pseudoacacia)*
- Rosskastanie *(Aesculus hippocastanum)*
- Feld-Ahorn *(Acer campestre)*
- Berg-Ahorn *(Acer pseudoplatanus)*
- Spitz-Ahorn *(Acer platanoides)*
- Stechpalme *(Ilex aquifolium)*
- Gemeine Esche *(Fraxinus excelsior)*
- Schwarzer Holunder *(Sambucus nigra)**

GARTENAGOGISCHE PRAXIS

Laubbäume bieten eine Vielfalt an agogischen Möglichkeiten. Die im Folgenden aufgeführten Ideen sollen anregen, eigene zu entwickeln und in die agogische Praxis zu integrieren.

> Einige der in der obigen Liste aufgeführten Bäume tragen essbare Früchte. Manche davon sind allen bekannt, z. B. der Apfel, andere weniger, z. B. die Felsenmispel, die wegen ihres aromatischen Geschmacks auch Felsenbirne genannt wird. Früchte können einfach so genossen oder zu Produkten wie Marmeladen, Säften, Chutney usw. verarbeitet werden. Einige können mit einem Dörrapparat getrocknet werden, z. B. Äpfel, Birnen oder Zwetschgen.

> Alle Bäume haben charakteristische Rinden. Das ist vor allem im Winter interessant, wenn die Blätter von den Bäumen abgefallen sind. Die unterschiedlichen Rinden lassen sich – am besten mit geschlossenen Augen – auch gut befühlen.

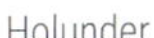
Holunder

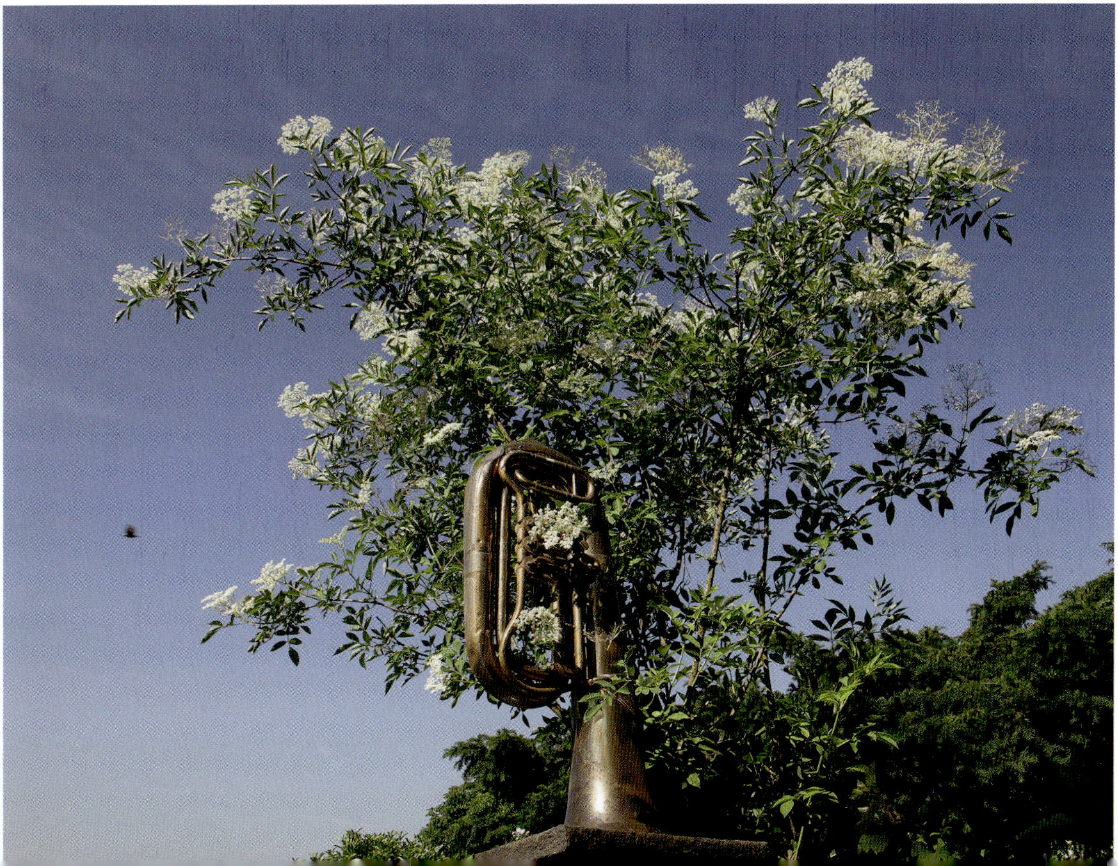

- Laub wurde früher zum Unterstreuen für die Haustiere verwendet. Es kann in kleineren Mengen zum Mulchen (Abdecken der Erde) verwendet werden. Im Garten belassene Laubhaufen helfen Igeln, bei uns zu überwintern.
- Bei frisch gefällten Bäumen kann man am Strunk mittels der Jahresringe das Alter bestimmen. Mithilfe der folgenden Tabelle kann das Alter eines Baumes anhand seines Umfanges bestimmt werden. Voraussetzung dafür ist, dass man bei einem ähnlichen gefällten Baum in der Nähe die Dicke der Jahresringe messen kann. Wenn das nicht möglich ist: Normalerweise beträgt die Dicke der Jahresringe 1–2 mm.
- Baumscheiben lassen sich beim Förster besorgen und können für verschiedene Bastelarbeiten verwendet werden. Sie können z. B. als Pflanzenschilder beschriftet werden. Aus kleineren Baumscheiben kann man bunte Knöpfe herstellen.
- Aus den Samen (Kernen) von Baumfrüchten wie z. B. Apfel, Birne oder Vogelbeere lassen sich in Töpfen Jungpflanzen ziehen. Zuerst werden sie einen Tag im Wasser eingelegt, bevor sie in Töpfe gefüllt mit Gartenerde gelegt werden (nur wenig mit Erde bedecken!). Dann müssen sie feucht gehalten werden, bis nach einigen Tagen die Keimlinge wachsen.
- Auch (Laub-)Bäume haben Blüten. Bekannt und als Tee verwendbar sind die Lindenblüten. Andere Blüten sind weniger bekannt, z. B. die von Ahorn oder Eschen. Die Blüten lassen sich mit einer Lupe oder unter dem Binokular betrachten. Es gibt weibliche und männliche Blüten, die zum größeren Teil auf demselben Baum, weniger häufig – wie z. B. bei den Weiden – auf zwei verschiedenen Bäumen zu finden sind.
- Spannend sind auch die ganz unterschiedlichen Knospen von Laubbäumen und Sträuchern. Fortgeschrittene können im Winter anhand der Knospen (und der Rinde) die Art des Baumes oder Strauches bestimmen. In der Gemmotherapie werden Knospen für die Behandlung von Krankheiten verwendet.

Umfang Baum	**Dicke der Jahresringe > ALTER DES BAUMES (in Jahren)**									
in cm	**1 mm**	**2 mm**	**3 mm**	**4 mm**	**5 mm**	**6 mm**	**7 mm**	**8 mm**	**9 mm**	**10 mm**
25	39	20	13	10	8	7	6	5	4	4
50	79	39	26	20	16	13	11	10	9	8
75	118	59	39	29	24	20	17	15	13	12
100	157	79	52	39	31	26	22	20	17	16
125	196	98	65	49	39	33	28	25	22	20
150	236	118	79	59	47	39	34	29	26	24
175	275	137	92	69	55	46	39	34	31	27
200	314	157	105	79	63	52	45	39	35	31
225	353	177	118	88	71	59	50	44	39	35
250	393	196	131	98	79	65	56	49	44	39
275	432	216	144	108	86	72	62	54	48	43
300	471	236	157	118	94	79	67	59	52	47
325	510	255	170	128	102	85	73	64	57	51
350	550	275	183	137	110	92	79	69	61	55
375	589	294	196	147	118	98	84	74	65	59
400	628	314	209	157	126	105	90	79	70	63

Pflanzen im Gefrierschrank

Das Klima auf der Erde war schon immer von gewissen Schwankungen geprägt. So herrschte zur Zeit der Dinosaurier, also vor rund 100–65 Mio. Jahren, in Europa ein tropisches Klima mit ganz anderen Pflanzen, als wir sie heute beobachten können. In dieser Zeit begann auch die Auffaltung der Alpen. Wo früher ein flaches Urmeer (Thetis) war, entstanden in Jahrmillionen die Alpen.

Ca. 115 000–11 700 Jahre vor unserer Zeit gab es in Europa eine Kaltzeit. Die Gletscher stießen weit ins Flachland vor und bedeckten auf dem Höhepunkt dieser letzten Kaltzeit den größten Teil von Mitteleuropa. Die Eisschicht war zwischen 500 und 1200 m dick, sodass darunter keine Pflanzen überleben konnten. Nur auf wenigen eisfreien Berggipfeln der Alpen überlebten ein paar Hundert Pflanzenarten. Die anderen zogen sich in fernere Gegenden zurück und wanderten erst nach dem Ende der Eiszeit wieder ein.

Eigentlich müssten somit fast alle Pflanzen in Mitteleuropa als sogenannte Neophyten bezeichnet werden. Nach einer etwas engeren Definition werden nur diejenigen Pflanzen als Neophyten bezeichnet, die nach der Entdeckung Amerikas (1492) in Europa eingeschleppt wurden.

GARTENAGOGISCHE PRAXIS

> Bilder von Dinosauriern mit Abbildungen der damaligen Pflanzenwelt in Europa zeigen
> Bilder der letzten Eiszeit zeigen
> Neubesiedlung von vorher vereisten Gebieten mit Pflanzen am Beispiel von zurückgegangenen Gletschern zeigen (z. B. Aletschgletscher oder Rhonegletscher)
> Ein paar bekannte Neophyten auf Bildern oder sogar in der Natur zeigen (z. B. Robinie, Kanadische Goldrute, Kanadisches Berufkraut); Bilder von Neophyten in einem Ordner ablegen; Diskussion über Schaden und Nutzen von Neophyten, am Beispiel der Robinie
> Anpassungen von Pflanzen an extreme klimatische Bedingungen zeigen
  - Behaarung, z. B. Edelweiß *(Leontopodium alpinum)*
  - Ledrige Blätter, z. B. Alpenrose *(Rhododendron ferrugineum)*
  - Niedriger Wuchs mit Polsterbildung, z. B. Netz-Weide *(Salix reticulata)*
  - Lebend gebärende Pflanzen, z. B. Knöllchen-Knöterich *(Polygonum viviparum)* oder Alpen-Rispengras *(Poa alpina)*
  - Große Blüten zum Anlocken von Insekten, z. B. Enziane *(Gentiana)*

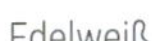
Edelweiß

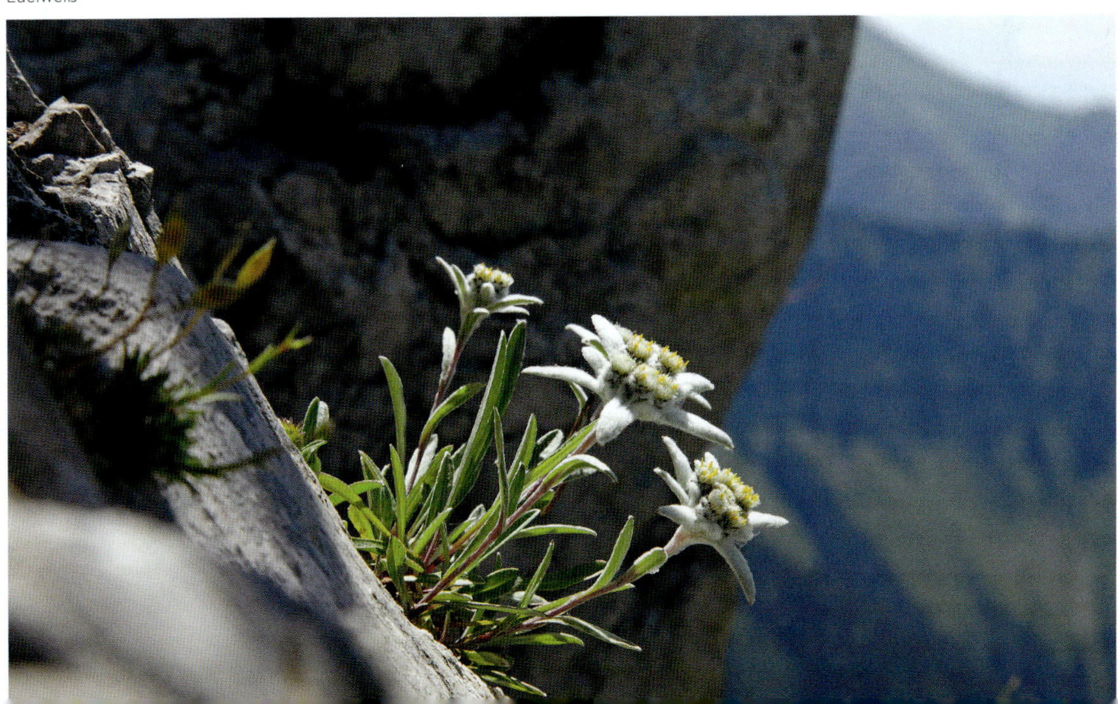

Lebenszyklus von Pflanzen

Im Leben von Pflanzen gibt es vier Phasen: Keimen – Wachsen – Blühen – Fruchten.

Keimen

Nach der Samenruhe im Winter beginnt der Samen zu keimen. Bei den meisten Pflanzen muss eine gewisse Minimaltemperatur erreicht werden, damit die Samen keimen. Bei den sogenannten Frostkeimern braucht der Samen hingegen eine tiefe Temperatur, um die Keimung auszulösen. Gärtner:innen greifen bei diesen Pflanzen gerne zu einem Trick, indem sie die Samen für eine gewisse Zeit in den Kühlschrank legen.

Sodann braucht der Samen Wasser, Sauerstoff und meistens auch Licht, um zu keimen. Da der Samen selbst fast kein Wasser enthält, muss er es durch die Samenschale aufnehmen. Dadurch quillt er auf und die Samenschale platzt. Neben ausreichend Wasser ist auch genügend Sauerstoff nötig, weshalb ganz mit Wasser bedeckte Samen oft schlecht oder gar nicht keimen. Bei einigen Samen ist für die Keimung neben Wasser und Sauerstoff auch Licht nötig. Diese Samen dürfen nicht mit Erde bedeckt werden, sondern werden auf die Erde gelegt. Die meisten Samen keimen aber im Dunkeln, also unter der Erde.

Nach dem Platzen der Samenschale wächst der Embryo, wobei er als Nahrung die im Samen enthaltenen Fette oder Kohlenhydrate verwertet. Sobald er ans Licht kommt, wächst aus dem Boden ein kurzer Stängel. Es bildet sich ein Keimblatt bei den einkeimblättrigen Pflanzen oder zwei Keimblätter bei den zweikeimblättrigen Pflanzen. Damit ist die Phase der Keimung abgeschlossen.

Keimen

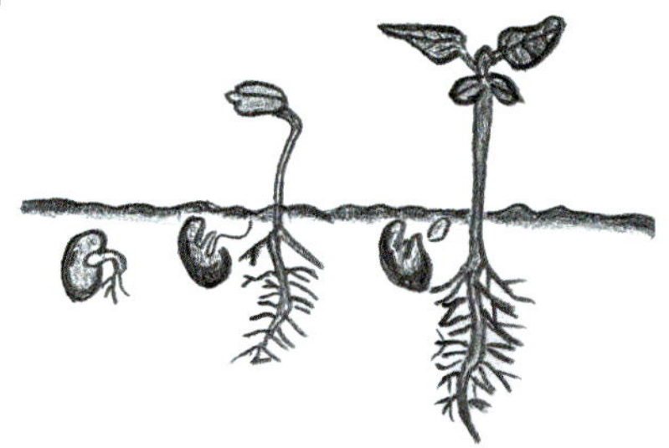

GARTENAGOGISCHE PRAXIS

- > Im Spätsommer und Herbst lassen sich im Garten die verschiedenen Samen sammeln. Am besten werden sie nach Art geordnet und beschriftet in Kartonboxen aufbewahrt. Man kann dazu auch Plastikboxen aus dem Bau- und Hobbymarkt verwenden, die man sonst für das Aufbewahren von Schrauben benutzt. Spannend ist es, die unterschiedlichen Formen und Größen der Samen genauer zu betrachten. Man kann die Frage stellen, ob man von der Größe des Samens auf die Größe der späteren Pflanze schließen kann.
- > Liste mit einigen Frostkeimern erstellen. Warum wohl brauchen diese Pflanzen tiefe Temperaturen zum Keimen?
- > Bei Sonnenblumenkernen, die von der Schale befreit wurden, kann man mit bloßem Auge sehen, wo der Keimling und wo der Nahrungsvorrat liegen. Letztere genießen wir als schmackhafte Kerne im Birchermüsli – den kleinen Embryo essen wir gleich mit.
- > Samen in zwei Glasschalen auf feuchte Watte legen, und zwar zweikeimblättrige (z. B. Sonnenblumenkerne oder Feuer-Bohnen) und einkeimblättrige (z. B. Maissamen). Nach wenigen Tagen sind die Keimblätter bei den Keimlingen zu beobachten.
- > Wenn man eine Samenschale mit einem Gefäß abdeckt, das kein Licht durchlässt, kann man herausfinden, ob sich darin trotzdem Keimlinge entwickeln.
- > Ein paar Bohnensamen werden einen Tag in Wasser eingeweicht. Anschließend legt man je ein Papiertaschentuch in drei Wassergläser und je 2–3 Bohnen hinein. Im ersten Glas wird das Taschentuch mit Wasser besprüht, während es im zweiten Glas trocken bleibt. Das dritte Glas wird halb voll mit Wasser gefüllt. Nun kann man beobachten, ob die Samen keimen, und daraus schließen, was Samen für die Keimung benötigen, nämlich Wasser und Sauerstoff.
- > Die Sprengkraft von Samen lässt sich beobachten, wenn man in eine alte Konservendose eine zähflüssige Gipsmasse gibt und ein paar Erbsen- oder Bohnen-Samen einrührt. Nach einem Tag bilden sich Risse, später wird die Dose von der Kraft der keimenden Samen gesprengt.

Wachsen

Nach dem Erscheinen der Keimblätter wächst das junge Pflänzchen weiter, und zwar einerseits nach oben (Spross) und andererseits nach unten (Wurzel). Über der Erde erscheinen nach den Keimblättern die ersten Laubblätter. Sie weisen je nach Gattung und Art eine charakteristische Form auf. Bei genauem Hinschauen kann man erkennen, dass sich die Laubblätter aus Blattknospen entwickeln. Diese sind in der Regel klein und schmal, während die Blütenknospen größer und dicker sind.

Das Wachstum spielt sich immer auf Ebene der Pflanzenzellen ab. Diese teilen und vermehren sich regelmäßig. Nachdem sich die neuen Zellen vergrößert haben, beginnen sie sich zu differenzieren, d. h., sie reifen zu spezialisierten Zellen und Geweben heran. Das Gewebe von Pflanzen hat u. a. folgende Aufgaben:

- **Wasserspeicherung:** In Stängeln und v. a. in Blättern, besonders eindrücklich zu beobachten bei den Dickblattgewächsen (Crassulaceae), wird Wasser eingelagert, auf das die Pflanze bei Trockenheit zurückgreifen kann. Durch den Wasserdruck wird die Pflanze prall und fest.
- **Belüftung:** Hohlräume im Pflanzengewebe machen den Gasaustausch möglich – wichtig ist das besonders für die Versorgung aller Pflanzenteile mit Sauerstoff.
- **Stoffwechsel:** Pflanzen haben die Fähigkeit zur Fotosynthese, d. h., sie nehmen bei genügend Licht CO_2 aus der Luft auf und verwandeln es mit Wasser zu Zucker und Sauerstoff. Mit der Aufnahme von CO_2 und der Abgabe von Sauerstoff spielen Pflanzen auf der Erde eine eminent wichtige Rolle für eine gesunde Atmosphäre.
- **Nährstoffspeicher:** Die mit der oben beschriebenen Fotosynthese produzierten Zucker (Kohlenhydrate) werden in der Pflanze v. a. in Stängeln oder Wurzeln eingelagert und gespeichert. Sie dienen uns als wertvolle Nahrungsmittel, z. B. verschiedene Gemüse oder Kartoffeln. Den Zucker können wir z. B. bei der Zuckerrübe *(Beta vulgaris)* zu Zucker verarbeiten oder z. B. bei der Kartoffel *(Solanum tuberosum)* in Form von Stärke als Nahrungsmittel nutzen.

Bei guten Klima- und Bodenbedingungen wächst die Pflanze zu ihrer endgültigen Form aus und bildet Blütenknospen. Dabei kann die Größe sehr unterschiedlich sein. Die kleinste Blütenpflanze der Welt ist die Wurzellose Zwergwasserlinse *(Wolffia arrhiza)*, die nur 0,5–1,5 mm groß ist und in Aquarien eingesetzt wird. Auch

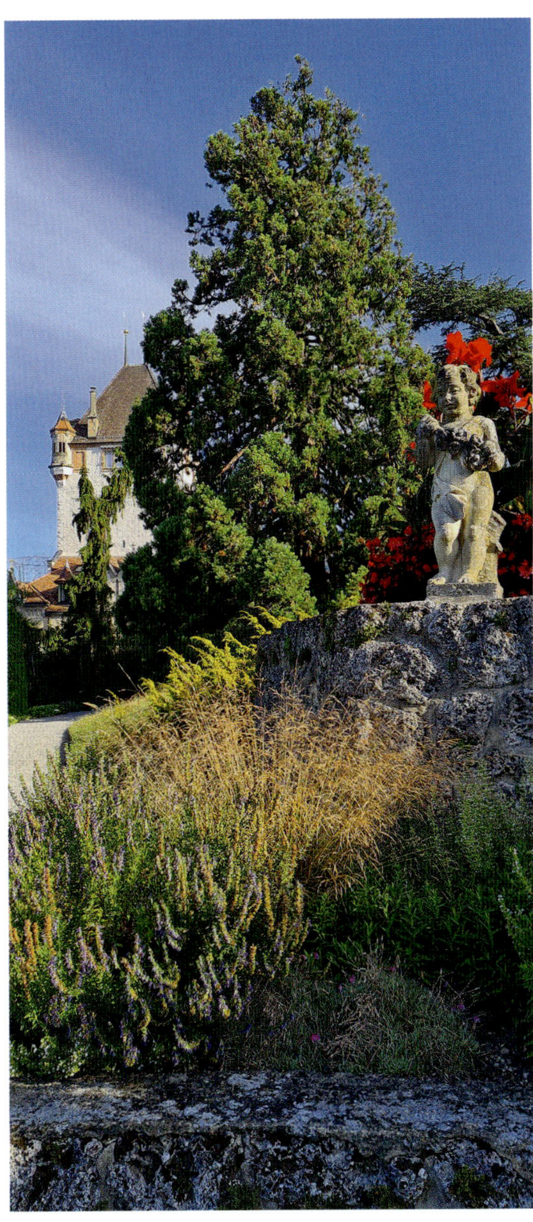

Mammutbaum

in der Natur gibt es bei uns verschiedene Wasserlinsen, die nur wenige Millimeter groß sind. Die größte lebende Pflanze ist der in Australien vorkommende Rieseneukalyptus *(Eucalyptus regnans)*. Bei einem 1872 gefällten Baum wurde eine Höhe von 132 m gemessen. Der größte heute noch lebende Baum wächst in Kalifornien und ist ein Küstenmammutbaum *(Sequoia sempervirens)* mit einer Höhe von 110 m.

Literaturtipp

Michael Brunner (2009): Baumriesen der Schweiz. Werd Verlag.

Sehr spannendes und schön gestaltetes Buch mit den größten Bäumen der Schweiz

Die Energiezentren der Pflanzen sind die Blätter. In ihnen findet die oben beschriebene Fotosynthese statt. Dabei spielt das Blattgrün (Chlorophyll) eine wichtige Rolle. Für die Fotosynthese ist genügend Licht notwendig, weshalb die Blätter meistens flach und dünn sind. Meistens ist die Oberfläche von einer dünnen Wachsschicht bedeckt, die das Blatt vor zu viel Sonne, Wasser oder Verletzungen schützt, aber doch für das Licht durchlässig ist. Blätter können sehr verschiedene Formen haben; die häufigsten Formen sind: dreieckig, rund, eiförmig, keilförmig, pfeilförmig, schildförmig, lineal. Zusammengesetzte Blätter können handförmig, gefiedert, doppelt gefiedert oder 3-zählig sein.

Die Blätter der zweikeimblättrigen Pflanzen haben meistens einen Stiel, während die Blätter der Einkeimblättrigen ohne Stiel auskommen. Die Blätter haben fast immer eine Mittelrippe oder Ader, begleitet von Nebenrippen und weiteren Adern. Die Mehrzahl der Pflanzen bei uns wirft im Herbst ihre Blätter ab. Vorher zieht die Pflanze Nährstoffe und Wasser aus den Blättern in die Stängel und Wurzeln zurück, weshalb die Blätter verdorren und sich verfärben. Die Laubschicht am Boden bildet eine wichtige Grundlage für die zukünftige Ernährung der Pflanzen und ist Nahrung für viele Tiere, z. B. für die Regenwürmer. Einige wenige Pflanzen bei uns haben immergrüne Blätter oder Nadeln. Diese bleiben auch

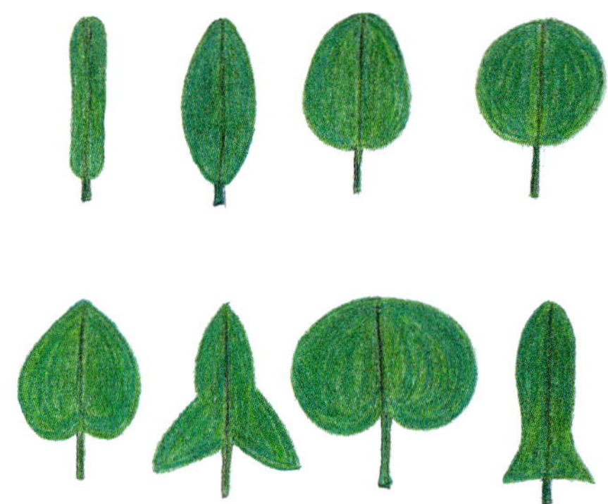

Obere Reihe: nadelförmig lanzettlich eiförmig kreisrund
Untere Reihe: herzförmig pfeilförmig nierenförmig spießförmig

während des Winters an der Pflanze. Auch sie werden ab und zu abgeworfen – aber nicht alle zur selben Zeit – und durch frische grüne Blätter resp. Nadeln ersetzt. Neben den Nadelbäumen, von denen die Lärche als Einzige ihre Nadeln im Herbst abwirft, gibt es u. a. folgende bekannte immergrüne Pflanzen: Immergrün (*Vinca* spec.), Buchsbaum *(Buxus sempervirens)*, Efeu *(Hedera helix)*, Spindelstrauch *(Euonymus europaeus)*.

Während die Pflanzen oberirdisch allen recht gut vertraut sind, wissen viele über die unterirdischen Pflanzenteile nur wenig. Dabei spielen die Wurzeln der Pflanzen eine ganz wichtige Rolle. Sie verankern die Pflanze im Boden und ermöglichen es der Pflanze, Wasser und Nährstoffe aufzunehmen. Letzteres geschieht durch die Feinwurzeln und Wurzelhaare. Diese gehen oft eine enge Verbindung zu Bodenpilzen ein (Mykorrhiza). Die Pflanze kann dabei vom großen Versorgungsnetz der Pilze profitieren. Im Gegenzug erhält der Pilz Nährstoffe von der Pflanze. Einige Pflanzen aus der Familie der Fabaceae haben sogenannte Wurzelknöllchen, die mit Bakterien besiedelt sind, welche Luftstickstoff aufnehmen und der Pflanze zur Verfügung stellen können.

Beim Bau der Wurzeln kann man zwischen der Hauptwurzel und vielen Seitenwurzeln unterscheiden. Die Hauptwurzel ist manchmal eine Pfahlwurzel, so z. B. bei der Wilden Karotte *(Daucus carota)*. Die Wurzelsysteme unter dem Boden sind fast so vielfältig wie die Wuchstypen oberhalb der Erde. Grob kann im Pflanzenreich

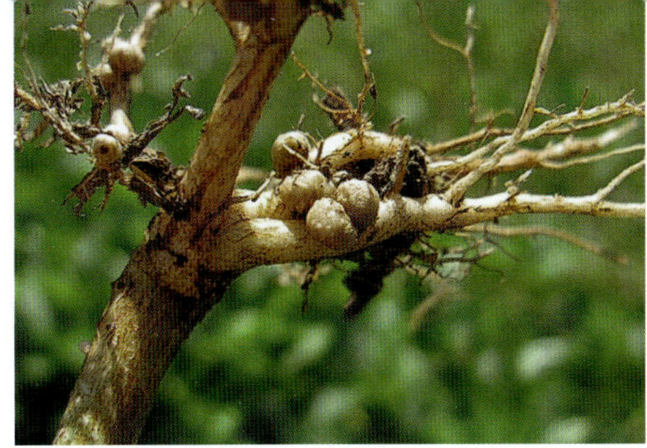

Knöllchenbakterien

zwischen Flachwurzlern und Tiefwurzlern unterschieden werden. Zu Letzteren gehören z. B. die Kiefern (*Pinus* spec.), die mit ihren bis 10 m tief reichenden Wurzeln auch in Gebieten überleben können, wo an der Oberfläche nur wenig Wasser vorhanden ist. Zu den Flachwurzlern gehört z. B. die Fichte. Bei schweren Stürmen sind deshalb Fichtenwälder für Windwurf besonders gefährdet. Eine ganz besondere Art von Wurzeln, nämlich Saugwurzeln, haben die parasitischen Pflanzen. Damit können sie andere Pflanzen ansaugen und so Nährstoffe «erobern». Ein Beispiel ist der Teufelszwirn (*Cuscuta* spec.), der auf Thymian und anderen Wiesenpflanzen anzutreffen ist. Manche Pflanzen bilden auch Rhizome aus.

Literaturtipp

Lore Kutschera et al. (2018): Wurzelatlas der Kulturpflanzen gemäßigter Gebiete. DLG Verlag.

Dieser umfassende Band einer ganzen Reihe gibt einen einmaligen Einblick in das Reich der Wurzeln.

GARTENAGOGISCHE PRAXIS

- Sehr beeindruckende Blatt- und Blütenknospen sind bei der Engelwurz *(Angelica sylvestris)* zu beobachten. Aus den mehrere Zentimeter großen Knospen entwickeln sich zuerst die Blätter und später auch die Blüten. Die Stängel der Engelwurz können kandiert werden und sind eine leckere Spezialität.
- Im Winter sind Knospen besonders gut bei Bäumen und Sträuchern sichtbar. Neben der Rinde kann man die Arten anhand der charakteristischen Knospen bestimmen. Das bedingt aber eine gewisse Übung und genaue Beobachtungsgabe. Zweige von Obstgehölzen oder auch von Weide, Hasel oder Birke kann man Anfang Dezember schneiden und in einer Vase in der Wohnung aufstellen (Barbarazweige).
- Vielleicht kann man im Februar oder März einem Winzer beim Schnitt der Reben helfen. Er wird einem genau erklären, wie man die Schnitte bei den Knospen der Reben richtig macht. Nur so wird die Rebe im folgenden Sommer viele gesunde Früchte (Trauben) bilden. Auch Obstbäume müssen jeden Winter richtig geschnitten werden. Kurse dazu gibt es in vielen Gartenbaubetrieben, Gärtnereien oder bei der Schweizer Organisation Bioterra.
- Bei der Familie der Dickblattgewächse (Crassulaceae) sind die Blätter besonders für die Wasserspeicherung angelegt. Das zeigt sich z. B. beim häufig vorkommenden Weißen Mauerpfeffer *(Sedum album)*. Die fleischigen Blättchen können auch zum Würzen verschiedener Gerichte dienen – vorsichtig ein Blättchen kauen. Der Weiße Mauerpfeffer ist zudem die Wirtspflanze des Apollofalters, d. h., er legt seine Eier nur auf diese Pflanze; die geschlüpften Raupen ernähren sich bis zur Verpuppung davon.
- In der Gruppe diskutieren, warum die Pflanzen bei der Speicherung von Kohlendioxid für das Weltklima eine äußerst wichtige Rolle spielen. Ideen entwickeln, wie man das fördern kann.
- Zimmerpflanzen oder sogar ganze Wände aus Pflanzen in Büros können dazu beitragen, die Luftqualität in Innenräumen zu verbessern. Im Internet sind Kataloge zu Zimmerpflanzen oder Anleitungen zur Begrünung von Wänden zu finden.

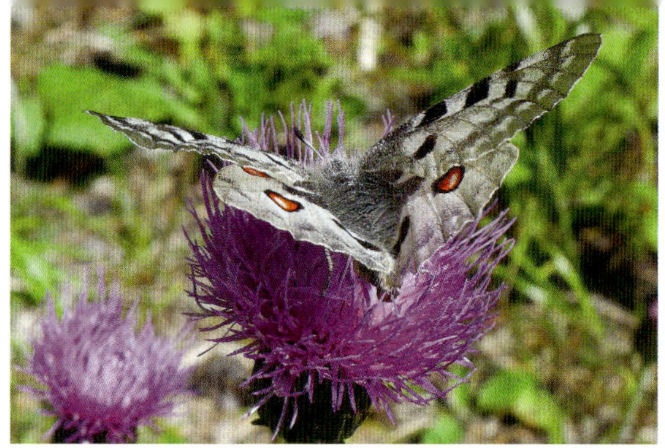

Apollofalter

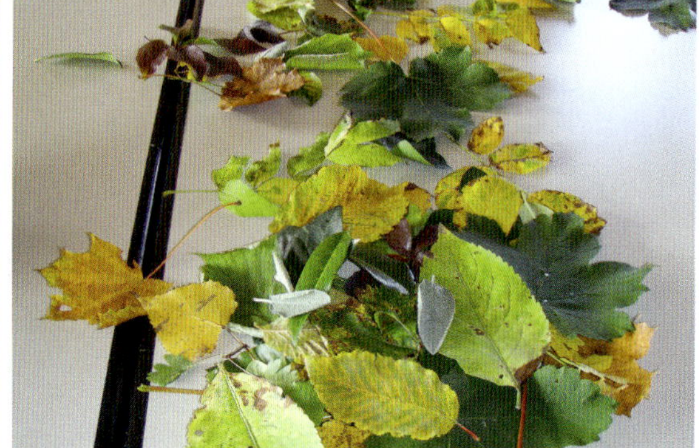

Blätterquiz

> Eine Liste erstellen – evtl. illustriert mit Fotos – von unseren wichtigsten Nahrungspflanzen, wobei diese nach der Herkunft der Nährstoffe in drei Kategorien eingeteilt werden: Stängel und Blätter (z. B. Feldsalat oder Stangensellerie), Knollen und Zwiebeln (z. B. Kartoffeln oder Knoblauch), Samen und Früchte (z. B. Getreide oder Nüsse). Hier bietet es sich an, Bilder der Pflanzen zu zeigen.

> Das Buch «Baumriesen der Schweiz» anschauen und staunen, wie groß und alt Bäume werden können. Zum Kontrast können in Teichen Wasserlinsen in einem Marmeladenglas gesammelt werden, die zu den kleinsten Pflanzen bei uns zählen.

> Auch bei uns Menschen spricht man von Wurzeln, wenn wir über unsere Herkunft und unsere Familie sprechen. Man sagt, eine Person ist gut verwurzelt. Diese Analogie mit den Wurzeln von Pflanzen kann in der Gruppe zu wertvollen Gesprächen führen.

> Einige Bilder aus dem Wurzelatlas (siehe Literaturtipp) herunterladen und ausdrucken. So kann man zeigen, welch weitverzweigtes Wurzelsystem unsere Kulturpflanzen wie z. B. die Kartoffel unter dem Boden haben.

> Am Beispiel des Kompass-Lattichs *(Lactuca serriola)* lässt sich zeigen, dass die Pflanzen ihre Blätter nach dem Sonnenstand ausrichten können. Am Mittag zeigen die meisten Blätter mit der schmalen Seite nach Süden, weshalb man mit dieser Pflanze die Himmelsrichtung bestimmen kann. Die Pflanze tut dies, um ihre Blätter mittags vor zu viel Sonneneinstrahlung zu schützen. Auch Sonnenblumen richten ihre Blüten nach dem Sonnenstand aus.

> Einige Pflanzen sind Zeigepflanzen für Regen. Bei zunehmend feuchter Witterung schließen z. B. Gänseblümchen ihre Blüten, um sie vor dem kommenden Regen zu schützen.

> Blätter lassen sich gut sammeln und können gepresst in einem Album aufbewahrt werden. Möchte man ein richtiges Herbarium anlegen, braucht man neben den Blättern mit Stielen auch noch die Blüten der Pflanzen. Wichtig ist es, sie mit dem Namen der Pflanze zu beschriften. Ein Herbarium anzulegen, ist aufwendig und braucht viel Zeit. Einfacher sind da natürlich Fotos – die aber nicht dasselbe bieten wie getrocknete Pflanzen.

> Ein Blätter-Quiz ist schnell ausgelegt. Die vorhandenen Blätter werden eines nach dem anderen mit dem richtigen Namen benannt und evtl. einem vorhandenen Bild der Gesamtpflanze zugeordnet. Mit umgekehrten Töpfen kann man auch ein Zuordnungsspiel spielen.

> Im Frühling lassen sich auf Blättern und Stängeln verschiedener Pflanzen Blattläuse beobachten, z. B. an Rosen. Oft findet man bei Blattläusen auch Ameisen. Mit der Lupe kann man beobachten, wie die Ameisen Blattläuse melken. Manchmal lässt sich auch beobachten, wie die Marienkäfer – oder deren Larven – Jagd auf Blattläuse machen und sie aussaugen. Hier könnte man einen Input zur biologischen Schädlingsbekämpfung geben.

> An Blättern findet man regelmäßig helle Kugeln, meistens unterhalb der Blätter – die sogenannten Gallen. Wenn man eine vorsichtig aufschneidet und unter der Lupe oder dem Binokular betrachtet, entdeckt man im Hohlraum entweder ein Ei oder eine Larve. Mit einem Buch lassen sich die dazu gehörenden Insekten bestimmen. Am häufigsten sind die Eichengallen mit der Eichengallwespe. Auf Fichten lassen sich «Mini-Ananas» entdecken – die Behausung der Galllaus. Aus bestimmten Eichengallen kann man eine Tinte herstellen.

Blühen

Nicht alle, aber die meisten Pflanzen, besitzen Blüten. Die oft großen, farbigen Blüten fallen nicht nur uns, sondern auch den Insekten auf. Sie werden angelockt, um die Pflanzen zu bestäuben.

Die größte Blüte der Welt hat die in Indonesien beheimatete Riesenrafflesie *(Rafflesia arnoldii)*. Die rotbraunen Blüten haben einen Durchmesser bis zu 1 m und wiegen bis 11 kg. Die kleinste Blüte besitzt die Zwergwasserlinse *(Wolffia arrhiza)*, deren Blüten nur unter der Lupe zu erkennen sind.

Die meisten Pflanzen besitzen mehrere Blüten, die in einem Blütenstand stehen. Die häufigsten Typen von Blütenständen sind:

- Köpfchen
- Rispe
- Zyme
- Traube
- Kolben
- Ähre
- Dolde

So wie die Blätter bei jeder Pflanzenart ihre typischen Merkmale haben, sind auch die Blüten in Form und Farbe verschieden. Bei der Form gibt es viele Varianten, die einem geometrischen Muster folgen und nach der Symmetrie unterschieden werden können. Bei den radiärsymmetrischen Blüten gibt es wie bei einem Rad viele Symmetrieachsen, bei den zweiseitig-symmetrischen Blüten gibt es nur eine Symmetrieachse.

Aufbau einer Blüte

In der Blüte können Kronblätter von den Kelchblättern unterschieden werden. Kronblätter sind zumeist farbig, während die Kelchblätter normalerweise schlicht grün erscheinen. Die männlichen Teile einer Blüte heißen Staubgefäße und bestehen aus dem Staubfaden und dem Staubbeutel, der die Pollenkörner enthält. Der Stempel ist der weibliche Teil der Blüte und sitzt meistens im Zentrum der Blüte. Er besteht aus Narbe, Griffel und Fruchtblättern, welche die Samenanlagen enthalten. Wenn ein Pollenkorn auf der Narbe gelandet ist, wächst aus ihm ein feiner Schlauch, der durch den Griffel hinunter bis zu den Samenanlagen wächst. Dort findet die Befruchtung statt.

Bei der Mehrheit der Pflanzen sind die Einzelblüten zwittrig, d.h., sie besitzen sowohl männliche als auch weibliche Sexualorgane. Wenn auf einer Pflanze männliche und weibliche Blüten vorkommen, spricht man von Einhäusigkeit. Wenn auf einer Pflanze nur männliche oder nur weibliche Blüten vorkommen, sind es zweihäusige Pflanzen. Einige bekannte Beeren-Sträucher sind zweihäusig – darum findet man nur auf den weiblichen Pflanzen Beeren. Dazu zählen:

- Sanddorn *(Hippophae rhamnoides)*
- Kiwi *(Actinidia deliciosa)*
- Wacholder *(Juniperus communis)*

Der Artname «dioica» bedeutet «zweihäusig». Folgende Arten sind so benannt:

- Große Brennnessel *(Urtica dioica)*; im Gegensatz zur Kleinen Brennnessel *(Urtica urens)*, die einhäusig ist
- Rote Lichtnelke *(Silene dioica)*
- Rote Zaunrübe *(Bryonia dioica)*
- Gewöhnliches Katzenpfötchen *(Antennaria dioica)*

Blütenstände

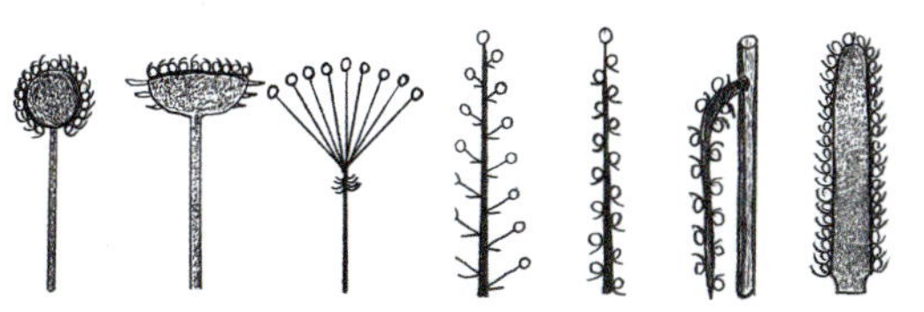

Aufbau der Blüte

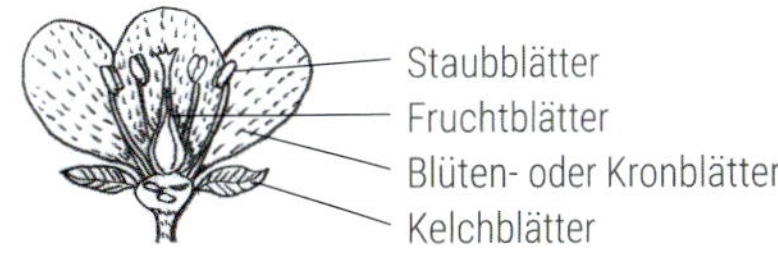

Pflanzen bestimmen

Die Blüten der Pflanzen weisen ganz unterschiedliche Farben auf, von einem reinen Weiß wie z. B. bei der Paradieslilie *(Paradisea liliastrum)* bis zum dunkelsten Violett bei der Dunklen Akelei *(Aquilegia atrata)*. Viele Pflanzenbestimmungsbücher sind nach der Farbe der Blüten gegliedert. Als weiteres Bestimmungsmerkmal dient häufig die Anzahl der Blütenblätter (Kronblätter).

- Höchstens 4 Blütenblätter
- 5 Blütenblätter
- Mehr als 5 Blütenblätter oder Blüten in einem Körbchen
- Zweiseitig-symmetrische Blüten

Hat man bei einer Pflanze nach Blütenfarbe und Anzahl Kronblätter im Buch geblättert, landet man auf einer Seite und kann dann bei den Bildern schauen, um welche Pflanze es sich handelt. Diese Art der Pflanzenbestimmung ist für Laien sehr einfach. Pech hat man, wenn die Pflanze nicht am Blühen ist!

Literaturtipp

Margot Spohn (2021): Was blüht denn da? Kosmos Verlag.

Der Klassiker mit dem einfachen Bestimmungsschlüssel nach Farben und Blüten der Pflanzen

Pflanzen züchten

Natürlich wachsende Pflanzen haben ihre spezifische Blütenfarbe. Ab und zu gibt es aber auffällige Abweichungen, die meistens auf Mutationen zurückzuführen sind. Diese «Launen der Natur» machen sich Pflanzenzüchter zunutze, um Pflanzensorten mit verschiedenen Farben (und auch anderen Eigenschaften) zu züchten. Bekannt sind z. B. die unzähligen Farbvarianten des Garten-Stiefmütterchens *(Viola × wittrockiana)*. Das × im Namen weist übrigens darauf hin, dass es sich bei dieser Art um eine Kreuzung von zwei Pflanzen handelt. Dieses × sieht man auch bei der Pfeffer-Minze: *Mentha × piperita*. Diese Art ist eine Kreuzung der Wasser-Minze *(Mentha aquatica)* mit der Acker-Minze *(Mentha arvensis)*.

Literaturtipp

Bruno P. Kremer (2013): Blütengeheimnisse. Haupt Verlag.

Großformatiger Fotoband mit vielen Infos zur Vielfalt der Blüten

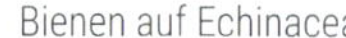
Bienen auf Echinacea

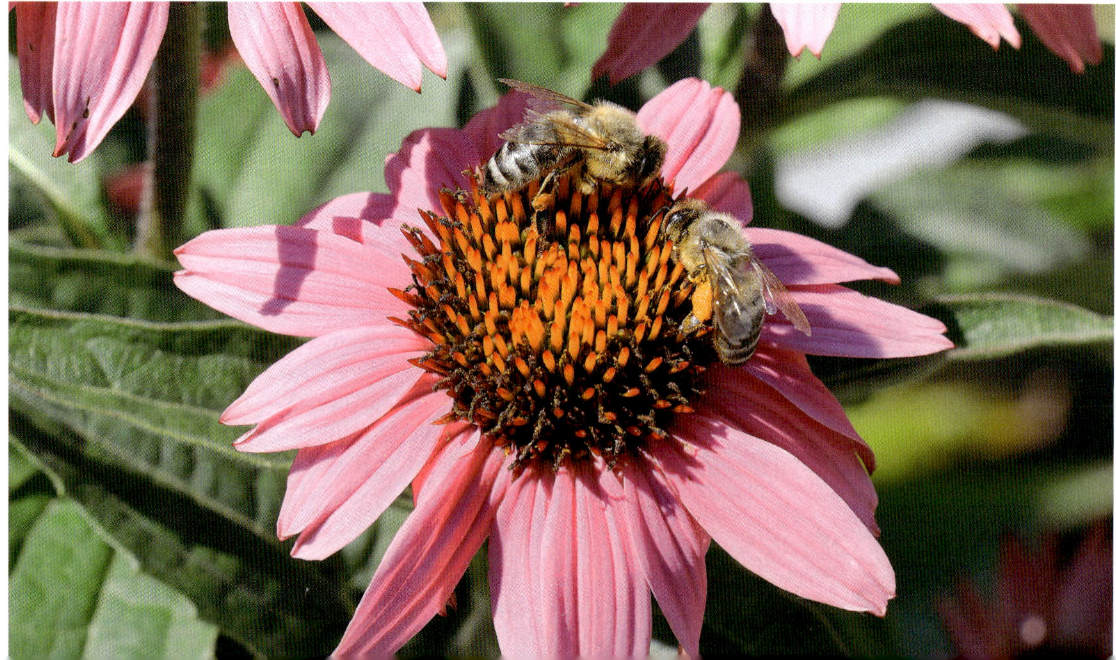

GARTENAGOGISCHE PRAXIS

- Wettbewerb: Wer findet die größte Blüte im Garten?
- Ein Blatt mit den Zeichnungen der häufigsten Blütenstände (s. unten) kopieren und diese im Garten entdecken.
- Kiwi im Garten pflanzen – diskutieren, ob man die zweihäusigen großen Früchte oder die einhäusigen kleinen Arten *(Actinidia arguta)* wählt und was das bedeutet.
- Pflanzen bestimmen lernen mit dem Buch «Was blüht denn da?», das auf den Farben der Blüten und der Anzahl Kronblätter beruht. Mit etwas Übung schafft man es, die häufigsten Pflanzen in der Natur und im Garten zu bestimmen. Am besten notiert man sich dazu die Ergebnisse in einem Heft oder Notizbuch. Sehr hilfreich sind auch Fotos. Neuerdings gibt es Apps für das Smartphone oder das Tablet, mit denen man eine Pflanze fotografieren kann und meistens den richtigen Namen der Pflanze angezeigt bekommt.
- Die einzelnen Teile der Blüte mit obigem Schema bei Blüte beobachten
- Mit einer Lupe oder dem Binokular noch genauer hinschauen. Dazu eignen sich z. B. Gänseblümchen *(Bellis perennis)*. Mit einer Lupe kann man versuchen, die Anzahl der kleinen gelben Röhrenblüten zu schätzen (ca. 75–125!). Mit dem Binokular kann man bei den Zungenblüten Narbe und Griffel sowie Staubfäden entdecken.
- Die einzelnen Teile der Blüte mit einer Pinzette abzupfen und auf ein schwarzes Blatt geordnet ablegen. Es können damit auch Bilder gestaltet werden. Dabei klebt man die einzelnen Teile am besten mit einem Klebestift auf und laminiert das fertige Bild.
- An Blüten im Garten beobachten, welche von welchen Insekten besucht werden, und die Ergebnisse notieren. So kann man eine Liste der nützlichen Blütenbesucher erstellen. Bei Bienen und Hummeln kann man mit bloßem Auge die Pollenhöschen beobachten. Vielleicht gibt es in der Nähe eine:n Imker:in, wo man bei einem Besuch mehr zu den Bienen erfahren kann. Und dann ein Brot mit Honig genießen …
- Schmetterlinge sind bei den meisten Menschen sehr beliebt. Die Vielfalt der Schmetterlinge lässt sich in einem Naturgarten oder auf einer Naturwiese bei Sonnenschein im Sommer beobachten. Mit etwas Geduld und Glück kann man auf Pflanzen die Eier von Schmetterlingen entdecken. Jeder Schmetterling legt seine Eier auf eine ihm eigene Pflanzenart (Wirtspflanze). Auch dazu kann man eine Liste anlegen. Mit etwas Geschick kann man Schmetterlinge auf den Blüten fotografieren – am besten dann mit einem Bestimmungsbuch die Art aufschreiben. An verschiedenen Orten gibt es «Schmetterlingshäuser» oder Papilioramen, bei denen sich ein Besuch lohnt.
- Oft findet man tote Schmetterlinge im Garten. Unter der Lupe oder dem Binokular sind Schmetterlingsflügel interessant zu beobachten. So entdeckt man kunstvolle Farbmosaike. Auch Rüssel und Behaarung der Schmetterlinge sind unter dem Binokular sichtbar.

Blütenformen

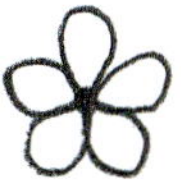
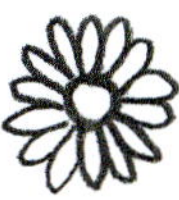

4 Blütenblätter 5 Blütenblätter Körbchen zweiseitig-symmetrisch

Fruchten

Die Fortpflanzung der Pflanzen – das ist ein eigentliches Wortspiel – beginnt mit der Bestäubung. Der männliche Pollen aus den Staubbeuteln gelangt dabei auf das weibliche Fruchtblatt, das auch Stempel genannt wird. Beim Transport der Pollen spielt bei den einen Arten der Wind die entscheidende Rolle, bei vielen Pflanzen aber die Insekten. Im Verlaufe der Jahrtausende haben sich Beziehungen zwischen Pflanzen und Insekten entwickelt. Dabei locken die Pflanzen mit ihren Farben und ihrem Duft die Insekten an. Als Belohnung für ihre Dienste erhalten die Insekten von der Pflanze süßen Nektar oder nährstoffreichen Pollen.

Eindrücklich ist dies z. B. bei den Schmetterlingen, die bei schönem Wetter im Sommer von einer Blüte zur anderen schweben und so die Pollen transportieren. Zusätzlich legen die Schmetterlinge ihre Eier nur auf eine Pflanzenart. Ein eindrückliches Beispiel ist die Brennnessel, die von rund 50 Schmetterlingen als Wirtspflanze benutzt wird. Sie gehört deshalb in jeden Naturgarten.

Im Weiteren spielen (Wild-)Bienen, Hummeln, Käfer und Fliegen eine wichtige Rolle bei der Bestäubung von Pflanzen. Pflanzenschutzmittel und Pestizide setzen den kleinen Helfern stark zu und gefährden so die Vielfalt der Pflanzen.

Spezielle Beziehungen zwischen Pflanzen und Insekten gibt es auch bei einigen Orchideen. So imitiert die bei uns heimische Ragwurz *(Ophrys)* ein weibliches Insekt und lockt so die Männchen an, die sich mit dem vermeintlichen Weibchen zu paaren versuchen und so die Pflanze bestäuben.

Andere Pflanzen locken mit ihrem Duft Insekten an. Viele dieser Pflanzen werden in der Naturheilkunde in der Aromatherapie für die Gesundheit eingesetzt. Bekannt sind die wohlriechenden Nektardüfte z. B. bei den folgenden Pflanzengattungen:

- Rosen *(Rosa)*
- Lavendel *(Lavandula)*
- Nelken *(Dianthus)*
- Minzen *(Mentha)*
- Thymian *(Thymus)*

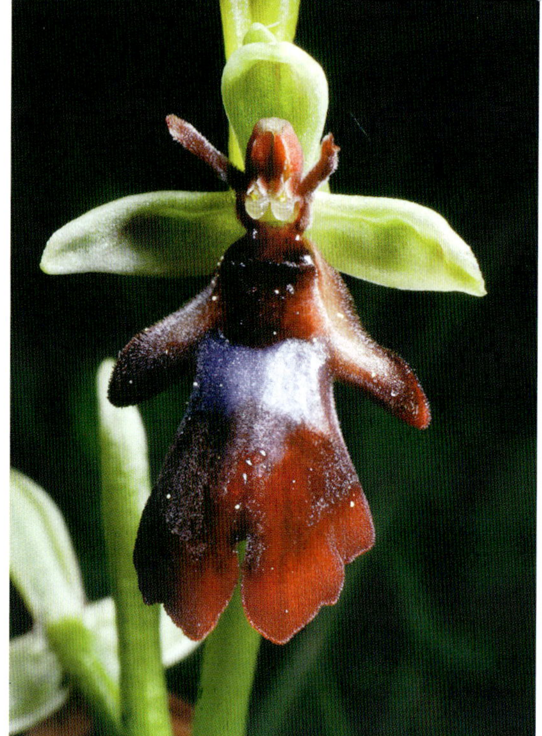

Ragwurz

- Hyazinthe *(Hyacinthus)*
- Narzissen *(Narcissus)*
- Duftgeranien *(Pelargonium)*

Auch einige Sträucher im Garten haben duftende Blüten, wie z. B.:

- Chinesische Winterblüte *(Chimonanthus praecox)*
- Winter-Schneeball *(Viburnum × bodnantense)*
- Duft-Kamelie *(Camelia sasanqua)*
- Orange/Zitrone *(Citrus limon)*
- Seidelbast *(Daphne mezereum)*
- Echter Jasmin *(Jasminum officinale)*
- Falscher Jasmin *(Philadelphus coronarius)*
- Flieder *(Syringa vulgaris)*

Pflanzen, die vor allem in der Nacht duften:

- Nachtkerze *(Oenothera biennis)*
- Nachtviole *(Hesperis matronalis)*
- Engelstrompeten (*Brugmansia* spec.)
- Flammenblume *(Phlox paniculata)*

- Geißblatt (*Lonicera* spec.)
- Prachtwinden (*Ipomoea* spec.)
- Zier-Tabak *(Nicotiana × sanderae)*

Befruchtung

Die Pollenkörner auf der Narbe wachsen zum Fruchtknoten herunter, wo sie mit einer Eizelle verschmelzen. Das nennt man Befruchtung. Daraus entwickeln sich Samen, die mit dem Wind oder speziellen Mechanismen verbreitet werden. Zum Teil sind die Samen von einer Hülle umgeben, die von Tier und Mensch als Frucht verzehrt wird. So verbreiten sich die darin enthaltenen Samen. Bei guten Bedingungen keimen die Samen und das Ganze beginnt wieder von vorne.

Kategorien von Früchten

Einzelfrüchte	Springfrüchte	Hülse (z. B. Erbse)
		Schote (z. B. Senf)
		Kapsel (z. B. Mohn)
	Schließfrüchte	Beere (z. B. Tomate)
		Steinfrucht (z. B. Kirsche)
		Nuss (z. B. Haselnuss)
		Achäne = Flugschirmchen (z. B. Löwenzahn)
Sammelfrüchte	Sammelbalgfrucht (z. B. Apfel)	
	Sammelnussfrucht (z. B. Erdbeere)	
	Sammelsteinfrucht (z. B. Himbeere)	

Früchte

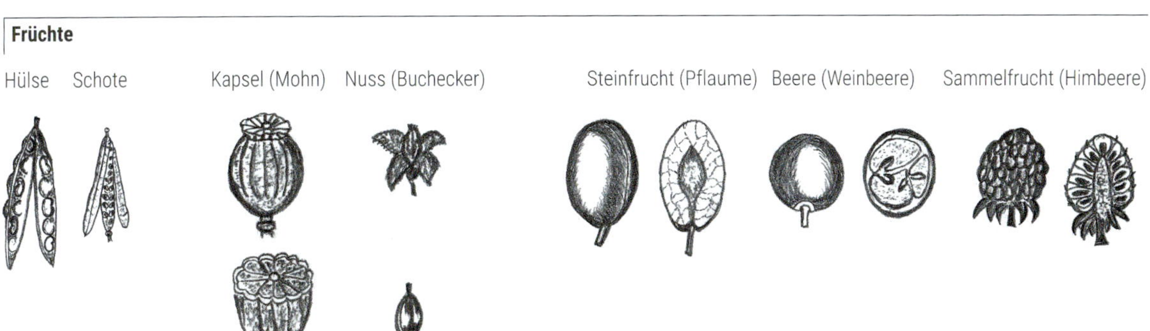

GARTENAGOGISCHE PRAXIS

> An Tulpen lässt sich im Frühling gut beobachten, wie Insekten (Bienen, Hummeln usw.) Blütenstaub sammeln. Dieser enthält viel Eiweiß und besteht aus Tausenden von Blütenpollen. Unter dem Binokular lassen sich die Pollen in den zweiteiligen Staubbeuteln beobachten. Blütenpollen können auch gesammelt und degustiert werden.

> An einem schönen Sommertag bei Sonnenschein lassen sich im Garten oder auf einer Naturwiese viele Insekten beobachten, die von Blüte zu Blüte fliegen. Man kann eine Liste führen mit den Kategorien Schmetterlinge, Bienen, Käfer, Hummeln und Fliegen und jedes Mal einen Strich machen, wenn ein entsprechendes Insekt auf einer Blüte entdeckt wird.

> Bei den Klient:innen nachfragen, wer von ihnen auf Pollen allergisch reagiert. Vielleicht wissen einige auch, auf welche Pollenarten sie genau reagieren. Im Radio gibt es zur Pollensaison (April–Oktober) sogar entsprechende Hinweise in den Nachrichten.

> Einige Pflanzen geben vor allem in der Nacht ihren Duft ab, um Nachtfalter anzulocken. Warum nicht einmal in einer lauen Sommernacht im Garten den Düften nachgehen?

> Im Herbst findet man auf Wiesen, an Wegrändern und in Wäldern Unmengen an Früchten. Etliche davon haben sich für ihre Verbreitung spezielle Mechanismen überlegt:

- «Plumpsfrüchte» werden von Tieren gefressen, z. B. Eicheln, Bucheckern.
- Viele Pflanzen haben «Fallschirmfrüchte», v. a. in der Familie der Korbblütler (Asteraceae). Hier könnte man einen Wettbewerb veranstalten, welche Frucht am weitesten fliegen kann. Besonders spannend anzuschauen sind die Früchte der Weidenröschen *(Epilobium)*.
- Als «Segelflieger» sind besonders die Ahorn-Samen bekannt. Auch da lässt sich ein Flugwettbewerb veranstalten.
- Früchte mit Anhängseln für Ameisen («Ameisenbrötchen»), z. B. das Schöllkraut *(Chelidonium)*.
- Haftfrüchte: Am bekanntesten sind die Früchte der Kletten, die auch auf Kleidern haften. Mit der Lupe kann man entdecken, warum diese Pflanze die Erfinderin des Klettverschlusses ist. Aus den Klettenfrüchten kann man auch originelle Figuren basteln. Auch ein Wurfspiel lässt sich basteln, indem man eine runde Kartonscheibe mit Filz oder Baumwollstoff beklebt und runde Kreismarkierungen anbringt. Dann mit den Klettenfrüchten nach der Zielscheibe werfen und schauen, wer die meisten Punkte macht.
- «Springfrüchte»: Am bekanntesten ist das oft in Wäldern anzutreffende Springkraut *(Impatiens)*, dessen Früchte beim Berühren weggeschleudert werden.
- «Pfefferstreuer»: Bei reifen Mohnkapseln *(Papaver)* gibt es kleine Schlitze unter dem Deckel, aus denen der Wind die Samen herausbläst.

Früchte

Fallschirmartige Haargebilde (Löwenzahn)

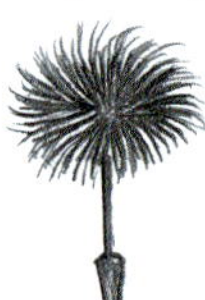

Geflügelte Früchte (Ahorn)

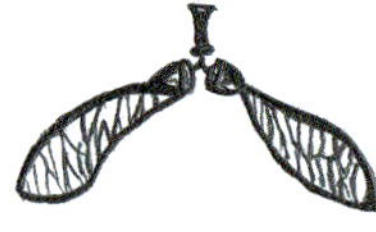

Löwenzahn

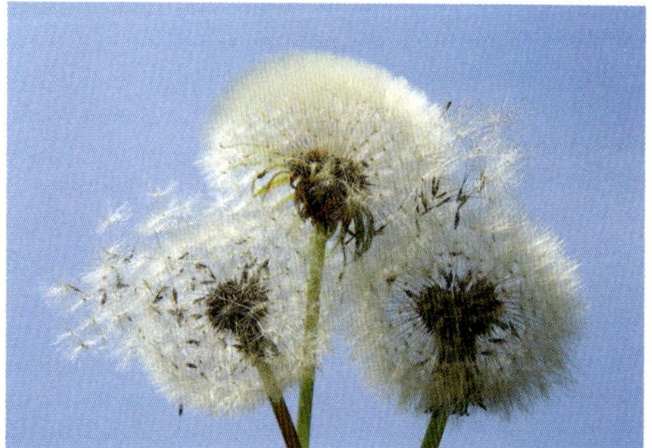

Lebensformen von Pflanzen

Bäume können mehrere Tausend Jahre alt werden. Der älteste bekannte Baum, eine Langlebige Kiefer *(Pinus longaeva)* in den White Mountains in Kalifornien, ist über 5000 Jahre alt. Den Titel «kurzlebigste Pflanze Europas» trägt die Acker-Schmalwand *(Arabidopsis thaliana)*, die ihren Lebenszyklus – vom Samen bis zur ausgewachsenen Pflanze mit reifen Samen – in 6 Wochen abgeschlossen hat.

Einjährige Pflanzen

Einjährige Pflanzen vollenden ihren Lebenszyklus mit Keimen, Wachsen, Blühen und Fruchten in einem Jahr resp. in einer Vegetationsperiode. Oft bilden sie nur wenige oder kleine Wurzeln aus und haben dafür eine Vielzahl von Samen, die den Fortbestand der Art sichern. Die Vegetationsperiode hängt u. a. von der Höhenlage ab. Im Gebirge, wo die schneefreie Zeit oft nur wenige Monate beträgt, müssen die Pflanzen in kürzerer Zeit den Lebenszyklus durchlaufen als im Flachland. In unteren Lagen gibt es Pflanzen, die fast das ganze Jahr blühen, z. B. die Ringelblume *(Calendula officinalis)*, deren botanischer Name *Calendula* bedeutet, dass sie vom Frühling bis zum Herbst (fast) den ganzen Kalender hindurch am Blühen ist. Eine andere fast immer blühende Pflanze ist das Gänseblümchen *(Bellis perennis)*.

Kamille mit Mohn

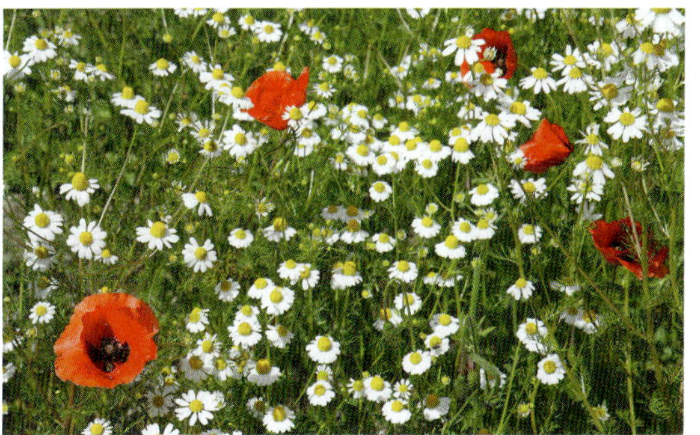

Bekannte und häufig im Garten kultivierte Einjährige sind in der folgenden Tabelle aufgelistet.

- Löwenmäulchen *(Antirrhinum)*
- Begonien *(Begonia)*
- Ringelblume *(Calendula officinalis)*
- Kornblume *(Centaurea cyanus)*
- Schmuckkörbchen *(Cosmos bipinnata)*
- Schleierkraut *(Gypsophila paniculata)*
- Sonnenblumen *(Helianthus)*
- Strohblumen *(Helichrysum)*
- Kamille *(Matricaria recutita)*
- Leinkräuter *(Linaria)*
- Lein/Flachs *(Linum usitatissimum)*
- Mohn *(Papaver)*
- Petunien *(Petunia)*
- Spinnenpflanze *(Cleome spinosa)*
- Portulakröschen *(Portulaca grandiflora)*
- Prunkwinden *(Ipomoea)*
- Kreuzkraut-Arten *(Senecio)*
- Studentenblumen *(Tagetes)*
- Platterbsen *(Lathyrus)*
- Schwarzäugige Susanne *(Thunbergia alata)*
- Kapuzinerkresse *(Tropaeolum majus)*
- Zinnien *(Zinnia)*

Es gibt Gattungen, wo die eine Art einjährig und die andere mehrjährig ist. Ein Beispiel dafür sind die Brennnesseln. Während die Große Brennnessel *(Urtica dioica)* mehrjährig ist, ist die Kleine Brennnessel *(Urtica urens)* einjährig. Letztere ist allerdings bei uns selten anzutreffen.

Wichtige Nahrungsmittel wie Getreide, Reis, Mais usw. sind einjährige Pflanzen, die Landwirt:innen jedes Jahr neu aussäen müssen, meistens im Frühling. Wenige Arten wie z. B. der Winterroggen werden erst im Herbst ausgesät und überdauern den Winter als Jungpflanzen.

GARTENAGOGISCHE PRAXIS

> Wenn sich die Pflanzen nicht selbst aussäen, werden sie im Frühling am gewünschten Ort ausgesät. Die Samentütchen bewahrt man am besten in einer Kartonschachtel mit einem Register an einem trockenen Ort auf. Bei den Tütchen darauf achten, dass sowohl Name, Aussaatdatum und Ablaufdatum lesbar sind und nicht abgeschnitten werden.

> Im Herbst kann man im Garten oder in der Natur selbst Samen von Pflanzen sammeln. Sie werden am besten nach Art getrennt in Papiertüten gesammelt und ebenfalls gut beschriftet in einer Kartonschachtel aufbewahrt. Zu Demonstrationszwecken können Samen nach Art geordnet und beschriftet in Behältern aus Plastik mit vielen Fächern aufbewahrt werden – erhältlich im Baumarkt zur Aufbewahrung von Schrauben. Auch Einstecktaschen in Ringordnern sind für das Aufbewahren von Sämereien geeignet.

> Die Brennhaare der Brennnessel, deren Wirkung für uns eher unangenehm ist, lassen sich auf der Unterseite der Blätter mit einer Lupe oder unter dem Binokular gut beobachten. Wenn man mit einer Bleistiftspitze unten gegen das weiche Fußteil des Brennhaares drückt, kann man beobachten, wie eine durchsichtige Flüssigkeit aus dem Fußteil aufsteigt.

Zweijährige Pflanzen

Zweijährige Pflanzen verteilen ihren Lebenszyklus auf zwei Vegetationsperioden. In der ersten keimen sie und bilden sogenannte vegetative Organe, d. h. Wurzeln und Blätter. Letztere bilden meistens eine am Boden aufliegende Rosette oder nur wenige aufstehende Blätter, die den Winter unter Schnee und Eis überdauern. Die Wurzeln von zweijährigen Pflanzen sind oft sehr kräftig ausgebildet. Sie dienen in der kalten Jahreszeit und im nächsten Jahr als Vorratsspeicher.

Im zweiten Jahr setzt das Wachstum wieder ein, wobei jetzt auch Stängel und Blüten gebildet werden. Nach der Samenbildung resp. nachdem die Samen verbreitet wurden, stirbt die Pflanze ab, bleibt aber oft über den Winter stehen. Es gibt ab und zu zweijährige Pflanzen, die aus der Wurzel im dritten Jahr wieder austreiben.

Bekannte und häufig im Garten kultivierte zweijährige Pflanzen sind:

- Stockrosen *(Alcea)*
- Petersilie *(Petroselinum crispum)*
- Sellerie *(Apium graveolens)*
- Fenchel *(Foeniculum vulgare)*
- Karotte *(Daucus carota)*
- Pastinake *(Pastinaca sativa)*
- Haferwurzel *(Tragopogon porrifolius)*
- Gänseblümchen *(Bellis perennis)*
- Bart-Nelke *(Dianthus barbatus)*
- Fingerhüte *(Digitalis)*
- Silberling-Arten *(Lunaria)*
- Vergissmeinnicht-Arten *(Myosotis)*
- Königskerzen *(Verbascum)*
- Stiefmütterchen *(Viola tricolor)*
- Goldlack *(Erysimum cheiri)*

Stockrose

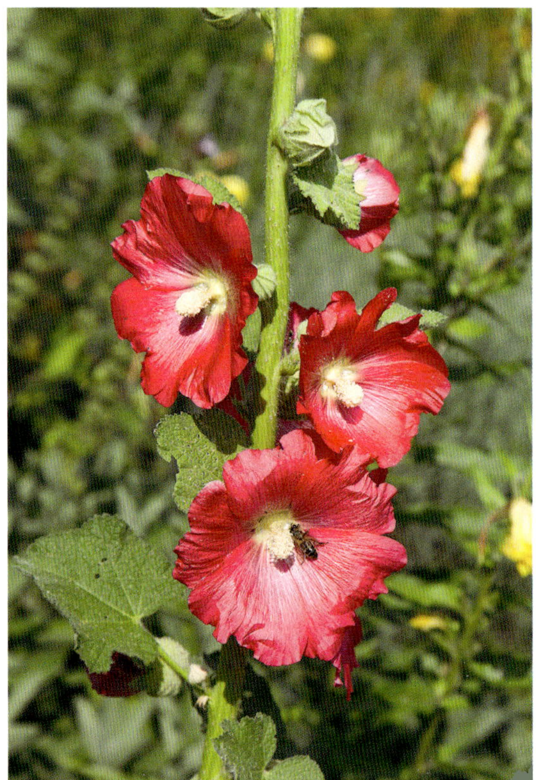

GARTENAGOGISCHE PRAXIS

> Im späten Sommer und im Herbst kann man sich auf die Suche nach Rosetten im Garten machen. Die Chance besteht, dass es sich bei den gefundenen Exemplaren um zweijährige Pflanzen handelt. Allerdings gibt es auch mehrjährige Pflanzen, die am Boden eine Rosette bilden.

> Im Herbst kann man eine Königskerze ausgraben und bemerken, dass sie eine tief in die Erde reichende Pfahlwurzel gebildet hat. Diese kann man vorsichtig säubern und sehen, dass es neben der Pfahlwurzel feine Nebenwurzeln hat.

> Zweijährige sterben nach der Samenbildung ab. Einige der abgestorbenen Stängel sollte man im Garten stehen lassen, damit die Vögel im Winter deren Samen fressen können und Insekten darin überwintern können. Im Frühling kann man die Pflanzen dann ausreißen und kompostieren.

> Anders als Einjährige sät man Zweijährige im Garten erst im späteren Sommer. Geschieht die Aussaat zu früh, besteht die Gefahr, dass die Pflanzen späte Blüten bilden, die Samen aber nicht mehr ausreifen können.

Chrysanthemen

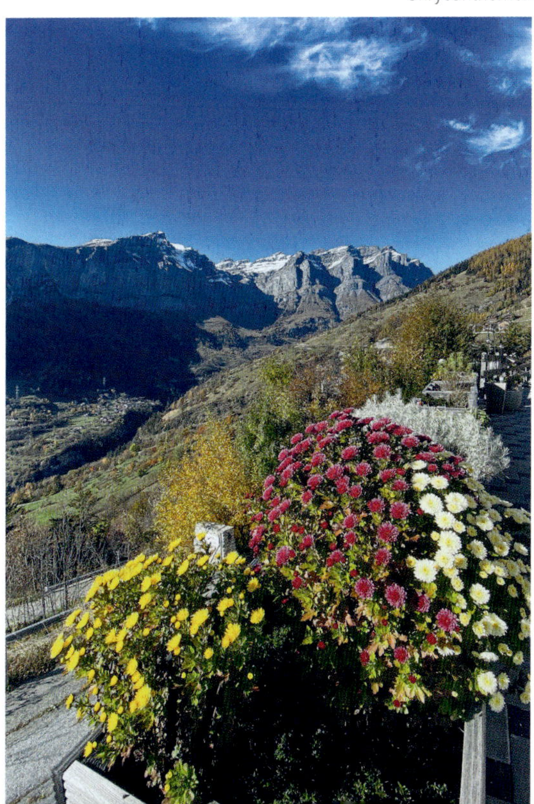

Mehrjährige Pflanzen (Stauden)

Mehrjährige Pflanzen leben mehr als 2 Jahre, legen aber wie die Zweijährigen im Winter eine Ruhepause ein. Oft frieren sie dabei bis an den Boden zurück, bevor sie aus den unterirdischen Organen im Frühling wieder austreiben. Diese mehrjährigen krautigen Pflanzen nennen Gärtner:innen Stauden. Andere Mehrjährige verholzen und gehören damit zu den Sträuchern oder Bäumen. Mehrjährige Pflanzen blühen meistens jedes Jahr und produzieren auch jedes Jahr Samen; dies je nach Art und Höhenlage zu einer gegebenen Zeit im Jahr.

Bekannte und häufig im Garten kultivierte mehrjährige Stauden:

- Schafgarben *(Achillea)*
- Frauenmantel *(Alchemilla)*
- Anemonen *(Anemone)*
- Akeleien (Aquilegia)
- Astern (Aster)
- Bergenien *(Bergenia)*
- Seggen *(Carex)*
- Chrysanthemen *(Chrysamthemum)*
- Mädchenaugen *(Coreopsis)*
- Rittersporne *(Delphinium)*
- Nelken *(Dianthus)*
- Wurmfarne *(Dryopteris)*
- Sonnenhüte *(Echinacea/Rudbeckia)*
- Elfenblumen *(Epimedium)*
- Enziane *(Gentiana)*
- Storchenschnäbel *(Geranium)*
- Sonnenaugen *(Heliopsis)*
- Taglilien *(Hemerocallis)*
- Nieswurz *(Helleborus)*
- Funkien *(Hosta)*
- Schleifenblumen *(Iberis)*
- Lobelien *(Lobelia)*
- Lupinen *(Lupinus)*
- Indianernessel *(Monarda didyma)*
- Chinaschilf *(Miscanthus sinensis)*
- Ballonblume *(Platycodon grandiflorus)*
- Pfingstrosen *(Paeonia)*
- Primeln *(Primula)*

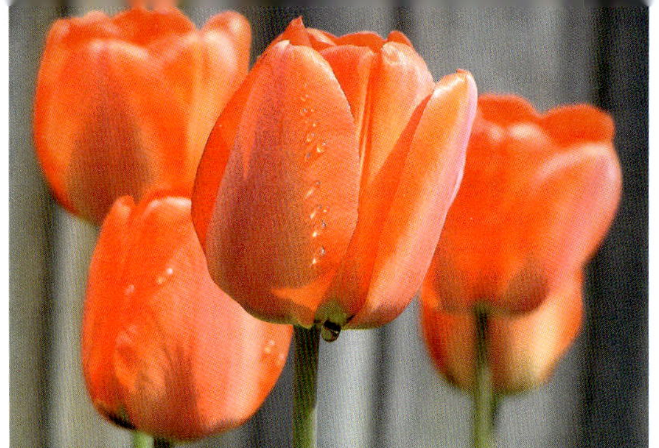
Tulpen

- Steinbrech-Arten *(Saxifraga)*
- Mauerpfeffer *(Sedum)*
- Hauswurz-Arten *(Sempervivum)*
- Trollblume *(Trollius europaeus)*
- Ehrenpreis-Arten *(Veronica)*

In einer separaten Liste hier noch ein paar gängige mehrjährige Zwiebel- und Knollenpflanzen, die im Garten kultiviert werden können. Sie sind fast alle mehr oder weniger giftig und sollten bei Kleinkindern, Demenzkranken oder Menschen mit starken Beeinträchtigungen nur mit Vorsicht verwendet werden.

- (Zier-)Lauch *(Allium)*
- Amaryllis *(Amaryllis)*
- Montbretien *(Crocosmia)*
- Krokusse *(Crocus)*
- Alpenveilchen *(Cyclamen)*
- Dahlien *(Dahlia)*
- Winterling *(Eranthis hyemalis)*
- Freesien *(Freesia)*
- Kaiserkrone *(Fritillaria imperialis)*
- Schneeglöckchen *(Galanthus nivalis)*
- Gladiolen *(Gladiolus)*
- Hyazinthen *(Hyacinthus)*
- Schwertlilien *(Iris)*
- Lilien *(Lilium)*
- Traubenhyazinthen *(Muscari)*
- Narzissen *(Narcissus)*
- Milchsterne *(Ornithogalum)*
- Sauerklee *(Oxalis)*
- Ranunkeln *(Ranuculus)*
- Blausterne *(Scilla)*
- Tulpen *(Tulipa)*

GARTENAGOGISCHE PRAXIS

> Die Vielfalt der Stauden lässt sich am besten in einer Gärtnerei, einem Gartencenter oder einem botanischen Garten bewundern. Dort sind normalerweise auch alle Pflanzen mit Namen beschriftet. Ausflüge in spezielle Gärten sind empfehlenswert. Im Internet gibt es entsprechende Informationen z. B. unter dem Suchbegriff «Gärten der Schweiz» oder «Gärten in Deutschland». Dort findet man auch Angaben zu den vielen botanischen Gärten.

> Zwiebel- und Knollenpflanzen haben den Vorteil, dass sie im zeitigen Frühling bereits austreiben und blühen können. Sobald der Schnee weg ist, blühen z. B. Winterlinge, Krokusse oder Schneeglöckchen; etwas später Hyazinthen, Schwertlilien und Narzissen.

> Damit man im Garten nicht zu lange auf blühende Stauden warten muss, kann man sie im Treibhaus oder auf dem Fensterbrett vorziehen und dann zeitig nach dem letzten Frost ins Freie auspflanzen.

> In Katalogen lassen sich Stauden studieren. Sehr bekannt sind z. B. die Stauden-Kataloge der großen Gärtnereien Hauenstein, Frikarti, Gaissmayer, Pöppel oder Rühlemann. Man findet sie im Internet mit Eingabe der Firma.

> Im Internet – z. B. mit Google – kann man bei Suchen Tausende von Bildern von Stauden aller Art finden. Wenn man sie sammeln bzw. ausdrucken möchte, empfiehlt es sich, bei der Einstellung Bilder in der Rubrik Größe «groß» zu wählen, weil so die Bilder mit einer guten Auflösung angezeigt werden.

Krokusse

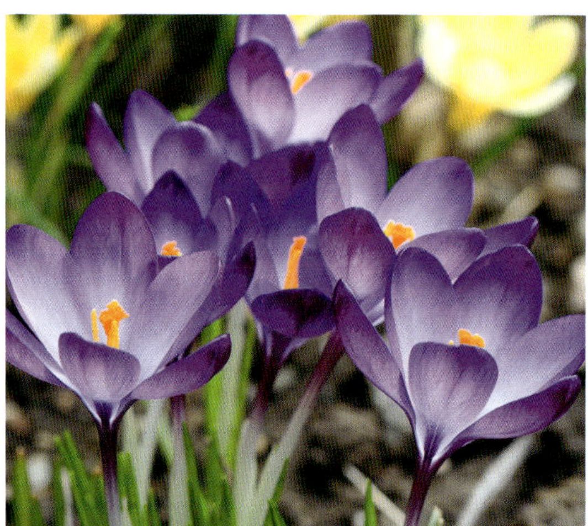

Bäume und Sträucher

Ein Strauch, auch als Busch oder kleines Gehölz bezeichnet, bildet im Gegensatz zu Bäumen keinen Stamm aus, sondern verzweigt sich (nahe) am Boden. Die Auswahl an Sträuchern ist sehr groß. Wildsträucher sind wichtige Lebensräume für Insekten, Vögel und andere Tiere, vor allem wenn sie in Hecken gepflanzt werden.

In den folgenden Listen werden zuerst die häufigsten Wildsträucher, dann die einheimischen Halb- oder Zwergsträucher sowie in einer dritten Liste die bekanntesten Ziersträucher im Garten aufgelistet. Die mit ** gekennzeichneten Pflanzen sind wegen ihrer Stacheln, Dornen oder giftigen Beeren für Demenzgärten nicht geeignet.

Wildsträucher

Für die Gartenagogik aufgrund von schönen Blüten, Herbstfärbung und Früchten besonders geeignet sind:

- Echte Felsenbirne *(Amelanchier ovalis)*
- Kornelkirsche, Gelber Hartriegel *(Cornus mas)*
- Haselnuss *(Corylus avellana)*
- Mispel *(Mespilus germanica)*
- Himbeere, Brombeere (*Rubus* spec.)
- Weiden (*Salix* spec.)
- Schwarzer Holunder *(Sambucus nigra)*
- Roter Holunder *(Sambucus racemosa)*
- Eberesche, Vogelbeere *(Sorbus aucuparia)*
- Gewöhnliche Berberitze *(Berberis vulgaris)***
- Gewöhnlicher Spindelstrauch, Pfaffenhütchen *(Euonymus europaeus)***
- Gewöhnlicher Sanddorn *(Hippophae rhamnoides)***
- Gewöhnlicher Wacholder *(Juniperus communis)***
- Heckenkirsche, Geißblatt (*Lonicera* spec.)**
- Weißdorn (*Crataegus* spec.)**
- Johannisbeere, Stachelbeere (*Ribes* spec.)**
- Wildrosen (*Rosa* spec.)**
- Schwarzdorn, Schlehe *(Prunus spinosa)***

Weitere Arten:

- Feld-Ahorn *(Acer campestre)*
- Grün-Erle *(Alnus viridis)*
- Buchsbaum *(Buxus sempervirens)*
- Waldreben (*Clematis* spec.)
- Gewöhnlicher Blasenstrauch *(Colutea arborescens)*
- Roter Hartriegel *(Cornus sanguinea)*
- Färber-Ginster *(Genista tinctoria)*
- Strauch-Kronwicke *(Hippocrepis emerus)*
- Gewöhnliche Pimpernuss *(Staphylea pinnata)*
- Europäische Stechpalme *(Ilex aquifolium)***
- Gewöhnlicher Liguster, Rai *(Ligustrum vulgare)***
- Purgier-Kreuzdorn *(Rhamnus cathartica)***
- Faulbaum, Pulverbaum *(Rhamnus frangula)***
- Gewöhnlicher Schneeball *(Viburnum opulus)***

Schwarzdorn

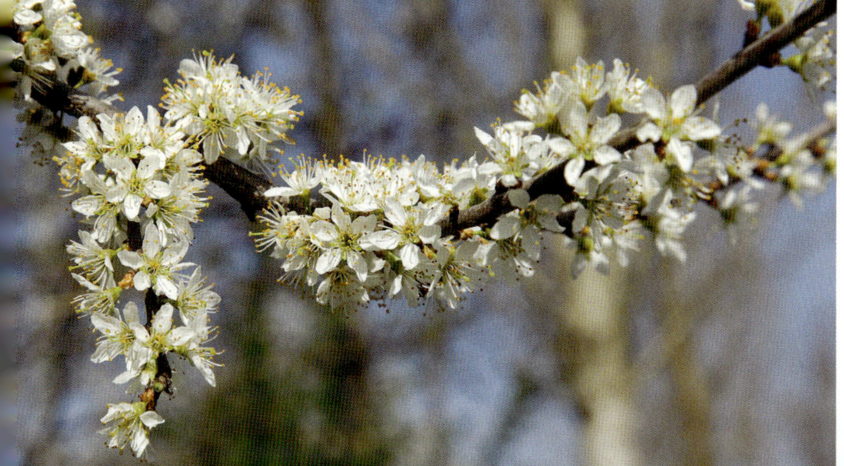

Echte Bärentraube

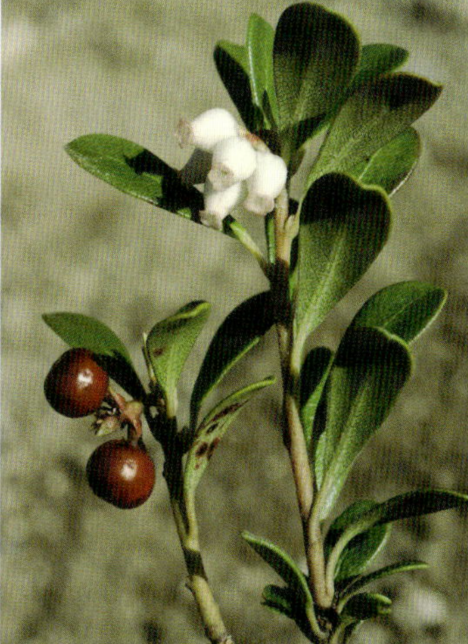

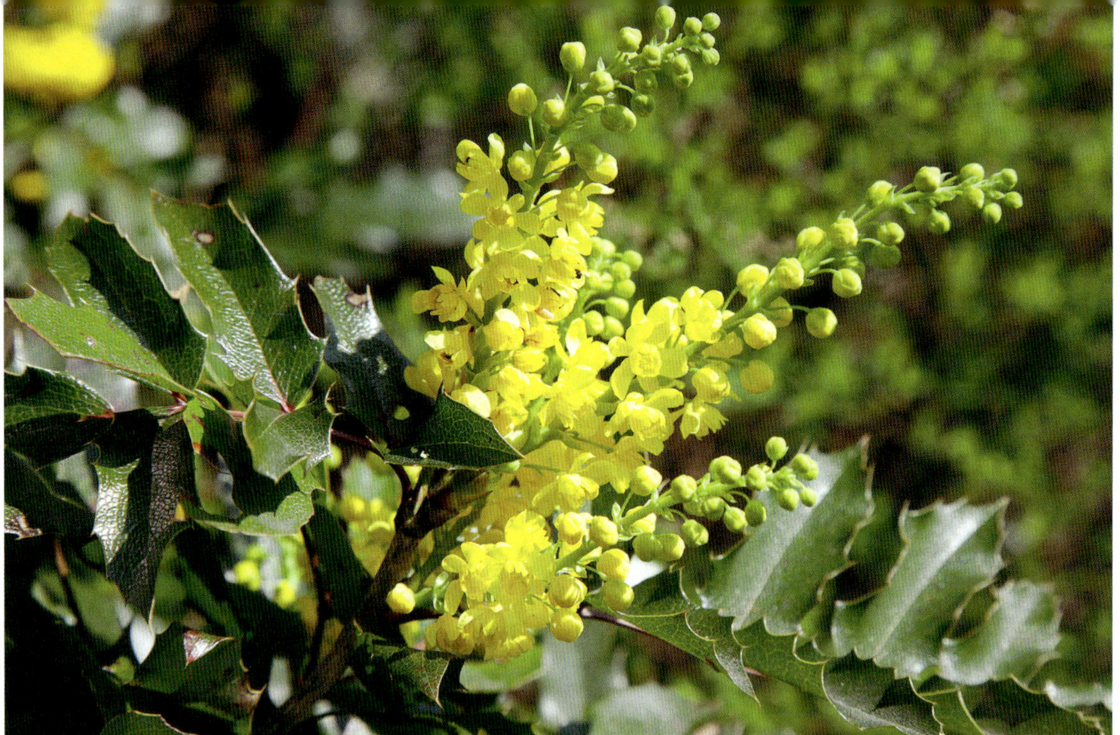

Mahonie

Halb- und Zwergsträucher

Für die Gartenagogik aufgrund von schönen Blüten, Herbstfärbung und Früchten besonders geeignet sind:

- Echte Bärentraube *(Actostaphylos uva-ursi)*
- Besenheide, Heidekraut *(Calluna vulgaris)*
- Schnee-Heide, Winter-Heide *(Erica carnea)*
- Glocken-Heide *(Erica tetralix)*
- Heidelbeere *(Vaccinium myrtillus)*
- Rosmarinheide *(Andromeda polifolia)*
- Gämsheide *(Loiseleuria procumbens)*

Ziersträucher

Für die Gartenagogik aufgrund von schönen Blüten, Herbstfärbung und Früchten besonders geeignet sind:

- Lambertsnuss *(Corylus maxima)*
- Forsythie *(Forsythia × intermedia)*
- Gewöhnlicher Flieder *(Syringa vulgaris)*
- Weinrebe *(Vitis vinifera)*
- Gewöhnliche Mahonie *(Mahonia aquifolium)***
- Kultur-Rosen *(Rosa cultivars)***

Weitere Arten:

- Eschen-Ahorn *(Acer negundo)*
- Lammarcks Felsenbirne *(Amelanchier lamarckii)*
- Gewöhnlicher Erbsenstrauch *(Caragana arborescens)*
- Ranunkelstrauch *(Kerria japonica)*
- Gagelstrauch *(Myrica gale)*
- Pfeifenstrauch, Falscher Jasmin *(Philadelphus coronarius)*
- Alpenrose, Rhododendron (*Rhododendron* spec.)
- Glockenstrauch *(Weigela florida)*

Die Vielfalt der Pflanzen

Jede Pflanze hat einen Namen

Schon vor Tausenden von Jahren haben die Menschen Pflanzen nicht nur gesammelt, angebaut und gegessen, sondern sich auch mit ihren Eigenschaften und Merkmalen beschäftigt. Bereits im alten Ägypten und Griechenland haben «Botaniker:innen» versucht, die Pflanzen nach Gemeinsamkeiten zu ordnen. Erst im 16. Jahrhundert entwickelte sich die Botanik zu einer Wissenschaft, wobei sie noch bis ins 18. Jahrhundert eng mit der Medizin verbunden blieb.

In Europa und mit den weltweiten Entdeckungen ab 1500 auch in den anderen Kontinenten wurde eine große Zahl von Arten entdeckt und beschrieben. Der schwedische Naturforscher Carl von Linné (1707–1778) entwickelte ein System der Klassifizierung von Pflanzen, das bis heute seine Gültigkeit hat.

Die Pflanzenarten werden dabei nach ihren Ähnlichkeiten zusammengefasst. Eine Pflanze wird mit zwei Wörtern bezeichnet, wobei das erste die Gattung und das zweite die Art bezeichnet. Z. B. heißt die Heidelbeere *Vaccinium myrtillus* L. Dabei ist *Vaccinium* die Bezeichnung der Gattung, in der es neben der Heidelbeere noch andere Arten wie z. B. die Preiselbeere *(Vaccinium vitis-idaea)* gibt. Das am Schluss eingefügte Kürzel bezeichnet den Botaniker oder die Botanikerin, welche die Pflanze benannt hat – in diesem Falle «L.» für «Linné». Mehrere ähnliche Gattungen von Pflanzen werden in Familien zusammengefasst. Im folgenden Kapitel werden 12 bekannte Familien mit wichtigen Pflanzen für die Gartenagogik vorgestellt. Neben charakteristischen Merkmalen werden typische Gattungen aufgeführt.

Es ist ein großer Vorteil, dass die botanischen Namen der Pflanzen auf der ganzen Welt gleich sind, während die landessprachlichen Bezeichnungen stark variieren können. So heißt der Löwenzahn in gewissen Schweizer Gegenden «Säublume» oder «Sonnenwirbel», während der wissenschaftliche Name *Taraxacum officinale* L. auf der ganzen Welt gilt. Die botanischen Namen werden immer kursiv geschrieben.

Carl von Linné

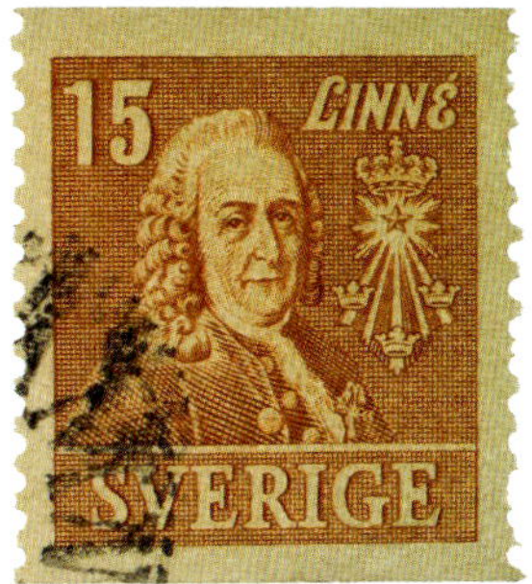

GARTENAGOGISCHE PRAXIS

> Bekannte Pflanzen suchen, die je nach Landesgegend verschiedene deutsche Namen haben (Bsp. Löwenzahn, Heidelbeere usw.)

> Einige botanische Gattungsnamen lernen, die ähnlich wie die deutschen Bezeichnungen lauten (*Salvia* – Salbei, *Thymus* – Thymian, *Rosa* – Rose, *Viola* – Veilchen, *Origanum* – Oregano (Dost), *Borrago* – Borretsch, *Pinus* – Pinie usw.)

> Einige Artenbezeichnungen lernen – wie eine Fremdsprache (hier lateinisch); raten, was die eigenartigen Wörter wohl bedeuten könnten:

- *annuus* = einjährig
- *aureus* = goldgelb
- *europaea* = europäisch
- *horizontalis* = waagrecht
- *major* = groß
- *montana* = in den Bergen vorkommen
- *officinalis* = heilsam
- *palustris* = im Sumpf wachsend
- *perennis* = mehrjährig
- *reptans* = kriechend
- *rotundifolia* = rundblättrig
- *sativa* = angebaut
- *sempervirens* = immergrün
- *sylvestris* = im Wald vorkommend
- *trifolium* = dreiblättrig
- *vulgaris* = gewöhnlich

Orchideen – Orchidaceae

Orchideen sind Pflanzen mit auffällig schön gestalteten Blüten. Sie sind als Zimmerpflanzen bekannt. Die wild wachsenden Orchideen sind oft geschützt und dürfen nicht gepflückt oder ausgegraben werden. Sie wachsen meistens an nährstoffarmen Standorten, z. B. Feuchtwiesen.

Merkmale

- Rhizome oder Knollen
- Einfacher Blütenstand
- Blüten spiegelsymmetrisch
- 6 Blütenblätter in 2 Kreisen
- Oft ein Sporn nach hinten; mittleres Blütenblatt als Lippe
- Pollen in Paketen (Pollinen)
- Kapselfrucht mit vielen winzigen Samen, vom Wind verbreitet

Knabenkraut

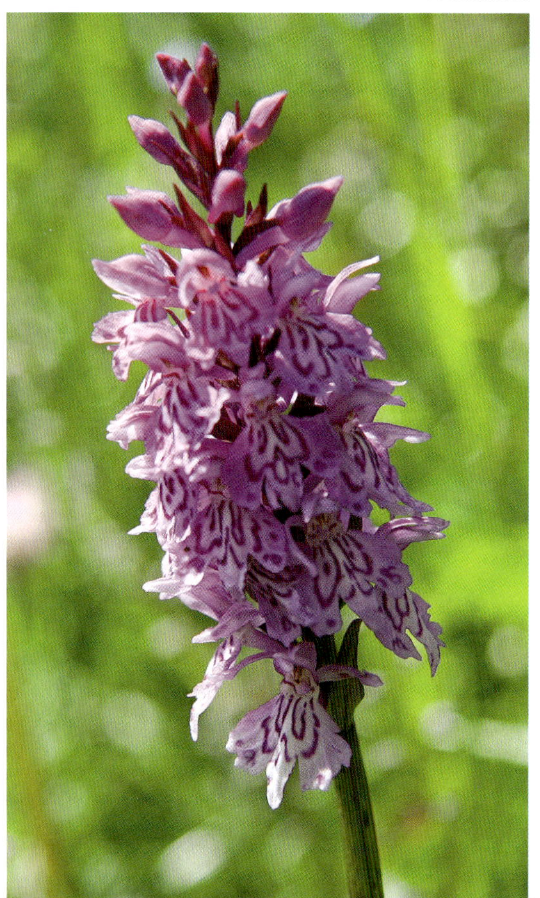

Vertreter

- Rund 750 Gattungen mit ca. 30 000 Arten (davon rund 70 in der Schweiz wild wachsend)
- Sehr viele Zuchtformen als Zimmerpflanzen
- Wichtige wild vorkommende Gattungen:
  - Knabenkräuter *(Orchis)*
  - Fingerwurzen *(Dactylorhiza)*
  - Handwurzen *(Gymnadenia)*
  - Stendelwurzen *(Epipactis)*
  - Ragwurzen *(Ophrys)*
  - Waldvöglein *(Cephalanthera)*

Mit den Orchideen verwandt sind die Schwertliliengewächse (Iridaceae), die ebenfalls sehr schöne Blüten besitzen. Zu dieser Familie gehören auch die Krokusse.

GARTENAGOGISCHE PRAXIS

> Orchideen in botanischem Garten besuchen
> Orchideen bestaunen – auch im Internet
> Mit Lupe die oben beschriebenen Merkmale suchen
> Orchideen selbst kultivieren
> Bestäubungsmechanismen zeigen, z. B. bei der Ragwurz. Die Blüten dieser seltenen Orchideen imitieren mit ihrer Lippe ein weibliches Insekt. Mit ihrem Aussehen und auch mit ihrem intensiven Geruch locken sie deren Männchen an, die dann die Blüten befruchten.
> Orchideen besitzen Luftwurzeln. Diese sollten beschnitten werden, wenn sie vertrocknet oder verwelkt sind. Lediglich abgestorbene oder verfaulte Wurzeln werden fachgerecht entfernt. Nur selten kann es notwendig werden, aus Gründen der Optik oder aus Platzgründen gesunde Luftwurzeln zu entfernen. In diesem Fall dürfen nur wenige Stränge je Pflanze entfernt werden, ansonsten wird sie nicht mehr genügend versorgt und die Orchidee geht daran zugrunde. Wer herausfinden möchte, welche Wurzeln noch lebendig und gesund sind, der kann dies am besten überprüfen, indem er die Wurzeln mit Wasser ansprüht. Dann verfärben sich die meisten Wurzeln grün. Zudem lässt sich dann gut erkennen, ob Wasser aufgesogen wird, weil sich Farbe und Form leicht verändern. Die Wurzeln sollten eine pralle und glatte Oberfläche aufweisen.

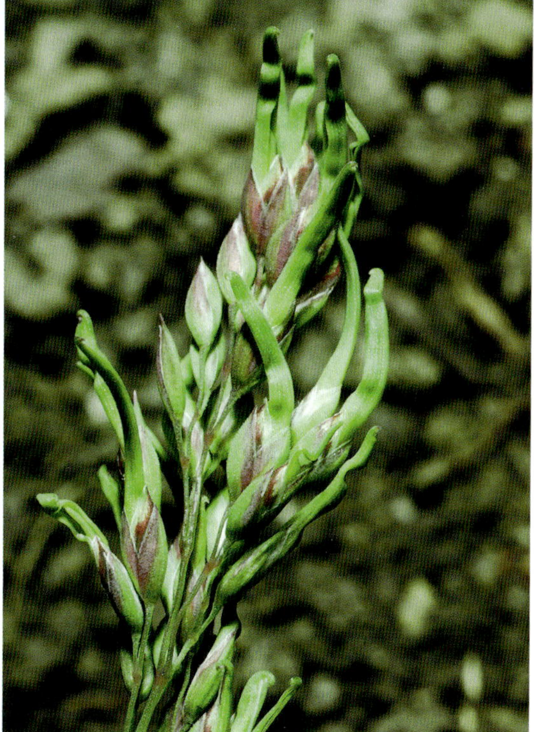

Alpen-Rispengras

Süßgräser – Poaceae

Bei den einkeimblättrigen Pflanzen sind die Gräser mit Abstand die artenreichste Gruppe. Einige davon sind für die Menschen sehr wichtige Nahrungspflanzen wie z. B. Getreide, Hirse oder Reis oder stellen für Nutztiere die Hauptnahrung dar. Dabei prägen sie die Landschaft mit dichten Teppichen aus grünen Gräsern. Süßgräser sind nicht einfach zu bestimmen – dazu braucht es einige Übung. Folgende Merkmale sind bei Süßgräsern zu beobachten:

- Krautige Pflanzen
- Stängel zylindrisch mit Knoten
- Blätter lineal mit einer Blattscheide, die den Stängel umschließt
- Blütenstand: Ährchen mit 2 kleinen Deckblättern (Hüllspelzen)
- Blüten klein und zwittrig
- 3 verwachsene Fruchtblätter
- Früchte: Körner

Vertreter

- Rund 800 Gattungen mit ca. 12 000 Arten (davon rund 230 in der Schweiz wild wachsend)
- Viele wichtige Nahrungsmittel wie Getreide, Reis oder Mais sind Süßgräser
- Wichtige wild vorkommende Gattungen:
  - Rispengräser *(Poa)*
  - Schwingel *(Festuca)*
  - Trespen *(Bromus)*
  - Straußgräser *(Agrostis)*
  - Lieschgräser *(Phleum)*
  - Raygräser *(Lolium)*
  - Schilf *(Phragmites)*

Neben der Familie der Süßgräser gibt es Sauergräser (Cyperaceae) und Binsengewächse (Juncaceae), die in Mitteleuropa ebenfalls in sehr vielen verschiedenen Arten vorkommen.

GARTENAGOGISCHE PRAXIS

> Getreide oder Mais im Garten anbauen und beobachten, wie sich die Pflanzen entwickeln, evtl. die Beobachtungen in einem Tagebuch festhalten
> Die Bedeutung der Gräser für die Landwirtschaft zeigen (schnelles Wachstum, guter Nährwert usw.)
> Gräser sammeln und zu einem Strauß binden
> Grasblüte mit Lupe oder Binokular betrachten
> Gräserpollen als Verursacher von Allergien und Asthma thematisieren
> Stängel von Süßgräsern aufschneiden und mit dem Querschnitt von Sauergräsern vergleichen (Letztere haben keine Knoten!)
> Lebend gebärendes Alpen-Rispengras *(Poa alpina)* zeigen; die jungen Graspflänzchen in Topf kultivieren

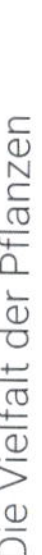

Dickblattgewächse – Crassulaceae

Die Dickblattgewächse haben – wie es der Name vermuten lässt – dicke Blätter, die zum Speichern von Wasser dienen. Die Oberfläche der Blätter weist oft eine wachsartige Schicht auf. So können diese Pflanzen auch längere trockene Perioden gut überstehen. Weitere Merkmale der Dickblattgewächse sind:

- Krautige Pflanzen
- Blätter sukkulent, d. h., sie können Wasser speichern
- Blüten zwittrig (Ausnahme: Rosenwurz); meistens 5- oder 10-zählig
- Fruchtblätter tragen an der Basis eine Nektardrüse
- Früchte: Balgfrucht

Vertreter

- Rund 35 Gattungen mit ca. 1400 Arten (davon rund 30 in der Schweiz wild wachsend)
- Einige gezüchtete Formen in Gärtnereien erhältlich
- Wichtige wild vorkommende Gattungen:
  - Mauerpfeffer *(Sedum)*
  - Hauswurzen *(Sempervivum)*
  - Rosenwurzen *(Rhodiola)*

Eine Familie mit ebenfalls verdickten Blättern sind die Steinbrechgewächse (Saxifragaceae), die man oft im Gebirge antrifft.

GARTENAGOGISCHE PRAXIS

> Die fleischigen Blätter von *Sedum* studieren: aufschneiden
> Erraten, warum die Hauswurze *Sempervivum* («immer lebend») heißen; erklären wie der Hauswurz zu seinem Namen kam (wurde früher auf Hausdächern gepflanzt, um die Häuser vor Blitzeinschlag zu schützen)
> Blätter vom Weißen Mauerpfeffer *(Sedum album)* kosten – schmecken, wie der Name andeutet, nach Pfeffer
> In einer Schale mit Steinen, Sand, etwas Blumenerde und Dickblattgewächsen einen Wüstengarten gestalten
> Einen Steingarten mit Dickblattgewächsen anlegen
> Rosenwurz *(Rhodiola rosea)* vorstellen als alpine Pflanze mit immunstärkender und stressreduzierender Wirkung

Weißer Mauerpfeffer

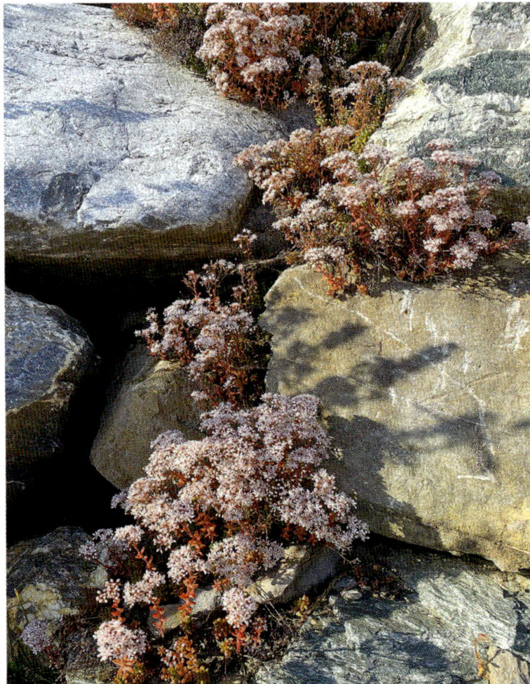

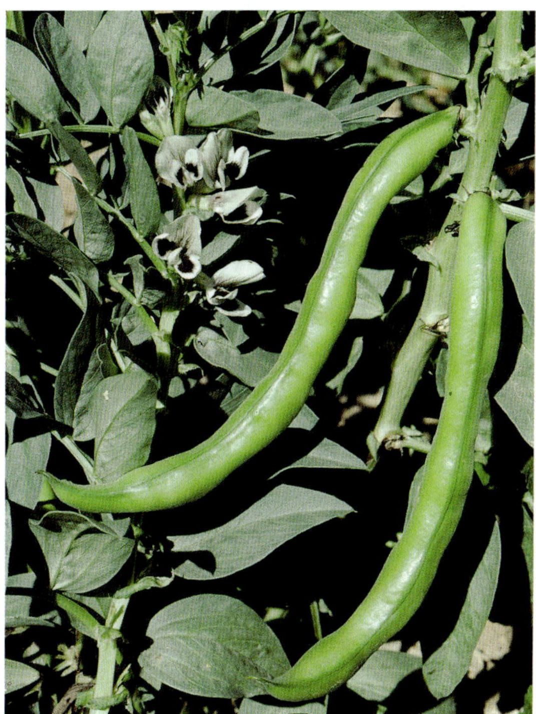

Ackerbohne

Schmetterlingsblütler/Hülsenfrüchtler – Fabaceae

Die Schmetterlingsblütler, auch Hülsenfrüchtler oder Leguminosen genannt, sind eine artenreiche Familie. Die Blüten einiger Vertreter gleichen einem Schmetterling mit seinen Flügeln. Als spezielle Fähigkeit haben viele Hülsenfrüchtler an den Wurzeln sogenannte Wurzelknöllchen, wo spezialisierte Bakterien den Luftstickstoff binden und an den Boden abgeben.

Merkmale

- Krautige oder verholzende Pflanzen
- Wurzeln mit Wurzelknöllchen
- Blätter sind zusammengesetzt, meist unpaarig gefiedert
- Tragen am Ende zum Teil Ranken zum Klettern
- Blüten sind spiegelsymmetrisch, 5-zählig mit Fahne (oben), 2 seitlichen Flügeln und 2 unten verwachsenen Schiffchen
- 10 Staubblätter, meist zu einer Röhre verwachsen
- Frucht: Hülse

Vertreter

- Weltweit bis 750 Gattungen mit ca. 20 000 Arten (davon rund 160 in der Schweiz wild wachsend)
- Einige Arten als Gemüse (Erbsen, Bohnen) oder als Futterpflanze (Klee) angebaut
- Einige gezüchtete Formen in Gärtnereien erhältlich
- Wichtige wild vorkommende Gattungen:
  - Klee *(Trifolium)*
  - Wicke, Ackerbohne *(Vicia faba)*
  - Platterbsen *(Lathyrus)*
  - Tragant *(Astragalus)*
  - Schneckenklee *(Medicago)*
  - Hornklee *(Lotus)*
  - Honigklee/Steinklee *(Melilotus)*
  - Spitzkiele *(Oxytropis)*
  - Wundklee *(Anthyllis)*

GARTENAGOGISCHE PRAXIS

> Leguminosen (Samen) sammeln, die als Nahrungsmittel verwendet werden (Erbsen, Bohnen usw.)
> Die Kletterranken von Wicken genauer anschauen
> Blüten und Blätter von Leguminosen probieren oder für Kräuterbrote verwenden
> Getrocknete Erbsen in ein Glas auf einem Teller geben, mit Wasser füllen und schauen, was passiert (Erbsenhüpfen durch Quellen)
> Wurzelknöllchen mit Knöllchenbakterien studieren und erklären, welche Aufgabe sie erfüllen (Luftstickstoff binden); Zwischensaaten mit Leguminosen erklären
> Baum aus der Familie der Hülsenfrüchtler: Robinie *(Robinia pseudoaciaca)*, evtl. mit Hinweis auf Neophyten-Thematik
> Feuer-Bohnen in Töpfe setzen mit Wettbewerb, welche am schnellsten das Rankgerüst hochklettert
> Wundklee *(Anthyllis vulneraria)*: Genaues Betrachten der Blüten mit den roten Spitzen, Hinweis auf frühere Anwendung zur Wundheilung (rote Farbe als Signatur)
> Beobachten, wie Insekten auf Leguminosen an den Nektar gelangen und diese dabei befruchten

Rosengewächse – Rosaceae

Rosengewächse sind uns vor allem wegen der Kulturrosen bekannt, die fast in keinem Garten fehlen und als Symbol für die Liebe dienen. Daneben gehören viele bekannte Obstgehölze wie Apfel-, Birnen- oder Kirschbaum zu den Rosengewächsen. Schließlich gibt es aber noch eine ganze Reihe weiterer Pflanzen in dieser Familie, die zum Teil als Heilpflanzen eingesetzt werden.

Merkmale

- Krautige oder verholzende Pflanzen
- Blätter sind wechselständig und tragen Nebenblätter
- Blüte aus 5 Kron-, 5 Kelch- und vielen Staubblättern
- Einige Rosengewächse mit Dornen
- Frucht: Achäne, Steinfrucht oder Balgfrucht, z. T. als Scheinfrüchte (Bsp. Erdbeere)

Vertreter

- Rund 90 Gattungen mit ca. 3000 Arten (davon rund 150 in der Schweiz wild wachsend)
- Viele Zuchtformen, v.a. Kulturrosen, in Hunderten von Sorten
- Wichtige wild vorkommende Gattungen:
  - Rosen *(Rosa)*
  - Fingerkräuter *(Potentilla)*
  - Brombeeren, Himbeeren und Verwandte *(Rubus)*
  - Mehlbeeren, Vogelbeeren *(Sorbus)*
  - Kirsche, Pflaume, Schwarzdorn *(Prunus)*
  - Frauenmantel *(Alchemilla)*
  - Äpfel *(Malus)*
  - Birnen *(Pyrus)*
  - Weißdorne *(Crataegus)*
  - Wiesenknopf *(Sanguisorba)*
  - Erdbeeren *(Fragaria)*
  - Zwergmispeln *(Cotoneaster)*
  - Nelkenwurzen *(Geum)*

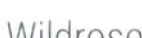

Wildrose

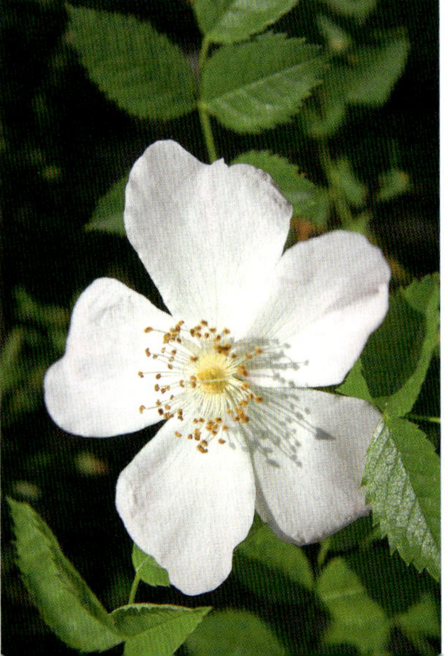

GARTENAGOGISCHE PRAXIS

> Im späten Frühling oder Sommer einen Rosengarten besuchen und die Vielfalt der Rosen bewundern

> Mit etwas Glück Duftrosen entdecken und ihren Duft genießen

> Duftende Rosenblütenblätter sammeln und trocknen, z. B. für Duftkissen oder Bilder mit Rosenblättern.

> Rosenkette basteln – aus Rosenblättern, die eingeweicht werden, Kugel formen und diese nachher auffädeln

> Eine Rosenblüte nehmen und die Teile der Blüte auf einem Blatt Papier geordnet auslegen (Blütenblätter, Kelchblätter, Staubblätter, Stempel)

> Unterschied zwischen Stacheln und Dornen erklären (Rosen haben Stacheln, keine Dornen)

> Einen Rosenblütensirup herstellen (Rosenblütenblätter in Zuckerwasser kochen und dann absieben und abkühlen lassen)

> Gedichte über Rosen vortragen (Rose als Pflanze der Liebe)

> Erklären, wie Blattläuse auf Rosen ihr Unwesen treiben und wie z. B. Marienkäfer sie wirkungsvoll bekämpfen können

> Eine Liste mit Obstpflanzen aus der Familie der Rosengewächse erstellen, evtl. Bilder dazu suchen und laminiert in einem Ordner ablegen

> Einen gesunden Tee aus Blättern von Brombeeren, Himbeeren, Erdbeeren, Weißdorn oder Frauenmantel zubereiten. Die Gerbstoffe helfen beim Verdauen und bei Problemen des Zahnfleisches.

> Frauenmantel: Nach Regen die Guttationstropfen auf den Blättern beobachten, evtl. erzählen, wie die Alchemisten im Mittelter versuchten, daraus Silber herzustellen (vgl. *Alchemilla* als Gattungsnamen!); Frauenmantel eignet sich gut für Blumensträuße.

Kreuzblütler – Brassicaceae

Die Kreuzblütler erhielten ihren Namen von den vier kreuzförmig angeordneten Kronblättern. In der Natur wachsen sie oft auf Freiflächen, Äckern oder an Wegrändern. Einige von ihnen sind wahre Überlebenskünstler in den Bergen.

Merkmale

- Krautige und oft einjährige Pflanzen
- Wechselständige Blätter, am Boden manchmal eine Rosette
- Blattspreite häufig geteilt oder gefiedert
- Blüten meist in Trauben, mit 4 kreuzförmig angeordneten Kronblättern und 6 Staubblättern
- Frucht: Schote oder Schötchen
- Viele Arten essbar, mit scharfem Geschmack

Vertreter

- Rund 330 Gattungen mit ca. 3600 Arten (davon rund 170 in der Schweiz wild wachsend)
- Einige Arten der Kreuzblütler werden als Gemüse (Kohl) oder als scharfe Würze (Senf) angebaut; bekannt sind auch die Gartenkresse *(Lepidium sativum)* oder der Rettich *(Raphanus sativus)* als Salat, der Meerrettich *(Armoracia rusticana)* als Gewürz oder der Raps *(Brassica napus)* als Ölpflanze.
- Wichtige wild vorkommende Gattungen:
  - Kohl, Senf *(Brassica)*
  - Schaumkräuter *(Cardamine)*
  - Gänsekressen *(Arabis)*
  - Hungerblümchen *(Draba)*
  - Sumpfkressen *(Rorippa)*
  - Hellerkräuter *(Thlaspi)*

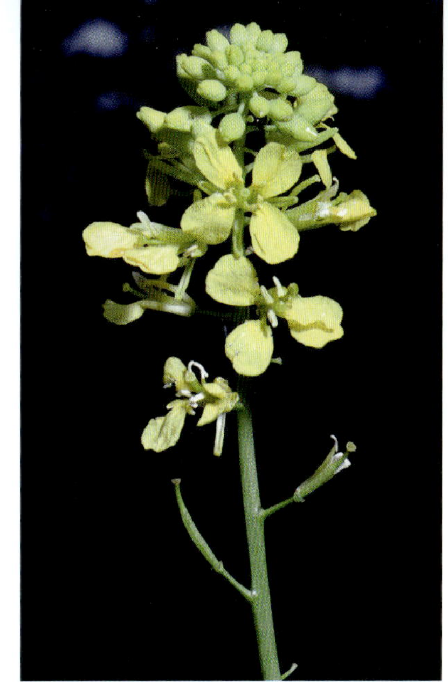

Schwarzer Senf

GARTENAGOGISCHE PRAXIS

> Im Garten die charakteristischen kreuzförmigen Blüten mit 4 Kronblättern suchen und schauen, ob es Kreuzblütler sind.

> Senf im Garten ist eine gute Pflanze, um den Boden fruchtbar zu machen; die Samen können geerntet und zu Senf verarbeitet werden (Rezepte im Internet zu finden).

> Die Vielfalt von Kohlarten im Garten kultivieren; aus Weißkohl kann Sauerkraut hergestellt werden.

> Meerrettich im Garten kultivieren und aus der Wurzel eine scharfe Paste herstellen; sie kann bei Kopfschmerzen als Auflage für den Nacken verwendet werden.

> Radieschen oder Rettich aussäen – wachsen bei ausreichender Bewässerung problemlos und können als würzig-scharfer Salat gegessen werden; sehr gesund für Nieren und Harnblase.

> Kresse *(Lepidium sativum)* kann auch in Töpfen gut kultiviert werden; mit Schablone Buchstaben, Texte oder Formen aussäen.

> Das Hirtentäschel *(Capsella bursa-pastoris)* hat sehr schöne herzförmige Samen. Das Kraut kann zum Stillen von Nasenbluten verwendet werden.

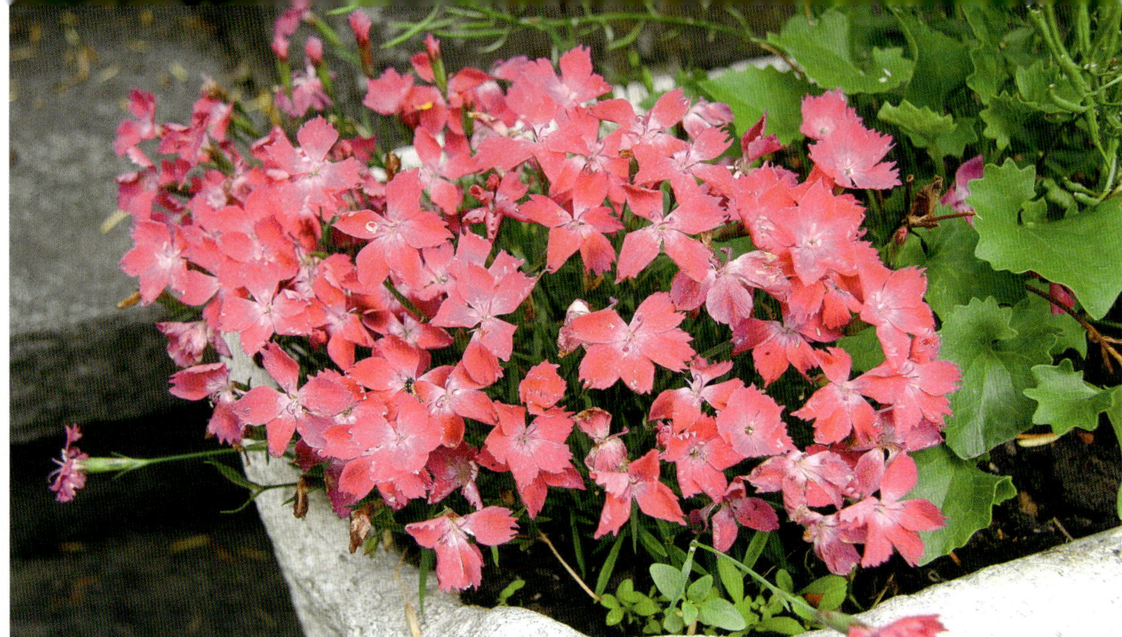

Nelken

Nelkengewächse – Caryophyllaceae

Nelken sind vielen Menschen als Zierpflanzen im Garten wohl bekannt. Einige davon strömen einen wohlriechenden Geruch aus. Sie wachsen wild bis weit in die Berge hinauf und bilden dabei oft auffällige Polster.

Merkmale

- Krautige Pflanzen
- Gegenständige schmale Blätter, einfach und ungeteilt
- Stängel mit Knoten, der oft geschwollen ist
- Blüten meist 5-zählig (selten 4-zählig) und in einem «Dichasium» (Sprossachse, bei welchem die Hauptachse ihr Wachstum einstellt und jeweils 2 Seitensprosse gleichwertig auswachsen
- Kronblätter häufig zweilappig und tief eingeschnitten
- Kelch oft zu einer Röhre verwachsen
- Frucht: Kapsel

Vertreter

- Rund 80 Gattungen mit ca. 2500 Arten (davon rund 120 in der Schweiz wild wachsend)
- Bei den Nelken gibt es viele Zuchtformen wie z. B. Bart-Nelke *(Dianthus barbatus)*, Schnitt-Nelke *(Dianthus caryophyllus)* oder Schleierkraut (*Gypsophila* spec.)
- Wichtige wild vorkommende Gattungen:
  - Hornkräuter *(Cerastium)*
  - Leimkräuter, Lichtnelken *(Silene)*
  - Sternmieren *(Stellaria)*
  - Nelken *(Dianthus)*
  - Sandkräuter *(Arenaria)*
  - Mastkräuter *(Sagina)*
  - Mieren *(Minuartia)*
  - Seifenkräuter *(Saponaria)*

GARTENAGOGISCHE PRAXIS

> Im Garten duftende Nelken anpflanzen

> Am Beispiel der Bart-Nelke erklären, was eine zweijährige Pflanze ist

> Als exotischer Vertreter den Geruch und Geschmack von Gewürznelken *(Syzygium aromaticum)* erkunden – sie helfen übrigens bei Zahnschmerzen.

> Die Wurzeln des Seifenkrauts *(Saponaria officinalis)* wurden früher als Seifenersatz für die Wäsche verwendet – in der Heilkunde wird es bei Husten eingesetzt.

> Das Taubenkropf-Leimkraut *(Silene vulgaris)* besitzt charakteristische «aufgeblasene» Blüten. Zerplatzt man sie zwischen den Händen, entsteht ein knallartiges Geräusch.

> Eine sehr attraktive Pflanze ist die Prachtnelke *(Dianthus superbus)*.

Lippenblütler – Lamiaceae

Die lippenförmigen Blüten geben dieser Familie den Namen. Mit ihren in den Blättern und Blüten enthaltenen ätherischen Ölen sind sie als Küchenkräuter sehr beliebt und locken damit auch viele Insekten an. Die Lippenblütler sind an den folgenden Merkmalen zu erkennen:

- Krautige Pflanzen, oft aromatisch riechend
- Vierkantiger Stängel
- Blätter kreuzgegenständig, selten quirlig
- Blüten in Scheinquirlen
- 5 verwachsene Kelchblätter und 5 verwachsene Kronblätter, die eine zweilippige Blütenkrone bilden
- Normalerweise 4 Staubblätter: 2 längere und 2 kürzere
- Fruchtknoten wird von einem Griffel überragt
- Frucht: Spaltfrucht

Vertreter

- Rund 240 Gattungen mit ca. 7500 Arten (davon rund 100 in der Schweiz wild wachsend)
- In der Gattung Minzen gibt es viele gezüchtete Sorten mit ganz unterschiedlichen Aromen. Einige andere Arten wie die Garten-Salbei *(Salvia officinalis)* oder die Zitronen-Melisse *(Melissa officinalis)* wurden aus dem Mittelmeergebiet importiert und bei uns in Gärten angesiedelt.
- Wichtige wild vorkommende Gattungen:
  - Taubnesseln *(Lamium)*
  - Zieste *(Stachys)*
  - Salbei *(Salvia)*
  - Minzen *(Mentha)*
  - Thymian *(Thymus)*
  - Gamander *(Teucrium)*
  - Günsel *(Ajuga)*
  - Dost/Oregano *(Origanum)*

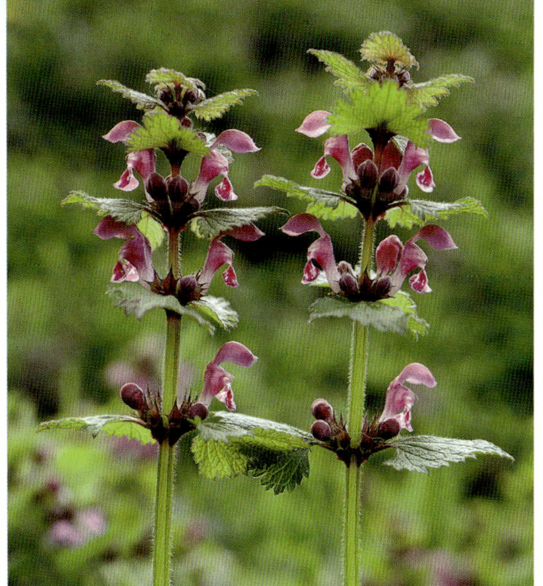

Gefleckte Taubnessel

GARTENAGOGISCHE PRAXIS

> Die Bedeutung Karls des Großen bei den mittelalterlichen Klostergärten erklären. Er schickte Kräuterspezialisten in den Süden des Deutschen Reiches, das damals bis Italien reichte. Dort entdeckten sie viele aromatische Küchen- und Heilkräuter und brachten sie nach Mitteleuropa.

> Duftkräuter im Garten kultivieren, ernten und verarbeiten

> Lavendel: Lavendelsträuße, Duftsäckchen, Fliegenscheuche, Lavendeltinktur, Lavendelduftwasser, Lavendelseife, Lavendelkekse oder -kuchen, Lavendelzucker

> Zitronen-Melisse: Duft- oder Schlafkissen; Melissensirup (evtl. in Kombination mit Pfeffer-Minze); Melisse als Gewürz für Fischgerichte, Desserts …; Melissenöl, Insektenroller herstellen oder Lippensalbe, die gegen Fieberbläschen wirksam ist

> Pfeffer-Minze: Duftende Briefe, Hydrolat herstellen, verschiedene Minzen verkosten, Kopfwehroller herstellen, Eistee (mit Melissen), Schokolade mit Minzen, Minzenwurzelstöcke teilen oder Wurzelsteckling ansetzen, Duftpfad im Garten

> Salbei: Salbei zur Zahnpflege, Salbeiblätter bei Insektenstichen, Hummel spielen (Bestäubung von Blüten), Salbeimäuschen, Räuchern mit Salbei, Vermehrung mit Stecklingen

> Thymian: Verschiedene Sorten ausprobieren, Thymian-Tee, Thymian-Tinktur, Hustenbonbons herstellen

Wegerichgewächse – Plantaginaceae

Diese Familie hat in den letzten Jahren Zuwachs bekommen, weil Botaniker:innen einige Pflanzen aus anderen Familien und Gattungen neu zu den Wegerichgewächsen hinzugefügt haben.

Merkmale

- Krautige Pflanzen
- Einfache, ungeteilte Blätter
- Spiegelsymmetrische (zygomorphe) Blüten
- 5 verwachsene Kelchblätter
- 5 zu einer Blütenkrone verwachsene Kronblätter
- Frucht: Kapsel

Vertreter

- Rund 90 Gattungen mit ca. 1900 Arten (davon rund 70 in der Schweiz wild wachsend)
- Einige Zuchtformen, v.a. der Gattung *Veronica*, in Gärtnereien erhältlich
- Wichtige wild vorkommende Gattungen:
  - Wegeriche *(Plantago)*
  - Ehrenpreis *(Veronica)*
  - Leinkräuter *(Linaria)*
  - Kugelblumen *(Globularia)*
  - Fingerhüte *(Digitalis)*

Spitz-Wegerich

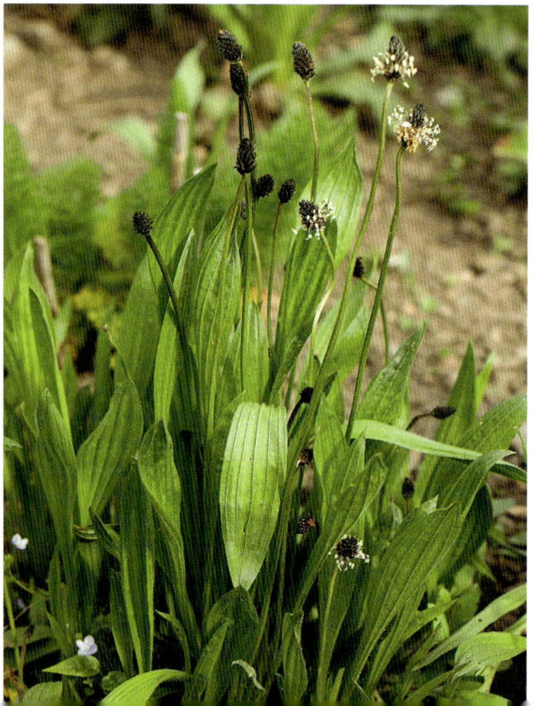

GARTENAGOGISCHE PRAXIS

> Vor und während Wanderungen kann man frisch gepflückte Blätter vom Breit-Wegerich *(Plantago major)* oder vom Mittleren Wegerich *(Plantago media)* in die Socken legen. Das erfrischt die Füße und verhindert Fußbrennen.

> Leicht an den Enden eines Breit-Wegerich-Blattes ziehen, bis sich in der Mitte die Adern freilegen lassen

> Mit den Stielen der Wegerich-Blüten kann man kleine Bilder, Körbchen oder Figuren flechten. Man kann zu zweit auch ein Wegerich-Schiffchen herstellen.

> Wegerich-Samen in eine Glasschale mit Wasser geben. Nach wenigen Minuten quillt die Samenschale auf. Die Samen fühlen sich dann schleimig-klebrig an. Damit haften sie an Tiersohlen oder Schuhen und werden verbreitet. In diesem Zusammenhang erklären, warum der Wegerich bei den indigenen Völkern Nordamerikas als «Fußabdrücke des weißen Mannes» bezeichnet wird (Siedler:innen aus Europa haben die Samen an ihren Schuhen mit nach Nordamerika gebracht und entlang der Straßen verbreitet).

> Erklären, warum der Wegerich vor allem entlang von Wegen und Straßen vorkommt (er liebt verdichtete Böden)

> Mit Spitz-Wegerich-Blättern eine Tinktur herstellen. Sie kann gegen Husten helfen oder für die Herstellung von Insektenrollern verwendet werden (zusammen mit Zitronen-Melisse). Zerquetschte Blätter vom Spitz-Wegerich sind ein probates Mittel bei Insektenstichen.

> Wegerich-Blätter können Speisen zugegeben werden, z. B. Kartoffelbrei, der dann eine schöne grüne Färbung erhält.

> Stehaufmännchen: Breit-Wegerich-Pflanze mit den Wurzeln ausgraben und an einer schattigen Stelle einpflanzen; die Blätter richten sich nach kurzer Zeit auf, während sie bei Pflanzen an der Sonne flach am Boden bleiben.

Korbblütler – Asteraceae

Die Korbblütler halten den Rekord als artenreichste Pflanzenfamilie Europas und sind hier mit rund 500 Arten vertreten. Viele Gemüsepflanzen wie z. B. Artischocke *(Cynara)*, Pastinake *(Pastinaca)* oder Chicorée *(Cichorium)* gehören zu den Korbblütlern. Auch zahlreiche Heilpflanzen zählen zu dieser Familie, z. B. Wermut *(Artemisia absinthium)*, Arnika *(Arnica montana)* oder Sonnenhut-Arten *(Echinacea)*.

Merkmale

- Krautige Pflanzen, meistens mehrjährig
- Wechselständige Blätter oder Rosette
- Kleine Blüten ohne Blütenstiel, zusammen in einem Köpfchen
- Röhrenblüten und Zungenblüten
- Frucht: Achäne
- Kelchblätter entwickeln sich zum Teil in einen Flugapparat («Fallschirmchen», Pappus)

Vertreter

- Rund 1600 Gattungen mit ca. 25 000 Arten (davon rund 350 in der Schweiz wild wachsend)
- Viele Zuchtformen in Gärtnereien erhältlich
- Wichtige wild vorkommende Gattungen:
  - Astern *(Aster)*
  - Löwenzahn-Arten *(Taraxacum)*
  - Milchkraut-Arten *(Leontodon)*
  - Greiskräuter *(Senecio)*
  - Berufkräuter *(Erigeron)*
  - Pippau *(Crepis)*
  - Habichtskräuter *(Hieracium)*
  - Kratzdisteln *(Cirsium)*
  - Disteln *(Carduus)*
  - Flockenblumen *(Centaurea)*
  - Schafgarben *(Achillea)*
  - Margeriten *(Leucanthemum)*
  - Ringelblumen *(Calendula)*
  - Kamillen *(Matricaria)*

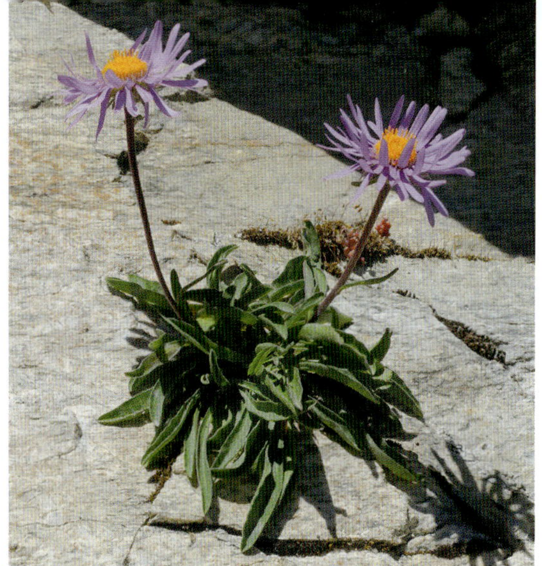

Alpen-Aster

GARTENAGOGISCHE PRAXIS

> Am Blütenstand eines Korbblütlers die Röhren- und Zungenblüten näher anschauen (evtl. mit Lupe oder unter dem Binokular)

> Pflanzen sammeln oder benennen, deren Früchte sich mit Fallschirmchen (Pappus) ausbreiten. Wie weit können die Samen damit fliegen?

> Insekten auf den Blüten beobachten, wie sie Pollen sammeln.

> Ringelblume *(Calendula officinalis)*: Blütenstrahlen zupfen und in Olivenöl zu einem Ringelblumenöl ansetzen, nach 6–8 Woche absieben und in dunkles Glasgefäß abfüllen; Herstellen einer Ringelblumensalbe; Ringelblumen als Wetterprophet: Wenn sich die Blüten bis 7 Uhr morgens nicht öffnen, gibt es mit großer Wahrscheinlichkeit einen Regentag; Eier färben mit Ringelblumensud; Donuts (Kringel) mit Ringelblumenstrahlen aromatisieren; aus den Ringelblumen-Samen Kunst herstellen (Insekten, Gesichter, Schlange usw.).

> Kamille *(Matricaria chamomilla)*: Eine Kamillenblüte erkennen am charakteristischen Geruch; Kamillenblüte aufschneiden (Hohlraum); Kamillenblüten sammeln und Trocknen für einen Tee (wohltuend bei Halsschmerzen oder Verdauungsproblemen).

> Schafgarbe *(Achillea millefolium)*: Die Blüten unter der Lupe oder dem Binokular genauer anschauen und sehen, dass sie aus Röhren- und Zungenblüten bestehen; die Blättchen genauer studieren und herausfinden, was der botanische Name *millefolium* bedeutet.

Doldenblütler – Apiaceae

Die Vertreter der sehr umfangreichen Familie der Doldenblütler wachsen bei uns vor allem auf Wiesen und Wegrändern. Einige Nutzpflanzen wie Sellerie, Karotten oder Fenchel gehören dazu. Die Merkmale sind folgende:

- Krautige Pflanzen, die z. T. ziemlich groß werden
- Wechselständige Blätter, meistens tief eingeschnitten
- Kleine Blüten in einer Dolde
- Dolden an ihrer Basis von Hülle umgeben
- Kelchblätter sehr reduziert
- Frucht: Spaltfrucht (Doppelachäne)

Vertreter

- Rund 440 Gattungen mit ca. 3600 Arten (davon rund 100 in der Schweiz wild wachsend)
- Viele Gewürzkräuter und Gemüse (Koriander, Petersilie, Dill, Fenchel, Sellerie usw.)
- Wichtige wild vorkommende Gattungen:
  - Sellerie *(Apium)*
  - Bärenklau *(Heracleum)*
  - Kälberkröpfe *(Chaerophyllum)*
  - Haarstrang *(Peucedanum)*
  - Hasenohren *(Bupleurum)*
  - Kerbel *(Anthriscus)*
  - Laserkräuter *(Laserpitium)*
  - Bibernellen *(Pimpinella)*
  - Liebstock *(Ligusticum)*
  - Petersilie *(Petroselinum)*

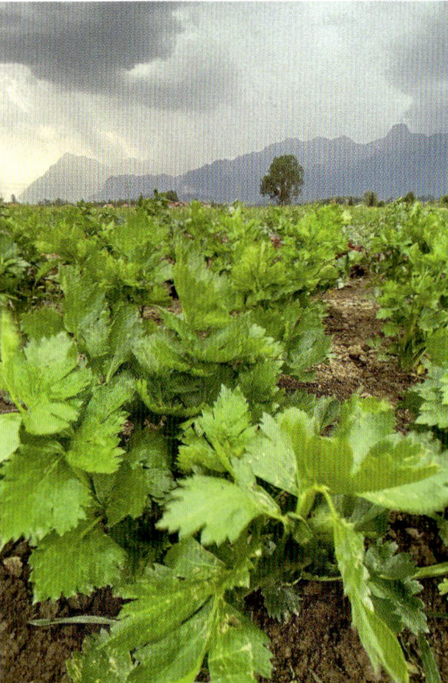

Sellerie

GARTENAGOGISCHE PRAXIS

> Eine Dolde, z. B. von Fenchel oder Dill, genauer mit der Lupe betrachten; es gibt in der Dolde kleine Döldchen.

> Die gefurchten Samen der Doldenblütler mit der Lupe oder unter dem Binokular genauer betrachten; eine Samensammlung in geeigneten Plastikgefäßen anlegen (gibt es im Baumarkt für die Aufbewahrung von Schrauben oder Nägeln).

> Gewürzkräuter im Garten kultivieren; neben den Samen als Gewürze können die jungen Blätter der Kräuter als aromatische Beigabe zu Salaten verwendet werden:
> - Kerbel *(Anthriscus cerefolium)*
> - Koriander *(Coriandrum sativum)*
> - Petersilie *(Petroselinum crispum)*
> - Fenchel *(Foeniculum vulgare)*
> - Dill *(Anethum graveolens)*
> - Kümmel *(Carum carvi)*
> - Liebstöckel *(Levisticum officinale)*

> Die Blätter einiger Verwandter dieser Gewürze können als aromatische Bergkräuter zu Salaten, Suppen usw. verwendet werden:
> - Bibernelle (*Pimpinella* spec.)
> - Liebstock (*Ligusticum* spec.)
> - Laserkraut (*Laserpitium* spec.)

> Die Knollen der Pastinake *(Pastinacca sativa)* oder der Wilden Möhre *(Daucus carota)* können als Wildgemüse zubereitet werden. Sehr schmackhaft und gesund ist auch die Wurzelpetersilie (*Petroselinum crispum* subsp. *tuberosum*).

> Aus den Blättern der oben erwähnten Gewürzkräuter (kultiviert und wild) kann zusammen mit Basilikum, Pinienkernen, Knoblauch und Olivenöl ein feines Pesto hergestellt werden.

Geißblattgewächse – Caprifoliaceae

Die Familie der Gleißblattgewächse ist in den letzten Jahren gewachsen, da heute auch die Kardengewächse und die Baldriangewächse dazugezählt werden. Die Vertreter sind vielfältig und nicht ganz einfach zu erkennen.

Merkmale

- Krautige Pflanzen, Sträucher oder Lianen
- Gegenständige Blätter ohne Nebenblätter
- Blüten in Zymen oder Köpfchen angeordnet, spiegelsymmetrisch (zygomorph)
- Verwachsene Kelchblätter
- Früchte variabel: Steinfrucht, Beere, Kapsel, Achäne

Vertreter

- Rund 30 Gattungen mit ca. 800 Arten (davon rund 50 in der Schweiz wild wachsend)
- Zuchtformen des Geißblatts sind in Gärtnereien zu haben, wovon einige wohlriechende Kletterpflanzen sind.
- Wichtige wild vorkommende Gattungen:
  - Geißblätter *(Lonicera)*
  - Baldriane *(Valeriana)*
  - Witwenblumen *(Knautia)*
  - Skabiosen *(Scabiosa)*
  - Ackersalat *(Valerianella)*
  - Karden *(Dipsacus)*
  - Moosglöckchen *(Linnaea)*

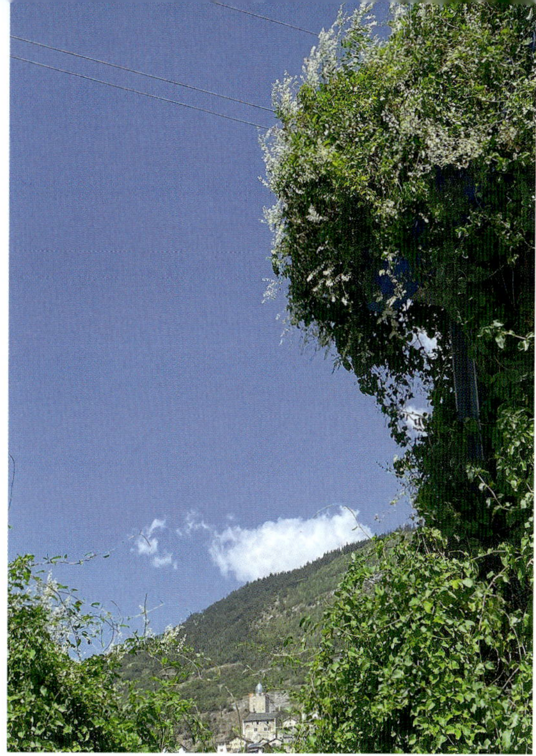

Geißblatt

GARTENAGOGISCHE PRAXIS

> Auf Witwenblumen und Skabiosen sind oft schöne Schmetterlinge zu beobachten, die dort Nektar suchen, z. B. Widderchen, auch Blutströpfchen genannt.

> Die Baldrianwurzeln haben einen charakteristischen Geruch und sind für Katzen unwiderstehlich; sie sind als Tinktur oder Tablette ein probates Mittel bei Schlafproblemen.

> Geißblätter gibt es in ganz verschiedenen Formen und Farben; einige davon sind attraktive Kletterpflanzen, die eine Pergola wunderbar schmücken; ihre Blüten werden oft von Hummeln und anderen Insekten besucht.

> Hinter dem botanischen Namen *Valerianella* versteckt sich der beliebte Feldsalat, in der Schweiz auch als «Nüsslisalat» bekannt. Er kann sogar über Winter im Garten angepflanzt werden und sorgt für einen regelmäßigen Vitaminschub.

> Die Wilde Karde *(Dipsacus fullonum)* ist eine sehr schöne Wildpflanze, die auch bei Insekten sehr beliebt ist. Ihre großen Blütenstände sind besonders, auch zum Berühren (Vorsicht stachelig!). Die Samen werden im Herbst z. B. von Distelfinken gefressen. Man kann beobachten, wie die Samen durch den Rückschlag der ganzen Pflanze meterweit fortgeschleudert werden.

Weitere Pflanzenfamilien und -gattungen

Viele weitere Pflanzenfamilien können in der Gartenagogik eingesetzt werden, z. B.:

- **Kürbisgewächse (Cucurbitaceae):** Nahe mit den Kreuzblütlern verwandt, aber eine eigene Familie, sind die Kürbisgewächse (Cucurbitaceae), die ursprünglich aus Südamerika stammen und bei uns mit Kürbissen, Melonen, Gurken angebaut werden.
- **Nachtschattengewächse (Solanaceae):** Auch die Kartoffel *(Solanum tuberosum)* stammt aus Südamerika. Sie gehört zur Familie der Nachtschattengewächse (Solanaceae). Alle Pflanzen dieser Familie sind giftig, bei der Kartoffel aber nur das Kraut, nicht aber die Knollen, die wir besonders als Pommes frites oder Kartoffelchips so sehr lieben.

In der folgenden Liste sind weitere wichtige Gattungen aufgeführt, die in den bisher beschriebenen Familien nicht enthalten sind.

Glockenblumen *(Campanula)* – Glockenblumengewächse (Campanulaceae)

Aufgrund ihrer auffälligen Blütenform sind die Glockenblumen gut zu erkennen. Sie wachsen vor allem in den Bergen; es gibt aber auch viele Zierformen für den Garten. Die Blüten sind übrigens essbar.

Winden *(Convolvulus)* – Windengewächse (Convolvulaceae)

Wie der Name sagt, winden sich diese Pflanzen im Garten an anderen Gewächsen hoch. Bei Gärtner:innen sind sie aus diesem Grund nicht sehr beliebt, auch weil sie sich gerne überall ausbreiten. Die Winden besitzen aber sehr schöne Blüten, weshalb es davon auch Zuchtformen gibt, z. B. die Prachtwinde *(Ipomoea)*.

Wurmfarne *(Dryopteris)* – Wurmfarngewächse (Dryopteridaceae)

Farne, z. B. der Wurmfarn, sind ideal für schattige Plätze. Sie gehören zu den ältesten bei uns vorkommenden Pflanzen.

Weidenröschen *(Epilobium)* – Nachtkerzengewächse (Onagraceae)

Weidenröschen sind sowohl in der Natur als auch im Garten anzutreffen. Sie werden in der Heilkunde zur Behandlung von Blasen- und Nierenleiden eingesetzt. Speziell interessant ist die Form ihrer Flugsamen.

Storchenschnäbel *(Geranium)* – Storchenschnabelgewächse (Geraniaceae)

Neben vielen Zierpflanzen gibt es auch einige wild wachsende Storchenschnäbel. Der Name dieser Gattung kommt von den Samen, die wie ein Storchenschnabel aussehen.

Hopfen *(Humulus)* – Hanfgewächse (Cannabaceae)

Die weiblichen Hopfenzapfen werden bekannterweise zur Herstellung von Bier verwendet und geben diesem eine bittere Note. Eine aus Hopfenzapfen hergestellte Tinktur verhilft zu einem guten Schlaf. Der Hopfen ist als schnellwüchsige Kletterpflanze attraktiv für den Garten.

Lilie *(Lilium)* – Liliengewächse (Liliaceae)

Neben vielen Zierpflanzen gibt es auch prächtige Wildpflanzen wie z. B. der Türkenbund oder die Feuerlilie.

Mohn *(Papaver)* – Mohngewächse (Papaveraceae)

Zu den Mohngewächsen gehört auch das Schöllkraut. Dessen Früchte haben ein Anhängsel, das Ameisen als Nahrung dient. Sie werden deshalb als «Ameisenbrötchen» bezeichnet.

Fettkräuter *(Pinguicula)* – Wasserschlauchgewächse (Lentibulariaceae)

Fettkräuter zählen zu den wenigen fleischfressenden Pflanzen in der Schweiz. Auf ihren klebrigen Blättern bleiben kleine Insekten haften und werden von der Pflanze verdaut. So kann sie an nährstoffarmen Standorten ihren Stickstoffbedarf decken.

Knöteriche *(Polygonum)* – Knöterichgewächse (Polygonaceae)

Bei den Gärtner:innen sind die Knöteriche nicht sehr beliebt, da sie als «Unkraut» freie Stellen besiedeln. Die bei Landwirt:innen ebenfalls nicht beliebten Ampfer gehören auch zu den Knöterichgewächsen und haben einen sauren Geschmack.

Klappertöpfe *(Rhinanthus)* – Sommerwurzgewächse (Orobanchaceae)

In der Familie der Sommerwurzgewächse gibt es viele Schmarotzer, die mit speziellen Saugwurzeln Nährstoffe aus anderen Pflanzen beziehen. Die wohl bekannteste ist der überall auf Bergwiesen anzutreffende Klappertopf *(Rhinanthus)*. Der Name stammt daher, dass die reifen Samen in den Kapseln klappern, wenn man die Pflanze schüttelt. Auch der Wald-Wachtelweizen *(Melampyrum sylvaticum)* oder der Augentrost *(Euphrasia officinalis)* sind in der Natur häufig zu finden.

Hopfen

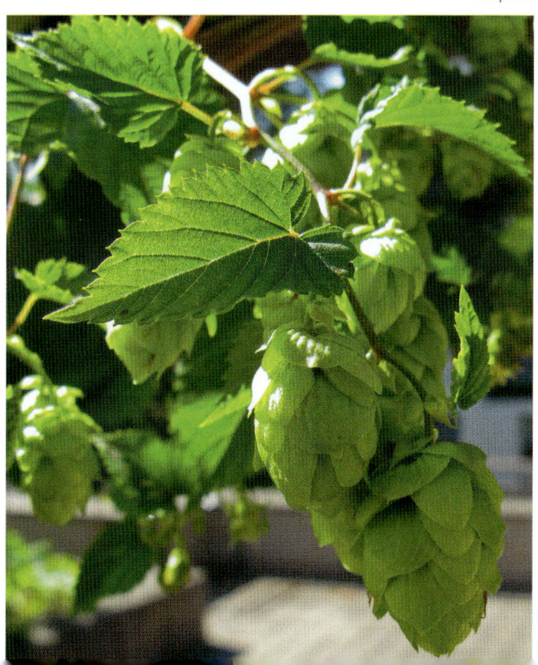

Beinwell *(Symphytum)* – Raublattgewächse (Boraginaceae)

Wie der Familienname andeutet, sind die Blätter der Raublattgewächse auffällig mit Borsten versehen. Damit schützen sich die Pflanzen vor dem Tierfraß. Beinwell *(Symphytum)* und auch Borretsch *(Borago)* werden gerne in Gärten gepflanzt und sind bei Insekten sehr beliebt. Das Vergissmeinnicht *(Myosotis)* gehört ebenfalls in diese Familie.

Literaturtipps

Yann Fragnière et al. (2020): Botanische Grundkenntnisse auf einen Blick. Haupt Verlag (2. Auflage).

Die wichtigsten Pflanzenfamilien mit guten Beschreibungen und vielen Fotos

Rita Lüder (2022): Grundlagen der Feldbotanik. Haupt Verlag (2. Auflage).

Das Lehrbuch zu den viel besuchten Feldbotanik-Kursen

Heilpflanzen

Viele Wildkräuter und auch einige Gartenpflanzen werden wegen ihrer wertvollen Inhaltsstoffe als Heilpflanzen eingesetzt. Für eine Anwendung bei Patient:innen ist eine fundierte Ausbildung in Phytotherapie nötig. Nicht zur Behandlung von Krankheiten, wohl aber zur Förderung der Gesundheit können einige Heilpflanzen als Tee, Tinktur, Öl und Salbe in der Gartenagogik hergestellt und verwendet werden. Die folgende Tabelle gibt eine Übersicht zu den wichtigsten Heilpflanzen mit ihren häufigsten Verwendungen. Weitere Informationen zu Anbau, Pflege, Ernte und Verarbeitung finden sich in Teil III – Agogisches Arbeiten im Garten.

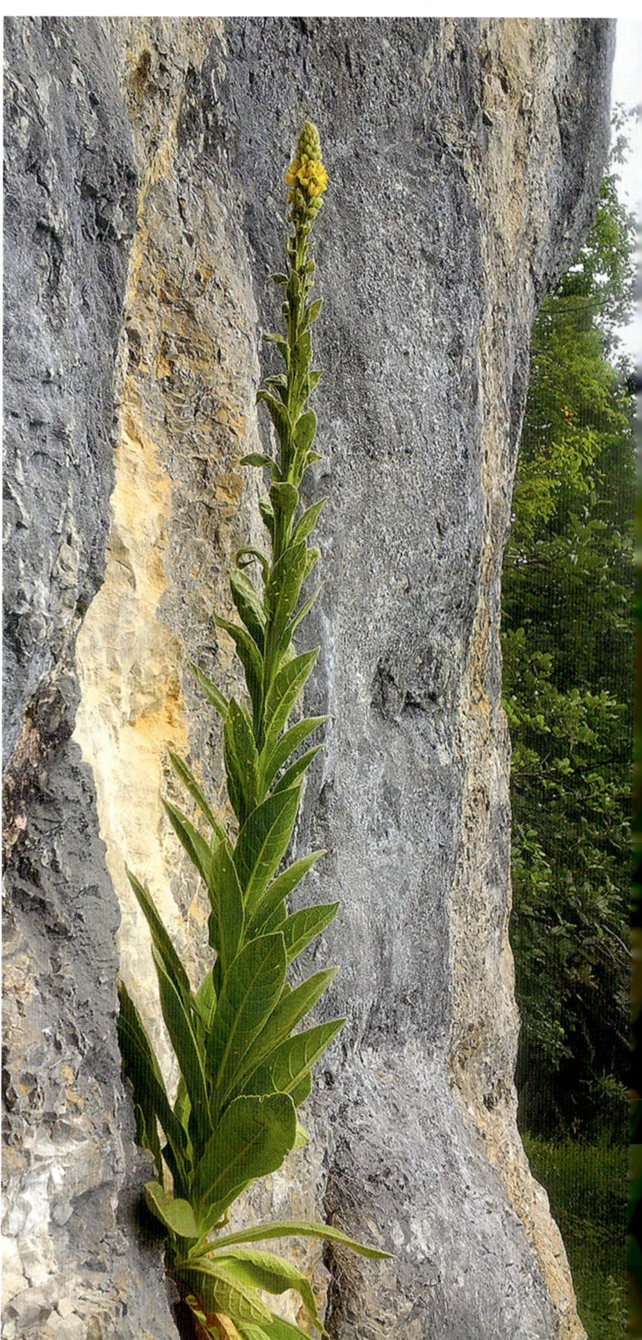

Königskerze

Botanischer Name	Deutscher Name	Tee	Tinktur	Öl/Salbe	Küche	Duftkissen
Achillea millefolium	Wiesen-Schafgarbe	•	•		•	
Alchemilla xanthochlora	Gemeiner Frauenmantel	•	•			
Allium cepa	Küchen-Zwiebel				•	
Allium sativum	Knoblauch				•	
Althaea officinalis	Eibisch	•	•			
Armoracia rusticana	Meerrettich				•	
Artemisia absinthium	Echter Wermut	(•)	•			
Calendula officinalis	Garten-Ringelblume		•	•		
Carum carvi	Echter Kümmel		•		•	
Centaurium erythraea	Echtes Tausendgüldenkraut		•			
Cichorium intybus	Gewöhnliche Wegwarte				•	
Coriandrum sativum	Koriander				•	
Cynara cardunculus	Artischocke		•		•	
Foeniculum vulgare	Fenchel	•	•		•	
Fragaria vesca	Wald-Erdbeere	•			•	
Humulus lupulus	Hopfen	•	•		•	•
Hypericum perforatum	Echtes Johanniskraut	•	•	•		
Lavandula angustifolia	Echter Lavendel	•	•			•
Levisticum officinale	Liebstöckel (Maggikraut)				•	
Linum usitatissimum	Flachs/Echter Lein			•	•	
Malva spec.	Malven	•		•		
Matricaria chamomilla	Echte Kamille	•	•	•		•
Melissa officinalis	Zitronen-Melisse	•	•		•	•
Mentha × piperita	Pfeffer-Minze	•	•		•	•
Petroselinum crispum	Petersilie				•	
Plantago lanceolata	Spitz-Wegerich	•	•		•	
Potentilla erecta	Gemeiner Tormentill		•			
Primula spec.	Schlüsselblumen	•				
Prunus spinosa	Schwarzdorn (Schlehe)		•		•	
Raphanus sativus	Garten-Rettich		•		•	
Ribes nigrum	Schwarze Johannisbeere	•	•			
Rosmarinus officinalis	Rosmarin	•	•		•	•
Rubus fruticosus	Echte Brombeere	•	•		•	
Rubus idaeus	Himbeere	•	•		•	
Salvia officinalis	Echter Salbei	•	•		•	
Sambucus nigra	Schwarzer Holunder	•			•	
Solanum tuberosum	Kartoffel				•	
Taraxacum officinale	Gewöhnlicher Löwenzahn	•	•			
Thymus spec.	Thymian	•	•		•	•
Tropaeolum majus	Große Kapuzinerkresse		•		•	
Urtica spec.	Brennnesseln	•	•		•	
Vaccinium spec.	Heidel-/Preiselbeere				•	
Valeriana officinalis	Arznei-Baldrian	•	•			•
Verbascum spec.	Königskerzen	•				
Verbena officinalis	Eisenkraut	•	•			
Viola tricolor	Gewöhnliches Stiefmütterchen		•	•		

Quelle: Thomas Pfister et al. (2014): Heilkräuter im Garten

Essbare Wildkräuter

Viele Wildkräuter sind essbar und dank ihrer Inhaltsstoffe unserer Gesundheit zuträglich. Im Folgenden sind häufig vorkommende Gattungen aufgelistet:

- Schafgarbe *(Achillea)*
- Steinquendel *(Acinos)*
- Frauenmantel, Silbermantel *(Alchemilla)*
- Lauch *(Allium)*
- Wundklee *(Anthyllis)*
- Gänsekresse *(Arabis)*
- Maßliebchen *(Aster)*
- Gänseblümchen *(Bellis)*
- Besenheide *(Calluna)*
- Glockenblume *(Campanula)*
- Schaumkraut *(Cardamine)*
- Kümmel *(Carum)*
- Gänsefuß, Guter Heinrich *(Chenopodium)*
- Pippau *(Crepis)*
- Weidenröschen *(Epilobium)*
- Labkraut, Waldmeister *(Galium)*
- Storchenschnabel *(Geranium)*
- Nelkenwurz *(Geum)*
- Habichtskraut *(Hieracium)*
- Hufeisenklee *(Hippocrepis)*
- Taubnessel *(Lamium)*
- Laserkaut, Bergkümmel *(Laserpitium)*
- Milchkraut *(Leontodon)*
- Liebstock *(Ligusticum)*
- Hornklee *(Lotus)*
- Dost *(Origanum)*
- Rapunzel, Teufelskralle *(Phyteuma)*
- Bibernelle *(Pimpinella)*
- Wegerich *(Plantago)*
- Knöterich *(Polygonum)*
- Fingerkraut, Blutwurz *(Potentilla)*
- Brunelle *(Prunella)*
- Brombeere, Steinbeere *(Rubus)*
- Ampfer *(Rumex)*
- Wiesenknopf *(Sanguisorba)*
- Mauerpfeffer *(Sedum)*
- Klatschnelke, Leimkraut *(Silene)*
- Goldrute *(Solidago)*
- Thymian, Quendel *(Thymus)*
- Klee *(Trifolium)*
- Veilchen, Stiefmütterchen *(Viola)*

Glockenblume

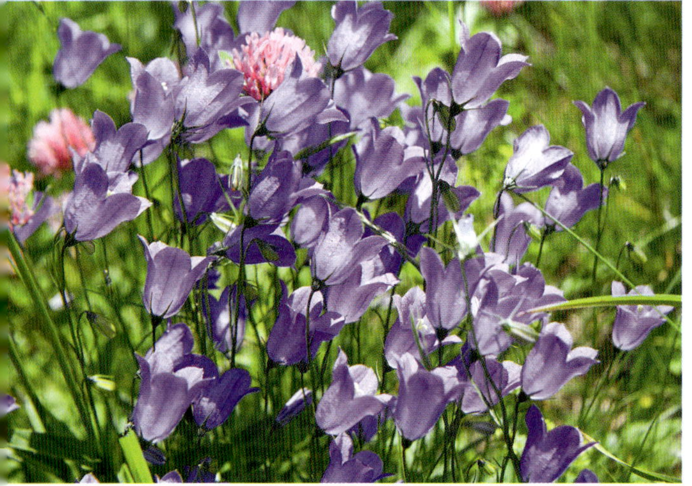

Obst und Beeren

In den vorne vorgestellten Pflanzenfamilien finden sich auch verschiedene Obst- und Beerenarten. Zur Übersicht folgen Listen zu den häufigsten Obst- und Beerenarten.

Kernobst

- Apfel *(Malus domestica)*
- Apfelbeere *(Aronia arbutifolia)*
- Birne *(Pyrus communis)*
- Elsbeere *(Sorbus terminalis)*
- Mispel *(Mespilus germanica)*
- Quitte *(Cydonia oblongata)*
- Speierling *(Sorbus domestica)*
- Vogelbeere *(Sorbus aucuparia)*
- Weißdorn *(Crataegus)*

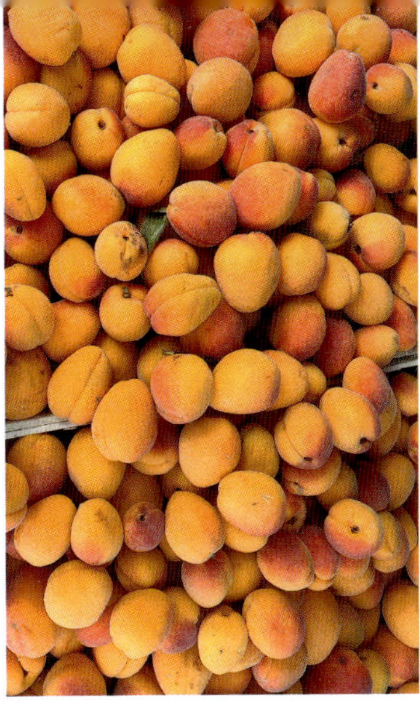

Aprikose

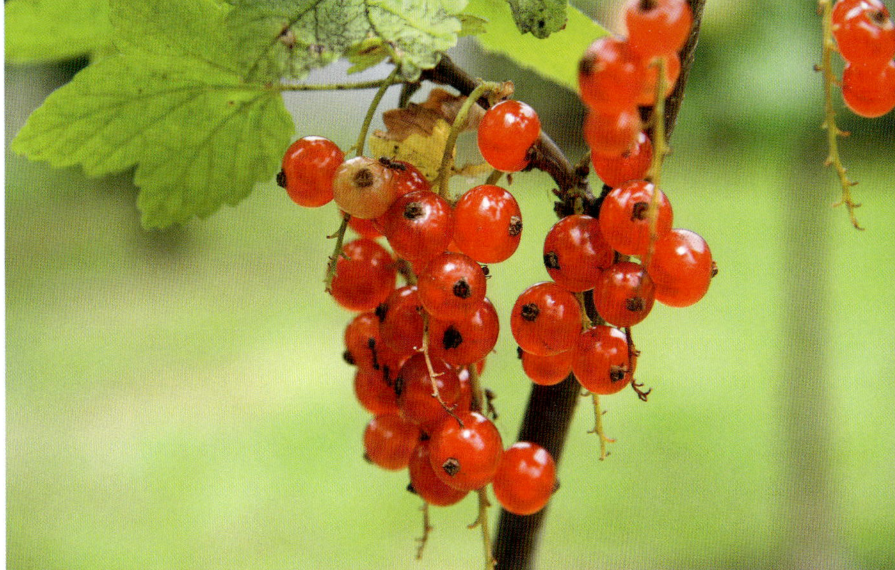

Rote Johannisbeere

Steinobst

- Aprikose *(Prunus armeniaca)*
- Kirschpflaume *(Prunus cerasifera)*
- Kornelkirsche *(Cornus mas)*
- Olive *(Olea europaea)*
- Pflaumen (*Prunus* spec.)
- Pfirsich *(Prunus persica)*
- Sauerkirsche *(Prunus cerasus)*
- Schlehbeere, Schwarzdorn *(Prunus spinosa)*
- Süßkirsche *(Prunus avium)*

Beerenobst

- Berberitze *(Berberis vulgaris)*
- Brombeere *(Rubus fruticosus)*
- Erdbeere *(Fragaria × ananassa)*
- Heidelbeere *(Vaccinium myrtillus)*
- Himbeere *(Rubus idaeus)*
- Johannisbeere *(Ribes rubrum – Ribes nigrum)*
- Jostabeere *(Ribes × nidigrolaria)*
- Kiwi *(Actinidia chinensis, A. arguta)*
- Stachelbeere *(Ribes uva-crispa)*
- Weintraube *(Vitis vinifera)*

Beerenähnliche Früchte

- Felsenbirne *(Amelanchier ovalis, A. × lamarckii)*
- Holunder *(Sambucus nigra, S. racemosa)*
- Maulbeere *(Morus alba)*
- Sanddorn *(Hippophaë rhamnoides)*
- Wacholderbeeren *(Juniperus communis)*

Schalenobst

- Bucheckern *(Fagus sylvatica)*
- Buchweizen *(Fagopyrum esculentum)*
- Edelkastanie *(Castanea sativa)*
- Haselnuss *(Corylus avellana)*
- Kürbiskerne *(Cucurbita pepo)*
- Mandel *(Prunus dulcis)*
- Walnuss *(Juglans regia)*

(nach https://de.wikipedia.org/wiki/Liste_der_Obstarten)

Südfrüchte und exotische Früchte sind in der Liste nicht aufgeführt.

Gemüse

Blattgemüse

- Blumenkohl (*Brassica oleracea* var. *botrytis*)
- Brokkoli (*Brassica oleracea* var. *italica*)
- Chinakohl (*Brassica rapa* subsp. *pekinensis*)
- Chicorée (*Cichorium intybus* var. *foliosum*)
- Endivie *(Cichorium endivia)*
- Fenchel (*Foeniculum vulgare* var. *azoricum*)
- Gartensalat (*Lactuca* spec.) – Kopfsalat, Schnittsalat, Eisbergsalat …
- Gemüsekohl *(Brassica oleracea)*
- Grünkohl (*Brassica oleracea* var. *sabellica*)
- Kohlrabi (*Brassica oleracea* var. *gongylodes*)
- Rotkohl (*Brassica oleracea* convar. *capitata* var. *rubra*)
- Rucola, Rauke *(Diplotaxis tenuifolia)*
- Mangold (*Beta vulgaris* subsp. *vulgaris*)
- Portulak (*Portulaca* subsp. *sativa*)
- Rosenkohl (*Brassica oleracea* var. *gemmifera*)
- Spinat *(Spinacia oleracea)*
- Staudensellerie (*Apium graveolens* var. *dulce*)
- Weißkohl (*Brassica oleracea* convar. *capitata* var. *alba*)
- Wirsing (*Brassica oleracea* convar. *capitata* var. *sabauda*)

Blütengemüse

- Artischocke *(Cynara scolymus)*
- Blumenkohl (*Brassica oleracea* var. *botrytis*)
- Brokkoli (*Brassica oleracea* var. *italica*)
- Romanesco (*Brassica oleracea* convar. *botrytis*)
- Zucchini (*Cucurbita pepo* subsp. *pepo*)

Fruchtgemüse

- Aubergine *(Solanum melongena)*
- Gartenkürbis *(Cucurbita pepo)*
- Gurke *(Cucumis sativus)*
- Paprika *(Capsicum frutescens)* – auch Peperoni, Chili
- Tomate *(Solanum lypopersicum)*

Wurzelgemüse

- Kartoffel *(Solanum tuberosum)*
- Knoblauch *(Allium sativum)*
- Lauch *(Allium porrum)*
- Pastinake *(Pastinaca sativa)*
- Radieschen (*Raphanus sativus* subsp. *sativus*)
- Rote Bete, Randen (*Beta vulgaris* subsp. *vulgaris*)
- Sellerie *(Apium graveolens)*

Salate

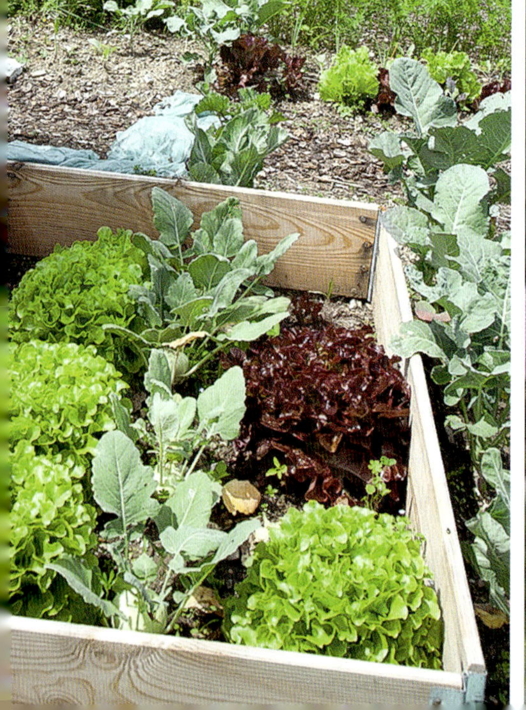

Artischocke

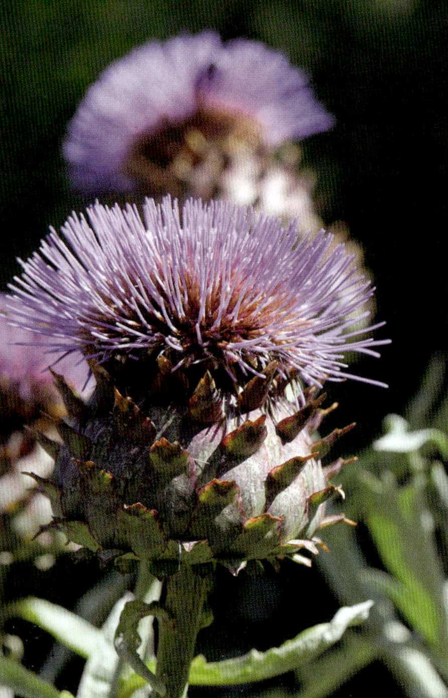

Zwiebel

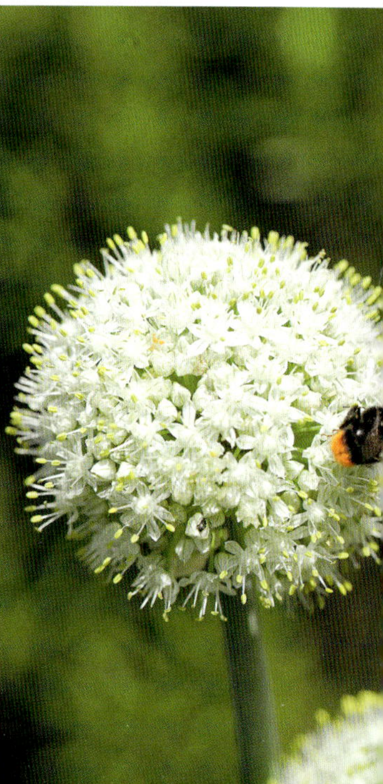

- Süßkartoffel *(Ipomoea batatas)*
- Topinambur *(Helianthus tuberosus)*
- Winterrettich, Schwarzer Rettich (*Raphanus sativus* subsp. *niger*)
- Wurzelpetersilie (*Petroselinum crispum* subsp. *tuberosum*)
- Zwiebel *(Allium cepa)*

Hülsenfrüchte

- Erbse *(Pisum sativum)*
- Garten-Bohne *(Phaseolus vulgaris)*
- Kichererbse *(Cicer arietinum)*
- Linsen *(Lens culinaris)*

(nach https://de.wikipedia.org/wiki/Liste_der_Gemüse)

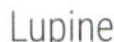

Lupine

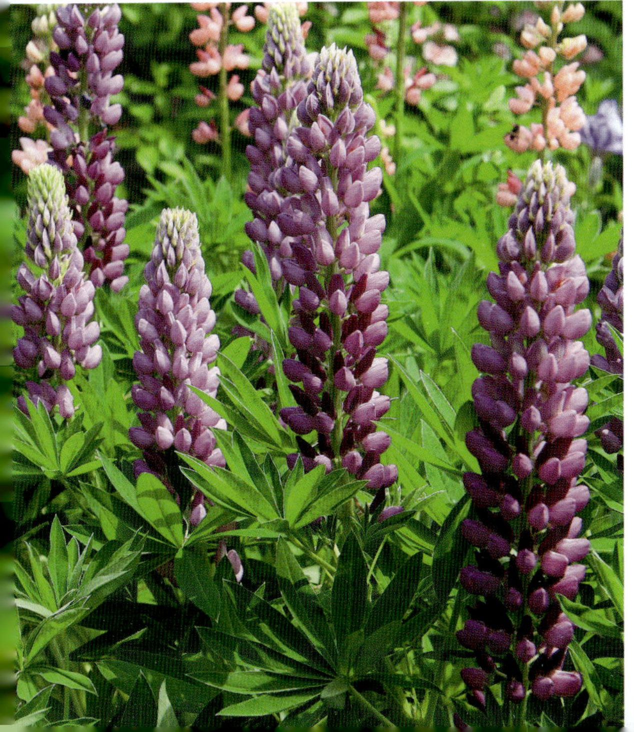

Freilandstauden

Die Auswahl an Freilandstauden ist gewaltig. Das kann man in den großen Gartencentern oder Gärtnereien vor allem im Frühling eindrücklich erleben. Weitere Informationen zur Auswahl, Pflanzung und Pflege finden sich in Teil IV – Gärten und Gartengestaltung.

Gattung (botanisch)	Deutsche Bezeichnung	Familie
Aconitum	Eisenhut	Ranunculaceae
Anemone	Anemone	Ranunculaceae
Aquilegia	Akelei	Ranunculaceae
Arabis	Gänsekresse	Brassicaceae
Aster	Aster	Asteraceae
Aubrieta	Blaukissen	Brassicaceae
Campanula	Glockenblume	Campanulaceae
Centaurea	Flockenblume	Asteraceae
Chrysanthemum	Margerite	Asteraceae
Coreopsis	Mädchenauge	Asteraceae
Delphinium	Rittersporn	Ranunculaceae
Dianthus	Nelke	Caryophyllaceae
Echinops	Kugeldistel	Asteraceae
Gentiana	Enzian	Gentianaceae
Geranium	Storchenschnabel	Geraniaceae
Gypsophila	Schleierkraut	Caryophyllaceae
Helianthus	Sonnenblume	Asteraceae
Iberis	Schleifenblume	Brassicaceae
Lupinus	Lupine	Fabaceae
Potentilla	Fingerkraut	Rosaceae
Rudbeckia	Rudbeckie	Asteraceae
Saponaria	Seifenkraut	Caryophyllaceae
Sedum	Mauerpfeffer	Crassulaceae
Sempervivum	Hauswurz	Crassulaceae
Senecio	Kreuzkraut	Asteraceae
Stachys	Ziest	Lamiaceae
Trollius	Trollblume	Ranunculaceae

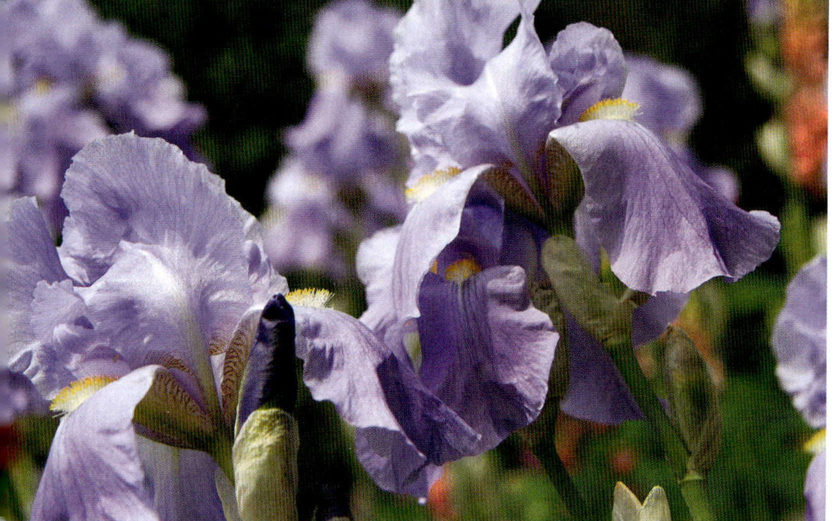

Schwertlilie

Zwiebel- und Knollenpflanzen

Auch die Auswahl an Zwiebel- und Knollenpflanzen ist riesig. Die meisten von ihnen blühen früh im Jahr, weil sie die dazu nötige Energie aus ihrem Speichergewebe beziehen können. In der folgenden Liste sind Gattungen aufgeführt, von denen verschiedene Arten in Mitteleuropa auch als Wildpflanzen wachsen. Warum für den Garten nicht die Wildformen auswählen – einige von ihnen siedeln sich vielleicht von alleine an? Sie wachsen gerne unter Gehölzen und Bäumen, bevor diese mit ihren Blättern zu viel Schatten verursachen. Da die meisten von ihnen giftig sind, muss deren Verwendung in Demenzgärten sorgfältig geplant werden.

Gattung (botanisch)	Deutsche Bezeichnung	Familie
Allium	Lauch	Amaryllidaceae
Anemone	Windröschen, Anemone	Ranunculaceae
Arum	Aronstab	Araceae
Colchicum	Zeitlosen	Colchicaceae
Convallaria	Maiglöckchen	Convallariaceae
Corydalis	Lerchensporne	Papaveraceae
Crocus	Krokusse	Iridaceae
Cyclamen	Alpenveilchen	Primulaceae
Eranthis	Winterlinge	Ranunculaceae
Galanthus	Schneeglöckchen	Amaryllidaceae
Iris	Schwertlilien	Iridaceae
Leucojum	Knotenblumen	Amaryllidaceae
Lilium	Lilien	Liliaceae
Narcissus	Narzissen	Amaryllidaceae
Ornithogalum	Milchsterne	Asparagaceae
Oxalis	Sauerklee	Oxalidaceae
Scilla	Blausterne	Asparagaceae
Tulipa	Tulpen	Liliaceae

Literaturtipp

Richard Wilford (2020): Zwiebelpflanzen & Knollenblumen. Haupt Verlag.

Das Buch gibt viele nützliche Informationen über Anbau, Pflanzung, Vermehrung und Lagerung von Zwiebelblumen.

Zimmerpflanzen

Da in den bisherigen Darstellungen vor allem natürlich vorkommende Pflanzen beschrieben sind, werden in der folgenden Liste die bekanntesten Zimmerpflanzen vorgestellt.

Zimmerpflanzen für schattige Bereiche

- Schusterpalmen *(Aspidistra)*
- Fensterblätter *(Monstera)*
- Grünlilie *(Chlorophytum comosum)*
- Strahlenaralie *(Schefflera arboricola)*
- Drachenbaum *(Dracaena)*
- Baumfreund *(Philodendron)*
- Kolbenfaden *(Aglaonema commutatum)*
- Efeututen *(Epipremum)*
- Dieffenbachien *(Dieffenbachia)*
- Bogenhanf *(Sanseveria)*
- Silbernetzpflanzen *(Fittonia)*

Zimmerpflanzen für halbschattige Bereiche

- Klivien *(Clivia)*
- Gummibaum *(Ficus elastica)*
- Efeu *(Hedera helix)*
- Flamingoblumen *(Anthurium)*
- Begonien *(Begonia)*
- Pfeilwurzgewächse *(Maranta, Calathea)*
- Wilder Wein *(Cissus)*
- Buntnessel *(Solenostemon scutellarioides)*
- Keulenlilien *(Cordyline)*
- Kalla *(Calla)*
- Zimmerlinden *(Sparmannia)*
- Schönpolster *(Callisia)*

Zimmerpflanzen für helle Bereiche

- Elefantenfuß/Grasbaum *(Nolina)*
- Birkenfeige *(Ficus benjamini)*
- Bromelien *(Bromelia, Neoregalia)*
- Orchideen (*Phalaeopsis, Cattleya, Cymbidium* usw.)
- Wunderstrauch *(Codiaeum variegatum)*
- Kaffee *(Coffea)*

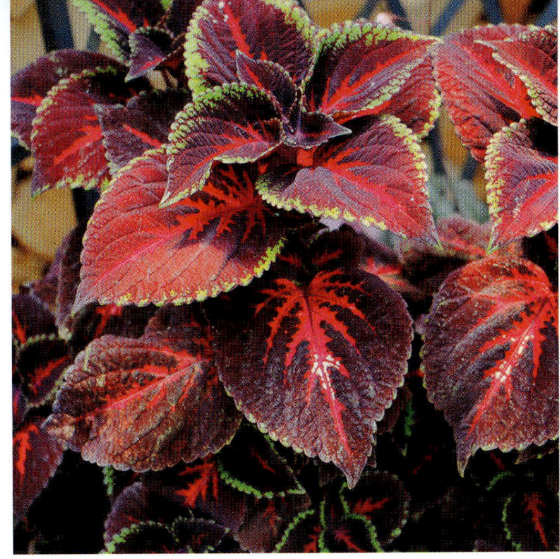

Buntnessel

- Papyrus *(Papyrus)*
- Zyperngräser *(Cyperus)*
- Hibiskus *(Hibiscus)*
- Usambaraveilchen *(Saintpaulia ionantha)*
- Echte Aloe *(Aloe vera)*
- Geldbaum *(Crassula ovata)*
- Paradiesvogel-Blume *(Strelitzia reginae)*
- Flamingoblumen *(Anthurium)*
- Riemenblatt *(Clivia)*
- Flaschenpflanze *(Jatropha podagrica)*
- Sinnpflanze, Mimose *(Mimosa pudica)*
- Kannenpflanze *(Nepenthes mirabilis)*

Sonnige Fenster

- Kakteen (z. B. *Cephalocereus, Mammmilaria*)
- Sukkulenten (z. B. *Aeonium, Crassula* usw.)
- Tillandsien *(Tillandsia)*
- Brutblätter *(Kalanchoe)*
- Lebende Steine *(Lithops meyeri)*

Literaturtipp

Martin Haberer (2011): Zimmerpflanzen. Ulmer Verlag.

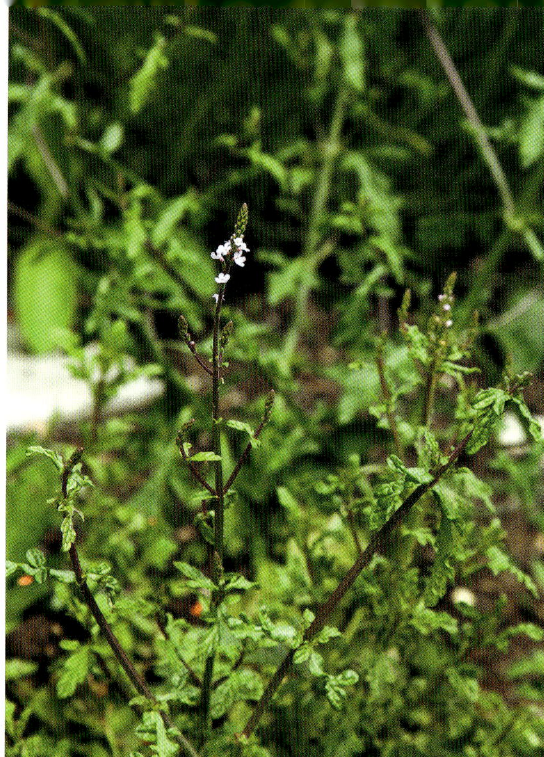
Eisenkraut

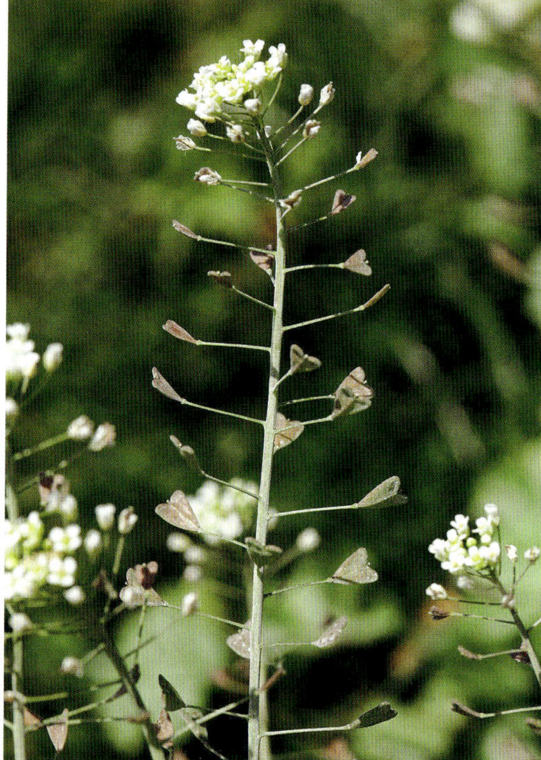
Hirtentäschel

Spontanvegetation

Die eher abwertende Bezeichnung «Unkraut» ist seit Langem verpönt und wurde von anderen Bezeichnungen wie «Beikraut» oder «Kulturpflanzenbegleiter» abgelöst. Neuerdings taucht der Begriff «Spontanvegetation» immer häufiger auf. Er bezeichnet Pflanzen, die ohne das Zutun von Menschen an einem Ort wachsen und gedeihen.

Die Auslegung und Definition von Unkraut, Beikraut oder Spontanvegetation hängt sehr vom subjektiven menschlichen Empfinden ab. In der freien Natur erfreuen wir uns über üppigen Pflanzenwuchs, während in sogenannten «gepflegten» Gärten gewisse Pflanzen als lästig empfunden und mit viel Aufwand bekämpft werden. Das beginnt im Frühling z. B. mit dem Scharbockskraut *(Ranunculus ficaria)*, das zwischen den Steinplatten im Garten wunderschöne gelbe Teppiche macht. Im Frühsommer ist es dann vielleicht der Giersch *(Aegopodium podagria)*, der sich unter Bäumen breit macht und deshalb auch unter dem Namen Baumtropf bekannt ist. Im Sommer kann das Orangerote Habichtskraut *(Hieracium auranticum)* mit seinen Ausläufern sich ganz schön ausbreiten. Und im Herbst sind dann vielleicht die Winden *(Convolvulus)* lästig, die sich an anderen Pflanzen hochranken und schöne weiße Blüten machen.

Je nach Empfinden stört die Spontanvegetation die im Garten angestrebte Ordnung. Gewisse sehr wüchsige Pflanzen können andere verdrängen und ganze Areale überwuchern. Auch nicht sehr beliebt ist die Spontanvegetation bei Landwirt:innen.

Wenn in der Gartenagogik mit Klient:innen Gartenunterhaltsarbeiten erledigt werden, ist es nötig, dass man die wichtigsten Unkräuter erkennen und gezielt regulieren kann. In einem Projekt der Arbeitsintegration in der Nähe von Zürich hat der für den Gartenunterhalt verantwortliche Sozialpädagoge deshalb einen «Unkrautgarten» angelegt. Dort werden über 125 verschiedene «Unkräuter» kultiviert und mit Namensschildern beschriftet.

Zur Spontanvegetation zählen unter anderem Pflanzen aus den folgenden Gattungen:

- Hundspetersilie *(Aethusa)*
- Straußgras *(Agrostis)*
- Gauchheil *(Anagallis)*
- Schmalwand *(Arabidopsis)*
- Trespe *(Bromus)*
- Zaunwinde *(Calystegia)*
- Segge *(Carex)*
- Leinkraut *(Chaenorrhinum)*
- Hexenkraut *(Circaea)*
- Kratzdistel *(Cirsium)*
- Winde *(Convolvulus)*
- Fingerhirse *(Digitaria)*
- Hühnerhirse *(Echinochloa)*
- Quecke *(Elymus)*
- Wolfsmilch *(Euphorbia)*
- Flügelknöterich *(Fallopia)*
- Hohlzahn *(Galeopsis)*
- Knopfkraut *(Galinsoga)*
- Mäusegerste *(Hordeum)*
- Binse *(Juncus)*
- Tännelkraut *(Kickxia)*
- Mauerlattich *(Mycelis)*
- Sauerklee *(Oxalis)*
- Rispenhirse *(Panicum)*
- Flohknöterich *(Persicaria)*
- Rispengras *(Poa)*
- Hahnenfuß *(Ranunculus)*
- Sumpfkresse *(Rorippa)*
- Mastkraut *(Sagina)*
- Greiskraut *(Senecio)*
- Borstenhirse *(Setaria)*
- Nachtschatten *(Solanum)*
- Hellerkraut *(Thlaspi)*
- Eisenkraut *(Verbena)*

Viele Pflanzen der Spontanvegetation sind *essbar*, z. B.:

- Günsel *(Ajuga reptans)*
- Knoblauchrauke *(Alliaria petiolata)*
- Fuchsschwanz *(Amaranthus retroflexus)*
- Hirtentäschel *(Capsella bursa-pastoris)*
- Pfeilkresse *(Cardaria draba)*
- Hornkräuter (*Cerastium* spec.)
- Möhre *(Daucus carota)*
- Gundelrebe *(Glechoma hederacea)*
- Lattich (*Lactuca* spec.)
- Leinkräuter (*Linaria* spec.)
- Hopfenklee *(Medicago lupulina)*
- Portulak (*Portulaca* spec.)
- Garten-Rettich *(Raphanus sativus)*
- Senf *(Sinapis alba)*
- Gänsedisteln (*Sonchus* spec.)
- Sternmieren (*Stellaria* spec.)
- Feldsalat *(Valerianella locusta)*
- Ehrenpreis-Arten (*Veronica* spec.)
- Wicken (*Vicia* spec.)

Einige Pflanzen der Spontanvegetation finden als *Heilkräuter* Verwendung, z. B.:

- Schafgarbe *(Achillea millefolium)*
- Schöllkraut *(Chelidonium majus)*
- Weidenröschen (*Epilobium* spec.)
- Schachtelhalme (*Equisetum* spec.)
- Erdbeere *(Fragaria vesca)*
- Malven (*Malva* spec.)
- Kamille *(Matricaria chamomilla)*
- Steinklee *(Melilotus officinalis)*
- Wegeriche (*Plantago* spec.)
- Fingerkräuter (*Potentilla* spec.)
- Beinwell *(Symphytum officinale)*
- Löwenzahn *(Taraxacum officinale)*
- Huflattich *(Tussilago farfara)*
- Brennnessel *(Urtica dioica)*
- Stiefmütterchen *(Viola tricolor)*

Neophyten

Neophyten sind Pflanzen, die bei uns ursprünglich nicht heimisch waren, sondern in den letzten Jahren und Jahrzehnten aus anderen Ländern eingewandert sind oder eingeschleppt wurden. Im «Kosmos Naturführer Neophyten» sind alleine im deutschsprachigen Raum 1100 Pflanzen seit 1492 (Entdeckung Amerikas) aufgeführt.

Wenn man nun in der Geschichte noch etwas weiter zurückschaut, war Mitteleuropa während der letzten Eiszeit bis rund 12 000 Jahre vor unserer Zeit stark vergletschert. Nur wenige Pflanzen – man schätzt ca. 10 % – konnten in eisfreien Bergregionen überleben. Alle anderen Pflanzen sind während der Eiszeit bei uns ausgestorben, nach deren Ende wieder eingewandert. Daher müsste man sie eigentlich ebenfalls als Neophyten bezeichnen.

Neophyten gehören zu unserer Natur-, besser Kulturlandschaft. Viele der Neophyten sind als Zier- oder Nutzpflanzen eingeführt worden und konnten sich dann in der Natur verbreiten. Ein Beispiel ist die um 1600 von dem Pariser Gärtner Jean Robin eingeführte Robinie. Dieser Baum ist ein beliebter Park- und Stadtbaum, weil er im Sommer die Trockenheit sehr gut erträgt. Da er sich sowohl mit Samen als auch mit Ausläufern verbreitet, ist er unterdessen in sehr vielen Gebieten verwildert und verdrängt andere einheimische Arten. Mit der Klimaerwärmung besiedelt er auch Bergregionen und ist schon auf über 1300 m ü. M. gesichtet worden. Das Holz der Robinie ist sehr dauerhaft und kann als wertvolles Bauholz verwendet werden.

Einige der Neophyten haben ein großes Ausbreitungs- und Schadenspotenzial. Sie werden von den Behörden deshalb auf sogenannte Schwarze Listen gesetzt. Derzeit (Stand 2022) sind u. a. folgende häufig anzutreffende Pflanzen darunter:

Botanischer Name	Deutscher Name
Ailanthus altissima	Götterbaum
Ambrosia artemisiifolia	Aufrechtes Traubenkraut
Artemisia verlotiorum	Verlotscher Beifuß
Buddleja davidii	Schmetterlingsstrauch
Bunias orientalis	Glattes Zackenschötchen
Elodea canadensis	Kanadische Wasserpest
Erigeron annuus	Einjähriges Berufskraut
Heracleum mantegazzianum	Riesen-Bärenklau
Impatiens glandulifera	Drüsiges Springkraut
Lupinus polyphyllus	Vielblättrige Lupine
Prunus laurocerasus	Kirschlorbeer
Reynoutria japonica	Japanischer Staudenknöterich
Rhus typhina	Essigbaum
Robinia pseudoacacia	Robinie, Falsche Akazie
Rubus armeniacus	Armenische Brombeere
Senecio inaequidens	Schmalblättriges Greiskraut
Solidago canadensis	Kanadische Goldrute
Solidago gigantea	Spätblühende Goldrute

Einige dieser Neophyten können für den Menschen gefährlich werden. Die Pollen des Aufrechten Taubenkrauts *(Ambrosia artemisiifolia)* sind sehr allergen. In den letzten Jahren hat sein Bestand aber nicht weiter zugenommen, weil es intensiv bekämpft wird. Der Riesenbärenklau *(Heracleum mantegazzianum)* kann starke Verbrennungen beim Berühren der Blätter und Stängel verursachen. Beide Pflanzen sollten daher nur von Fachleuten bekämpft werden. Bei den anderen Neophyten ist eine Bekämpfung auch im Rahmen der Gartenagogik möglich. Es gibt verschiedene Institutionen, die das im Rahmen der Arbeitsintegration anbieten.

Literaturtipp

Norbert Griebl (2020): Naturführer Neophyten. Kosmos Verlag.

Umfassendes Bestimmungsbuch zu allen in Mitteleuropa vorkommenden Neophyten

Akazienwaben

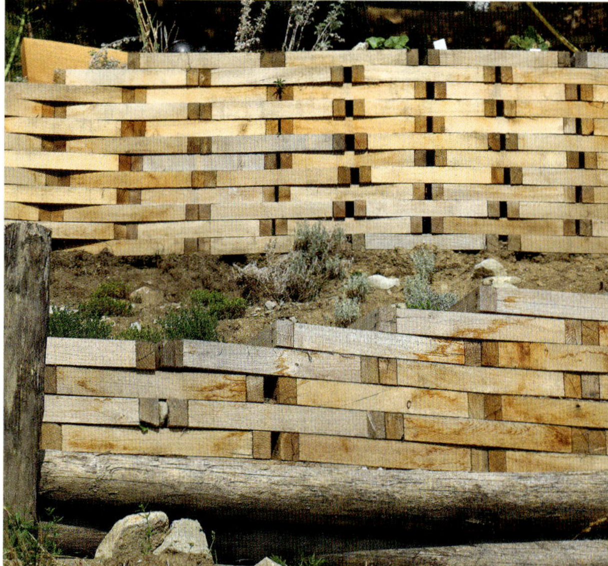

Pflanzen kennen, lieben und schützen

Wer etwas kennt, trägt meistens auch Sorge dafür. Somit bilden solide Pflanzenkenntnisse die Grundlage, um unsere Natur und die Pflanzen zu verstehen und zu schützen. Die wunderbare Vielfalt der Pflanzen ist in den letzten Jahrzehnten stark unter Druck geraten. Immer mehr Flächen werden überbaut oder intensiv genutzt, sodass natürliche Standorte immer seltener werden. Im Flachland ist dies besonders auffällig. Besonders gefährdet sind Feuchtgebiete wie Auenlandschaften und Moore. Bei 80 % der Hochmoore besteht Sanierungsbedarf und bei rund 70 % der Flachmoore nimmt die unerwünschte Verbuschung zu.

Auch andere Standorte wie Trockenwiesen, Äcker und Weinberge sind oft gefährdet. Hier ist die intensive Landwirtschaft verbunden mit dem Ausbringen von Pflanzenschutzmittel hauptverantwortlich für den Rückgang vieler Pflanzenarten.

Das nationale Daten- und Informationszentrum der Schweizer Flora (www.infoflora.ch) hat 2613 wild wachsende Pflanzenarten nach ihrer Gefährdung bewertet und kommt zu dem Schluss, dass 670 Arten oder rund jede vierte Pflanzenart gefährdet ist. Davon sind 111 Arten vom Aussterben bedroht. Besonders groß, nämlich 44 %, ist der Anteil an gefährdeten Arten im Flachland. Das heißt konkret: Fast jede zweite Pflanzenart ist in der einen oder anderen Form gefährdet. Die gefährdeten Arten sind auf sogenannten Roten Listen aufgeführt.

Mit den vielen praktischen Übungen und Tipps in diesem Kapitel haben Gartenagog:innen die Möglichkeit, ihren Klient:innen die Vielfalt und den Reichtum der Pflanzen zu zeigen. So überträgt sich die eigene Begeisterung und Liebe zu den Pflanzen und zur Natur auf die Zielgruppe.

Bei der großen Vielfalt an Pflanzen kann man nicht alle kennen. Es bietet sich an, sich auf gewisse Lieblingspflanzen zu spezialisieren. So befassen sich die einen mit Rosen, andere mit Kräutern und Wildpflanzen oder mit Obst. Die einen kennen alle Orchideen, andere wissen viel über Bäume und Sträucher oder die Pflanzen der Bergwelt. Vor allem in Gartengruppen kommen so vielfältige Interessen und Kenntnisse zusammen, von denen alle gegenseitig profitieren können. Es geht in der Gartenagogik weniger um Spezialkenntnisse auf einem Gebiet, sondern eher um Liebhaberei. Dieser vielleicht etwas veraltete Begriff umschreibt, wie man sich einem Thema zuwendet und sich intensiv damit beschäftigt.

Zweijährige Nachtkerze

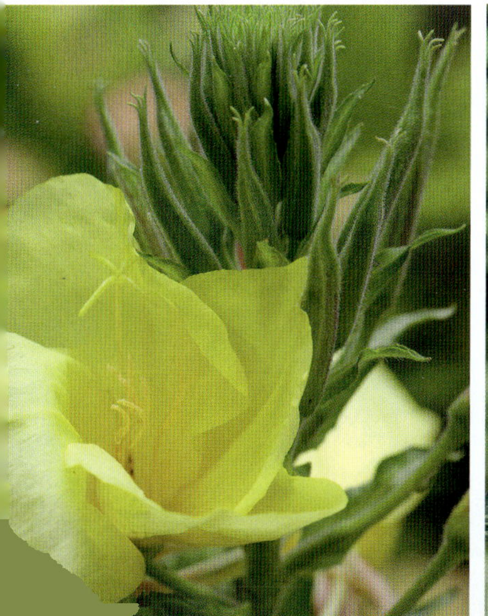

Aufrechtes Traubenkraut *(Ambrosia)*

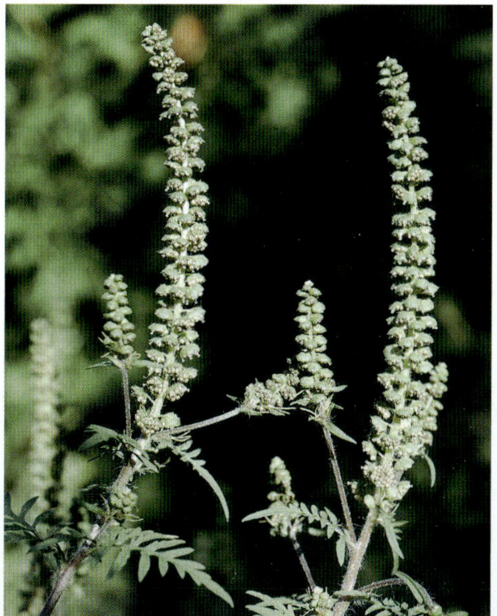

Riesen-Bärenklau

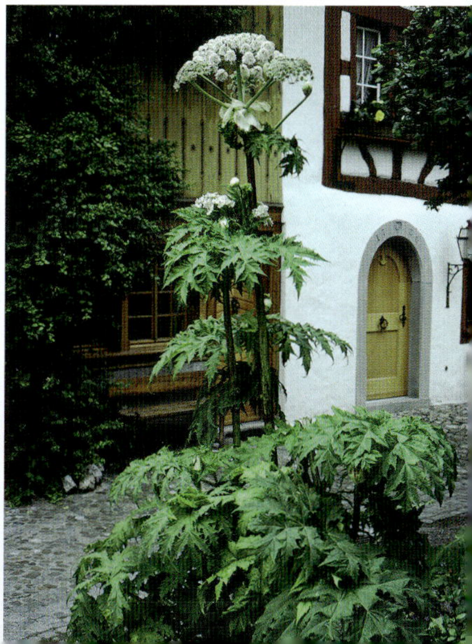

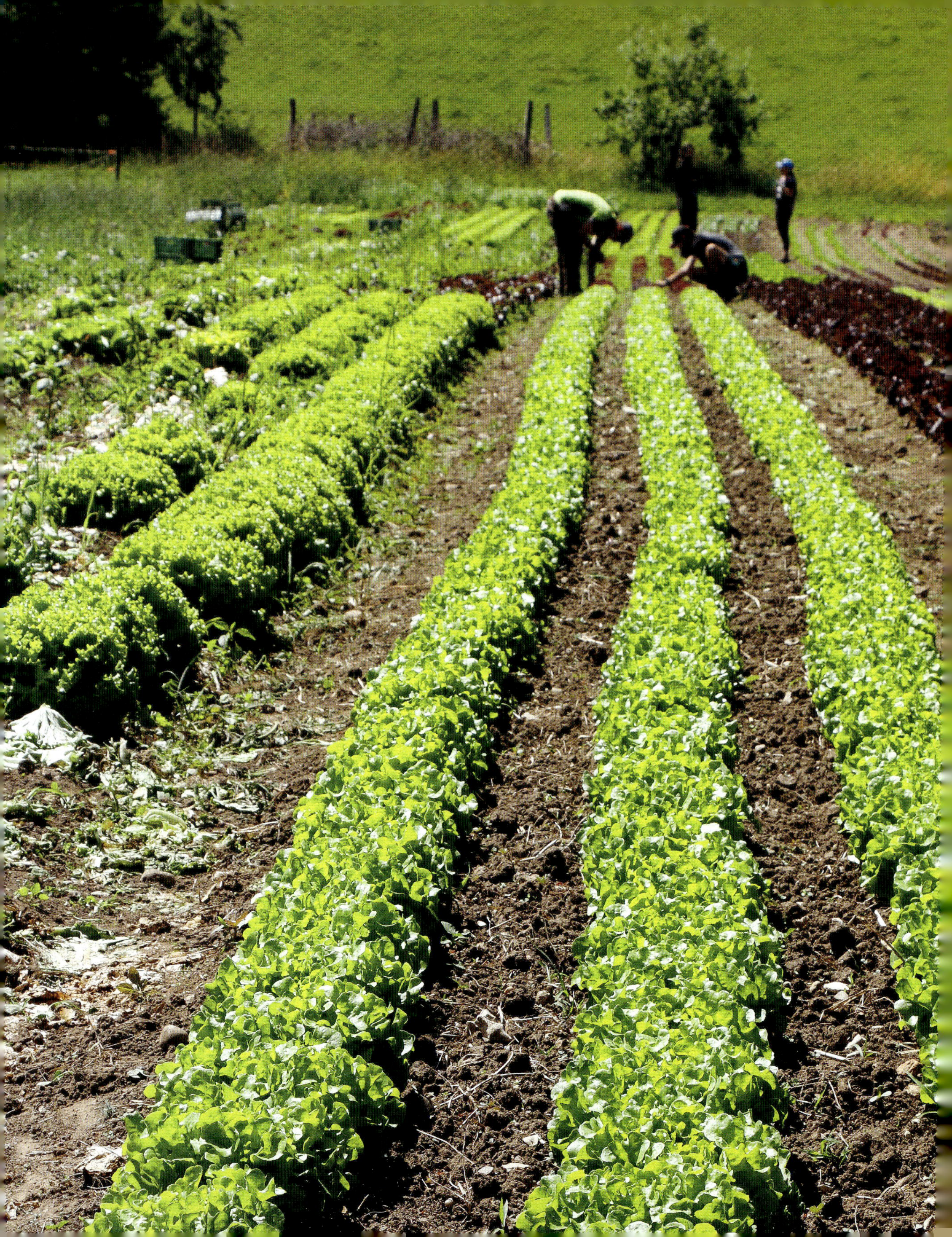

Teil III

Agogisches Arbeiten im Garten

Die dünne Schicht Boden ermöglicht den Menschen und den anderen Lebewesen überhaupt erst das Leben auf der Erde. Sie entstand in sehr langen Zeiträumen durch die Verwitterung von Gesteinen und durch abgestorbene Pflanzen und Tiere. Für die Fruchtbarkeit ist vor allem der Oberboden entscheidend, der aus mineralischen und organischen Bestandteilen besteht. Wichtig für einen guten Boden sind die richtigen Anteile an Luft und Wasser.

Ein gesunder Boden ist belebt und beherbergt eine reiche Bodenflora, die vor allem aus Bakterien, Pilzen und Algen besteht. Bei der Bodenfauna wird je nach Größe der Lebewesen zwischen Mikrofauna, Mesofauna, Makrofauna und Megafauna unterschieden. Zu Letzteren gehören die nützlichen Regenwürmer.

Durch eine richtige Bodenbearbeitung werden die Gesundheit und die Fruchtbarkeit des Bodens erhalten und gefördert. Die Pflanzen im Garten benötigen Nährstoffe – am wichtigsten sind Stickstoff, Phosphor, Kalium, Kalzium und Magnesium. Kompost und Gründüngung stellen im Biogartenbau den wichtigsten Anteil bei der Düngung. Vor allem für Topf- und Kübelpflanzen sind gute Substrate und Erden sehr wichtig.

Vom Vorfrühling im Februar bis zum Spätherbst im November gibt es im Garten eine Vielzahl an Gartenarbeiten zu erledigen: Planen und Einkaufen, Aussäen, Vorziehen und Vermehren, Beete anlegen und Boden bearbeiten, Mulchen, Düngen und Kompostieren, Pflanzen und Kultivieren, Bewässern, Pflanzenschutz und Schnittarbeiten, Ernten und Verarbeiten, Pflege von Topf- und Zimmerpflanzen, Aufräumen und Pflegen von Werkzeugen sowie Winterschutz.

Im professionellen Bereich bieten Gärtnereien und Floristik viele Möglichkeiten der Beschäftigung von Klient:innen. In der Landwirtschaft können Menschen mit Beeinträchtigungen begleitet und betreut werden oder sie können auf einem Bauernhof ihre Freizeit verbringen. Auch die Forstwirtschaft bietet gewisse Möglichkeiten für die Gartenagogik.

Bei allen Arbeiten im Garten und mit Pflanzen können mit geeigneter Bekleidung, angemessener Arbeitszuteilung und einem richtigen Gebrauch von Werkzeugen Unfälle verhindert werden.

Der lebenswichtige Boden

Entstehung der Erde und des Bodens

Der Planet Erde ist rund 4,5 Mrd. Jahre alt und bestand zuerst aus flüssigem über 2000 °C heißem Magma. Danach bildeten sich ein Kern mit eisenhaltigem Magma und ein Mantel, der vorwiegend aus Silikaten (SiO_2) besteht. Nach 400 Mio. Jahren kühlte die Erdoberfläche auf unter 100 °C ab. Damit konnte aus dem Wasserdampf in der Atmosphäre Wasser entstehen. In dieser Zeit kann man sich die Erde als großen Ozean vorstellen, aus dem lediglich kleine inselförmige Felsen ragten. Mit der Zeit bildete sich eine dauerhafte Erdkruste. Aus den vielen aktiven Vulkanen entströmte Kohlenstoffdioxid (CO_2) in die Atmosphäre. Neben dem lebensnotwendigen Wasser entstand damit der Kohlenstoffkreislauf. Das CO_2 wurde allmählich von den Ozeanen aufgenommen – diese Funktion erfüllen die Ozeane noch heute und sind deshalb für das Leben auf der Erde äußerst wichtig.

Auf der Basis von Wasser und CO_2 bildeten sich in der Erdgeschichte Kohlenhydrate (Zucker), Proteine und Lipide (Fette). Aus den Proteinen und Lipiden entwickelten sich später die ersten einzelligen Lebewesen.

GARTENAGOGISCHE PRAXIS

> Beispiele für Silikat- und Granitgesteine zeigen: Granit oder Gneis und ein schöner Quarz(kristall). Erläutern, dass diese Gesteine ihren Ursprung im Erdinneren haben.

> Erklären, warum ein vom Menschen verursachter CO_2-Anstieg stattfindet und warum er für das Leben auf der Erde gefährlich ist (Klimaerwärmung!). Die Rolle von Ozeanen und Pflanzen zur Aufnahme von CO_2 erläutern.

Durch die Verwitterung von Gestein und der Zerkleinerung mineralischer Bodenteile sowie aus abgestorbenen Pflanzenteilen entwickelte sich eine dünne Schicht fruchtbarer Boden oberhalb des steinigen Untergrundes. Es dauerte sehr lange, bis eine mehr oder weniger dicke Bodenschicht entstanden war, welche die Lebensgrundlage für alle Pflanzen, Tiere und Menschen darstellt. Der Prozess der Bodenbildung dauert bis heute an. Gut beobachten lässt sich das in den Alpen bei den sich zurückziehenden Gletschern. Wenn das Eis verschwindet, bildet sich auf dem nackten Fels allmählich Boden. Zuerst können Moose und Flechten wachsen, dann höhere Pflanzen und zuletzt auch Bäume.

Bei der Entstehung der fruchtbaren Bodenkrume, wie man die oberste Bodenschicht auch nennt, spielt Wasser eine wesentliche Rolle. Einerseits löst es vor allem im weichen Kalkgestein Kalk aus dem Gestein. Die Sprengkraft von gefrierendem Wasser sowie Berg- und Felsstürze zerkleinern die großen Felsen. Durch Wasser und Wind werden die Steine weiter zerkleinert, bis sich Kies und Sand bildet. Zusammen mit abgestorbenen und verrotteten Pflanzenteilen bildet sich der Boden. Mit dem Wind oder über Abschwemmungen und Überschwemmungen werden weitere Bodenpartikel abgelagert.

An feuchten Orten bilden sich Hochmoore. Insbesondere Moose der Gattung *Sphagnum* sind an der Entstehung beteiligt. Moore wachsen mit rund 1 mm pro Jahr sehr langsam. Die Pflanzenteile bilden Torf, der früher als Brennmaterial verwendet wurde. Heute findet man Torf als Zusatz zu Pflanzenerde. Weil dabei viele wertvolle Moorlandschaften mit ihrer speziellen Pflanzen- und Tierwelt zerstört werden, sollte man torffreie Pflanzenerde verwenden.

Primärwald nach Waldbrand

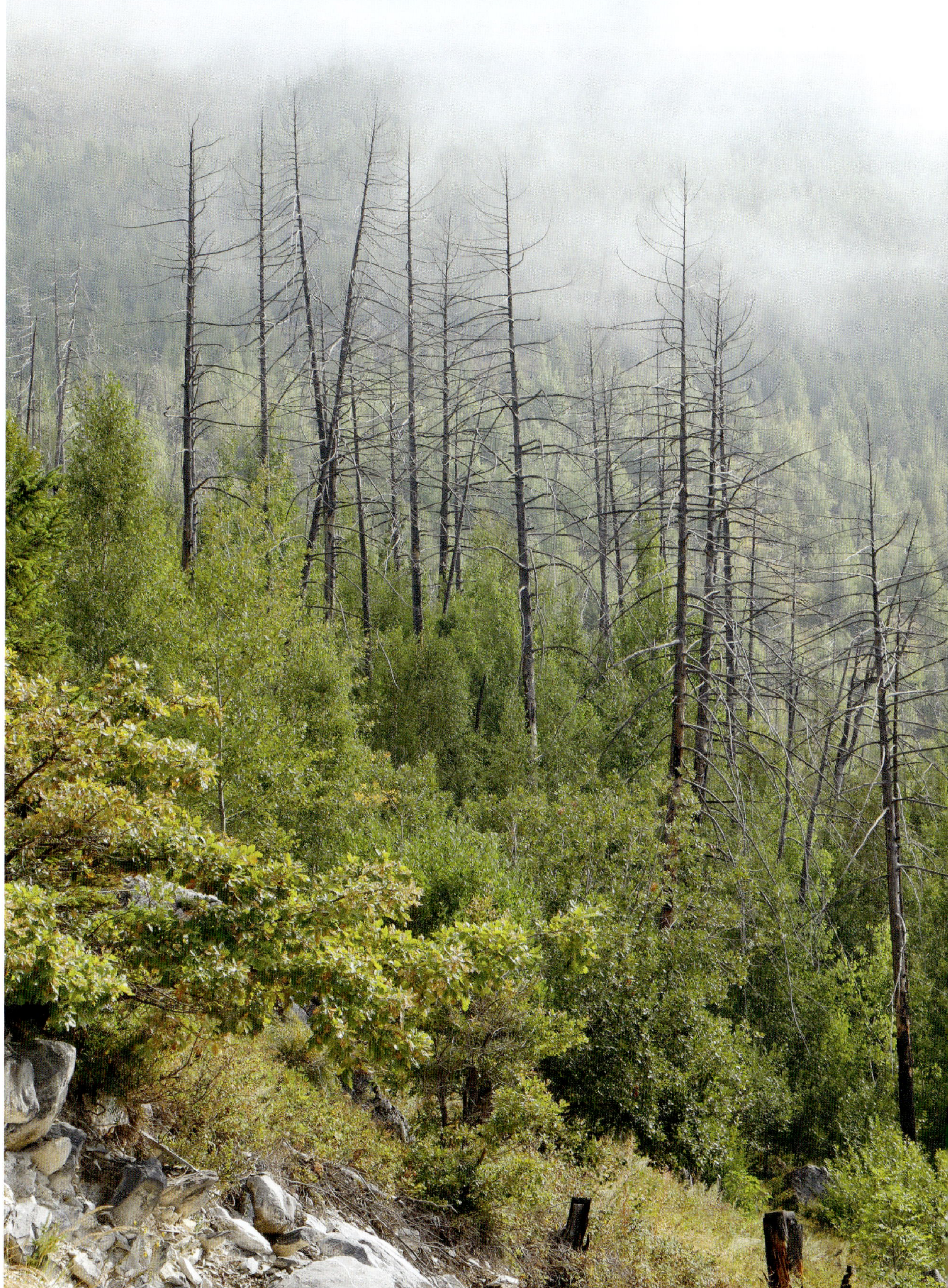

Bodenschichten

Der Boden besteht aus mehreren Schichten, die sich in einem Bodenprofil beobachten lassen.

Die unterste Bodenschicht wird als Untergrund bezeichnet. Er besteht aus festem oder lockerem Gestein. Die Schicht über dem Untergrund wird als Unterboden bezeichnet. Er ist sehr wichtig für den Luft-, Wasser- und Nährstoffgehalt des ganzen Bodens. Im tiefsten Teil des Unterbodens findet die Verwitterung des darunter liegenden Gesteins statt. Hier sammeln sich auch aus dem Oberboden ausgewaschene Nähr- und Mineralstoffe an.

Die oberste Schicht des Bodens, der Oberboden ist für die Fruchtbarkeit verantwortlich, weshalb man ihn auch als Mutterboden bezeichnet. Der Oberboden ist im Durchschnitt nur rund 0,5 m dick – im Gebirge dünner und bei tiefgründigen Böden dicker.

Der Oberboden ist stark belebt, humusreich und beherbergt viele Bodenlebewesen. Der Oberboden hat viele Poren und Hohlräume. Hier gibt es auch am meisten Wurzeln – bei tief wurzelnden Pflanzen reichen diese bis in den Unterboden. Er hat viele Poren und Hohlräume. Ein guter Garten-Oberboden enthält 25 % Wasser, 25 % Luft, 5 % organische Teile (Humus) und 45 % anorganische (mineralische) Substanzen. In einem guten Oberboden gibt es eine Krümelstruktur, d. h., die Sand-, Schluff- und Tonpartikel sowie die Humusteilchen sind mehr oder weniger fest miteinander verbunden.

Die mineralischen Bestandteile im Oberboden bestehen vor allem aus Quarz und Feldspat. Sie enthalten Silizium, Natrium, Kalium und Kalzium – alles Mineralstoffe, die für die Ernährung der Pflanzen wichtig sind.

GARTENAGOGISCHE PRAXIS

> Bodenprofile erstellen ist sehr aufwendig, da man oft mehr als 1 m tief graben muss. Einfacher ist es, in einer (alten) Kiesgrube nach schönen Profilen zu suchen.

> Den Klient:innen erklären, warum torfhaltige Substrate nicht mehr verwendet werden sollen.

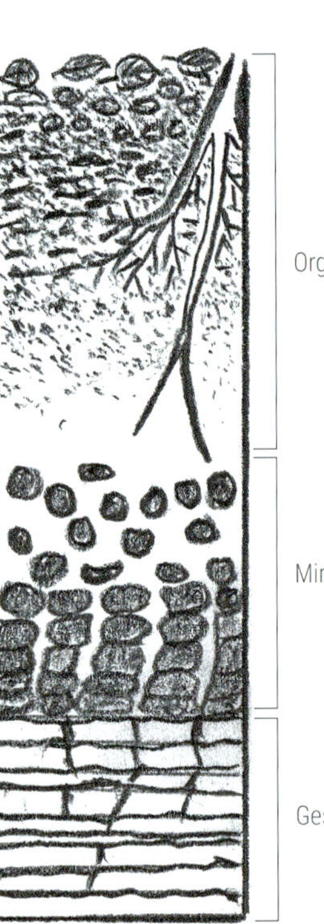

Im Oberboden spielen Luft und Wasser eine sehr wichtige Rolle. Beide müssen in den Bodenporen in einem guten Verhältnis stehen. Bei zu viel Luft ist der Boden zu trocken; bei zu viel Wasser ist der Boden zu nass. Der Anteil an Bodenluft schwankt zwischen 5 % in schweren Tonböden und ca. 40 % in Sandböden. In der Bodenluft müssen mindestens 15 % Sauerstoff enthalten sein, damit die Pflanzen gedeihen. Den Luft- und Sauerstoffgehalt des Bodens kann man mit einer richtigen Bodenbearbeitung fördern.

Das Wasser, welches durch Regen oder Bewässerung in den Boden gelangt, versickert zum Teil bis in den Unterboden und bildet dort das Grundwasser. Dieses ist u. a. auch für die Trinkwasserversorgung sehr wichtig. Ein Teil des Wassers wird in den Bodenporen gespeichert. Auch hier kann man die Speicherfähigkeit des Bodens durch geeignete Bodenbearbeitungen wie Hacken und Mulchen verbessern.

Bodenarten

Bei der Bodenart geht es um die mineralischen Bestandteile und deren Größe, die als Korngröße bezeichnet wird. Man unterscheidet nach der Korngröße zwischen Sand-, Schluff- und Tonböden:

Bodenart	Korngröße
Ton	kleiner als 0,002 mm
Schluff	0,002–0,06 mm
Sand	größer als 0,06 mm

Ab einer Korngröße von 2 mm spricht man von Kies, ab einer von mehr als 60 mm von Steinen oder Blöcken.

Meistens sind Böden eine Mischung aus den drei oben erwähnten Korngrößen. Sind alle drei Korngrößen vorhanden und besteht der Boden aus mindestens 15 % Ton, spricht man von Lehm. Das ist die häufigste bei uns vorkommende Bodenart.

Lehmböden sind für die meisten Pflanzen gut geeignet, Sandböden nur für anspruchslose Arten. Tonböden sind für die wenigsten Pflanzen geeignet, da sie von den Wurzeln kaum durchdrungen werden können und sich das Wasser zu stark staut. Diese Staunässe ist für die meisten Pflanzen sehr schädlich. Tritt sie großflächig auf, muss das Gartenareal saniert werden. Als Erstes kann man dies mit einem großzügigen Einarbeiten von Sand und Perlit versuchen. Perlit besteht aus kleinen weißen Kügelchen und ist aufgeblähtes vulkanisches Gestein. Als Zweites kann man tief wurzelnde Pflanzen wie z. B. Ölrettich (*Raphanus sativus* var. *oleiformis*) pflanzen, der mit seinen tiefen Pfahlwurzeln den Boden lockert und deshalb auch Meliorationsrettich genannt wird. Führen diese Maßnahmen nicht zu einer Bodenverbesserung und kann man nicht auf ein anderes Areal ausweichen, muss der Boden saniert werden, indem der Oberboden entnommen und eine Drainage-Schicht eingebaut wird. Danach kann der Oberboden wieder aufgeschüttet werden. Eine Bodensanierung überlässt man am besten spezialisierten Gartenbaufirmen.

Ölrettich

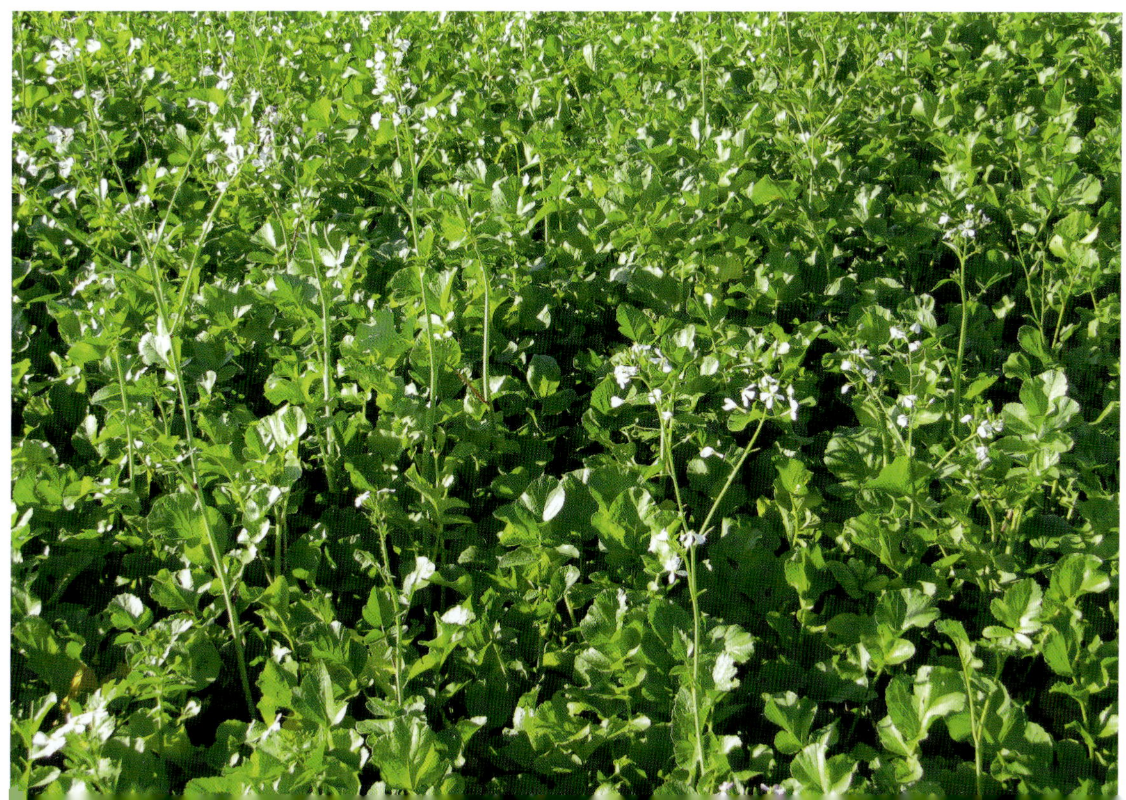

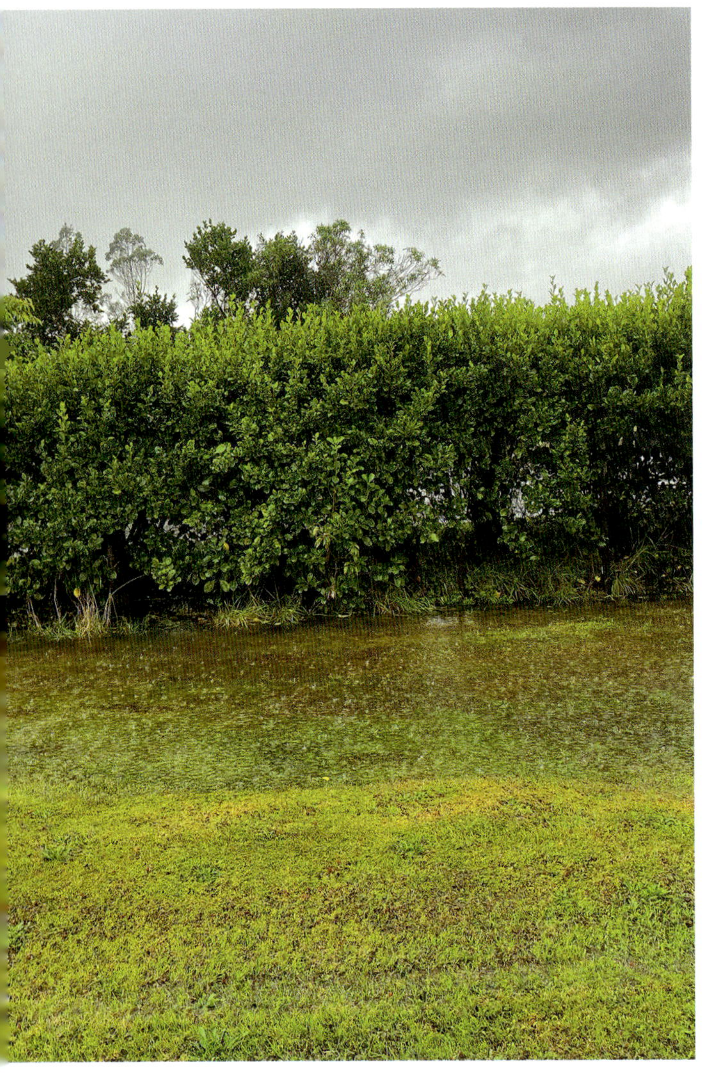

Staunässe

Der pH-Wert des Bodens

Der Gartenboden weist einen für die Region und Lage typischen pH-Wert auf, der den Säuregrad angibt. Böden mit einem neutralen pH-Wert um 7 oder leicht saure Böden bis pH 6 sind gut für das Wachstum der meisten Gartenpflanzen geeignet. Nur wenige Pflanzen wie z. B. Rhododendren, Heidelbeeren oder Alpenrosen bevorzugen saure Böden mit einem pH-Wert unter 5,5.

GARTENAGOGISCHE PRAXIS

> Zum Unterscheiden der drei Bodenarten füllt man ein Glasgefäß von ca. 10 cm Durchmesser und 20 cm Höhe zur Hälfte mit Erde aus dem Garten. Nun füllt man langsam Wasser ein und beobachtet, wie schnell es durch die Erde auf den Boden sickert:
- Tonböden: mehrere Stunden – das Wasser staut sich oberhalb der Erde
- Schluff und Lehmböden: eine oder mehrere Minuten
- Sandböden: wenige Sekunden

> Um die Wasseraufnahme und -speicherfähigkeit im Garten zu testen, kann man ein Loch von ca. 30 cm Durchmesser und Tiefe graben. Nun füllt man mit einer Gießkanne Wasser ein und beobachtet, wie lange es dauert, bis das Wasser versickert ist. Dauert dies länger als ein paar Minuten, hat der Boden einen hohen Tonanteil, der das Versickern erschwert. Es bildet sich eine sogenannte Staunässe, die für fast alle Pflanzen sehr ungünstig ist.

> Finger- und Rollproben: Man versucht, einen kleinen Bodenklumpen auf Bleistiftgröße auszurollen. Nur Ton- und Lehmböden lassen sich so ausrollen, während Sand- und Schluffböden nicht binden und kaum formbar sind.

> Mit einem im Gartencenter erhältlichen pH-Mess-Set lässt sich der pH-Wert einer Bodenprobe einfach bestimmen.

> Der Gartenboden lässt sich mit allen Sinnen wahrnehmen:
- Farbe, Textur und Zusammensetzung des Bodens betrachten, evtl. mithilfe einer Lupe oder unter einem Binokular
- Verschiedene Bodenarten mit den Händen wahrnehmen
- Unterschiedliche Gerüche beim Boden wahrnehmen (z. B. trockene oder nasse Erde); der Geruchssinn ist als ältester Sinn des Menschen besonders bei Menschen mit Behinderung von großer Bedeutung und aktivierendem Mehrwert.
- Warum nicht ein Stückchen Boden in Wasser auflösen und im Mund den Geschmack probieren?
- Bodengeräusche wahrnehmen – braucht ein sehr geschärftes Ohr, da die Bodenlebewesen, wenn überhaupt, nur sehr leise Geräusche machen.

Der Boden lebt

Während sich die bisherigen Ausführungen vor allem mit mineralischen, also anorganischen Bestandteilen des Bodens befassten, geht es hier um die *organischen* Anteile. Wenn man eine Handvoll Boden untersucht, sind darin mehr Lebewesen enthalten, als Menschen auf der Erde leben! Der Anteil an Bodenorganismen in einer gesunden Umgebung beträgt rund 2,5 kg pro m^2 Boden. Man unterscheidet zwischen der Bodenflora und der Bodenfauna.

Die Bodenflora

Die Bodenflora oder Bodenmikroflora macht rund 80 % der Bodenorganismen aus. Sie umfasst Bakterien, Algen und Pilze.

Die Bakterien sind mit bloßem Auge nicht erkennbare Organismen, deren Größe 0,5–3 µm beträgt. Man müsste also rund 300–2000 von ihnen aneinanderreihen, um die Länge von 1 mm zu erreichen. Bakterien sind unentbehrlich bei der Mineralisierung der organischen Substanz. Das bedeutet, dass sie organische Bestandteile in wertvolle Mineralstoffe verwandeln, welche die Pflanzen für ihre Ernährung brauchen.

Eine besondere Funktion erfüllen die Knöllchenbakterien, die vor allem bei der Familie der Fabaceae anzutreffen sind. In den Knöllchen rund um die Wurzeln leben Millionen von speziellen Bakterien, die den Stickstoff aus der Luft binden und den Pflanzen zur Verfügung stellen.

Eine besondere Art von Bakterien sind die Strahlenpilze (Actinobacteria), die keine Pilze sind, aber wie diese myzelartige Gewebe im Boden bilden. Sie wirken beim Abbau von besonders schwer zersetzbaren organischen Stoffen mit und sind am Humusaufbau beteiligt.

Schließlich gibt es im Boden mehr als 2000 verschiedene Arten von Cyanobakterien. Sie gehören zu den ältesten Lebewesen auf der Erde und haben als erste die Fähigkeit der Fotosynthese entwickelt. Daneben können sie wie die Knöllchenbakterien Stickstoff aus der Luft im Boden binden, was vor allem bei der Reis-Kultur von Bedeutung ist. Besondere Cyanobakterien, die Spirulina-Bakterien, werden wegen ihres hohen Eiweiß- und Vitamin-B12-Gehalts als Nahrungsergänzungsmittel verwendet.

Algen sind uns vor allem als grüne, schleimige Substanz in Gewässern bekannt. Sie spielen im Ökosystem eine wichtige Rolle. An extremen Standorten besiedeln sie als Erste Steine und Geröll. Dabei gehen sie oft eine Symbiose mit Pilzen ein – diese Organismen bezeichnet man als Flechten.

Schließlich müssen die Pilze erwähnt werden. Sie bilden ein eigenes Reich neben den Tieren und den Pflanzen. Bekannt sind die von vielen gesammelten Speisepilze. Das sind aber nur wenige der Tausenden Arten, die meistens unbemerkt im Boden leben und reich verzweigte Pilzfäden (Hyphen) bilden. Die Mykorrhiza-Pilze gehen eine Symbiose mit Wurzeln von Pflanzen ein. Die Pilzfäden umhüllen die Wurzelhaare und vergrößern die

Garten-Erbse

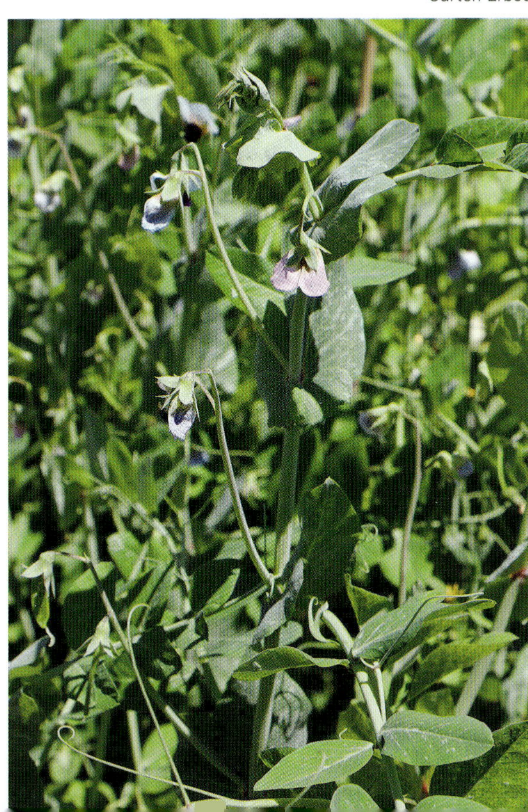

Wurzeloberfläche dadurch um das 100- bis 1000-Fache. Die Pilze übernehmen für die Pflanze die Aufnahme von Nährstoffen und Wasser und schützen die Wurzeln vor Infektionen. Im Gegenzug erhält der Mykorrhiza-Pilz Zucker von der Pflanze. Mit dieser Symbiose können Pflanzen Zeiten von Trockenheit und Nährstoffmangel besser überdauern.

Pilze erfüllen bei der Zersetzung von organischen Stoffen eine sehr wichtige Rolle. Und noch zum Schluss: Das größte Lebewesen auf der Erde ist nicht der Blauwal oder der Elefant, sondern ein Pilz. Ein Vertreter der Gattung Hallimasch verbreitete sich im amerikanischen Bundesstaat Michigan auf einer Fläche von 150 000 m^2. Forscher berechneten das Gewicht dieses Pilzes auf mehr als 100 t und stellten fest, dass dieser Pilz schon rund 1500 Jahre alt war. Auch in Graubünden (CH) gibt es einen solchen Pilz, der so groß wie 50 Fußballfelder und schon über 1000 Jahre alt ist.

GARTENAGOGISCHE PRAXIS

- An feuchten Stellen im Garten kann man im Spätsommer Pilze beobachten. Man kann auch eine Pilzzucht anlegen – Anleitungen gibt es im Internet.
- Bei vielen Pflanzen lassen sich die Mykorrhiza-Pilze, welche die Wurzeln als feiner weißer Flaum umgeben, gut beobachten – am besten mit der Lupe oder dem Binokular. Nun kann man erklären, wie beide Partner von dieser Symbiose profitieren und weshalb die Mykorrhiza-Pilze für die Bodenfruchtbarkeit so wichtig sind.
- Einen grünen Smoothie mit Algen (z. B. *Spirulina*) herstellen

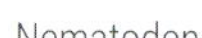
Nematoden

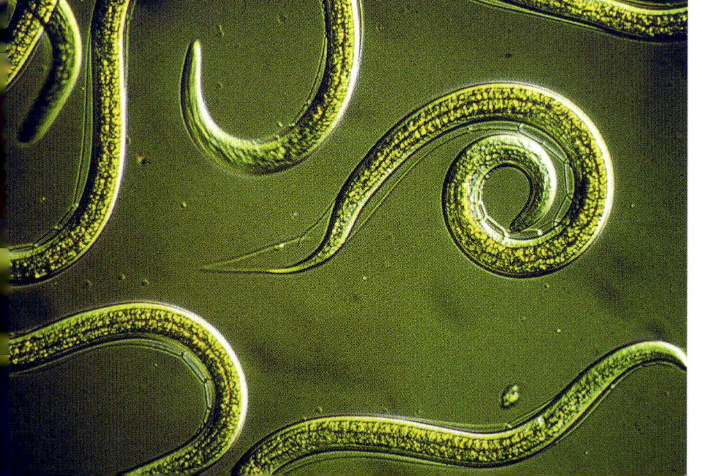

Die Bodenfauna

Bei der Bodenfauna, den im Boden lebenden Tieren, kann man nach der Größe zwischen Mikro-, Meso-, Makro- und Megafauna unterscheiden.

Mikrofauna (weniger als 0,2 mm)

Die Vertreter der Mikrofauna sind mit bloßem Auge nicht sichtbar. Es handelt sich z. B. um Einzeller wie Geißeltierchen, Wimpertierchen oder Amöben. Die Mikrofauna lebt in den wassergefüllten Poren des Bodens und spielt im Nahrungskreislauf eine wichtige Rolle. Es ist deshalb wichtig, dass ein gesunder Gartenboden genug Poren und Wasser enthält.

Mesofauna (0,2–2 mm)

Die Tiere der Mesofauna sind mit einer Lupe oder unter dem Binokular gut sichtbar. Zur Mesofauna gehören u. a. die Rädertierchen, Nematoden, Milben und Springschwänze. Allein von den Rädertierchen gibt es weltweit über 2000, in Europa über 500 Arten. Sie können aber nur von Spezialist:innen unterschieden werden. Die 0,4–2 mm großen Nematoden, auch Fadenwürmer genannt, kommen in einer unvorstellbar großen Zahl im Boden vor: 20–30 Mio. pro m^2 Gartenboden. Sie ernähren sich räuberisch von anderen Kleinlebewesen und werden als Nützlinge auch zur Schädlingsbekämpfung eingesetzt, z. B. gegen den Dickmaulrüssler.

Die Gliederfüßer sind mit über 1 Mio. Arten mit Abstand der artenreichste Stamm. Zu ihnen zählt man u. a. die Spinnentiere mit den Milben, die Krebstiere, die Tausendfüßer, die Springschwänze und die Insekten. Die Hornmilben spielen eine wichtige Rolle bei der Zersetzung von Pflanzenresten und umfassen mehrere Hundert verschiedene Arten. Raubmilben jagen andere Bodentierchen und können wie die Nematoden im biologischen Pflanzenschutz eingesetzt werden. Springschwänze sind ebenfalls sehr wichtige Pflanzenzersetzer. Sie zerkleinern Blätter und andere Pflanzenteile und bereiten sie so für andere Bodenlebewesen zur weiteren Zersetzung vor.

Makrofauna (2–20 mm)

Im Boden leben ebenfalls viele Arten der Makrofauna, die mit einer Größe von 2–20 mm mit bloßem Auge gut sichtbar sind. Am bekanntesten sind Asseln sowie Hundert- und Tausendfüßer. Daneben leben viele Käferlarven im Boden – bekannt sind z. B. die dicken Larven des Mai- und des Rosenkäfers. Asseln sind die einzigen an Land lebenden Krebstiere. Am bekanntesten ist die Kellerassel, die sich oft an dunklen Orten aufhält, z. B. unter Pflanzentöpfen. Asseln ernähren sich von abgestorbenen Pflanzenteilen und tragen wie viele andere Bodenlebewesen zur Fruchtbarkeit des Bodens bei. Während die Tausendfüßer hauptsächlich Vegetarier sind und sich von abgestorbenen Pflanzenteilen ernähren, leben die meisten Hundertfüßer räuberisch. Von beiden gibt es mehrere Tausend Arten. Die meisten Beine, nämlich rund 750, hat eine in Kalifornien heimische Art *(Illacme plenipes)*. Da sich Tausendfüßer lieber im Dunkeln aufhalten, verschwinden sie rasch bei Lichteinfall. So wird es ganz schön schwierig, die Anzahl Beine bei einem lebenden Exemplar zu zählen!

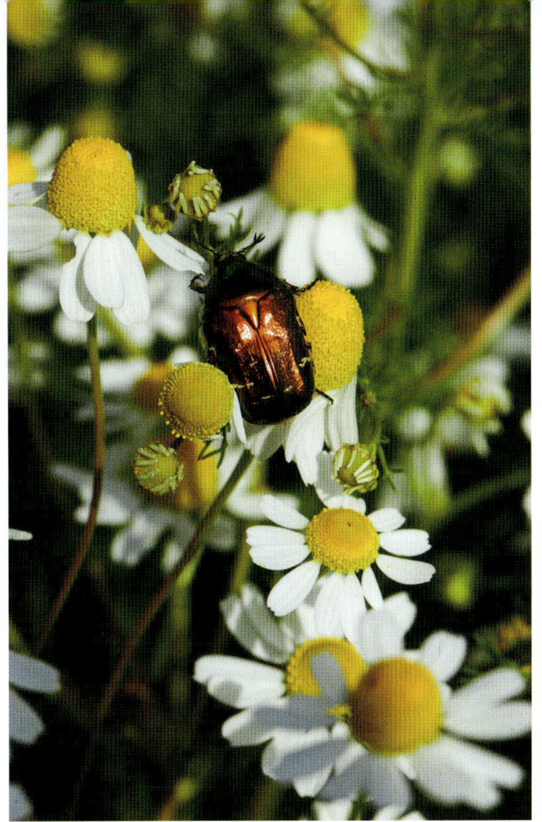

Rosenkäfer

GARTENAGOGISCHE PRAXIS

> Unter dem Binokular lassen sich in einer Gartenbodenprobe die Tiere der Mesofauna beobachten. Vor allem die Springschwänze und Milben kommen in einem gesunden Boden zuhauf vor. Man kann versuchen, diese Tiere auf einem Blatt Papier zu zeichnen. Kinder können für Kleinlebewesen, die räuberisch und zugleich nützlich sind, besonders begeistert werden.

> Den Unterschied der Larven des Maikäfers und des Rosenkäfers erklären. Während sich die Maikäfer an Wurzeln gütlich tun, ernähren sich die Rosenkäfer-Larven nur von toten Pflanzenteilen und sind bei der Bildung von Kompost sehr nützlich.

Megafauna (größer als 20 mm)

Zur Megafauna gehören die Regenwürmer sowie Wirbeltiere. Die Regenwürmer sind bestens bekannt und ihr häufiges Vorkommen ein Indikator für einen gesunden Boden. In 1 m^2 Boden können mehrere Hundert Regenwürmer leben. Regenwürmer haben viele wichtige Funktionen: Sie durchwühlen und durchmischen den Boden, verwerten Pflanzenreste, scheiden fruchtbare Kothäufchen aus, schaffen Gänge für Pflanzenwurzeln und vergrößern das Porenvolumen im Boden. In Mitteleuropa gibt es rund 40 verschiedene Regenwurmarten. Die drei häufigsten Gattungen sind:

- Tauwürmer *(Lumbricus)*
- Acker- oder Wiesenwürmer *(Allolobophora)*
- Kompostwürmer *(Eisenia)*

GARTENAGOGISCHE PRAXIS

> Das Beobachten von Regenwürmern ist faszinierend; zum Anlegen einer Regenwurm-Zucht gibt es im Internet entsprechende Anleitungen.

Geräte und Werkzeuge

Werkzeuge im Hobby- und Freizeitbereich

Bei den meisten gartenagogischen Aktivitäten im Hobby- und Freizeitbereich genügen ein paar Handwerkzeuge und Gartengeräte:

- **Lockern und Jäten:** Grabegabel, Kräuel, Rechen, Sauzahn
- **Graben und Umsetzen:** Schaufel, Spaten, Mistgabel
- **Säen und Pflanzen:** Gartenschnur, Pflanzholz, Pflanzkelle, Handhacke, Metermaß
- **Wässern und Spritzen:** Gießkanne, Fässer, Gartenschlauch
- **Schneiden:** Gartenschere, Hippe/Gertel, Astschere
- **Reinigen:** Besen, Laubrechen, Kübel

Für kleinere Grasschnittarbeiten können elektrische Scheren verwendet werden. Dabei sollten immer dicke Handschuhe getragen werden, um Schnittverletzungen zu vermeiden. Die Bedienung von Heckenscheren, ob elektrisch oder benzinbetrieben, sollte Fachleuten überlassen werden.

Maschinen im professionellen Gartenbau

In Betrieben, wo mit Klient:innen professionelle Gartenarbeiten betrieben werden, stehen die entsprechenden Maschinen zur Verfügung, z. B.:

- Topfmaschinen
- Bodenfräsen
- Schneidewerkzeuge wie Heckenscheren und Motorsägen
- Rasenmäher und Trimmer
- Traktoren, Bagger und andere Fahrzeuge
- Laubbläser

Wer solche Maschinen und Fahrzeuge benutzt, muss natürlich die dazu nötigen Kenntnisse und Bewilligungen haben. Dem wird in den Ausbildungen im grünen Bereich Rechnung getragen. Gute Instruktionen und professionelle Begleitung der Klient:innen bei Arbeiten mit Maschinen sind sehr wichtig.

Auch eine Haftpflichtversicherung ist für alle Gartenagog:innen nötig. Das gilt auch für diejenigen, die Gartenagogik im Freizeit- und Hobbybereich betreiben.

Motorbetriebene Geräte wie Rasenmäher, Heckenscheren, Motorsägen usw. dürfen nur von dazu berechtigten Gartenagog:innen verwendet werden. Ob sie von Klient:innen verwendet werden dürfen, bestimmen die Institution und die vorhandenen Versicherungen.

In allen verwendeten Elektrogeräten sollten Fehlerstromschutzschalter (FI-Schalter) eingebaut sein. So stellt das Gerät sofort ab, wenn z. B. ein Kabel beschädigt wird.

Bei Arbeiten wie Rasenmähen, Laubblasen, Heckenschneiden usw. muss die nötige Schutzausrüstung getragen werden. Diese besteht aus Gehörschutz, Helm mit Visier, Handschuhen und Arbeitsschuhen mit Stahlkappen.

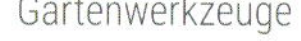
Gartenwerkzeuge

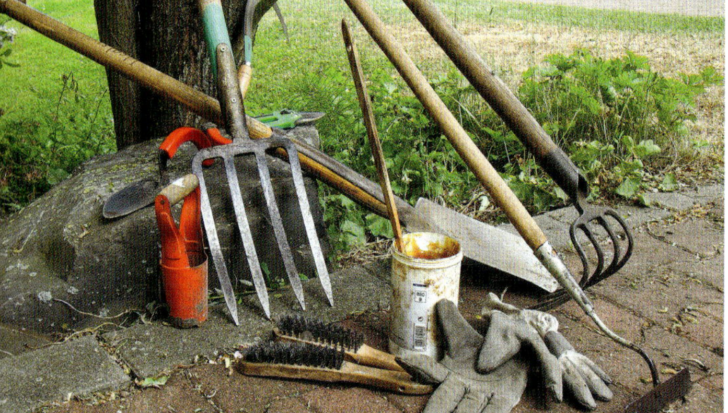

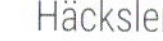
Häcksler

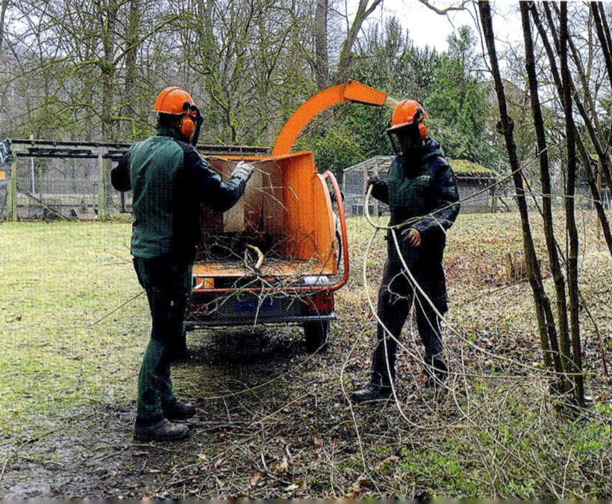

Unfallverhütung und Erste Hilfe

In der Gartenagogik müssen Unfälle unbedingt verhindert werden. Vor allen technischen Maßnahmen muss garantiert sein, dass die Klient:innen von ausgebildeten Gartenagog:innen betreut werden. Sehr wichtig ist, dass die Aufgaben so auf die Klient:innen verteilt werden, dass sie weder unter- noch überfordert sind. Bei einer Unterforderung besteht die Gefahr, dass die Klient:innen sich langweilen und auf dumme Ideen kommen, welche zu Unfällen führen können. Ebenso schlecht ist eine Überforderung der Klient:innen mit Aufgaben, die ihnen nicht angemessen sind.

Bei der Ausrüstung ist zuerst auf eine gute Bekleidung zu achten. Diese muss der Witterung angepasst sein und den Sonnenschutz garantieren. Dabei ist darauf zu achten, dass alle Klient:innen bei Sonnenschein eine Sonnenbrille und eine geeignete Kopfbedeckung tragen. Genügend Getränke müssen organisiert und die dafür nötigen Pausen eingehalten werden. Bei sehr heißem Wetter ist u. U. auf ein Arbeiten im Freien zu verzichten. Gute Arbeitsschuhe sind für das Arbeiten im Garten sehr wichtig. Sie sollten über den Knöchel gehen und ein gutes Profil aufweisen. Für viele Arbeiten müssen gute Handschuhe zur Verfügung stehen.

In Institutionen, die professionelle Gartenagogik betreiben, müssen die Vorschriften für die nötigen Schutzausrüstungen bei Maschinen beachtet werden.

Bei allen Klient:innen muss bekannt sein, ob sie Allergien haben. Vor allem Allergien auf Insektenstiche müssen beachtet und die entsprechenden Vorsichtsmaßnahmen getroffen werden. Ein Antihistaminikum gehört in die Taschenapotheke, welche Gartenagog:innen immer mit sich führen. Bei Insektenstichen helfen auf den Stich zerriebene Blätter von Spitz-Wegerich, Salbei oder Melisse, dass Schwellung und Juckreiz abnehmen. Zusätzlich gehören in eine Taschenapotheke:

- Heftpflaster (auch für Blasen)
- Verbandsstoff (Gazebinden, Dreiecktuch, Fixierbinden)
- Pinzette und Desinfektionsmittel
- Schmerzmittel (z. B. Panadol, Dafalgan oder Ibuprofen)
- Medikament gegen Durchfall und Krämpfe (z. B. Imodium)
- Weitere Notfall-Medikamente, z. B. bei Personen mit Epilepsie oder für allergische Personen

Medikamente dürfen nur von kundigen Fachpersonen abgegeben werden, da sie Allergien oder Gegenreaktionen auslösen können! In Institutionen sind die entsprechenden Hausregeln und Vorschriften zu beachten.

Weitere Einschränkungen bei den Klient:innen, wie z. B. Krampferscheinungen (Spasmen) oder Bewegungsstörungen, müssen bei der Planung der gartenagogischen Aktivitäten eingeplant werden. Bei demenziell erkrankten Personen ist auch auf eventuelle Weglauftendenzen zu achten. Auch muss hier verhindert werden, dass diese Personen giftige Pflanzen einnehmen oder sich an Stacheln und Dornen verletzen.

Gartenagog:innen müssen die nötigen Kenntnisse über Erste Hilfe besitzen und dies regelmäßig üben. Dazu gehören auch die Regeln, wie bei einem Notfall reagiert werden muss. Ein aufgeladenes Mobiltelefon mit gespeicherten Notfallnummern gehört auf alle Fälle immer in die Tasche!

Besonders viele Unfälle passieren bei der Verwendung von Leitern. Schon ein Sturz aus 2 m Höhe kann zu gravierenden Schäden führen. Sie müssen fachgerecht verwendet und gesichert werden, unter Aufsicht von dazu berechtigten Personen. Auf Hochstammobstbäumen müssen Personen beim Ernten angeseilt werden. Das ist ebenfalls bei Schnittarbeiten auf Bäumen

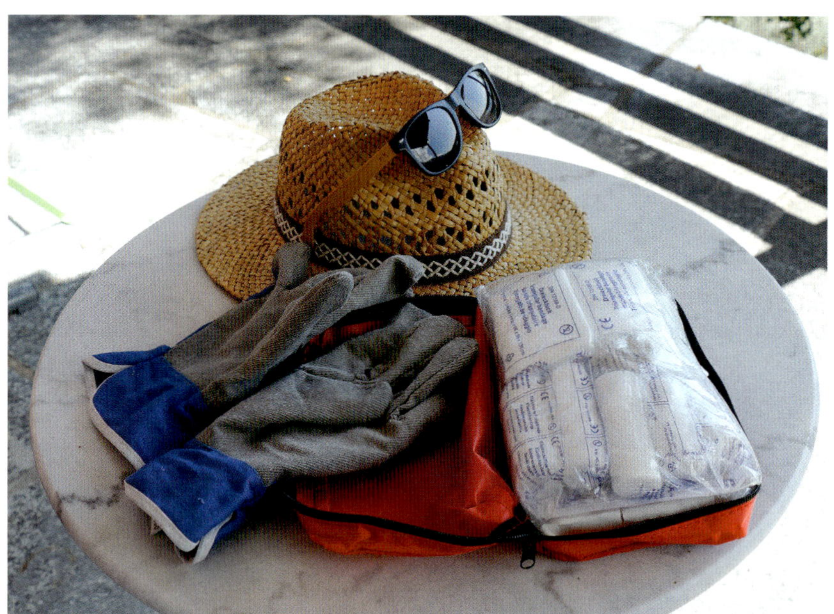

Schutzausrüstung und Verbandszeug

obligatorisch. Alternativ zur Leiter eignen sich sogenannte Teleskop-Scheren und -Sägen, die vom Boden aus bedient werden und trotzdem eine Arbeitshöhe von bis zu 5 m ermöglichen.

Chemikalien, Dünger und andere synthetische Mittel müssen an einem Ort aufbewahrt werden, der mit Schloss gesichert ist und zu dem nur Fachleute Zugang haben. Die Verwendung ist nur ausgebildeten Gärtner:innen erlaubt, wobei die nötigen Vorsichtsmaßnahmen beachtet und Schutzausrüstungen getragen werden müssen.

Ergonomie

Die Regeln der Ergonomie müssen bei allen Arbeiten immer beachtet werden:

- Die richtige Technik beim Heben und Tragen ist einzuüben. Dabei muss immer auch darauf geachtet werden, dass zu große Gewichte vermieden werden.
- Eine richtige Arbeitstechnik ist ebenfalls sehr wichtig, um Probleme bei der Wirbelsäule und den Gelenken zu verhindern. In den regelmäßigen Pausen können Stretching- und Entspannungsübungen gezeigt werden.
- Bei Rechen, Grabegabeln usw. ist auf eine der Größe der Klient:innen angemessene Stiellänge zu achten. Auch hier sind leichtere Geräte zu bevorzugen.
- Bei den Arbeitstischen ist auf eine der Größe der Klient:innen angepasste Höhe zu achten. An normalen Tischen kann nicht länger im Stehen gearbeitet werden, da dies unweigerlich zu Rückenproblemen führt.
- Bei Gartenscheren und Astscheren gibt es ergonomische Modelle, die ein rasches Ermüden und Probleme bei Sehnen und Sehnenscheiden vermindern.

Auch das Wetter kann einen nicht unerheblichen Einfluss auf unsere Konstitution haben. Heben und Tragen von Gewichten oder das Schneiden mit einer Schere fallen bei kalter Witterung nicht so leicht und bergen Gefahr der Selbstverletzung!

Bei den Arbeitsgeräten ist darauf zu achten, dass diese den Fähigkeiten und Kräften der Klient:innen angepasst sind. Kleine Hacken, Gießkannen und Arbeitsgeräte sind besser als große, schwere Geräte. Für Klient:innen mit schwereren Beeinträchtigungen gibt es extra angefertigte Spezialwerkzeuge.

Ergonomische Arbeitsgeräte

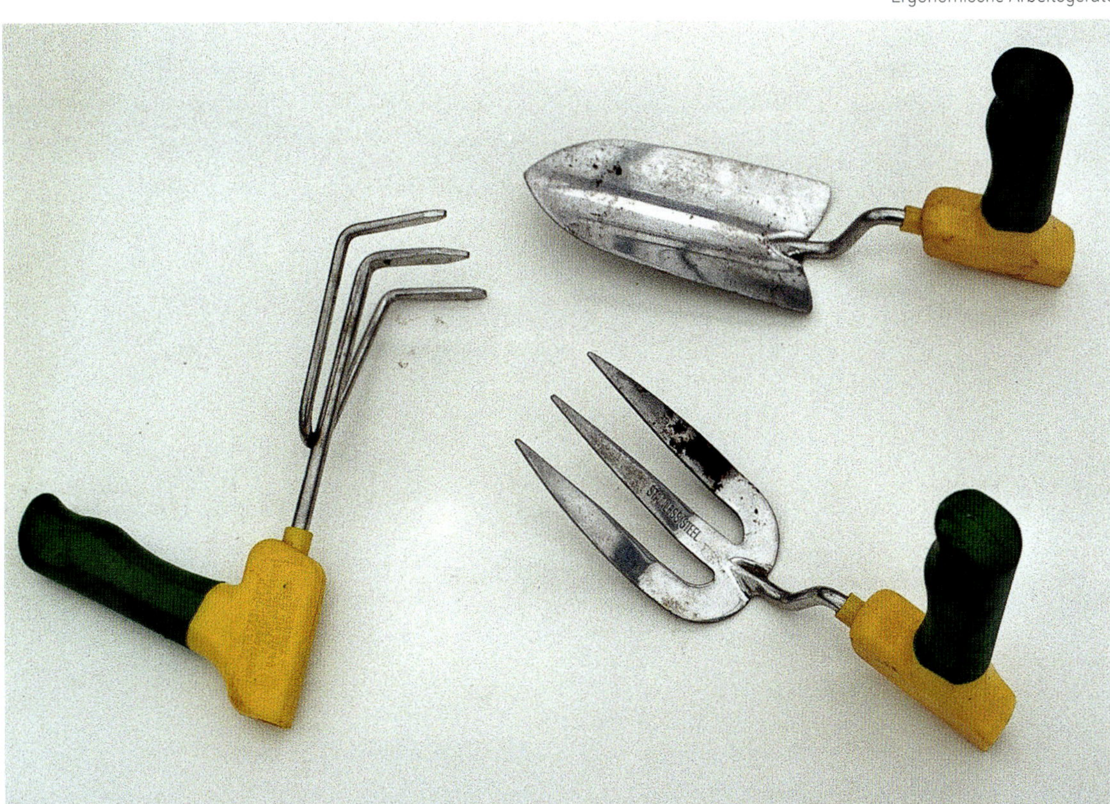

Bodenbearbeitung

Im Zentrum aller gärtnerischen Arbeiten steht die Gesundheit der Pflanzen. Eine wichtige Basis dafür ist ein gesunder und fruchtbarer Boden. In der heutigen Zeit steht der Boden durch verschiedene schädliche Einflüsse unter Druck:

- Schadstoffe wie z. B. Pflanzenschutzmittel reichern sich im Boden an.
- Saurer Regen senkt den pH-Wert der Böden.
- Düngemittel, vor allem Nitrate und Phosphate, reichern sich im Boden an und gefährden sogar das Trinkwasser.
- Immer mehr Böden werden durch Straßen und Gebäude versiegelt, womit der Wasserkreislauf gefährdet ist.
- Schwere Maschinen zur Bodenbearbeitung führen zu einer Verdichtung der Böden.

Zentral ist eine richtige Bodenbearbeitung, die hier am Beispiel des Nutzgartens beschrieben wird.

Literaturtipp

Ute Studer (2016): Mein Garten – biologisch und naturnah. Bioterra Verlag.

Sehr gut illustrierter Leitfaden für das biologische Gärtnern

Beete vorbereiten

Das früher praktizierte jährliche Umstechen eines Beets mit dem Spaten wird aus biologischer Sicht nicht mehr empfohlen, da damit das von der Natur sorgsam aufgebaute Schichtgefüge des Bodens durcheinandergebracht wird. Die Beete sollen regelmäßig mit der Grabegabel

Gartenwerkzeuge

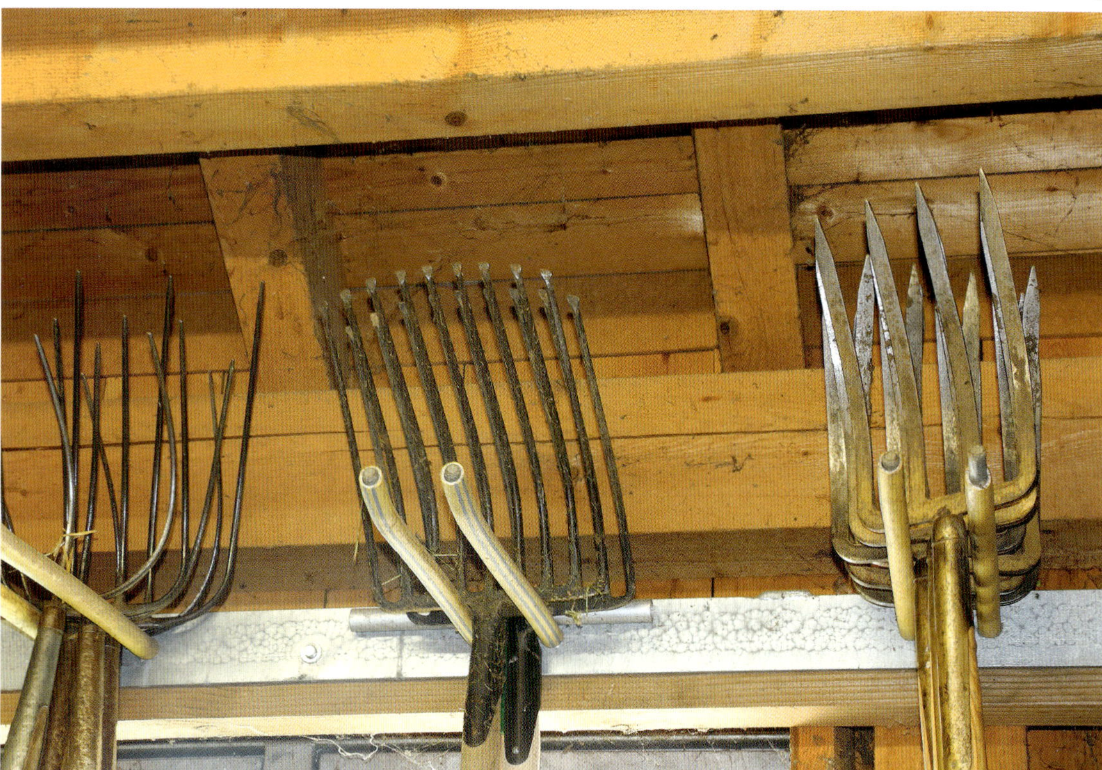

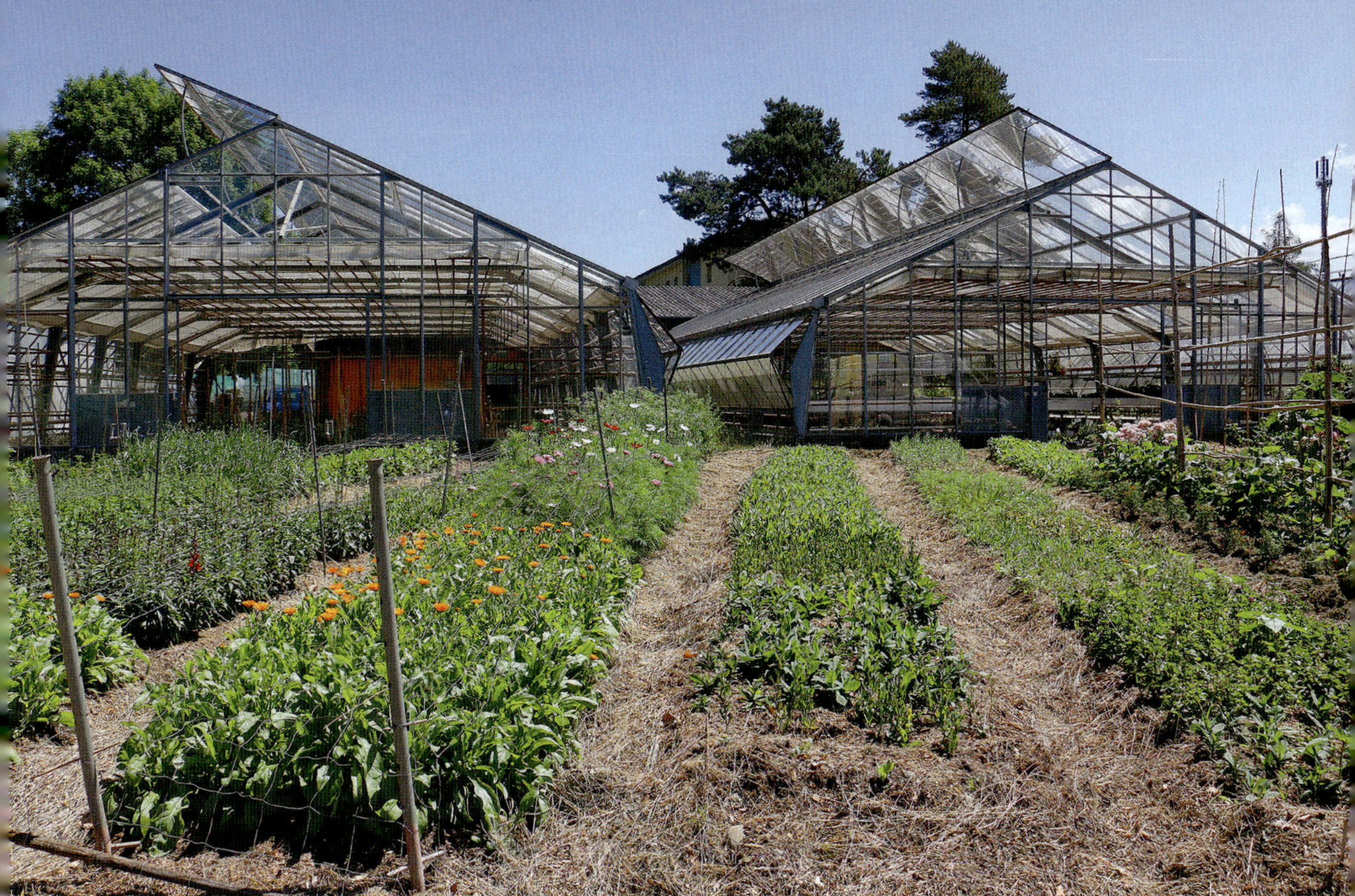

Mulchen

gelockert werden, damit die Luft in den Boden gelangt. Das geschieht im Frühling, sobald der Boden abgetrocknet ist. Alle 10–15 cm wird die Grabegabel in den Boden gestochen und nach vorne und hinten bewegt. So arbeitet man Streifen für Streifen durch. Anschließend werden die Beete mit dem Kräuel eingeebnet und mit dem Rechen feinkrümelig gemacht.

Durch regelmäßiges, aber nur feines und oberflächliches Hacken zwischen den Pflanzen wird die Verdunstung von Bodenwasser reduziert und die Zufuhr von Sauerstoff in den Boden vergrößert. Die richtige Zeit dafür ist im Frühling und Sommer.

Mulchen

Der Gartenboden sollte – entgegen früheren Lehrmeinungen – nie unbedeckt sein. In der Natur schützen die Vegetation und Laub den Boden vor der Austrocknung. Im Nutzgarten sollte der offene Boden mit einer Mulchschicht bedeckt werden. Die regelmäßige Zufuhr organischer Substanz gibt Nahrung für die Bodenlebewesen, hilft den Humusanteil im Boden zu vermehren und verbessert den Wasser- und Lufthaushalt. Mulchmaterial besteht am besten aus krautigem Material von Beikräutern, Gemüseabfall oder Grasschnitt. Dabei ist darauf zu achten, dass im Mulchmaterial keine Samen enthalten sind. Das geschnittene Material wird zuerst angetrocknet, damit es keine Schnecken anlockt. Holziges und strohiges Grüngut sollte zuerst mit Hornspänen vermischt und gelagert werden, weil es sonst dem Boden zu viel Stickstoff entzieht. Laub eignet sich als Mulchmaterial nur unter Beerensträuchern und Gehölzen. Rindenmulch gehört nur auf Wege und evtl. zwischen Gehölze. Das Mulchmaterial wird in einer 1–3 cm dicken Schicht auf die Beete verteilt.

Ernährung von Pflanzen

Wie wir Menschen brauchen auch Pflanzen bestimmte Nährstoffe, damit sie wachsen und gedeihen können. Pflanzen brauchen vor allem Stickstoff, Phosphor, Kalium und Kalzium. Bei größeren Gärten lohnt es sich, alle paar Jahre eine Bodenanalyse zu machen, um den Bedarf an Nährstoffen zu klären.

Stickstoff

Stickstoff ist der wichtigste Nährstoff für Pflanzen, sozusagen der «Motor» für das Wachstum. Er ist für die Eiweißbildung verantwortlich und fördert das Trieb- und Blattwachstum. Bei Stickstoffmangel bleiben die Pflanzen klein und der Ertrag niedrig. Ein deutliches Zeichen für Stickstoffmangel ist, wenn die älteren Blätter einer Pflanze gelb werden. Zu viel Stickstoff führt zu wasserreichen und dünnwandigen Pflanzen, die schlecht lagerfähig und wegen ihres Nitratgehalts für unsere Gesundheit problematisch sind. Ein vorzüglicher Stickstofflieferant sind Leguminosen, welche den Stickstoff aus der Luft mithilfe der Knöllchenbakterien den Pflanzen zur Verfügung stellen. Bei größeren Gartenarealen lohnt es sich, alle 2–3 Jahre Leguminosen zu pflanzen, z. B. Klee, Erbsen, Wicken oder Lupinen. Diese werden im Herbst nicht geerntet, sondern gemulcht, d. h. geschnitten und leicht in den Boden eingearbeitet. Sie verrotten bis zum nächsten Frühling und stellen dem Boden zusätzliche Nährstoffe zur Verfügung.

Eine solche Fruchtfolge mit Leguminosen als Zwischensaat hat viele Vorteile:

- Beugt Krankheiten und Schädlingen vor
- Verringert Unkrautwachstum
- Erhöht die Bodenfruchtbarkeit
- Fördert die Lockerung des Bodens
- Fördert die Bodenlebewesen
- Reduziert den Einsatz von teuren Düngemitteln
- Verhindert Auswaschung und Erosion des Bodens

Weitere Stickstofflieferanten sind Kompost (s. unten) und Hornspäne. Letztere sind zerkleinerte Hörner und Hufe von Kühen. Sie liefern dem Boden langsam abbaubaren Stickstoff sowie auch Phosphor und Kalzium. Da

Rot-Klee

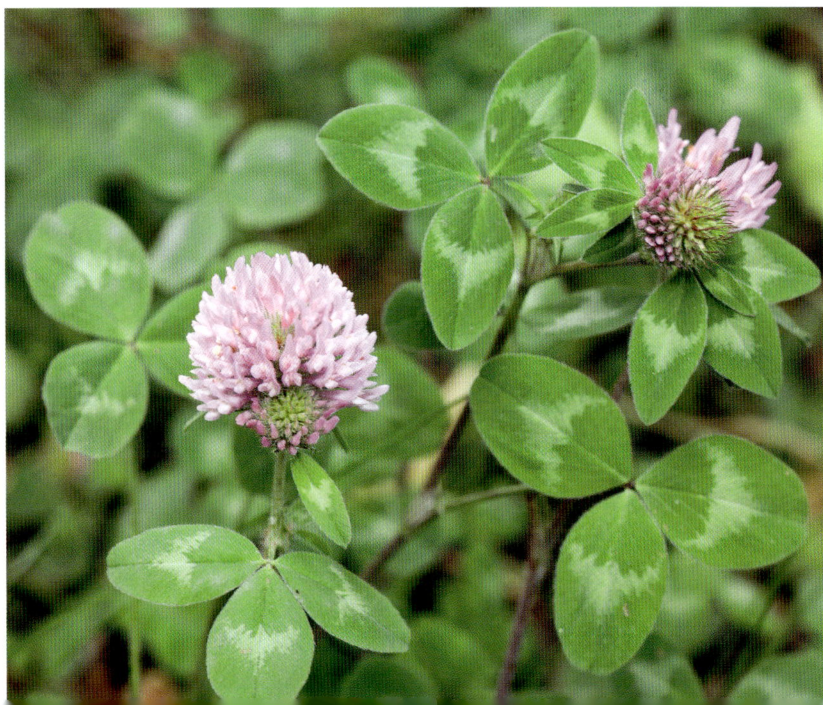

Hornspäne nicht sehr angenehm riechen, werden sie normalerweise erst im Herbst leicht in den Boden eingehackt. Bei Pflanzungen können wenige Hornspäne auch direkt ins Pflanzloch gegeben werden. Je nach Art der Pflanzen werden 30–60 g Hornspäne pro Quadratmeter gegeben. Eine niedrige Dosierung (ca. 30 g pro m^2) ist angebracht bei Salaten, Karotten, Bohnen, Kartoffeln, Zwiebeln, Erbsen, Radieschen und Spargeln. Eher höher dosiert (ca. 60 g pro m^2) wird bei Tomaten, Sellerie, allen Kohlarten, Rüben, Gurken, Spinat, Lauch, Zucchetti/Zucchini, Rettich und Peperoni/Paprika. Bei Topfpflanzen genügt ein Esslöffel (10 g) Hornspäne pro Liter Erde. Nach dem Ausbringen von Hornspänen im Garten sollte gut gewässert werden. Damit gelangen die Späne in die Erde und Hunde, Füchse und andere Tiere werden durch den Geruch der Hornspäne nicht zum Graben angelockt. Wer tierische Produkte im Garten vermeiden will, kann auf Zuckerrüben-Vinasse (Melasse) ausweichen. Das ist ein stickstoffhaltiges Erzeugnis, das als Nebenprodukt bei der Hefe-Herstellung anfällt.

Phosphor

Der zweite wichtige Pflanzennährstoff ist Phosphor. Er fördert die Keimung, das Wachstum der Wurzeln sowie die Blüten- und Fruchtbildung. In den meisten Böden ist genug Phosphor vorhanden, der von den Bodenlebewesen produziert und den Pflanzen verfügbar gemacht wird. Eine regelmäßige Kompostgabe reicht meistens aus, um für einen ausreichend hohen Phosphorgehalt im Boden zu sorgen. Bei einem Mangel an Phosphor verfärben sich die Blätter blaugrün, violett oder rotbraun und fallen vorzeitig ab.

Kalium

Kalium ist als Nährstoff vor allem für das Gemüse wichtig. Es fördert die Wurzel- und Knollenbildung und festigt das Zellgewebe. Zudem fördert Kalium die Kälteresistenz und die Widerstandsfähigkeit der Pflanzen. In normalen Gartenböden mit ausreichendem Lehm- und Kompostgehalt ist meistens genügend Kalium vorhanden. Wenn sich die Blattränder gelblich, rötlich bis braun und die Blattadern gelb verfärben, zeigt dies einen Kaliummangel an. Der Wuchs der Pflanzen kümmert und die Früchte reifen nicht richtig aus. Anstelle von synthetischem Kali-Dünger können dem Kompost ein paar Handschaufeln Holzasche beigemischt werden. Auch aus Beinwell-Blättern hergestellte Jauche hilft bei Kaliummangel.

Kalzium

Kalzium aktiviert das Bodenleben, festigt die Krümelstruktur des Bodens und trägt zur Stabilität der Pflanzen bei. Zu wenig Kalzium im Boden führt zu einer Übersäuerung, was sich durch braun gefärbte Blätter zeigt. Böden mit eher wenig Kalzium kann kalkhaltiges Urgesteinsmehl beigefügt werden. Das leicht alkalische Gesteinsmehl enthält zudem wichtige Mineralstoffe und Spurenelemente.

Spurenelemente

Im Weiteren sind gewisse Spurenelemente für das Gedeihen der Gartenpflanzen wichtig. In einem gesunden Boden, dem regelmäßig Kompost und evtl. Pflanzenjauche beigefügt wird, gibt es die Spurenelemente in genügender Menge. Die wichtigsten Spurenelemente sind Bor, Chrom, Eisen, Jod, Kupfer, Magnesium, Mangan, Molybdän, Nickel, Schwefel, Selen, Zink und Zinn. Die lange Liste zeigt, dass es sich bei der Bodenfruchtbarkeit um eine komplexe Angelegenheit handelt. Mit einer natürlichen und biologischen Bewirtschaftung des Bodens funktioniert das Gleichgewicht der Mineralien und Spurenelemente meistens ohne Probleme.

GARTENAGOGISCHE PRAXIS

> Man kann die pflanzlichen Nährstoffe mit denjenigen in unserer Nahrung vergleichen. Was sind die Unterschiede?
> Welche Düngemittel wurden früher verwendet? Welche verwendet man heute? Warum?
> Bodenprobe nehmen und analysieren lassen

Kompostierung und Düngung

In der Natur gibt es viele natürliche Kreisläufe, die das Gedeihen und Wachsen von Pflanzen und anderen Lebewesen garantieren. Sehr wichtig ist der Wasserkreislauf: Der Regen wird vom Boden aufgenommen und versickert zum Teil bis ins Grundwasser. Ein Teil der Niederschläge und Wasser aus Meeren und Seen verdunstet und gelangt in die Atmosphäre, wo er sich in Wolken sammelt und schließlich als Regen und Schnee wieder auf die Erde gelangt.

Der Auf- und Abbaukreislauf sorgt dafür, dass die lebenswichtigen Nährstoffe im Boden erhalten bleiben. Blätter und andere Pflanzenteile sowie tierische Abfallprodukte wie Kadaver, Exkremente oder Federn und Haare gelangen in den Boden und werden von den Bodenlebewesen aufgenommen und verarbeitet. Zusammen mit den aus der Verwitterung entstehenden Mineralstoffen stehen sie den Pflanzen als Nährstoffe zur Verfügung.

Im Garten oder in der Landwirtschaft, wo Pflanzen intensiv kultiviert werden, reichen die natürlich anfallenden Nährstoffe nicht aus. Darum muss hier Dünger eingesetzt werden. Kunstdünger sind mineralische Düngemittel, die mithilfe von chemischen und industriellen Verfahren hergestellt oder aufbereitet werden. Vor allem stickstoff- und phosphathaltige Düngemittel werden in der Landwirtschaft in großen Mengen eingesetzt, haben aber verschiedene Nachteile: Ihre Herstellung verbraucht große Mengen an Energie und kann das Trinkwasser verschmutzen. Sie sind teuer und können, falsch dosiert, zu Schäden an Boden und Pflanzen führen.

In Nutzgärten der Gartenagogik hat Kunstdünger nichts zu suchen, da genügend andere natürliche Düngemittel zur Verfügung stehen: Kompost, Gründüngung, Pflanzenjauchen, Steinmehl und Hornspäne sowie Mist bei starkzehrenden Pflanzen.

Kompost

Ein richtiger Kompost ist kein Abfallhaufen, sondern ein gepflegter Ort im Garten, wo organische Abfallprodukte aus Garten und Küche zu vollwertiger Nahrung für Bodenlebewesen und Pflanzen umgearbeitet werden. Der so produzierte Humus enthält alle notwendigen Nährstoffe und Spurenelemente und kann regelmäßig ausgebracht werden.

Der Kompost sollte im Garten gut erreichbar und ringsum mit Steinplatten umgeben sein. Er muss zudem beschattet sein, am besten unter Holunder- oder Haselnusssträuchern. Für größere Gärten hat sich ein Kompostsystem mit drei Abteilen bewährt:

Im 1. Abteil sammelt man das anfallende Grüngut, wobei darauf zu achten ist, dass größere Pflanzenteile wie Äste und Zweige vorher klein gehackt werden. Ist das 1. Abteil voll, verschiebt man das Grüngut mit einer

Wasserkreislauf

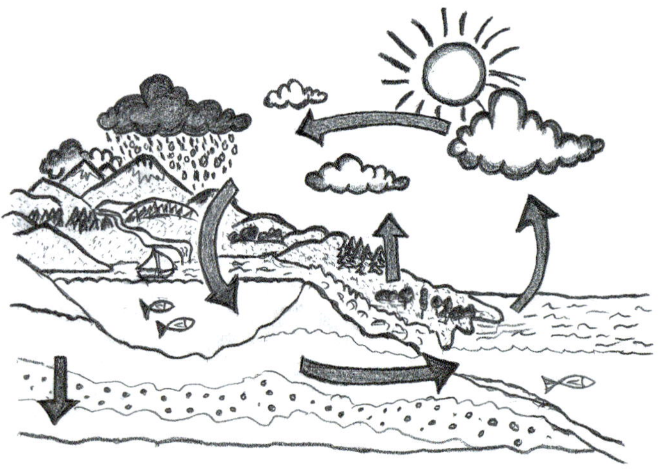

Mistgabel in das 2. Abteil. So kommt das Grüngut von zuoberst nach unten und kann so schneller verrotten. Gleichzeitig wird das Grüngut gut gelockert und belüftet. Nach 2–6 Monaten, je nach Jahreszeit und Geschwindigkeit der Verrottung, kann der halb reife Kompost vom 2. Abteil für Bäume und Beerensträucher verwendet werden. Der größere Teil des halb reifen Komposts wird in das 3. Abteil umgefüllt, wo er bis zur vollen Reife gelagert wird. Das 2. und das 3. Abteil werden vorzugsweise mit einer Folie abgedeckt, damit nicht zu viel Wasser hineingelangt.

Da der Kompost unten offen ist, können die nützlichen Kompostwürmer (*Eisenia*) einwandern und sich im Kompost vermehren. Beim Grüngut ist auf eine gute Durchmischung zu achten: Neben stickstoffhaltigen Pflanzenresten von Kräutern, Obst- und Gemüseschalen oder Rasenschnitt muss genügend kohlenstoffhaltiges Material wie zerkleinerte Stängel, Strauchschnitt, Stroh oder Holzhäcksel beigemischt werden. Mit wenigen Ausnahmen kann alles organische Material kompostiert werden; ungeeignet sind:

- Gekochte Speisereste und Fleischabfälle
- Kot von Hund und Katze
- Asche aus Kaminen und Öfen
- Speiseöle und andere Fette

In sehr großen Gärten kann der Kompost auch in sogenannten Mieten deponiert werden. Das sind längliche Hügel, die mit einem Vlies abgedeckt werden, damit das Grüngut schneller verrottet und nicht zu nass wird.

Im Sommerhalbjahr steht reifer Kompost oder Komposterde bereits nach 6 Monaten zur Verfügung. Überwinterter Kompost braucht oft bis 12 Monate zur Reifung. Die fertige Komposterde wird in dünner Schicht im Garten ausgebracht und leicht eingeharkt, ohne dass der Boden dabei gewendet wird. Pro Quadratmeter und Jahr genügen folgende Kompostmengen:

- **Schwachzehrer** (Bohnen, Erbsen, Kräuter, Obstbäume, Stauden, Sträucher): 1–2 Liter
- **Mittelzehrer** (Beeren, Fenchel, Randen, Rettiche, Karotten, Salate, Schnittblumen, Spargeln, Spinat, Zwiebeln): 2–3 Liter
- **Starkzehrer** (Gurken, Kartoffeln, Kohl, Mangold (Krautstiele), Kürbis, Lauch, Sellerie, Tomaten, Zucchini): 3–4 Liter; Ergänzung durch Leguminosen-Gründüngung als Vor- und Zwischensaat und Hornspäne

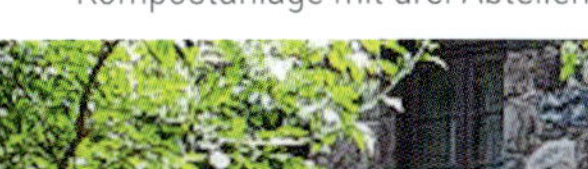

Kompostanlage mit drei Abteilen

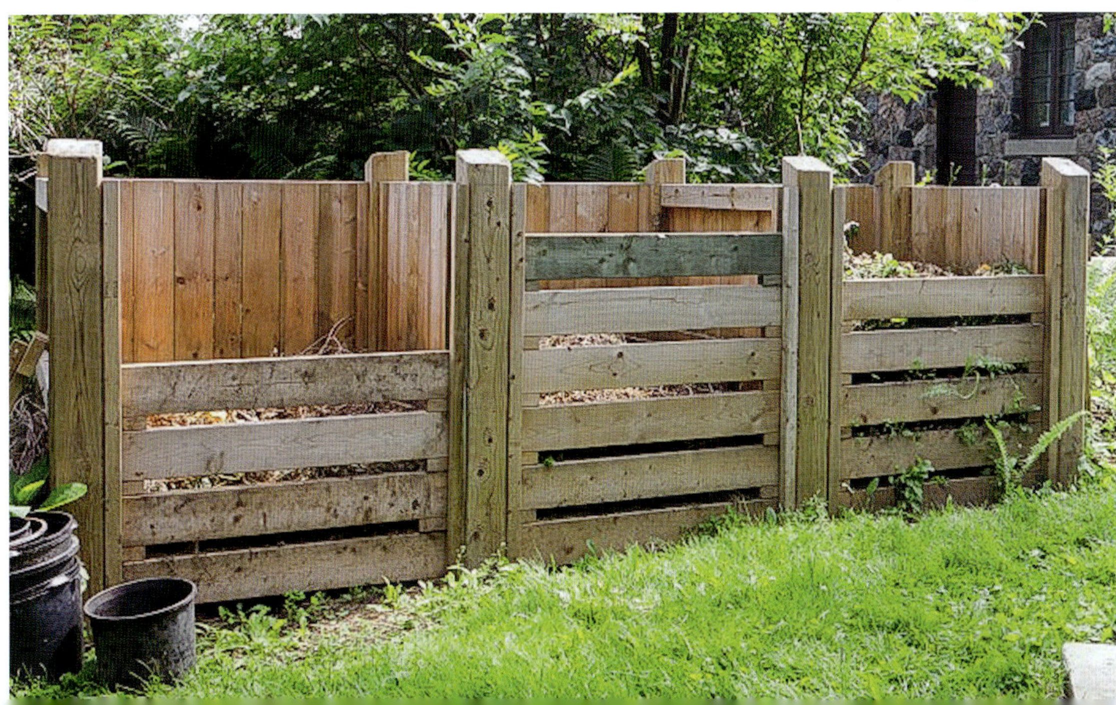

GARTENAGOGISCHE PRAXIS

> Halb reifer Kompost kann in ein Einmachglas gefüllt werden, um die Bodenlebewesen wie z. B. Asseln, Springschwänze und Kompostwürmer zu beobachten. Nach einigen Tagen sollte man die Tiere aber wieder ins Freie entlassen, weil sie sonst sterben.
> Als Test, ob ein Kompost reif ist, kann er in ein Einmachglas gefüllt und mit Kressesamen besät werden. Wenn die hellen Wurzeln gerade nach unten wachsen und sich grüne Blätter bilden, ist der Kompost reif. Sind die Wurzeln verkrüppelt und die Blätter gelb oder braun, ist der Reifeprozess noch nicht abgeschlossen.
> Der Bau einer neuen Kompostanlage ist ein spannendes Projekt, das einige Planungsarbeiten erfordert. Neben einem geeigneten Ort müssen die nötigen Materialien angeschafft werden: Holzbretter, Pfähle, Bodenplatten usw. Solche Projekte müssen natürlich mit dem Haus- und Gartendienst zusammen geplant und ausgeführt werden.

Gründüngung

Unter Gründüngung versteht man Maßnahmen zur Verbesserung des Bodens mit ausgewählten Pflanzen. Die Gründüngung unterstützt die Bodenfruchtbarkeit und Humusbildung und wirkt gegen die Bodenerosion. Anstatt den Boden unbedeckt zu lassen oder zu mulchen, wird er durch die Einsaat von Gründüngungspflanzen bedeckt.

Die Gründüngungspflanzen wachsen so lange, bis der Platz für die Kulturpflanzen benötigt wird. Dann werden die Pflanzen kurz über dem Boden geschnitten, ein paar Stunden angetrocknet und mit der Hacke in den Boden gearbeitet. Dabei können die Wurzeln im Boden belassen werden.

In Gemüsekulturen wird bei der Gründüngung zwischen Vorsaat, Unter- und Zwischensaat, Nachsaat und ganzjähriger Gründüngung in der Mischkultur unterschieden.

Bei der Vorsaat können bereits ab Februar frostresistente Arten ausgesät werden. Die Pflanzen bleiben stehen, bis der Platz für die Kulturpflanzen benötigt wird, oder sie verbleiben als Reihensaat und schützen die dazwischen gepflanzten Gemüsejungpflanzen. Als Vorsaat geeignet sind:

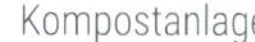
Kompostanlage

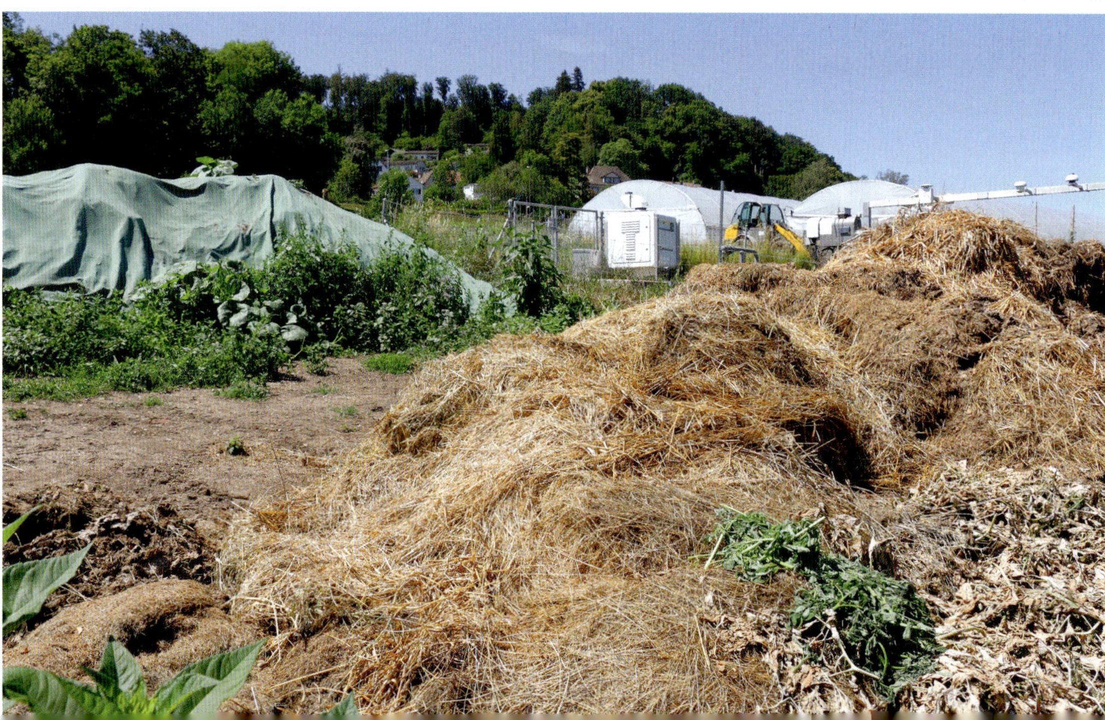

- Spinat *(Spinacia oleracea)*
- Feldsalat/Nüsslisalat *(Valerianella locusta)*
- Gelbsenf *(Brassica alba)*
- Phacelie *(Phacelia tanacetifolia)*

Gemüsekulturen werden oft in Reihen angelegt. Die Jungpflanzen brauchen noch nicht den gesamten Platz, weshalb neben ihnen sogenannte Zwischen- oder Untersaaten gesät werden können. Dabei sollten niedrig wachsende einjährige Pflanzen gewählt werden:

- Portulak *(Portulaca oleracea)*
- Kapuzinerkresse *(Tropaeolum majus)*
- Ringelblume *(Calendula officinalis)*
- Tagetes *(Tagetes erecta)*

Zwischen Starkzehrern wie Kürbissen oder Bohnen können Linsen *(Lens culinaris)* zur Gründüngung angesät werden. Wenn die Gründüngungspflanzen zu groß werden, werden sie zurückgeschnitten oder bei Platzbedarf in den Boden eingearbeitet.

Im Spätsommer abgeerntete Beete werden nach 2–3 Wochen mit einer Nachsaat begrünt. Dafür eignen sich:

- Gelbsenf *(Brassica alba)*
- Sonnenblume *(Helianthus annuus)*
- Phacelie *(Phacelia tanacetifolia)*
- Winterroggen *(Secale cereale)*
- Feldsalat/Nüsslisalat *(Valeriana locusta)*
- Spinat *(Spinacia oleracea)*
- Winterwicke *(Vicia villosa)*
- Inkarnat-Klee *(Trifolium incarnatum)*

Bei der Auswahl aller Gründüngungspflanzen soll an derselben Stelle nicht immer dieselbe Art, sondern abwechslungsweise auch andere Arten gepflanzt werden. Dabei sollte darauf geachtet werden, dass eine Gründüngung aus einer anderen Familie gepflanzt wird. Auf einem Gartenareal mit Bohnen sollte man also nicht eine andere Leguminose pflanzen, sondern z. B. die Phacelie aus der Familie der Wasserblattgewächse oder den Senf aus der Familie der Kreuzblütler.

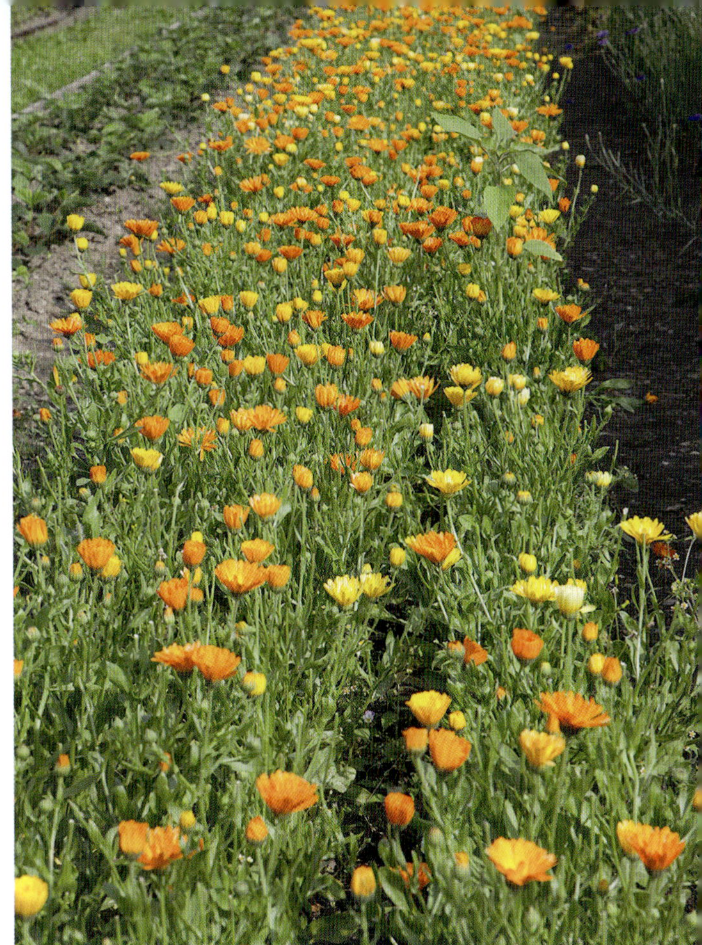

Ringelblumen-Feld

Bei genügend Fläche im Garten können einzelne Areale im Sinne einer Fruchtfolge mit einer ganzjährigen Gründüngung bepflanzt werden. Besonders Areale mit starkzehrenden Gemüsearten danken es, wenn sie nach 3-jähriger Kultur ein Jahr z. B. mit *Phacelia* bepflanzt werden. Verdichtete Böden können mit Ölrettich (*Raphanus sativus* var. *oleiformis*) oder Sonnenblumen *(Helianthus annuus)* bepflanzt werden. Deren tiefe Wurzeln lockern den verdichteten Boden.

Böden mit mangelndem Stickstoffgehalt werden mit Leguminosen wie Bohnen, Zuckererbsen (Kefen), Linsen, Klee oder Lupinen bepflanzt.

Als Bodenkur bewährt hat sich eine Gründüngungsmischung aus Ringelblumen, Tagetes und Zichorien. Diese Mischung ist auch hilfreich bei Befall der Kulturen mit schädlichen Nematoden.

Substrate und Erden

Im Garten kann der Boden mit richtiger Pflege über Jahre gesund und fruchtbar erhalten werden. Gärtnerische Erden werden durch die Kompostierung organischer, rottefähiger Bestandteile gewonnen. Sie sind belebt und deshalb weiteren Abbauvorgängen unterworfen.

Substrat ist die Bezeichnung für Nährböden aller Art, einschließlich des gewachsenen Erdbodens. Sie werden aus verschiedenen Erden hergestellt, unter Beimischung von Zuschlagstoffen. Die allermeisten Substrate sind so behandelt, dass sie nicht mehr belebt, also nicht mehr biologisch aktiv sind und somit auch keine unerwünschten, keimfähigen Unkrautsamen enthalten. Sie können so über Jahre in einwandfreier Qualität gelagert werden. Sobald man diese Substrate mit Kompost vermischt, werden sie wieder belebt.

Ein gutes Substrat besitzt ein großes Porenvolumen; es fühlt sich in der Hand locker und voluminös an. Bis vor einigen Jahren wurde das große Porenvolumen durch die Beigabe von Torf erreicht. In der Gartenagogik sollte man zum Schutz der Moore nur torffreie Substrate verwenden. In diesen wird der volumenbildende Torf durch Rindenprodukte ersetzt. Wenn diese von Nadelbäumen stammen und nicht lange genug gelagert worden sind, besteht die Gefahr, dass Pflanzen geschädigt werden, weil sie die enthaltenen ätherischen Öle nicht vertragen. Von einem Substrat, das stark nach Harz riecht, sollte man also unbedingt die Finger lassen. Am besten sind Substrate, die einen Anteil an Rindenhumus enthalten. Weitere Zusätze für die Vergrößerung des Porenvolumens sind Reisspelzen, Chinaschilf und Kokosfasern. Leider stammen alle selten aus Europa und haben meist lange Transportwege. Sodann werden Tonanteile beigefügt, was die Wasseraufnahme der Pflanzen erhöht. Schließlich werden den Substraten auch Nährstoffe wie Stickstoff, Phosphor und Kalium beigefügt.

Für Topfpflanzen sollte ein torffreies Substrat gewählt werden, das einen gewissen Anteil an reifem Kompost enthält, sodass die Pflanzen genug Nährstoffe haben.

Für die Anzucht und das Pikieren von Pflanzen gibt es spezielle Aussaaterden, die einen niedrigen Nährstoffgehalt haben, damit die Samen besser keimen.

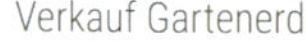

Verkauf Gartenerde

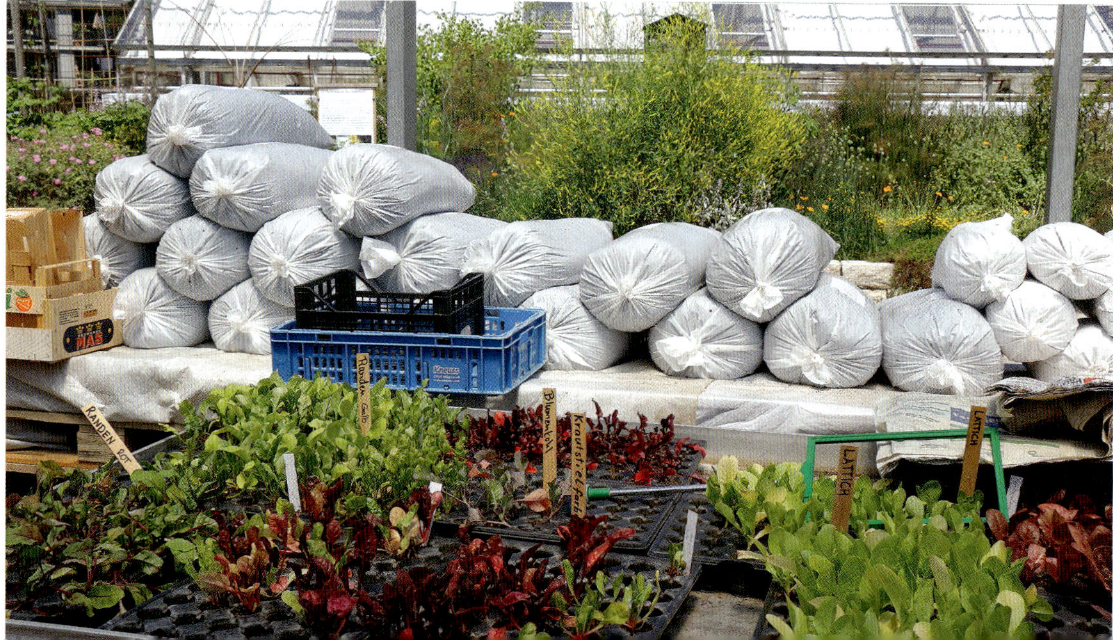

Gärtnerische Arbeiten im Jahresablauf

Literaturtipp

Andreas Barlage (2017): Quickfinder Gartenjahr. Gräfe und Unzer Verlag.

Guter Überblick und viele wertvolle Tipps für die Gartenarbeiten im Jahresablauf

Die meisten gärtnerischen Tätigkeiten im Freien sind an typische Jahreszeiten gebunden.

Natürlich hängt der richtige Zeitpunkt auch von der Höhenlage und dem Klima ab. Während im März bei Weinbauklima auf 400 m ü. M. bereits Beeren und Obst gepflanzt werden können, muss man bei 800 m ü. M. in nordseitig gelegenen Gebieten noch bis Mai warten. Die folgende Übersicht der Gartenarbeiten gilt für das Flachland bei mildem Klima. Jede Jahreszeit ist in drei Phasen eingeteilt, z. B. Vorfrühling, Erstfrühling, Vollfrühling. Für ein ganzes Jahr ergeben sich so neun Phasen der Gartenarbeiten Bei Höhenlagen oder strengem Klima beginnt man einfach eine Jahreszeit oder Phase später mit den angegebenen Arbeiten.

Vorfrühling (Februar und März)

- **Frühbeet anlegen:** Bausatz aus Gartencenter oder Eigenbau, mit Deckel und Lüftung, Anleitungen im Internet verfügbar
- **Saatgut prüfen:** Datum kontrollieren; Schwimmtest: keimfähige Samen sinken im Wassergefäß; Probesaat auf Fließpapier

Frühbeet

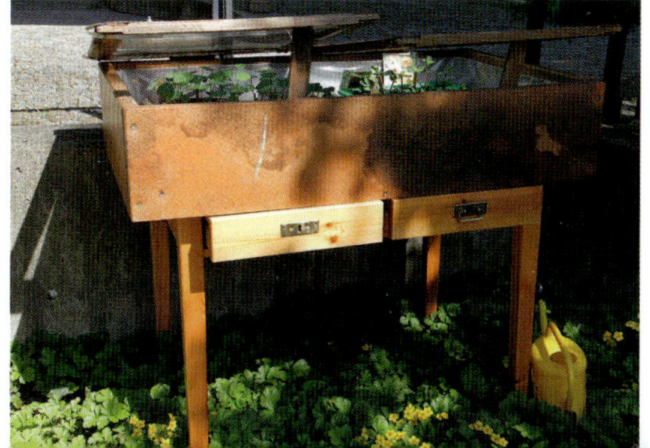

- **Vorziehen von Pflanzen:** Auf Fensterbank oder im Treibhaus; passende Gefäße mit Klarsichtfolie abdecken; Aussaaterde verwenden; vorsichtig gießen oder besprühen; hell bei 20 °C; später pikieren.
- **Hohe Stauden zurückschneiden:** Im Winter stehen gelassene Stauden zurückschneiden und kompostieren.
- **Winterschutz prüfen** (auch bei Kübelpflanzen): Schutzvliese und Abdeckungen mit Laub und Reisern prüfen, da es noch immer Frost geben kann; Kübelpflanzen kontrollieren, ob sie Wasser benötigen.
- **Zwiebeln und Knollen kontrollieren:** Verfaulte und vertrocknete Exemplare aussortieren; austreibende Zwiebeln in Zeitungspapier verpacken; trockene Knollen evtl. leicht besprühen.
- **Aussäen und pflanzen im Gewächshaus:** Wenn es frostsicher ist, können schon Tomaten, Gurken sowie Rettich, Spinat und Schnittsalat gesät werden; wenn nötig, mit Wärmeschutzvlies abdecken.
- **Weinreben schneiden:** Ggf. einen Kurs dazu besuchen.

Erstfrühling (März und April)

- **Schnittarbeiten bei Gehölzen und Rosen:** Pflanzschnitt, Erziehungsschnitt, Erhaltungsschnitt, Verjüngungsschnitt
- **Schnecken eindämmen**
- **Beerensträucher und Obstbäume pflanzen:** Johannisbeeren, Stachelbeeren, Himbeeren, Brombeeren, Heidelbeeren; Obst: Buschbaum, Halbstamm, Hochstamm, Säulenbaum, Spalier, Spindel
- **Boden oberflächlich lockern und mulchen:** Mit Sauzahn, Grabegabel oder Grubber Boden lockern; Mulchschicht aus zerkleinerten Pflanzenteilen, Gehölzschnitt und Grasschnitt ausbringen.
- **Garten auf Schädlinge kontrollieren:** Raupen, Käfer, Schnecken, Blattläuse

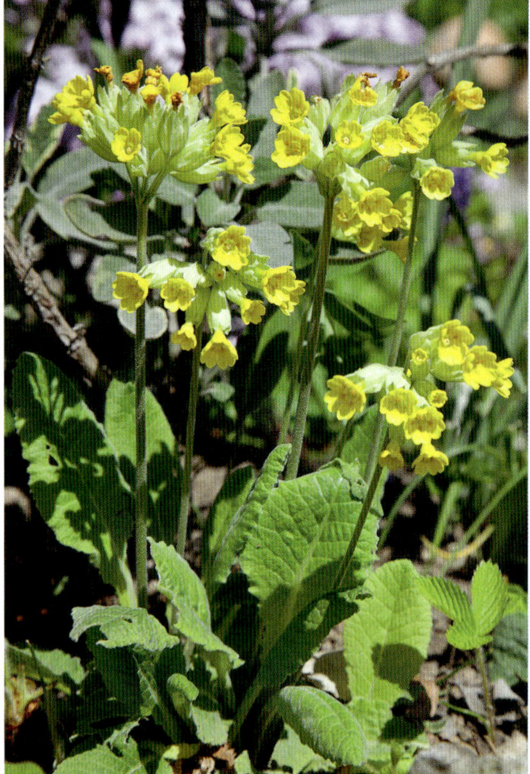

Primeln

- **Laub im Garten auf Kompost entsorgen:** Altes Laub, das nicht in den Boden eingezogen ist, entfernen und durch frische Mulchschicht ersetzen.
- **Vermehren durch Teilen:** Größere Stauden wie Phlox, Astern, Taglilien, Minzen, Melissen oder Sonnenbraut mit Grabegabel oder Spaten abteilen und die Teile an anderen Orten einsetzen.
- **Aufräumen im Geräteschuppen:** Bevor die Gartensaison losgeht, lohnt sich Aufräumen bei Töpfen, Schläuchen, Werkzeugen und Geräten; defekte Werkzeuge und Geräte ersetzen, reparieren oder neu kaufen.
- **Kompostgabe bei Stauden und Beerensträuchern:** Starkzehrende Pflanzen wie Rosen, Clematis, Rittersporn und Pfingstrosen benötigen Dünger in Form von Kompost; ebenso Beerensträucher, nicht aber Wildgehölze und Wildstauden.
- **Kübelpflanzen pflegen:** Umtopfen, wenn Wurzeln unten aus dem Wasserloch wachsen; Entfernen von dürren oder kranken Trieben; bei entsprechendem Klima nach draußen zügeln (je nach Region auch erst ab Mai).
- **Zwiebeln und Knollen antreiben:** Dahlien, Knollenbegonien usw. ins Wasserbad legen, dann eintopfen und an einen hellen Ort stellen.
- **Frühlingsblumen kaufen:** Ein Ausflug ins Gartencenter lohnt sich; dort warten z. B. Alpenveilchen *(Cyclamen)*, Gänsekresse *(Arabis)*, Primeln *(Primula)* oder Akelei *(Aquilegia)*.
- **Aussäen im Freiland:** Erst robuste Pflanzen; Aussaat in Reihen oder Horsten; Saatbänder oder Saatscheiben; Saatgut leicht bedecken; Vögel verscheuchen (z. B. mit selbst hergestellten Vogelscheuchen).

Vollfrühling (April und Mai)

- **Bewässern:** Siehe Kapitel «Gartenunterhalt».
- **Blattläuse und Dickmaulrüssler bekämpfen:** Siehe Kapitel «Pflanzenschutz».
- **Boden bearbeiten und düngen:** Mit Hacke oder Grubber Boden oberflächlich lockern und ggf. nicht erwünschte Beikräuter schneiden – sie können als Gründüngung im Beet belassen und vor der Samenbildung eingehackt werden. Je nach Bepflanzung eine entsprechende Kompostgabe ausbringen; evtl. wenig Hornspäne verteilen.
- **Pikieren:** Ausgesäte und dicht wachsende Jungpflanzen pikieren.
- **Pflanzen vor Spätfrösten schützen:** Schutzvlies anbringen oder Töpfe und Kübel ins Innere bringen.
- **Kletterpflanzen hochbinden:** Winden wie Schwarzäugige Susanne, Ranker wie Clematis und Spreizklimmer wie Rosen (Spreizklimmer sind Kletterpflanzen, die an anderen Pflanzen, Rankgerüsten oder auch Felsen mithilfe langer, sparriger Triebe emporklettern)
- **Säen im Freiland:** Sommerblumen wie Sonnenblumen, Kornblumen, Adonisröschen, Rittersporn, Wucherblume oder Steinkraut; Gemüse wie Gurken, Kohlarten, Kräuter, Kürbis, Zuckermais usw.
- **Stauden pflanzen:** Vorgezogene oder gekaufte Stauden austopfen, reinigen, Wurzeln beschneiden und am richtigen Ort einpflanzen; evtl. Wuchshilfe anbringen.
- **Setzlinge pflanzen:** Gemüsesetzlinge einpflanzen, wässern und vor Schneckenfraß schützen.

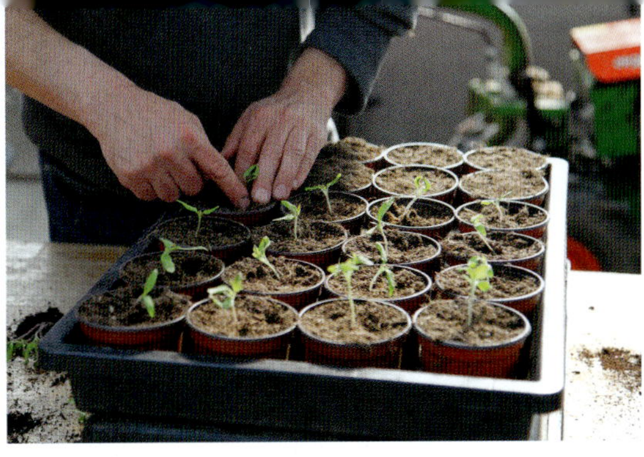
Pikieren

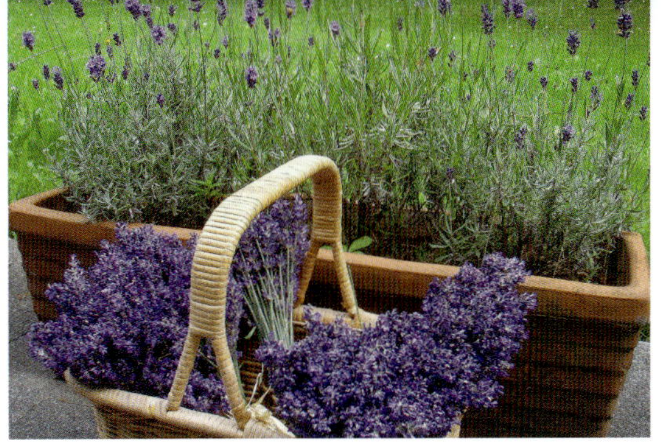
Lavendelernte

- **Zwiebel- und Knollenblumen pflanzen:** Eingelagerte Dahlien, Tulpen, Gladiolen usw. kontrollieren und die gesunden auspflanzen.
- **Erdbeeren kultivieren:** Im richtigen Abstand einpflanzen, mit Vlies schützen und mit Stroh unterlegen, ggf. altes Laub entfernen.

Frühsommer (Mai und Juni)

- **Bewässern:** Siehe Kapitel «Gartenunterhalt».
- **Blattläuse und Dickmaulrüssler bekämpfen:** Siehe Kapitel «Pflanzenschutz».
- **Boden bearbeiten und düngen**
- **Pilzkrankheiten bekämpfen:** Richtige Sorten und richtigen Standort wählen; befallene Pflanzenteile entfernen (nicht kompostieren!), mit verdünntem Fenchelöl spritzen; Pflanzenjauchen einsetzen (präventiv).
- **Beikräuter kontrollieren und evtl. eindämmen:** Siehe Kapitel «Pflanzenschutz».
- **Sommerblumen, Stauden und Zweijährige aussäen:** Goldmohn *(Escholzia)*, Kapuzinerkresse *(Tropaeolum)*, Ringelblume *(Calendula)*, Schleifenblume *(Iberis)*, Sonnenblume *(Helianthus)*, Studentenblume *(Tagetes)*, Wucherblume *(Chrysanthemum)*
- **Stauden schneiden:** Nachblüte durch Schnitt fördern; Verblühtes entfernen; Wildpflanzen regulieren.
- **Küchenkräuter und Gemüse ernten:** Ernten, Kochen; Verarbeiten der Kräuter zu Produkten wie Pesto, Kräutersalz, Tinkturen usw.; Gemüse einlagern, verarbeiten, tiefgefrieren oder essen.

Hochsommer (Juni und Juli)

- **Bewässern:** Siehe Kapitel «Gartenunterhalt».
- **Vermehren durch Stecklinge:** Siehe Seite 145.
- **Balkon- und Sommerblumen pflegen:** Verblühtes regelmäßig ausschneiden oder auszupfen; bei starker Hitze Topfpflanzen mit Schirm beschatten; regelmäßig gießen, aber nicht bei voller Sonne und mit nicht zu kaltem Wasser.
- **Gehölze auslichten:** Frühlingsblüher nach der Blüte einkürzen, einige Jungtriebe wegschneiden; ein letztes Mal etwas Dünger (Kompost) ausbringen.
- **Ernten im Gemüse- und Beerengarten:** Jeden Tag frische Gemüse und leckere Beeren ernten; nicht Gebrauchtes einmachen, dörren oder einfrieren.
- **Pflanzenschutz:** Blätter auf Fraßspuren kontrollieren und ggf. einschreiten.
- **Tomaten und andere Gemüse kultivieren:** Tomaten pflegen (Triebe ausknipsen, aufbinden, düngen, evtl. beschatten); bei anderen Gemüsen regelmäßig Erde lockern und bei Starkzehrern etwas Kompost beigeben oder mit Pflanzenjauchen gießen.
- **Beikräuter regulieren:** Stark wuchernde Beikräuter schneiden oder ausreißen – auf dem Beet als Gründüngung liegen lassen und vor dem Samenaustrieb einhacken.

Pflege Sommerflor

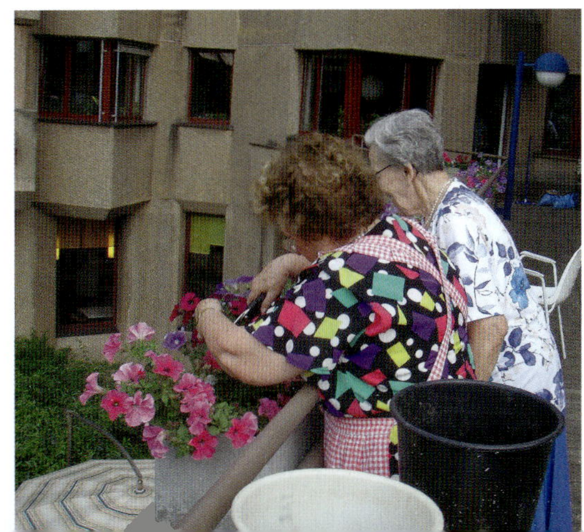

Spätsommer (August und Anfang September)

- **Koniferen pflanzen:** Nadelgehölze wie z. B. Fichten, Kiefern, Zedern, Lärchen
- **Kübelpflanzen vermehren:** Durch Teilung oder mit Stecklingen
- **Samen ernten:** Von Ein- und Zweijährigen sowie Stauden; nur bei trockenem Wetter; nur bei kräftigen Pflanzen; ganze Samenstände abschneiden und trocknen; später ausklopfen, reinigen und sortieren; beschriften; trocken und dunkel aufbewahren.
- **Stauden schneiden:** Bis in den Herbst blühende Stauden zurückschneiden; mit Rückschnitt am Boden noch warten oder einige für die Vögel stehen lassen, die verdorrten Pflanzenteile dienen auch als Winterschutz.
- **Kübelpflanzen umtopfen:** Wenn der Platz für deren Wurzeln zu knapp wird, größere Töpfe wählen und umtopfen.
- **Früchte und Beeren ernten und verarbeiten:** Reife Äpfel, Himbeeren, Brombeeren usw.
- **Formschnitt und Düngen bei Gehölzen und Hecken:** Nach der Brutzeit der Vögel, fachgerechtes Schneiden

Frühherbst (September)

- **Gehölze pflanzen:** Gute Wahl treffen; großes Pflanzloch ausheben; Pfahl als Wuchshilfe einsetzen; wässern.
- **Herbstpflanzen kaufen und pflanzen:** Chrysanthemen *(Chrysanthemum)*, Besenheide *(Calluna)*, Erika *(Erica)*, Purpurglöckchen *(Heuchera)* usw.
- **Ernten und Verarbeiten von Gemüse und Früchten:** Reife Äpfel, große Kürbisse, schöne Tomaten, süße Trauben, aromatische Zwiebeln usw.
- **Zwiebel- und Knollenpflanzen stecken:** Gemüsezwiebeln, Knoblauch sowie andere Zwiebelpflanzen wie Tulpen, Narzissen oder Krokusse stecken; auch Knollenpflanzen.
- **Letzte Salate pflanzen oder aussäen:** Herbstsalate wie z. B. Feldsalat, Schnittsalat, Spinat oder Radieschen; falls Gewächshaus vorhanden, können auch andere Gemüsesorten ausgesät und gepflanzt werden, z. B. Mangold, Kresse oder rote Melde. Im Garten dicke Bohnen stecken und Wintererbsen. Diese haben im darauffolgenden Jahr einen Vorsprung.

Vollherbst (September und Oktober)

- **Garten aufräumen:** Beikräuter und Abgestorbenes entfernen und kompostieren; Accessoires und Gartenmöbel wegräumen; Boden mit Grubber lockern; Asthaufen für Tiere wie Kröten, Laufkäfer, Spitzmäuse oder Igel anlegen.
- **Gründüngung ausbringen**
- **Kaltkeimer säen:** Stauden wie Bergenie, Busch-Windröschen, Christrose, Enzian, Leberblümchen, Mohn oder Steinbrech
- **Laub sammeln**
- **Kompost aufsetzen:** Mit Materialien, die sich im Gartenjahr angesammelt haben.
- **Kübelpflanzen einwintern:** Triebe um mindestens ein Drittel kürzen; Beikräuter aus Töpfen entfernen;

Apfelernte

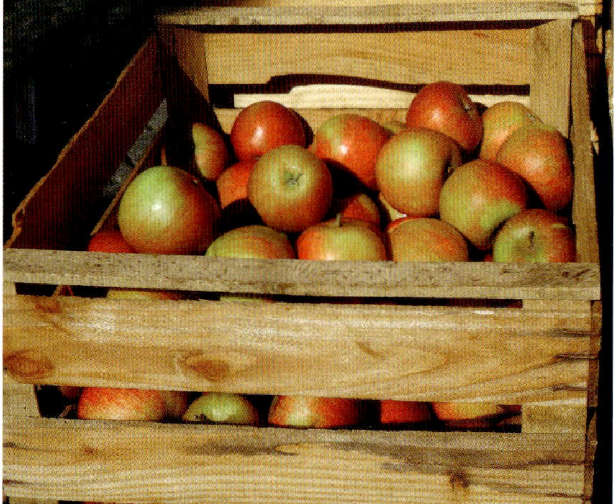

Kürbisernte

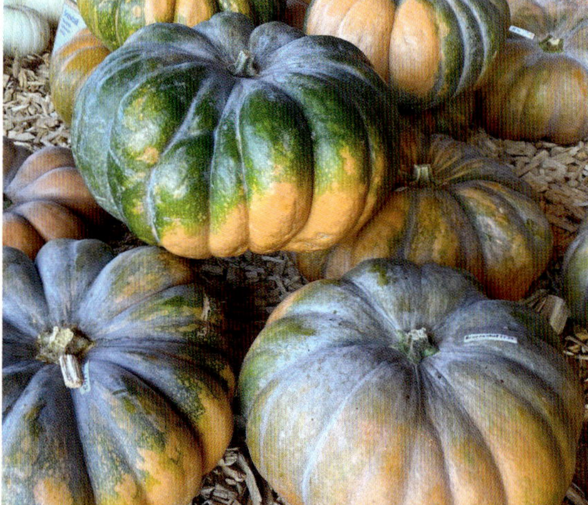

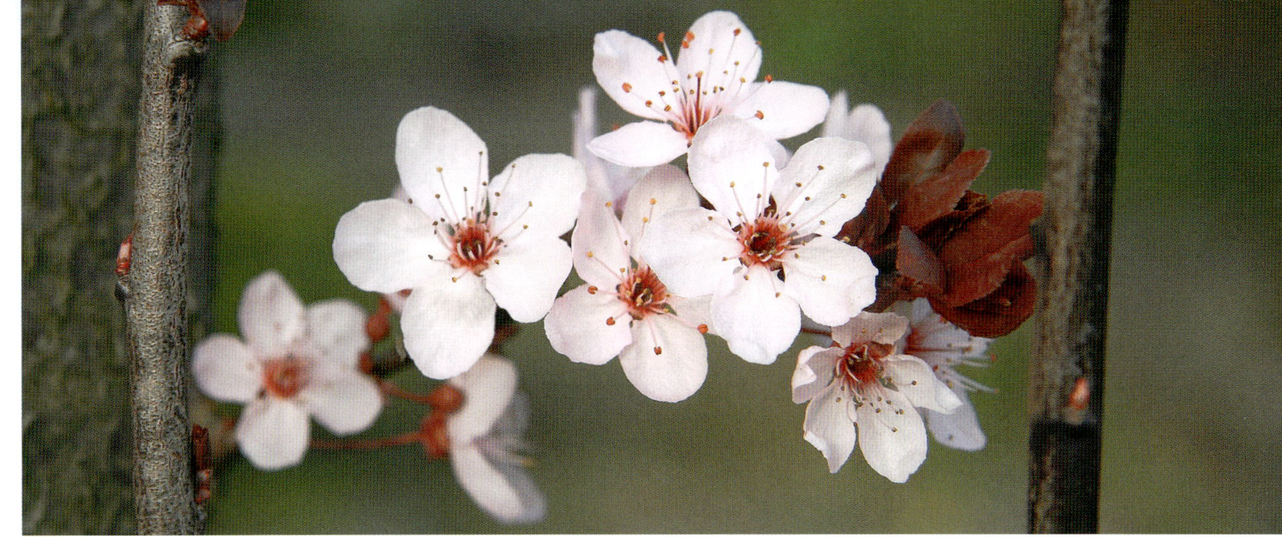

Barbarazweig

Kübelpflanzen in dunklem, kühlem Raum aufstellen; Kamelien, Zitronen, Oliven, Feigen und Oleander sollten jedoch in kühlem und hellem Raum überwintert werden.

- **Rosen pflegen:** Schadhaftes Laub und abgestorbene Triebe entfernen; Rosenblätter am Boden entfernen, durch frisches Laub mit Reisern ersetzen.
- **Winterschutz für Gehölze:** Empfindliche Gehölze mit Vlies schützen; Gehölze mit Laubschicht und Fichtenreisern schützen.
- **Empfindliche Knollenpflanzen einlagern:** Dahlien, Begonien, empfindliche Tulpen und andere ausgraben, reinigen und in dunklem, kühlem Raum einlagern.

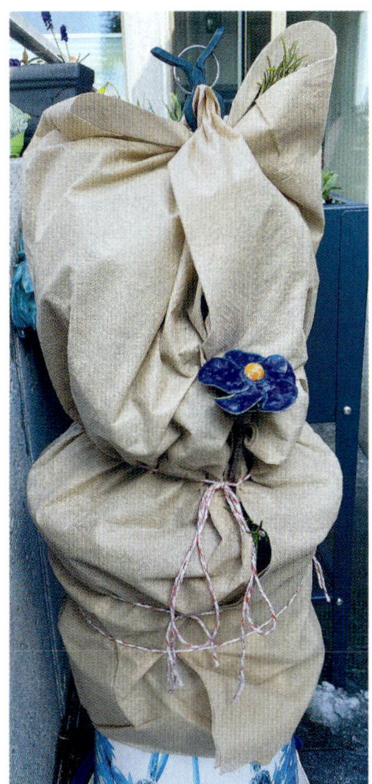

Kübelpflanze einwintern

Spätherbst (Mitte Oktober und November)

- **Steinmehl ausbringen**
- **Geräte einwintern:** Wasser(pumpen) im Garten abstellen; empfindliche Tontöpfe in Schuppen stellen; Gartenmöbel gereinigt in Schuppen stellen; Geräte und Werkzeug grob reinigen und ablegen.
- **Gartenschläuche entleeren** und an einem frostfreien Ort lagern.
- **Staunässe kontrollieren:** In Töpfen und Untertellern kontrollieren, ob sich nicht Wasser staut; Unterteller entfernen und Töpfe auf Füße stellen.
- **Barbarazweige**
- **Empfindliche Stauden schützen:** Chrysanthemen, Herbst-Anemonen, Rosmarin und andere empfindliche Stauden mit Laubschicht schützen und diese mit Fichtenreisig bedecken.
- **Laub entfernen:** Laub auf Rasenflächen entfernen und auf den Beeten eine Mulchschicht ausbringen; unter Bäumen und Sträuchern darf das Laub ebenfalls liegen bleiben. Die Würmer ziehen viele Blätter in den Boden und verwandeln sie in wunderbaren Dünger.
- **Beerensträucher schneiden:** Brombeeren und Herbsthimbeeren bodennah abschneiden.
- **Wintergemüse einlagern:** Lauch, Rosenkohl und Wurzelgemüse wie Rote Bete, Möhren oder Winterrettich in mit Sand gefüllten Kisten einlagern; vorher grünes Laub entfernen.
- **Erdmieten bauen und nutzen**

Haupttechniken der Gärtner:innen

Es empfiehlt sich sehr, für die Bepflanzung des Gartens im Winter einen Plan zu erstellen. Dabei können die Vorlieben der Klient:innen für bestimmte Pflanzen einbezogen werden. Vielleicht gibt es aber auch Vorgaben der Leitung, welche Pflanzen kultiviert werden sollen. Eine gute Kulturplanung ist auch wichtig, damit die richtigen Mengen im richtigen Zeitpunkt geerntet werden können.

Um die Kulturfolge zu beachten, ist der Pflanzplan vom Vorjahr nützlich. So weiß man, welche Pflanzen in einem Beet im letzten Jahr kultiviert wurden.

Wenn festgelegt wurde, was in diesem Jahr angesät werden soll, muss das entsprechende Saatgut bereitgestellt werden. Vorräte aus vergangenen Jahren müssen auf ihr Ablaufdatum geprüft werde. Bei abgelaufenen Samen kann eine Saatprobe ausgesät werden, um zu testen, ob die Samen noch keimfähig sind. Ansonsten sind die entsprechenden Mengen an Saatgut einzukaufen, wobei auf eine gute Qualität zu achten ist. Dabei spielen Reinheit und Keimfähigkeit eine wichtige Rolle. Bei gekauften Samen steht das Ablaufdatum auf der Packung, bei selbst geernteten Samen sollte das Erntedatum aufgeschrieben werden. Für die Gartenagogik empfiehlt sich der Kauf von biologischem Saatgut, das wenn möglich in der Nähe produziert worden ist.

Vorziehen

Oft wird im Gewächshaus, meistens in Schalen, ausgesät, damit man nicht bis nach dem letzten Frost im Jahr warten muss. Das nennt man Vorziehen. Wenn kein Gewächshaus vorhanden ist, kann dies auch in einem normalen Raum geschehen, wobei die Saatschalen hell, am besten auf dem Fensterbrett, aufgestellt werden. Bei ungenügenden Lichtverhältnissen sollten evtl. Pflanzenlampen verwendet werden.

Die Saatschalen werden mit spezieller Aussaaterde locker bis an den Rand gefüllt, wobei die Erde mit den Händen fein gekrümelt und grobe Anteile aussortiert werden. Dann wird die Fläche mit den Händen eingeebnet und an den Rändern 1–2 cm eingedrückt. Mit einem Andrückbrett wird die Erde leicht festgedrückt. Nun wird mit einem Erdsieb eine dünne Schicht feine Aussaaterde auf die ganze Saatschale verteilt. Alles, was über den Rand herausragt, wird mit den Handflächen weggewischt.

Für das Aussäen benötigt man:

- Vorbereitete Aussaatkiste(n)
- Saatgut und Sand
- Erdsieb und Andrückbrett
- Etikett und Stift
- Kleines Glasschälchen

Auf der Packung sollte vermerkt sein, wie viel Saatgut pro Fläche nötig ist. Dies wird nun auf die Fläche der Saatkiste umgerechnet. Die berechnete Menge wird in das Glasschälchen gefüllt und mit derselben Menge Sand vermischt. Mit dem Daumen sowie den ersten zwei Fingern greift man eine Portion und verteilt sie locker und gleichmäßig auf die Erde in der Saatschale. Das wiederholt man so lange, bis das ganze Samen-Sand-Gemisch gleichmäßig auf der Saatschale verteilt ist.

Bei Dunkelkeimern – das sind die Mehrheit unserer Pflanzen – wird die ganze Fläche mit feiner Aussaaterde durch das Erdsieb bedeckt. Die Schicht sollte etwa doppelt so dick sein, wie die Samen groß sind. Die Erde wird nun leicht angedrückt und dann die Ränder von Erde gesäubert.

Viele Kräuter sind dagegen Lichtkeimer, z. B. Basilikum, Bohnenkraut, Estragon, Kümmel, Majoran, Oregano, Pfeffer-Minze, Thymian und Zitronen-Melisse. Ihre Samen werden nur auf die Saatschalen gestreut, aber nicht zugedeckt. Bei den Gemüsen sind nur Gartenkresse und Sellerie Lichtkeimer. Alle anderen sind Dunkelkeimer.

Das Etikett mit der Bezeichnung des Saatguts und des Aussaatdatums wird seitlich in die Saatkiste gesteckt. Anschließend wird sie an einem geeigneten hellen Ort aufgestellt und mit einer kleinen Gießkanne mit

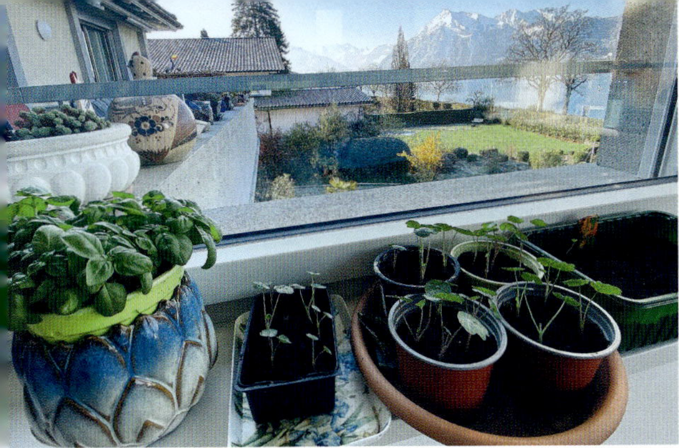

Vorziehen auf der Fensterbank

Brausekopf gewässert. Es können dazu auch sogenannte Gießbälle verwendet werden. In auf Zimmertemperatur geheizten Räumen lohnt es sich, die Saatkiste mit Klarsichtfolie abzudecken, damit Erde und Samen nicht zu schnell austrocknen. Fertige Anzuchtkisten gibt es auch mit transparenten Deckeln.

Sehr große Samen, z. B. von Sonnenblumen oder Kürbissen, werden in Reihen mit einem Abstand von 3–5 cm in die Erde gedrückt.

Nur ein paar wenige Pflanzen sind sogenannte Frostkeimer, die Kälte zum Keimen benötigen. Dazu zählen z. B. Akelei, Eisenhut oder Rittersporn. Bei diesen Pflanzen werden die Saatschalen für ein paar Tage in einen Kühlschrank mit einer Temperatur von 2–5 °C gestellt. Bei allen anderen Pflanzen ist eine gewisse Temperatur notwendig, damit die Samen keimen.

Beim Vorziehen von Gemüse und Kräutern keimen die meisten von ihnen bei einer Temperatur von 18–20 °C. Nur Salatkeimlinge (Blattsalat, Feldsalat, Kopfsalat, Pflücksalat) und Spinat haben es lieber ein bisschen kühler, nämlich 15–18 °C. Tomaten-, Peperoni- und Chili-Samen keimen noch besser bei rund 25 °C, denn sie stammen ursprünglich aus südamerikanischen Ländern mit warmen Temperaturen.

Aussaat ins Freiland

Das für die Aussaat vorgesehene Beet wird mit der Grabegabel reihenweise bearbeitet, damit der Boden schön locker und gut mit Sauerstoff versorgt ist. In einem zweiten Schritt werden die Beikräuter entfernt, zum Trocknen ausgelegt und später auf den Kompost gebracht. Als Drittes wird das Beet mit dem Kräuel eingeebnet und größere Steine werden entfernt. Zuletzt wird das Beet mit dem Rechen feinkrümelig gemacht. Nun wird je nach Art der Pflanzen und Samen die richtige Saattechnik gewählt:

- Bei der Breitsaat wird das Saatgut mit Schwung auf der ganzen Fläche regelmäßig verteilt. Das wird z. B. bei Getreide oder Gründüngung praktiziert. Nach dem Aussäen wird das Saatgut mit fein gesiebter Gartenerde 1–2 cm dick bedeckt.
- Bei der Reihensaat werden mit der Hacke gerade Reihen im richtigen Abstand ins Beet gelegt. Je nach Saatgut wird eine Tiefe von 1–5 cm gewählt. Bei Zwiebelpflanzen und Kartoffeln beträgt die Tiefe der Gräben rund 10 cm. Die Zwiebeln bzw. Kartoffeln werden entweder einzeln in die Reihen gelegt oder eingestreut. Anschließend werden die Gräben mit dem Rechen mit der zur Seite gelegten Erde wieder aufgefüllt.

Literaturtipp

Andrea Heistinger (2020): Handbuch Samengärtnerei. Löwenzahn Verlag.

Mischkulturen

Gemischte Kulturen entsprechen der Natur, wo es (fast) keine Monokulturen gibt, sondern an den Standort angepasste Lebensgemeinschaften von Pflanzen, Pilzen und Tieren. In Mischkulturen fördern die Pflanzen gegenseitig das gesunde Wachstum. Es gibt weniger Schädlingsbefall, da diese nicht so viel Nahrung finden und in Mischkulturen mehr Nützlinge anzutreffen sind. Außerdem wird der zur Verfügung stehende Platz optimal genutzt, weil nicht alle Pflanzen im Beet gleich groß sind und so kleinere Pflanzen besser wachsen können.

Einige wenige Pflanzen vertragen sich jedoch nicht gut, z. B.:

- Erbsen mit Bohnen, Tomaten oder Lauch
- Kopfsalat mit Sellerie oder Rote Bete
- Zwiebeln mit Bohnen oder Kohl

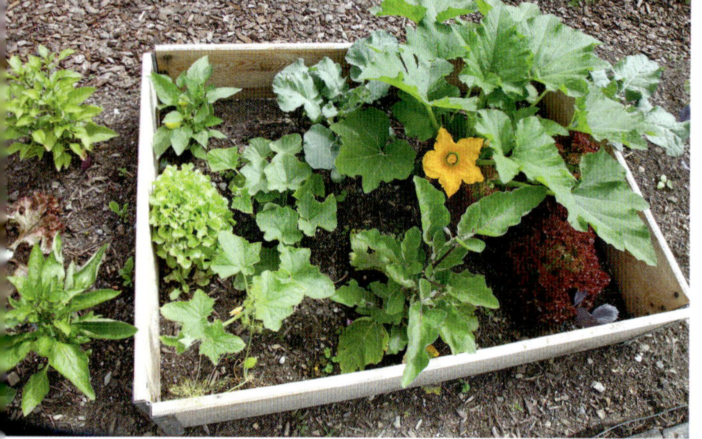

Mischkultur

- Sellerie mit Kartoffeln oder Mais
- Gurken mit Tomaten oder Radieschen
- Tomaten mit Kartoffeln
- Petersilie mit Schnittlauch

Literaturtipp

Ute Studer (2016): Mein Garten – biologisch und naturnah. Bioterra Verlag.

Handliches, gut illustriertes Buch zu allen Fragen des biologischen Gartenbaus

Im Beet werden die Gemüsepflanzen mit sinnvollen Bei- und Unterpflanzungen ergänzt, die zu einem gesunden Pflanzenwachstum beitragen:

- Pfeffer-Minze und Basilikum vermindern den unerwünschten Mehltau bei Reben und Rosen.
- Kapuzinerkresse, Brennnessel, Bohnenkraut und Kerbel sind hilfreich gegen Blattläuse.
- Knoblauch und Zwiebel helfen gegen Pilzkrankheiten im Boden.
- Ringelblumen und Tagetes vermindern schädliche Nematoden.

Mischkulturen sind nicht nur im Gemüsebeet sinnvoll, sondern auch bei anderen Kulturen:

- Rosenbeete, mit Lavendel kombiniert, reduzieren Lausbefall und Mehltau.
- Eine gemischte Hecke mit einheimischen Sträuchern bietet vielen Vögeln und Insekten einen idealen Lebensraum.
- Kulturpflanzen können im Garten mit vielen schönen Wildpflanzen ergänzt werden.
- Auch im Beerengarten können zur Unterpflanzung von Johannisbeeren, Himbeeren, Stachelbeeren usw. diverse Kräuter gepflanzt werden, z. B. Dost oder Pfeffer-Minze.

Auspflanzen im Freiland

Neben der Aussaat können im Handel Jungpflanzen («Setzlinge») gekauft werden. Die Pflanzschalen oder -töpfe sollten gesammelt und wiederverwendet werden. Die Auswahl an Pflanzen im Gartencenter oder in einer Gärtnerei ist vor allem im Frühling riesig. Für die Gartenagogik sollten Jungpflanzen aus biologischem Anbau Priorität haben. Neben dem Gemüse handelt es sich bei den Pflanzen in Töpfen in der Regel um mehrjährige Arten, da Einjährige meistens ausgesät werden.

Das Auspflanzen im Garten ist eine der schönsten und beliebtesten Tätigkeiten in der Gartenagogik. Zuerst werden die Pflanzen in der Nähe des Pflanzortes aufgestellt und nach Arten geordnet. Nach dem Pflanzplan werden die Pflanzen mit den Töpfen im richtigen Abstand ins Beet gestellt. So bekommt man eine gute Übersicht. Nun nimmt man die erste Pflanze aus dem Topf. Mit der Gartenschere oder einem Messer werden die Wurzeln rundherum etwas eingekürzt, sodass sie zu neuem Wachstum angeregt werden. Mit der Handschaufel hebt man ein Loch aus, das mindestens so tief ist wie der Topf der jeweiligen Pflanze und füllt das Pflanzloch zur Hälfte mit Wasser. Das Wasser sollte schnell ablaufen – sonst ist der Boden verdichtet und für eine Pflanzung ungeeignet. Man setzt die Pflanze nun ins Loch und füllt dieses rundherum mit Erde vom Beet. Mit der Hand macht man rund um die Pflanze herum einen kleinen Graben, damit das Wasser später schön zur Pflanze hinläuft. Dann geht man zur nächsten im Beet aufgestellten Pflanze.

Pikieren

Die in Aussaatschalen ausgesäten Jungpflanzen wachsen dicht an dicht und müssen nach einer gewissen Zeit pikiert werden. Dazu benötigt man:

- Die Aussaatkiste mit den Jungpflanzen
- Mit Erde gefüllte Pflanzkiste (Pikierschale) oder Töpfe
- Pikierstab
- Etikett und Stift

Die Jungpflanzen werden mit den Fingern vorsichtig an den Keimblättern gehalten, während man mit der anderen Hand und dem Pikierstab seitlich unter die Wurzeln fährt und das Pflänzchen herausdrückt. Längere Wurzeln werden etwas eingekürzt und größere Erdklumpen vorsichtig abgeschüttelt. Im neuen Topf wird mit dem Pikierstab ein schmales Pflanzloch gegraben, das so tief ist, dass die Wurzeln Platz haben, ohne zu knicken. Die Jungpflanze wird nun bis zu den Keimblättern und dem Wurzelhals gerade ins Loch eingestellt und mit dem Pikierstab etwas Erde seitlich zugeschoben. Dann wird im richtigen Abstand oder in einem weiteren Topf das zweite Pflanzloch gegraben und die zweite Jungpflanze gesetzt. Anschließend werden die Jungpflanzen vorsichtig mit der Brause übergossen und an einem geeigneten Ort aufgestellt.

Pflege von Jungpflanzen

Wenn die pikierten Jungpflanzen eine bestimmte Größe erreicht haben, werden sie in Töpfe eingepflanzt. Darin wachsen sie weiter, bis die Außentemperaturen ein Auspflanzen ins Freiland erlauben. Die Töpfe werden an einem hellen Ort ohne direkte Sonnenbestrahlung aufgestellt. Die Idealtemperatur liegt zwischen 16 und 18 °C. Am besten eignet sich ein Gewächshaus. In größeren Gewächshäusern hat sich eine Bewässerung von unten bewährt, d.h., die Jungpflanzen stehen auf großen Tischen mit einem Rand, die regelmäßig geflutet werden. So können die Pflanzen die Feuchtigkeit von unten aufnehmen. In kleineren Gewächshäusern müssen die Pflanzen mit einer Brause regelmäßig von oben gegossen werden. Je nach Art und Größe werden die Pflanzen mehrmals in größere Töpfe umgetopft. Wenn sie in zu kleinen Töpfen wachsen müssen, wachsen die Wurzeln kreisförmig und füllen am Schluss den ganzen Topf aus. Das ist nicht gut für das Wachstum.

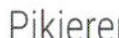

Pikieren

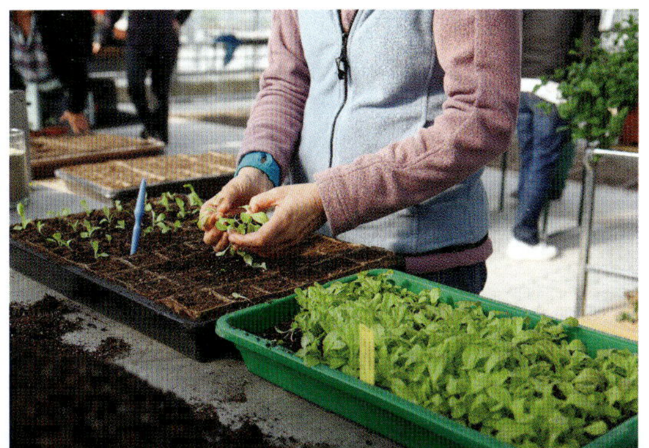

Vegetative Vermehrung

Neben dem Vermehren von Pflanzen durch Samen praktizieren Gärtner:innen die vegetative Vermehrung. Man benutzt dazu einerseits Vermehrungsorgane der Pflanze selbst wie Brutzwiebeln, Brutknollen, Ausläufer oder Rhizome. Andererseits reißt, bricht oder schneidet man Pflanzenteile ab und bringt diese anschließend zum Bewurzeln. Auf diese Weise gezüchtete Nachkommen sind mit der Mutterpflanze identisch. Außerdem blühen und fruchten vegetativ vermehrte Pflanzen früher als aus Samen gezogene Pflanzen.

Es gibt viele verschiedene Methoden der vegetativen Vermehrung:

- Teilung
- Ableger und Absenker
- Abrisse und Anhäufeln
- Ausläufer (z. B. bei Erdbeeren, Grünlilien)
- Stecklinge

Im Rahmen des vorliegenden Buches können nicht alle im Detail beschrieben werden. Es gibt dafür entsprechende Fachliteratur im Buchhandel oder im Internet.

Die Vermehrung über Trieb- und Sprossstecklinge kann in der Gartenagogik praktiziert werden. Sie ist anspruchsvoll, da mit scharfen Werkzeugen und sehr sauber und genau gearbeitet werden muss. Trieb- und Sprossstecklinge können sowohl von Zimmer- als auch von Freilandpflanzen produziert werden. Der beste Zeitpunkt dafür ist der Frühling.

Die Stecklinge nimmt man von den sogenannten Mutterpflanzen. Das sind größere, gesunde und wüchsige Exemplare. Die Stellen, wo man die Stecklinge abschneidet, sollten in der Regel nicht zu hart (verholzt) oder zu weich (zu jung) sein.

Folgendes Material sollte für Trieb- und Sprossstecklinge bereitgestellt werden:

- Mit Aussaaterde gefüllte Töpfe oder Kisten
- Mutterpflanze
- Schere und scharfes Messer
- Etikett und Stift
- Plastiktüte oder -folie

Vorzugsweise werden gesunde Triebspitzen der Mutterpflanze verwendet. Dabei werden 4–6 cm, höchstens 10 cm mit 4–5 Blattansätzen mit einem scharfen Messer oder einer scharfen Schere abgeschnitten. Die Stängel dürfen beim Schneiden nicht gequetscht werden. Der Schnitt erfolgt 3–5 mm unter dem Blattansatz, auch Knoten oder Nodium genannt. Blüten oder Knospen oberhalb der Schnittstelle werden entfernt und nur 2–3 Blattpaare belassen. Alle Stecklinge sollten ungefähr gleich lang sein. In kleineren Pflanztöpfen wird der Steckling mittig und gerade ca. 2 cm tief eingesetzt und mit den Fingern rundherum angedrückt, sodass er gut steht. In größeren Kisten werden die Stecklinge dicht an dicht eingepflanzt. Dann wird vorsichtig gewässert, ohne dass die Stecklinge umkippen.

Eine hohe Luftfeuchtigkeit nützt dem Wachstum der Stecklinge. Zu diesem Zweck werden Töpfe mit einer Plastiktüte oder einem Einmachglas, Kisten mit einer Plastikfolie oder einem Plastikdeckel, abgedeckt. Die Töpfe oder Schalen werden an einem hellen Ort ohne direkte Sonneneinstrahlung aufgestellt. Die Bodentemperatur sollte bei Stecklingen zwischen 20 und 25 °C liegen. In den folgenden Tagen muss die Feuchtigkeit regelmäßig kontrolliert werden. Sind die Blätter mit einem Feuchtigkeitsfilm überzogen und zeigen sich keine braunen Blätter, ist alles in Ordnung. Die Wurzelbildung setzt meistens zusammen mit dem Wachstum der Spitze ein. Dann sollten die Plastikabdeckungen entfernt werden. Bei eng in Kisten gesetzten Stecklingen kann u. U. nach einigen Wochen pikiert werden.

Nach 3–6 Wochen kann bei einem Exemplar die Wurzelbildung beobachtet werden. Reichen die Wurzeln aus dem Erdballen heraus, können die Jungpflanzen in größere Töpfe (10–12 cm) gesetzt werden. Wenn sie schön gewachsen und gesund sind, können sie in die endgültigen Gefäße oder ins Freiland ausgepflanzt werden.

Einige Pflanzen kann man zur Bewurzelung in ein Wasserglas stellen, z. B. Minzen *(Mentha)*, Buntnesseln *(Coleus)*, Efeu *(Hedera)*, Fleißige Lieschen *(Impatiens)*, Usambaraveilchen *(Saintpaulina)* oder Oleander *(Nerium)*. Wenn die Wurzeln ausreichend gebildet sind, werden die Stecklinge in Töpfe mit Aussaaterde eingepflanzt.

Begonien, Usambaraveilchen und andere Zimmerpflanzen können auch durch Blattstecklinge vermehrt werden. Bei gesunden Blättern werden auf der Unterseite

Erdbeeren mit Ausläufern

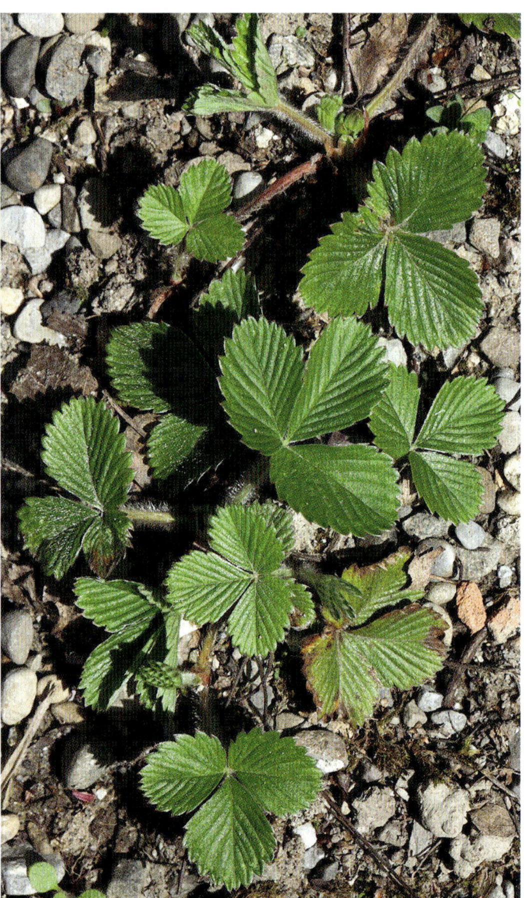

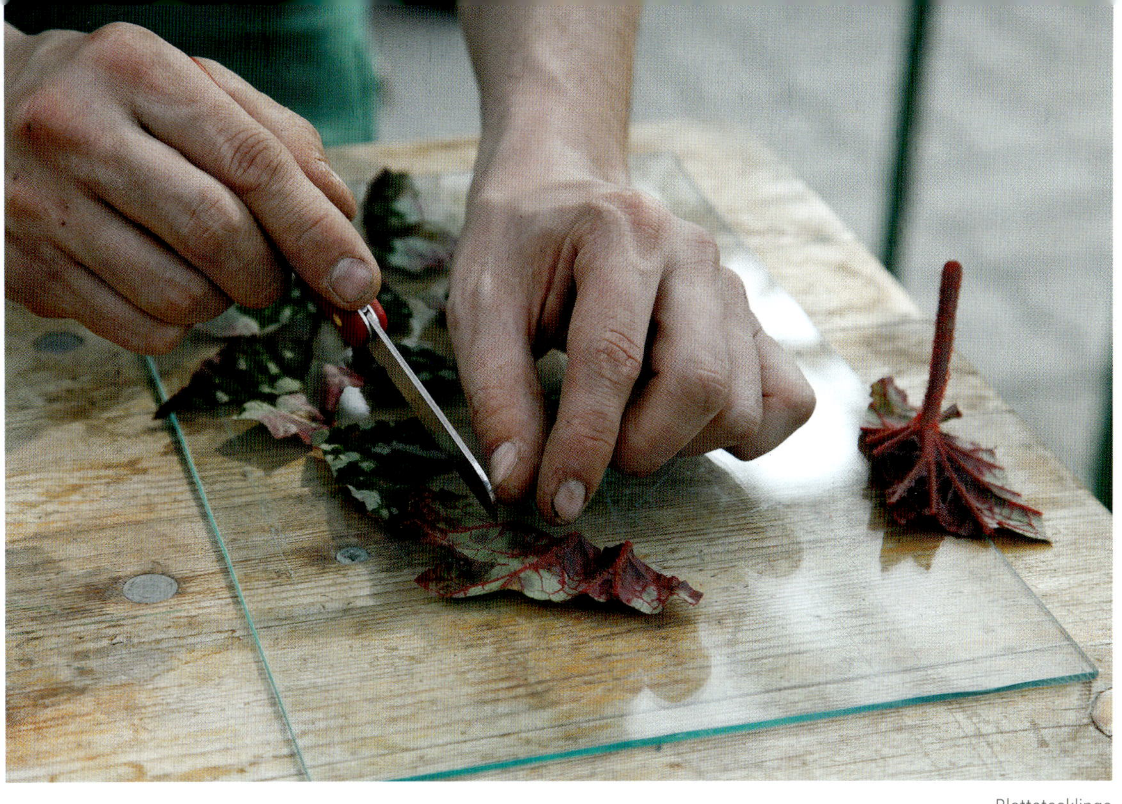

Blattstecklinge

an den Verzweigungen der Blattnerven mit einem scharfen Messer feine Einschnitte gemacht. Das so präparierte Blatt wird mit der Oberseite nach oben auf das feuchte Substrat gelegt, mit kleinen Steinen beschwert und mit einer Folie abgedeckt. Nach ein paar Wochen bilden sich erste zarte Wurzeln – einige Zeit später werden die Jungpflanzen in Töpfe gesetzt.

GARTENAGOGISCHE PRAXIS

- Besonders interessant sind sogenannte lebend gebärende Pflanzen, z. B. das Alpen-Rispengras *(Poa alpina)* und der Knöllchen-Knöterich *(Polygonum viviparum)*. Bei den Zimmerpflanzen ist das Brutblatt *(Kalanchoe)* lebend gebärend. Weil an den Blättern ganz viele kleine Pflänzchen mit Würzelchen gebildet werden, nennt man diese Pflanze auch «Kindlibaum». Diese können direkt in Töpfe gepflanzt bzw. auf die Erde gelegt werden. Ein weiteres interessantes Beispiel ist die Etagenzwiebel (*Allium × proliferum*).
- Pflanzen mit Ausläufern, wie dies z. B. bei der Erdbeere oder bei der Grünlilie *(Chlorophytum)* zu beobachten ist, sind dankbare Pflanzen für die Gartenagogik, da die Ausläufer ganz einfach in Töpfe gepflanzt werden können.
- Die beliebten Dahlien werden im Herbst aus dem Boden genommen und können nun geteilt werden, da gesunde Exemplare viele neue Knollen gebildet haben.
- Einige Zwiebelgewächse, z. B. Tulpen, Narzissen oder Hyazinthen, bilden neben der Hauptzwiebel Tochterzwiebeln, die sorgsam entfernt und eingepflanzt werden können.
- Pflanzen mit Rhizomen wie z. B. Blumenrohr *(Canna indica)*, Maiglöckchen (*Convallaria;* Vorsicht: giftig!) oder Schwertlilien *(Iris)* können ebenfalls vermehrt werden. Dabei werden Stücke vom Rhizom abgeschnitten und in Töpfe eingepflanzt.
- Bei Ananasfrüchten lässt sich die Vermehrung durch Blattschöpfe zeigen: Mit Schwung wird der Blattschopf von der reifen Frucht getrennt und in ein Wasserglas gestellt, bis sich Wurzeln bilden. Dann wird die Pflanze in einen ausreichend großen Topf eingepflanzt. Weitere Pflanzen mit Blattschöpfen sind Sellerie *(Apium graveolens)*, Rote Bete *(Beta vulgaris)* oder Frühlings- bzw. Winterzwiebel *(Allium fistulosum)*.

Gartenunterhalt

Im vorhergehenden Kapitel sind die wichtigsten Arbeiten im Garten beschrieben, die mit Klient:innen im Rahmen von gartenagogischen Aktivitäten erledigt werden können. Dabei geht es auch um den Unterhalt des eigenen Gartens. Meistens ist es kaum möglich, den ganzen Gartenunterhalt unter Einbezug von Klient:innen zu leisten. Es müssen zusätzliche Ressourcen zur Verfügung gestellt werden. Wenn dies nicht durch die Gartenagog:innen erfolgt, muss auf alle Fälle eine gute Zusammenarbeit mit der für den Gartenunterhalt verantwortlichen Person gewährleistet sein.

Alle der folgenden Arbeiten im Gartenunterhalt können auch als Dienstleistungen für Private, Firmen und Institutionen angeboten werden. Die Gartenunterhaltsarbeiten müssen von ausgebildetem Fachpersonal geleitet werden. Dazu geeignet sind insbesondere Gärtner:innen der Fachrichtung Garten- und Landschaftsbau. Sie können Treppen, Wege und Plätze anlegen sowie Stützmauern, Teiche, Pools und Brunnen bauen. Außerdem wissen sie, wie mit technischen Geräten umzugehen ist, und kennen die optimale Organisation von Arbeiten auf Baustellen. Auch Gärtner:innen anderer Fachrichtungen sowie Landwirt:innen können für die Leitung von Gartenunterhaltsarbeiten angestellt werden. Für alle beteiligten Arbeiter:innen sowie für die Klient:innen müssen die nötigen Versicherungen abgeschlossen werden und alle anderen administrativen Belange wie Lohnzahlungen, Sozialleistungen usw. garantiert sein.

Für den Unterhalt eigener oder fremder Gärten müssen Klient:innen einige Bedingungen erfüllen. Sie müssen körperlich und psychisch in der Lage sein, mehrere Stunden, auch bei schlechter Witterung, im Garten zu arbeiten. Bei gartenagogischen Dienstleistungen sind auch halbtägige oder stundenweise Einsätze möglich. Stehen unterschiedliche Unterhaltsarbeiten auf dem Programm, können weniger belastbare Klient:innen mit leichteren Aufgaben betraut werden. Auf alle Fälle sollten mögliche Klient:innen vor einem Einsatz bei Kund:innen im Rahmen einer Arbeitserprobung getestet werden, vorzugsweise im eigenen Garten, um sie nicht vor fremden Personen bloßzustellen. Bei einer Arbeitserprobung erledigen die Klient:innen stufenweise immer anspruchsvollere und anstrengendere Arbeiten, bis ihre Grenze erreicht ist. Die Garten- resp. Arbeitsagog:innen begleiten und beobachten sie sehr genau und entscheiden dann im Team, wer für längere und regelmäßige Arbeitseinsätze geeignet ist.

Die anfallenden Tätigkeiten sollten in Sequenzen oder Einheiten unterteilt sein. Dies dient der Übersichtlichkeit und der möglichen Einteilung der Klient:innen. Je nach Belastungsschwelle und Fähigkeit können mehrere Einzelpersonen als Team umfassende Arbeitsschritte erledigen. Gemeinsamer Erfolg kann so direkt positiv auf jede:n Einzelne:n einwirken. Es ist nicht sinnvoll, Klient:innen einzusetzen und nach wenigen Tagen wieder abzuziehen, weil diese überfordert sind. Wer selbst nicht genug Erfahrung in der Durchführung einer Arbeitserprobung hat, sollte eine Arbeitsagogin oder einen Arbeitsagogen hinzuziehen.

Jäten

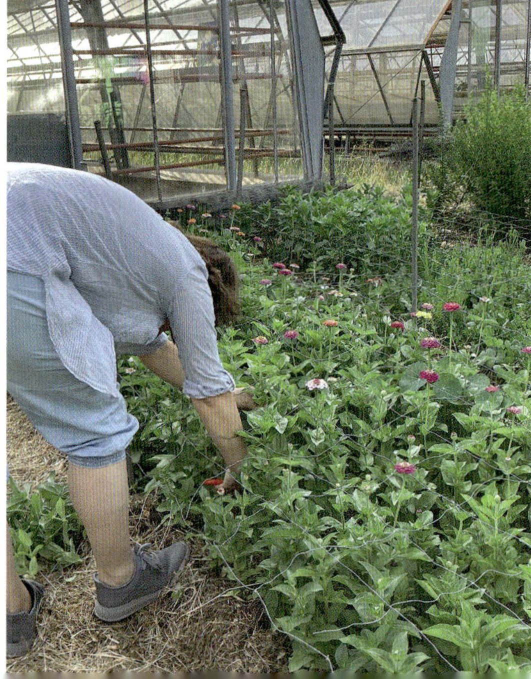

In Alterseinrichtungen oder Institutionen mit schwer beeinträchtigten Menschen können u. U. gewisse Bewohner:innen bei einfachen Unterhaltsarbeiten wie Wischen oder Jäten eingesetzt werden, immer aber unter Begleitung einer Gartenagogin oder eines Gartenagogen. Hier ist es ganz wichtig, Überforderung zu vermeiden. Arbeiten wie z. B. Wässern (Gießen) oder Jäten sollten nur Personen übertragen werden, die dafür geeignet sind.

Im Folgenden sind einige weitere Unterhaltsarbeiten im Garten kurz beschrieben.

Bodenpflege

- **Bodenverbesserung:** Lockerung des Bodens mit Grabegabel oder Hacke; Ausbringen von Kompost oder anderen organischen Düngern, Gründüngung, Mulchen.
- **Ersatz von schlechten Böden:** Da es dazu Maschinen wie z. B. Bagger usw. braucht, sollten diese Arbeiten nur von Gartenbaufirmen ausgeführt werden.
- **Regulierung von Beikräutern:** Gezieltes Jäten, Antrocknen, Einarbeiten oder Kompostieren gewisser Beikräuter – vorher ist eine gute Anleitung nötig, da sonst auch erwünschte Pflanzen entfernt werden.

Pflege von Wegen und Plätzen

- **Reinigung:** Entfernen von Laub oder Moosbelag und andere Reinigungsarbeiten auf Wegen und Plätzen sind dankbare Aufgaben, auch für schwächere Klient:innen.
- **Erneuern von Belägen:** Da hier oft schwere Platten und Steine zu tragen sind, müssen beim Heben und Tragen die nötigen Vorsichtsmaßnahmen beachtet werden.

Rasen- und Wiesenpflege

- Für Vertikutieren, Aerifizieren (Luft in den Boden bringen), Düngung, Wässerung und Grasschnitt werden entsprechende Maschinen eingesetzt, die von geeigneten Klient:innen nur unter strenger Aufsicht der Leitungsperson erfolgen dürfen.

Schnittarbeiten

Die detaillierten Techniken für den Schnitt von Pflanzen würden den Rahmen dieses Buches sprengen. Dazu gibt es Kurse, Videoanleitungen im Internet und entsprechende Fachliteratur. Je nach Art der Pflanzen braucht man das passende Gerät: für Blätter und kleine Zweige eine Blatt- oder Rebschere; für dünne Zweige und Stauden eine Gartenschere; für dickere Zweige eine Astschere, Heckenschere oder eine Baumsäge.

Für einen fachgerechten Schnitt muss man Kenntnisse über die zu schneidende Pflanze und deren Wuchsform besitzen: Ist es eine Staude oder ein Gehölz? Hat die Pflanze immergrünes oder sommergrünes Laub? Hat die Pflanze einen Stamm, eine Stütze oder klettert sie? Macht sie Blüten am diesjährigen oder am vorjährigen Holz?

Am häufigsten geschnitten werden folgende Kategorien von Pflanzen:

- Rosen
- Bäume
- Sträucher (u. a. Beerensträucher)
- Stauden
- Kletterpflanzen
- Hecken
- Obstgehölze

Fachgerechte Schnitte erhöhen die Blühfähigkeit vieler Pflanzen. Die Rückschnitte müssen im richtigen Maß und zum richtigen Zeitpunkt ausgeführt werden. Dabei ist vor allem auf das Verhältnis von altem zu jungem Holz zu achten. Es müssen zudem die Vorschriften und Empfehlungen der Unfallverhütung eingehalten werden.

Ein paar Grundregeln für den Schnitt von Gehölzen lauten:

- Entfernen von totem oder geschädigtem Holz sowie sich kreuzenden Ästen
- Entfernen von abgeblühten Trieben – wenn man nicht Samen erhalten möchte
- Hereinlassen von Luft und Licht
- Ersetzen von altem durch junges Holz
- Erhalten des natürlichen Pflanzenbildes
- Begünstigen des zukünftigen Holzes

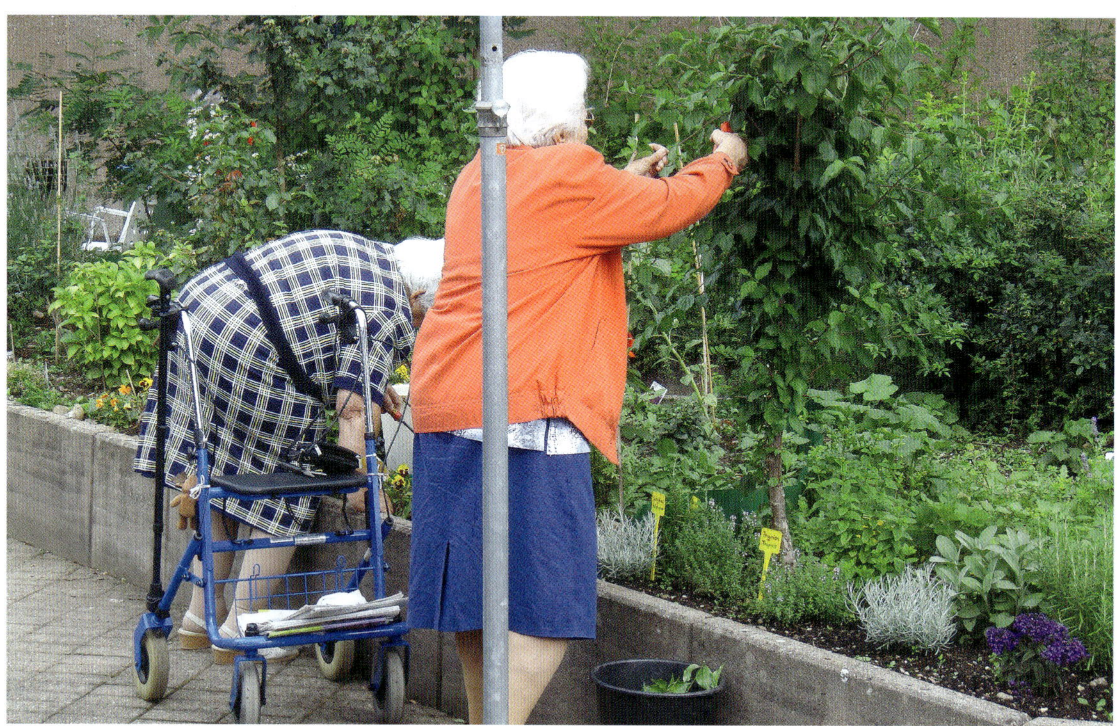

Schnittarbeiten

Es gibt verschiedene Schnitttechniken für Gehölze und Stauden

- Erhaltungsschnitt: totes und krankes Holz entfernen
- Entfernen von altem Blütenholz
- Auslichten, Ausschneiden und Reduzieren des Umfangs
- Entfernen von verwelkten Blüten und belaubten Zweigen
- Rückschnitt bis zum Boden
- Rückschnitt auf das Gerüst
- Schnitt zur Verbesserung der Stabilität
- Verjüngungsschnitt bei alten Pflanzen
- Kopfschnitt
- Hecken- und Formschnitte
- Spalierschnitt

Wie die lange Liste zeigt, braucht ein fachgerechter Schnitt entsprechendes Wissen und Erfahrung. Voraussetzung ist auf alle Fälle eine gute Beobachtungsfähigkeit und eine gute Planung. In der Gartenagogik gehören Schnittarbeiten zu den anspruchsvollen Tätigkeiten und bedürfen einer genauen Anleitung und Überwachung, unter Einhaltung der nötigen Sicherheitsmaßnahmen, damit Unfälle und falsche Schnitte verhindert werden. Schneidearbeiten gehören sicher zu den fortgeschrittenen Aufgaben in der Gartenagogik und bedürfen genauer Fachkenntnis.

Pflanzenschutz

Der richtige Standort

Damit Pflanzen im Garten gut gedeihen und wachsen, brauchen sie zuerst einmal den richtigen Standort. Hier spielen mehrere Faktoren eine wichtige Rolle:

Zuerst einmal haben nicht alle Pflanzen den gleichen Bedarf an Licht. Während viele Pflanzen am liebsten in voller Sonne wachsen, stehen andere lieber im Halbschatten und weitere gedeihen am besten im Schatten. Ein guter agogischer Garten umfasst deshalb am besten verschieden helle Standorte, darunter auch schattige Plätze unter Bäumen und Sträuchern.

Pflanzen haben verschiedene Ansprüche an die Verfügbarkeit von Wasser. Während die meisten Gewächse mit einer Gabe Wasser oder Regen alle paar Tage gut leben können, überleben einige Kräuter auch bei extremer Trockenheit. Ein paar spezielle Pflanzen gedeihen an feuchten bis nassen Standorten. Jedoch gibt es kaum Pflanzen, die sogenannte Staunässe ertragen.

In Bezug auf die Windverhältnisse sind die meisten Pflanzen relativ robust. Nur ein paar wenige reagieren empfindlich auf zu viel Wind und sollten an windgeschützten Standorten wachsen. Zu bedenken ist, dass viel Wind den Boden austrocknet und damit den Bedarf an Wasser resp. Bewässerung steigert. Im Winter sind gewisse Pflanzen gegen eisige Winde mit einem Vlies geschützt.

Im Garten ist regelmäßig zu beobachten, dass gewisse sehr wüchsige Pflanzen sich stark ausbreiten und andere in der Nachbarschaft zu verdrängen drohen. Die wüchsigen Pflanzen schneidet man dann so zurück, dass die anderen ebenfalls gedeihen können. Es bedarf einiger Erfahrung bei der Auswahl von Pflanzen, damit in einem Beet ohne zu viel Arbeit ganz unterschiedliche Gewächse miteinander harmonieren und ein schönes Bild ergeben.

Schließlich sind die Pflanzen auf einen ihnen entsprechenden Boden angewiesen, der ihnen die nötigen Nähr- und Mineralstoffe zur Verfügung stellt. Mit einer regelmäßigen Bodenpflege können die meisten Pflanzen gut gedeihen. Einheimische Pflanzen sind zu bevorzugen, da sie an die klimatischen Verhältnisse angepasst sind. Bei exotischen Pflanzen ist dies nicht der Fall. Sie benötigen dann eine aufwendigere Pflege. Gerade auch bei Kälteperioden, wie sie bei uns im Winter doch immer wieder vorkommen, sind fremdländische Gewächse stärker gefährdet als die heimischen.

Trotz richtigem Standort und gutem Boden können Pflanzen zu Schaden kommen, wenn besondere Ereignisse eintreten und sie (über)fordern:

- Lange Hitzeperioden, wie sie im Zeitalter der Klimaerwärmung immer häufiger auftreten, können bei Pflanzen Stress hervorrufen. Das Bewässern alleine genügt dann oft nicht mehr, weil die Pflanzen neben der Hitze zu viel UV-Licht abbekommen und an den Blättern Schaden nehmen. Kübelpflanzen kann man evtl. in den Schatten stellen oder mit einem Sonnenschirm beschatten.
- Im Winter sind Kälteperioden normal. Die meisten Pflanzen im Garten ertragen auch Temperaturen unter dem Gefrierpunkt. Bei langen Perioden ohne Schnee können die Pflanzen Schaden nehmen, vor allem diejenigen, deren Teile oberirdisch überwintern wie z. B. Rosmarin und Salbei. Bei ihnen empfiehlt sich ein Vlies als Winterschutz.
- Sehr starker Dauerregen und vor allem Hagel können Pflanzen schädigen. Große Hagelzüge können ganze Kulturen zerstören und zu großen Schäden führen.
- Wenn in der Nähe intensive Landwirtschaft betrieben wird, kann der Boden im Garten mit Nitraten oder Schädlingsbekämpfungsmitteln angereichert werden. Vor allem Pestizide reichern sich im Grundwasser an und gelangen mit der Bewässerung auch zu uns in den Garten.
- Auch durch Tiere können Pflanzen geschädigt werden. Die häufigsten werden im Folgenden vorgestellt und Informationen vermittelt, was man dagegen unternehmen kann.

Biologische Schädlingsbekämpfung

Ein naturnaher Biogarten reguliert sich selbst. In der Natur herrscht ein ökologisches Gleichgewicht – also auch ein Zusammenspiel von sogenannten «Schädlingen» und anderen Tieren, die sie regulieren. Ein naturnah gestalteter Garten beherbergt neben einer Vielfalt an Pflanzen eine Menge an Tieren, die wir als Nützlinge bezeichnen.

Viele Insekten leben räuberisch und fressen andere Insekten. So sind z. B. die oft gehäuft auftretenden Blattläuse die Lieblingsnahrung der Marienkäfer. Schon deren Larven fressen Hunderte von Blattläusen.

Auch andere Insekten fressen sehr gerne Blattläuse. Wenn man sie im Garten durch eine vielfältige Bepflanzung fördert, muss man nur ein wenig Geduld haben, bis die Blattlausplage vorbeigeht. Ist dies nicht der Fall, kann man die befallenen Pflanzen am frühen Morgen mit kaltem Wasser abspritzen oder notfalls mit verdünnter Schmierseifenlösung besprühen.

Laufkäfer, Schlupfwespen und Raubmilben sorgen dafür, dass Raupen von Schmetterlingen und die Larven von Käfern nicht überhandnehmen. Nützlich sind auch Ohrwürmer, die mit umgekehrt aufgehängten und mit Stroh gefüllten Blumentöpfen angelockt werden können. Auch Spinnen sind im Garten sehr nützlich, da sie eine Menge Insekten fressen.

Hat man im Garten ein Biotop, tauchen schnell Libellen auf. Sie jagen im Flug viele lästige Insekten wie Fliegen oder Mücken.

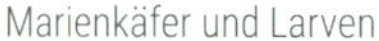

Marienkäfer und Larven

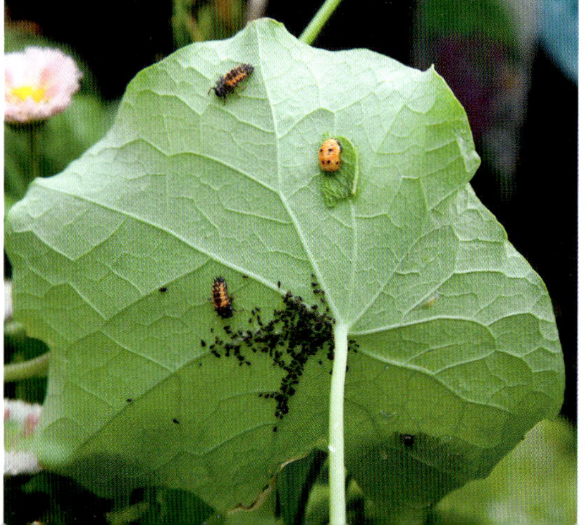

Es gibt nützliche Nematoden, die gegen die schädlichen Rüsselkäfer eingesetzt werden können. Sie befallen deren Larven und töten sie ab.

In Obstkulturen kommen in der biologischen Schädlingsregulierung Pheromone zum Einsatz. Diese verwirren mit speziellen Sexuallockstoffen die Männchen von Schädlingen, z. B. die Männchen des Apfelwicklers, sodass sie sich nicht mehr mit den Weibchen paaren. Andere Schädlinge wie z. B. die oben erwähnte Weiße Fliege, werden mit Klebefallen angelockt und abgetötet.

Auch einige Wirbeltiere zählen zu den Nützlingen. Die Spitzmaus frisst mit Vorliebe Insekten und ist deshalb im Garten sehr nützlich. Dasselbe machen die Vögel, die vor allem in der Brutzeit eine Unmenge an Raupen, Käfer und anderen Insekten an ihren Nachwuchs verfüttern. Ein paar Raupen überleben aber immer, sodass sie später als wundervolle Schmetterlinge durch unseren Garten schweben. Igel, die heute leider nicht mehr häufig im Garten anzutreffen sind, fressen mit Vorliebe Käfer und Nacktschnecken. Leider schmecken ihnen die besonders gefräßigen Wegschnecken nicht. Bei diesen können Laufenten eingesetzt werden, welche der Schneckenplage in ein paar Tagen ein Ende setzen. Maulwürfe sind im Garten nicht so beliebt, weil sie große Erdhaufen machen. Sie sind aber eigentlich ganz nützlich, weil sie neben Regenwürmern auch eine Menge an Insekten, Engerlingen und Nacktschnecken vertilgen.

Lurche und Kriechtiere können im Garten ebenfalls sehr nützlich sein. Erdkröten und Grasfrösche vertilgen viele Insekten. Sie benötigen zum Laichen ein Gewässer, z. B. einen Gartenteich. Bei den Kriechtieren ist die Blindschleiche zu erwähnen, die sich von Insekten und Nacktschnecken ernährt. Auch Eidechsen sind nützliche Insektenfresser. Eine große Gefahr für Eidechsen – und auch Spitzmäuse – sind Katzen im Garten, die sie jagen.

Einige Nützlinge können, wenn sie im Garten nicht vorkommen, bei spezialisierten Firmen bestellt werden, z. B. Marienkäfer, Florfliegen, Schlupfwespen, Raubmilben, Nematoden und Bakterienpräparate. Diese Firmen bieten auch biologische Schädlingsbekämpfungsmittel wie Fenchelöl gegen Blattläuse, Pilz- und Bakterienpräparate oder Pheromone gegen Obstschädlinge an.

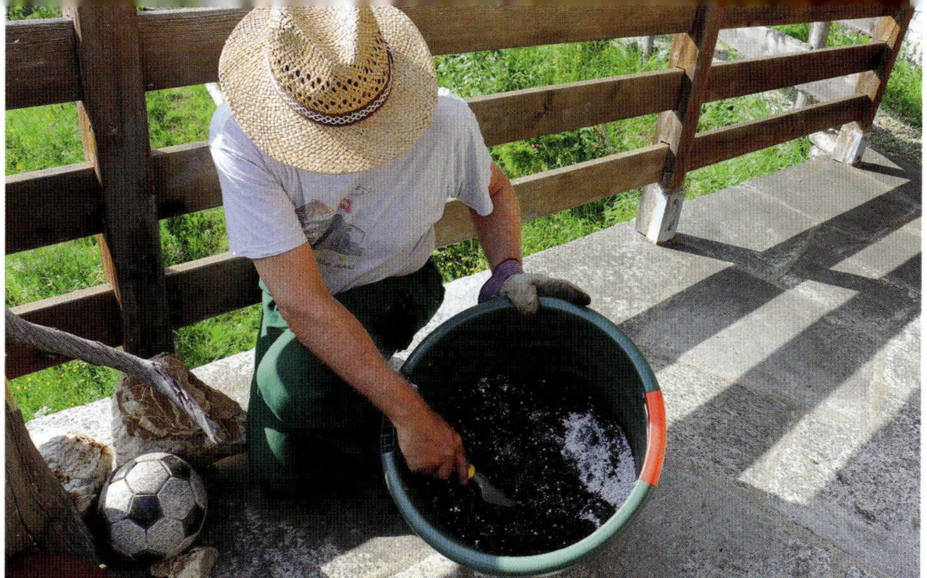

Pflanzenjauche

GARTENAGOGISCHE PRAXIS

- Bei einem Rundgang im Garten können die Klient:innen in Begleitung der Gartenagogin oder des Gartenagogen verschiedene Schädlinge und Nützlinge suchen und benennen.
- Am Wiesen-Schaumkraut *(Cardamine pratensis)* sind im Frühling oft schaumartige Gebilde zu beobachten, die namensgebend waren. Wenn man den Schaum vorsichtig entfernt, kann man junge Schaumzikaden entdecken.
- Die schön gezeichneten Feuer- und Streifenwanzen sind im Garten sehr häufig. Sie schädigen die Pflanzen nicht, da sie von Samen verschiedener Pflanzen, z. B. Linden, leben. Wenn zwei Feuerwanzen miteinander verbunden durch den Garten laufen, paaren sie sich.
- Wettbewerb im Garten: Wer findet den schnellsten oder den größten Käfer? Zum Beobachten eigenen sich Becherlupen, mit denen man Insekten einfangen und durch die angebrachte Lupe eine Zeit lang beobachten kann, bis die Tierchen dann wieder freigelassen werden.
- Diskussion in der Gruppe, was als «Schädling» und was als «Nützling» bezeichnet werden kann.
- Als eine Art meditative Geduldsübung kann z. B. bei der im Garten häufig anzutreffenden und am Kreuz auf dem Rücken leicht erkennbaren Kreuzspinne der Bau ihres Netzes beobachtet werden. Um zu beobachten, wie sie jagt, kann man eine Fliege fangen und ins Netz werfen. Sehr schön sind die Radnetze der Spinnen auch bei Tauwetter – dann glitzern Hunderte von Tautropfen im kunstvoll errichteten Netz.
- Im Herbst spricht man an schönen Tagen vom «Altweibersommer». In dieser Jahreszeit können im Garten besonders viele Spinnweben beobachtet werden. Oft lassen sich gewisse Spinnen an einem langen Faden durch die Luft wehen.

Pflanzenjauchen zur Stärkung

Gesunde und starke Pflanzen haben gute Chancen, sich gegen Krankheiten und Schädlinge erfolgreich zur Wehr zu setzen. Im Garten können wir die Pflanzen unterstützen, ihre Abwehrkräfte zu stärken. Neben dem richtigen Standort, genügend Nährstoffen und Wasser können Pflanzenjauchen helfen. Das sind flüssige Mittel zur Stärkung von Pflanzen. Hauptsächlich werden vergorene Jauchen oder Pflanzenbrühen verwendet.

- Vergorene Jauchen: Bestimmte Pflanzen werden 2–4 Wochen in einem Fass mit kaltem Wasser angesetzt.
- Pflanzenbrühen: Sie werden durch Abkochen bestimmter Pflanzen hergestellt.

Am meisten verwendet werden Ackerschachtelhalm, Beinwell, Brennnessel, Rainfarn und Wermut. Die genauen Rezepturen und Anwendungen sind in Fachbüchern oder im Internet verfügbar.

Ernten und Verarbeiten

Fast während der ganzen Gartensaison kann man immer wieder frische Produkte ernten. Das macht Freude und belohnt die vielen anstrengenden Arbeiten zuvor.

Beim Ernten ist der richtige Zeitpunkt entscheidend für die Qualität der Produkte. Es ist schade, unreife Gemüse und Früchte zu ernten. Zu spät geerntete Produkte verderben schnell. Der richtige Zeitpunkt der Ernte wird von den Gartenagog:innen festgelegt. Dabei können Klient:innen natürlich einbezogen werden: Beißen sie herzhaft in einen vom Baum gepflückten Apfel, lässt sich am Gesichtsausdruck leicht feststellen, ob die Frucht schon reif ist.

Bei der Ernte muss im Rahmen der Gartenagogik die Witterung beachtet werden. An nassen, zu heißen, zu kalten oder zu windigen Tagen ist es meistens nicht möglich, Erntearbeiten mit Klient:innen zu tätigen. Ernten kann für die Klient:innen recht anstrengend sein und muss u. U. auf einen gewissen Zeitraum eingeschränkt werden. Unbedingt muss man dabei auf genügend Pausen achten. Beim Ernten ist eine gute Anleitung wichtig, wie die Früchte zu ernten sind, damit sie nicht beschädigt werden. Die richtigen Werkzeuge wie Gartenscheren, Stechschaufeln, Apfelpflücker usw. und Geräte wie Gefäße, Körbe usw. müssen zur Verfügung stehen. Im Weiteren werden die frisch geernteten Produkte gesäubert. Dazu ist ein geeigneter Wasseranschluss in der Nähe nötig.

Zu Aufbewahrung und Verwendung der geernteten Produkte muss sich der Gartenagoge oder die Gartenagogin im Voraus einige Fragen stellen:

- Werden Produkte aus dem Garten direkt in der Gruppe verzehrt – z. B. leckere Erdbeeren mit Joghurt als Nachmittagssnack oder ein selbst gebackener Apfelkuchen?
- Gehen die Produkte in die eigene Küche und werden dort verarbeitet?
- Wo werden die Produkte gelagert und wer ist für die Lagerung verantwortlich – die Küche oder der Gartenagoge/die Gartenagogin?
- Werden gewisse Produkte sofort oder später verarbeitet?

Mit den Bewohner:innen müssen Regeln vereinbart werden, welche Gemüse und Früchte von ihnen zum Eigenbedarf geerntet werden dürfen. Es ist natürlich ein schönes Erlebnis, eine selbst aus dem Boden gezogene Karotte zu genießen oder in einen saftigen Apfel direkt vom Baum zu beißen. Im Sommer sind vor allem Beeren sehr attraktiv zum Selbstpflücken.

Im Folgenden werden Gemüse, Früchte und Beeren sowie Kräuter und Heilpflanzen mit den passenden Verarbeitungsmethoden vorgestellt.

Gemüse

Viele Gemüsesorten können roh als Salat in der Küche verarbeitet und serviert werden. Andere werden gekocht und gelangen so auf den Teller. Da manchmal zu einer bestimmten Zeit große Mengen an Gemüse anfallen, können diese für eine gewisse Zeit aufbewahrt oder konserviert werden:

- **Aufbewahren im Kühlschrank:** je nach Gemüse 2 Tage bis 4 Wochen
- **Aufbewahren in der Kühlbox oder im Sandkasten:** Chicorée, Kohlrabi, Rote Bete oder Rüben können so den ganzen Winter bei 5–7 °C gelagert werden.
- **Einfrieren:** Sauber abgepackte Gemüse lassen sich – wie auch Beeren und Obst – im Gefrierschrank bei −18 °C während 8–10, maximal 12 Monaten aufbewahren.
- **Einmachen/Einkochen:** Durch das Erhitzen und anschließende Abfüllen in die sterilen (Einmach-)Gläser können Gemüse für mehrere Monate haltbar gemacht werden.
- **Konservieren mit Säure:** Essig, meistens mit Wasser verdünnt und unter Zuckerbeigabe verhindert bei Gemüsen die Bildung von Schimmel und Bakterien. Meistens werden die Gemüse zuvor ein paar Minuten

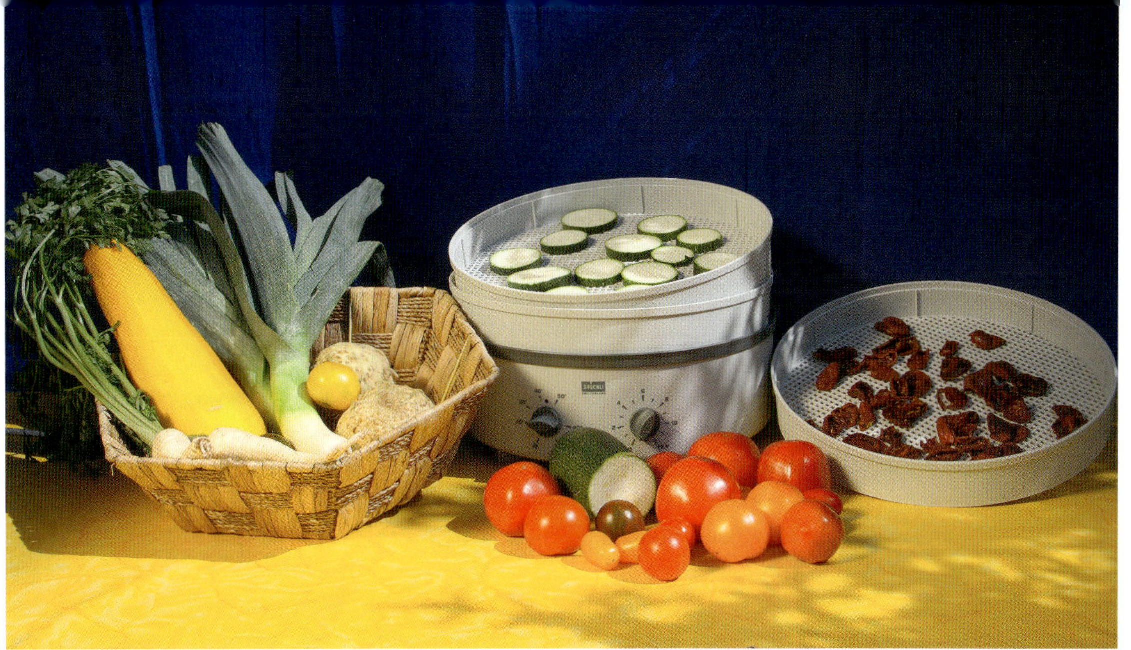

Gemüse trocknen

gegart. Gemüse können auch mit Milchsäuregärung haltbar gemacht werden. Man spricht dann von Fermentierung.

- **Konservieren mit Zucker:** Diese Methode verwendet man häufiger bei Beeren und Obst. Man setzt Zucker zur Konservierung ein und stellt Konfitüren her. Setzt man neben Zucker auch Essig bei, spricht man von Chutneys, die zu Fleisch und anderen Gerichten gereicht werden.
- **Konservieren durch Trocknen:** Dünn geschnitten lassen sich aber auch leckere Gemüsechips herstellen. Oft verwendet man dazu entweder den Backofen oder einen speziellen Dörrapparat.
- **Konservieren durch Salz:** Früher wurden Fleisch- und Wurstwaren sowie Fische häufig mit Salz konserviert – man spricht hier vom Pökeln. Heutzutage, im Zeitalter von Kühl- und Gefrierschränken, ist diese Konservierungsmethode nicht mehr so verbreitet. Die Herstellung von Kräutersalz wird weiter unten im Kapitel «Kräuter und Heilpflanzen» erläutert.

GARTENAGOGISCHE PRAXIS

- Rundgänge im Garten im Rahmen der Gartenagogik sind vor allem in der Erntezeit sehr spannend. Welche Gemüse und Früchte sind jetzt zum Ernten bereit?
- Spannende Diskussionen ergeben sich in einer Gartengruppe, wenn es darum geht, frisch geerntete Produkte für den Eigenbedarf zu verteilen. Wie viel bekommt jede:r und wie viel wird gemeinsam verarbeitet. Interessante Diskussionen gibt es auch darüber, ob man selbst im Garten Gemüse, Früchte und Beeren für den Eigenbedarf ernten darf und ob das andere Bewohner:innen auch dürfen.
- Die frisch geernteten Gemüse und Früchte sollten in der Gartengruppe degustiert werden.
- Alle oben genannten Verarbeitungsmöglichkeiten können je nach Möglichkeiten und Zeitaufwand agogisch angewendet und umgesetzt werden.

Obst und Beeren

Obst und Beeren können direkt vom Strauch oder Baum genascht werden – natürlich unter Einhaltung der abgemachten Regeln. Zudem sind sie eine willkommene Leckerei für jede Pausenverpflegung. Aus Früchten und Beeren lassen sich auch feine Kuchen herstellen. Was schmeckt besser als ein mit eigenen Früchten hergestellter Zwetschgenkuchen mit Schlagsahne?

Obst und Beeren können wie Gemüse zum Teil für längere Zeit gelagert oder konserviert werden. Die entsprechenden Arbeiten brauchen ein gewisses Knowhow und viele fleißige Hände. Vor allem bei schlechtem Wetter können so viele Klient:innen sinnvoll beschäftigt werden. Bekannt und beliebt sind die Herstellung von Konfitüre, Fruchtmus und das Trocknen von Früchten, z. B. Apfel-, Birnen oder Zwetschgenschnitze.

Sehr gesund – und auch aus Gemüsen herstellbar – sind Presssäfte. Mit einer Saftmaschine oder auch einer traditionellen Obstpresse können frische Frucht- oder Gemüsesäfte hergestellt werden. Auch Kombinationen sind natürlich möglich. Warum nicht einmal einen Saft aus Apfel, Fenchel und etwas Ingwer herstellen? Möchte man Säfte länger haltbar machen, lohnt sich die Anschaffung eines Dampfentsafters. Auf einfache Weise stellt das Gerät pasteurisierte Säfte her, welche in saubere Flaschen abgefüllt für mehrere Monate ohne Kühlung aufbewahrt werden können.

Kräuter und Heilpflanzen

Kräuter und Heilpflanzen dürfen in keinem Garten, und schon gar nicht in einem agogischen Garten fehlen. Eine Liste der gängigen Arten und ihrer möglichen Verwendung findet sich in Teil II – Praktische Pflanzenkunde.

Literaturtipp

Thomas Pfister et al. (2014): Heilkräuter im Garten. Haupt Verlag.

Für die gängigen Heilkräuter werden Informationen zur Kultur, Verarbeitung und Anwendung gegeben.

Kräuter ernten

Küchenkräuter, essbare Wildkräuter, Heilpflanzen und weitere Kräuter sind größtenteils einfach zu kultivieren. Die meisten sind mehrjährige Pflanzen und beginnen kurz nach dem Winter zu wachsen. Fast alle Kräuter werden für die Verwendung als Kräuterprodukte vor der Blüte geschnitten. Damit im Garten auch blühende Kräuter stehen, welche für Insekten wichtig sind, sollte ein Teil der Kräuter nicht geschnitten werden. Diese Pflanzen können im Herbst auch zum Ernten von Samen verwendet werden. Die Kräuter im Garten werden bei trockener Witterung mit einer großen Schere oder Gartenschere geschnitten. Für das Erntegut verwendet man am besten Körbe, die mit einem Ledergurt an der Hüfte befestigt werden. Diese Körbe werden auch zum Kirschenpflücken verwendet.

- Die Triebe werden ca. 10 cm ab Boden geschnitten. So bleiben an den Stängeln genügend Knospen, woraus die Pflanze wieder wachsen kann. Je nach Art und Klima kann der Schnitt nach ein paar Wochen wiederholt werden – auf guten Böden und unter optimalen klimatischen Bedingungen bis zu fünf Mal pro Saison.
- Bei den Triebspitzen werden die obersten 10–15 cm abgeschnitten, meistens wenn die Pflanze gerade erste Blüten macht.
- Die Blüten werden bei Sonnenschein vor oder nach dem Mittag geerntet.
- Einzelne Blätter werden abgezupft, evtl. kann man auch die Triebe oder Triebspitzen ernten und die Blätter nachher abzupfen (Bsp. Zitronen-Melisse).
- Die Wurzeln werden meistens im Herbst ausgegraben. Zu beachten ist, dass die Pflanze damit abstirbt. Bei Rhizomen wie beim Meerrettich erntet man nur einen Teil der Wurzel, sodass die Pflanze weiterleben kann.
- Die Früchte werden geerntet, wenn sie reif sind.

In der folgenden Liste ist aufgeführt, bei welcher Pflanze welcher Pflanzenteil geerntet wird:

Botanischer Name	**Deutscher Name**	Trieb	Triebspitze	Blüte	Blatt	Wurzel	Frucht
Achillea millefolium	Wiesen-Schafgarbe		•				
Alchemilla xanthochlora	Gemeiner Frauenmantel				•		
Althaea officinalis	Eibisch					•	
Armoracia rusticana	Meerrettich					•	
Artemisia absinthium	Echter Wermut		•				
Calendula officinalis	Garten-Ringelblume			•			
Carum carvi	Echter Kümmel						•
Centaurium erythraea	Echtes Tausendgüldenkraut		•				
Cichorium intybus	Gewöhnliche Wegwarte					•	
Coriandrum sativum	Koriander		•				•
Foeniculum vulgare	Fenchel				•		•
Fragaria vesca	Wald-Erdbeere				•		
Humulus lupulus	Hopfen			•			
Hypericum perforatum	Echtes Johanniskraut		•				
Lavandula angustifolia	Echter Lavendel		•	•			
Levisticum officinale	Liebstöckel (Maggikraut)				•		
Malva spec.	Malven			•			
Matricaria chamomilla	Echte Kamille			•			
Melissa officinalis	Zitronen-Melisse	•			•		
Mentha × piperita	Pfeffer-Minze	•			•		
Petroselinum crispum	Petersilie				•		
Plantago lanceolata	Spitz-Wegerich				•		
Potentilla erecta	Gemeiner Tormentill					•	
Primula spec.	Schlüsselblumen			•		•	
Raphanus sativus	Garten-Rettich					•	
Ribes nigrum	Schwarze Johannisbeere				•		
Rosmarinus officinalis	Rosmarin		•		•		
Rubus fruticosus	Echte Brombeere				•		
Rubus idaeus	Himbeere				•		
Salvia officinalis	Echter Salbei				•		
Sambucus nigra	Schwarzer Holunder			•			
Taraxacum officinale	Gewöhnlicher Löwenzahn			•	•	•	
Thymus spec.	Thymian	•	•				
Tropaeolum majus	Große Kapuzinerkresse			•	•		
Urtica spec.	Brennnesseln		•		•		
Valeriana officinalis	Arznei-Baldrian					•	
Verbascum spec.	Königskerzen			•			
Verbena officinalis	Eisenkraut	•			•		
Viola tricolor	Gewöhnliches Stiefmütterchen	•					

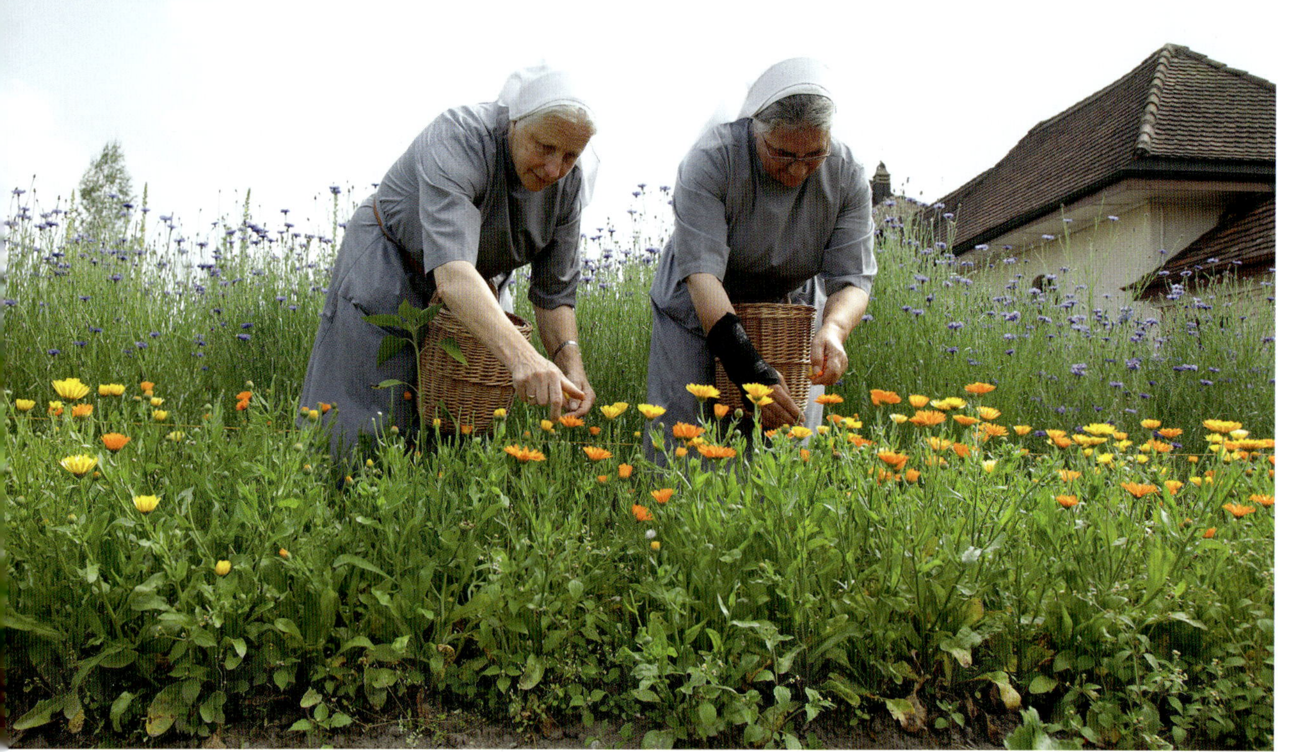

Ringelblumen ernten

Kräutertee

Der Sage nach soll der Tee im alten China erfunden worden sein: Bei einer Rast einer Soldatentruppe habe ein Koch einen Topf mit heißem Wasser auf das Feuer gestellt. Dabei sind einige Blätter von einem grünen Strauch in das heiße Wasser gefallen. Ohne dies zu merken, servierte der Koch das heiße Wasser dem anwesenden chinesischen Kaiser. Dieser lobte den Koch wegen des feinen Aromas des heißen Wassers und fragte, wie er es zubereitet habe. Der Koch schaute im Topf nach und entdeckte die im heißen Wasser schwimmenden Blätter des Strauches. Von nun an wurde diese Pflanze als Teestrauch bezeichnet und ist heute noch unter dem botanischen Namen *Camellia sinensis* bekannt und beliebt.

Bei der Teezubereitung werden getrocknete Kräuter mit heißem Wasser übergossen. Daneben können sie auch aufgekocht werden, wobei ein starkes Getränk entsteht, das u. a. auch abgekühlt zum Gurgeln verwendet werden kann. Häufig dazu verwendet werden Salbei, Thymian oder Minzen.

Die Teekräuter werden im Garten bei trockener Witterung von ca. 10–16 Uhr geerntet und im Schatten getrocknet, am besten auf Trocknungsgestellen.

Schadhafte Blätter und Triebe müssen vorher entfernt werden.

Raumtemperatur genügt zur Trocknung, wenn die Luftfeuchtigkeit im Raum nicht über 40 % steigt. Im Frühling oder Herbst kann ein Einsatz eines kleinen Elektroofens in Betracht gezogen werden, um die Luftfeuchtigkeit zu reduzieren.

Wenn die Kräuter beim Zerreiben mit den Fingern schön knistern, sind sie trocken genug, um in Kartonschachteln eingefüllt zu werden. In diesen Schachteln können die Kräuter atmen und sind gleichzeitig vor Staub geschützt. Die getrockneten Kräuter werden höchstens 12 Monate aufbewahrt und im nächsten Jahr durch neue Kräuter ersetzt. Die getrockneten Teekräuter werden in speziellen Papierbeuteln aufbewahrt und können so auch verkauft werden. Auf einem Etikett werden die verwendeten Kräuter und deren Menge sowie die Produzent:innen aufgeführt.

Neben einzelnen Kräutertees sind Kräuterteemischungen beliebt. Dabei werden eine oder zwei Hauptkräuter mit 2–3 Nebenkräutern gemischt. Zusätzlich können auch noch farbige Blüten dazugegeben werden. Mit etwas Erfahrung kann man so aromatische und wohltuende Teemischungen für den Eigengebrauch oder den Verkauf herstellen.

Tinkturen

Bei Tinkturen werden die Wirk- und Aromastoffe der Kräuter mit Alkohol ausgezogen. Wie bei anderen Kräuterprodukten muss darauf hingewiesen werden, dass sie nicht für medizinische Anwendungen hergestellt und verkauft werden dürfen, sondern nur für den «Hausgebrauch». Bei den Tinkturen ist zusätzlich zu beachten, dass sie bei Klient:innen mit Alkoholproblemen weder hergestellt noch verwendet werden dürfen. Hier können als Ersatz Pflanzenauszüge mit Essig oder Honig hergestellt werden.

Bei Tinkturen für den Hausgebrauch genügt als Alkohol ein Schnaps mit 35–50 Vol.-%. Am günstigsten ist Wodka, der zusätzlich den Vorteil hat, dass er keinen Eigengeruch aufweist.

Für Tinkturen werden normalerweise Frischpflanzen verwendet, also frisch geerntete Blätter von Kräutern wie Zitronen-Melisse, Pfeffer-Minze, Salbei, Thymian usw. Die bei trockener Witterung geernteten Blätter werden genau kontrolliert und dabei schadhafte und kranke Blätter entfernt. Die gesunden Blätter oder Triebe werden mit einem scharfen Küchenmesser 5–10 mm lang geschnitten. Man füllt ein Schraubglas zu zwei Dritteln mit den Blättern und übergießt sie daraufhin mit dem Alkohol, sodass alle bedeckt sind. Dann wird der Deckel fest aufgeschraubt, das Glas ein paar Mal geschüttelt und auf den Deckel gestellt. So kann man kontrollieren, ob der Verschluss dicht ist. Das Glas wird bei Raumtemperatur an einem Platz ohne direkte Sonnenbestrahlung aufgestellt und mit einem Etikett beschriftet. Darauf werden die Art der Kräuter, das Erntedatum und der verwendete Alkohol vermerkt. An den folgenden Tagen wird das Glas mehrere Male umgedreht, damit sichergestellt ist, dass alle Pflanzenteile von Alkohol bedeckt sind. Bei Bedarf wird noch ein wenig Alkohol nachgefüllt.

Nach 8–12 Wochen werden die Kräuter zuerst durch ein feines Sieb und dann durch einen Papier- oder Stofffilter abgesiebt. Die Tinktur sollte keine pflanzlichen Schwebstoffe mehr aufweisen und wird nun direkt mit einem Trichter in dunkel gefärbte Tinkturenfläschchen abgefüllt. Diese sind im Fachhandel unter dem Stichwort «Apothekenbedarf» erhältlich und haben einen Verschluss mit Tropfer. So können die Tinkturen nachher tropfengenau verwendet werden.

Tinkturen unterstützen – je nach Art der verwendeten Kräuter – die Verdauung, fördern einen gesunden Schlaf oder tragen zu gesunden Schleimhäuten im Mund- und Rachenbereich bei. Sie werden entweder als Tropfen mit einem Glas Wasser verwendet oder – etwas stärker dosiert als Gurgelmittel. Tinkturen können auch äußerlich bei Teilbädern oder als Waschung oder zum Einreiben verwendet werden.

Kräuteröle und Salben

Eine dritte Methode, um aus Kräutern ein wohltuendes Produkt herzustellen, besteht darin, die Pflanzenteile in

Trocknungsgestelle

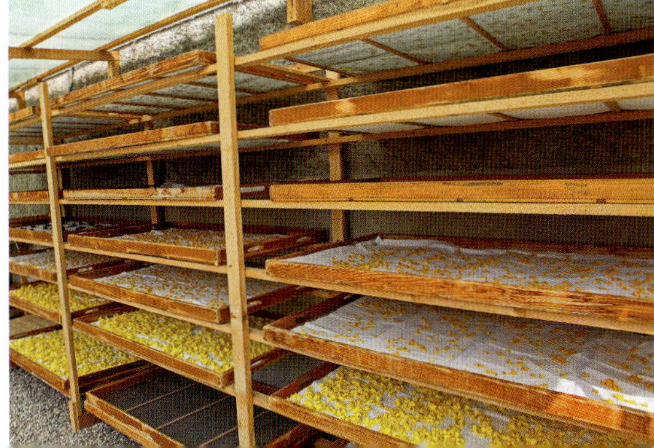

Tinkturen herstellen

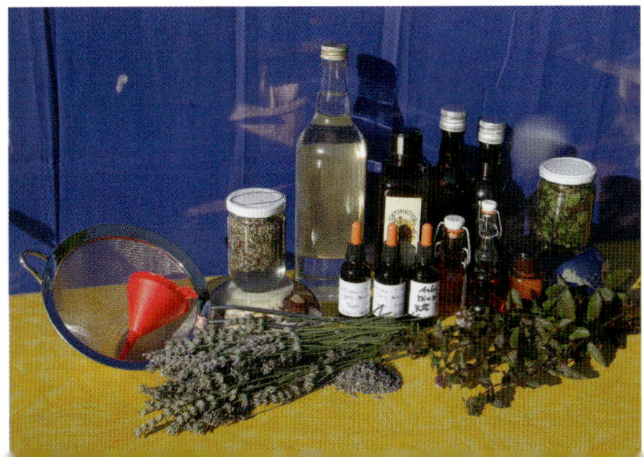

Öl einzulegen. Für ein hautpflegendes Öl sind die Kronblätter der Ringelblume *(Calendulae flos)*, Johanniskraut *(Hyperici herba)* und Stiefmütterchenkraut *(Violae herba)* geeignet, entweder jede Pflanze einzeln oder in einer Mischung. Wie bei den Tinkturen legt man die frisch geernteten Pflanzenteile in ein Schraubglas und übergießt sie mit Pflanzenöl. Geeignet sind Olivenöl, Rapsöl und – etwas teurer – Mandel- oder Jojobaöl. Wie bei den Tinkturen müssen alle Pflanzenteile mit Öl bedeckt sein, weshalb man das Glas in den ersten zwei Wochen immer wieder umdreht. Als einziges Öl wird das Johannis(kraut)öl für ein paar Tage an die Sonne gestellt, während die übrigen an einem hellen Standort aufgestellt werden.

Nach 6–12 Wochen werden die Pflanzenteile durch ein feines Sieb oder einen Stofffilter abgesiebt. Diese Prozedur muss so lange wiederholt werden, bis sich im abgesiebten Öl keine Schwebstoffe mehr befinden. Das fertige Öl wird in dunkle Flaschen mit einem guten Verschluss abgefüllt. Für die Anwendung kann das Kräuteröl in Roller abgefüllt werden.

Um eine Kräutersalbe herzustellen, muss das Kräuteröl noch eingedickt werden. Ein natürlicher Rohstoff, der sich dafür eignet, ist Bienenwachs, das entweder in dünnen Platten oder als Granulat gekauft werden kann. Zuerst erwärmt man das Kräuteröl in einer Pfanne auf rund 50 °C – nicht höher, da sonst die Inhaltsstoffe verloren gehen. Nun rührt man das Bienenwachs in das warme Öl ein. Man beginnt mit etwa 10 % und erhöht bei Bedarf, wenn das Öl noch nicht halbfest wird. Hat sich alles Bienenwachs im warmen Öl aufgelöst, nimmt man die Pfanne vom Herd und lässt alles etwas abkühlen. Solange die Masse noch flüssig ist, wird sie in Salbentöpfchen abgefüllt, die im Apotheken-Fachhandel mit Deckel in verschiedenen Größen erhältlich sind. In den Salbentöpfen muss die Salbe auf Zimmertemperatur abkühlen, bevor man sie mit dem Deckel abschließt. Nun werden noch Etiketten aufgeklebt, wo Inhalt, Datum und Hersteller:in aufgeführt sind.

Salbe herstellen

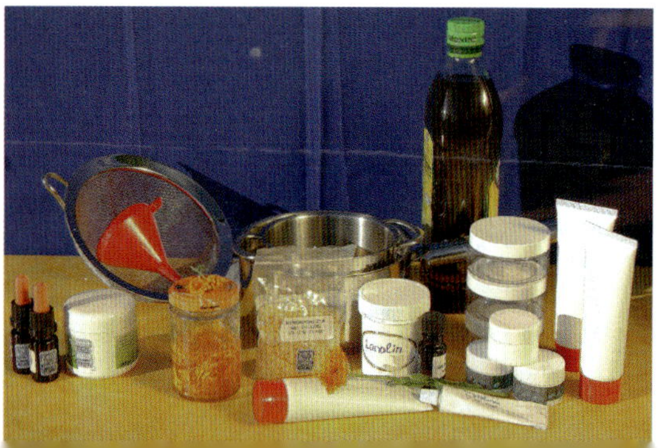

In die Salben können beim Abkühlen auch einige Tropfen einer Tinktur eingerührt werden.

Für eine vegane Variante von Salben kann man anstelle von Bienenwachs Kakaobutter verwenden.

Kräuteröle und -salben mit Ringelblumen, Johanniskraut oder Stiefmütterchen werden als hautpflegende Mittel eingesetzt.

Die (professionelle) Herstellung und der Verkauf von Kosmetika sind von den Vorschriften her streng geregelt. Eigene Produkte zu entwickeln, ist sehr aufwendig. Es braucht dazu auf alle Fälle professionelles Know-how.

Ätherische Öle

Viele Kräuter enthalten ätherische Öle, die Insekten anlocken. Auch Menschen verfallen den wohlriechenden Düften von Lavendel, Maiglöckchen, Flieder und Co. Seit vielen Tausenden von Jahren gehören duftende Pflanzen zur menschlichen Kultur und werden bei Räucherungen, in Salben usw. verwendet. Sehr bekannt sind z. B. Weihrauch und Myrrhe in der katholischen Kirche. Die alten Ägypter:innen verwendeten Myrrhe zusammen mit Thymian und Rosmarin als natürliches Deodorant. In der ayurvedischen Heilkunde wird Sandelholz als wertvolles Duftmittel den Massageölen und -salben beigefügt. Heute werden ätherische Öle u. a. in der Küche und für die Haut- und Haarpflege, in Duftlampen, als Duftkissen oder als Körper- und Massageöle verwendet.

Duftkissen

Beliebt und einfach herzustellen sind Duftkissen. Man verwendet dazu mehrere der unten aufgeführten und getrockneten Pflanzen und füllt ein Stoffsäckchen, das dann neben das Kopfkissen gelegt einen tiefen Schlaf verspricht. Die bekanntesten Duftpflanzen mit ätherischen Ölen sind hier in der Reihenfolge ihrer deutschen Bezeichnungen aufgelistet. Viele von ihnen können im eigenen Garten kultiviert werden.

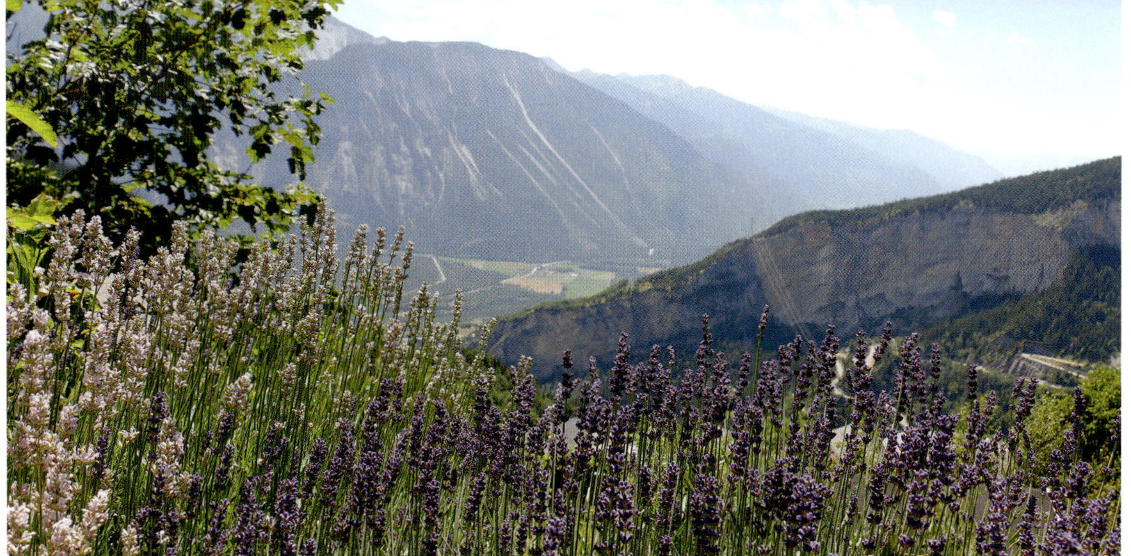

Lavendel

- Anis *(Pimpinella anisum)*
- Basilikum *(Ocimum basilicum)*
- Berg-Bohnenkraut *(Satureja montana)*
- Dost/Oregano *(Origanum vulgare)*
- Duftgeranie (*Pelargonium* spec.)
- Duft-Veilchen *(Viola odorata)*
- Eukalyptus *(Eucalyptus globulus)*
- Fenchel *(Foeniculum vulgare)*
- Fichte *(Picea abies)*
- Hopfen *(Humulus lupulus)*
- Jasmin *(Jasminum officinale)*
- Kamille *(Matricaria chamomilla)*
- Wald-Kiefer *(Pinus sylvestris)*
- Kümmel *(Carum carvi)*
- Lärche *(Larix decidua)*
- Lavendel *(Lavandula angustifolia)*
- Lorbeer *(Laurus nobilis)*
- Minzen *(Mentha × piperita)*
- Muskateller-Salbei *(Salvia sclarea)*
- Rosen (*Rosa* spec.)
- Rosmarin *(Rosmarinus officinalis)*
- Salbei *(Salvia officinalis)*
- Thymian (*Thymus* spec.)
- Wermut *(Artemisia absinthium)*
- Zirbel-Kiefer, Arve *(Pinus cembra)*
- Zitronen-Melisse *(Melissa officinalis)*
- Zitronenstrauch *(Aloysia citriodora)*

Kräutersalz und Kräuterpesto

Aus getrockneten Kräutern und Salz lässt sich ein leckeres Kräutersalz herstellen. Als Küchenkräuter eignen sich dazu:

- Berg-Bohnenkraut *(Satureja montana)*
- Dost, Oregano *(Origanum vulgare)*
- Echte Salbei *(Salvia officinalis)*
- Fenchel *(Foeniculum vulgare)*
- Liebstöckel, Maggikraut *(Levisticum officinale)*
- Majoran *(Origanum majorana)*
- Petersilie *(Petroselinum crispum)*
- Rosmarin *(Rosmarinus officinalis)*
- Thymian (*Thymus* spec.)
- Wiesen-Schafgarbe *(Achillea millefolium)*

Aus frischen Kräutern lässt sich ein aromatisches Kräuterpesto herstellen. Als Kräuter für ein Pesto, das ausgezeichnet zu allen Pasta-Gerichten schmeckt, eignen sich Basilikum, Dost und Petersilie. Für ein aromatisches Pesto kann nach Belieben noch etwas Thymian beigefügt werden. Die Kräuter werden mit kalt gepresstem Olivenöl, Pinienkernen und Knoblauch gemixt, in ein Glas abgefüllt und mit einem Etikett mit Produktbezeichnung, Zutaten, Herstellungsdatum sowie Produzent:in versehen. Als besondere Geschmacksnote kann dem Pesto auch noch italienischer Pecorino-Käse beigefügt werden. Dieser aromatische Käse aus Sardinien wird aus Schafsmilch hergestellt.

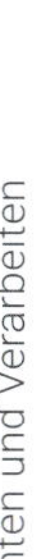

Badesalz

Kräuter werden in der Körperpflege oft bei Badezusätzen verwendet. Ganz einfach ist die Herstellung eines Badesalzes. Man nimmt ein mittleres Glas mit Schraubverschluss und füllt abwechslungsweise ca. 2 cm dicke Lagen von Meersalz und getrockneten Kräuter ein – bis das Glas ganz voll ist. Dann lässt man das Ganze für 4–6 Wochen an einem schattigen Ort stehen und füllt dann Stoffsäckchen mit dem Badesalz. Als Kräuter dafür eignen sich z. B. Lavendel, der entspannt, oder Rosmarin, der eher anregend und durchblutungsförderlich wirkt.

Kräuteressig

Kräuter können wie oben beschrieben zu einem Kräuteröl verarbeitet werden. Daneben kann man aber auch Essig als Auszugsmittel verwenden. Die Aromastoffe ergeben einen feinen Kräuteressig. Die frischen Kräuter müssen sauber sein und dürfen erst in die Flaschen gegeben werden, wenn sie ganz trocken sind. Am besten gibt man ganze Zweige in die Flasche und übergießt sie mit Essig. Damit alle Kräuter bedeckt sind, dreht man die Flaschen einige Male um. Die Kräuter werden einige Wochen an einem hellen, vor Sonne geschützten Ort, ausgezogen. Die Kräuter kann man auch bei Gebrauch in der Flasche lassen.

Zum Kräuteressig können auch ganze Pfefferkörner und Samen von Fenchel oder Kümmel beigegeben werden. Auch diese Zutaten kann man in der Flasche lassen, da sie sich am Boden absetzen.

Kräuteressig kann auch mit Himbeeren oder Johannisbeeren aromatisiert werden. Eine Handvoll wird in ein Glas gegeben und mit Essig übergossen. Nach 6–8 Wochen werden die Beeren abgesiebt und man kann einen fruchtigen Tafelessig genießen. Aus Schnittlauchblüten lässt sich ein interessanter, etwas scharfer Kräuteressig herstellen, der sich in kürzester Zeit rosa verfärbt.

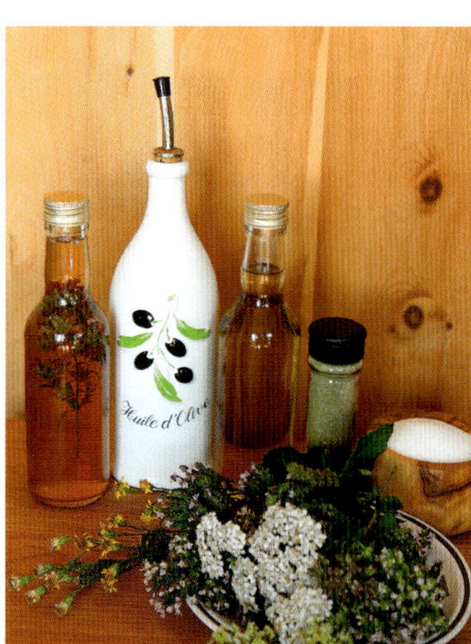

Kräuteressig und Kräuteröl

Kräutersirup

Bekannt und beliebt ist Sirup aus Holunderblüten, Zitronen-Melisse, Pfeffer-Minze oder Thymian. Um Sirup herzustellen, werden die frischen, gereinigten Kräuter in eine Pfanne gegeben und unter Beigabe von Wasser und Zucker (ca. 500 g pro Liter Wasser) 10–15 Minuten gekocht. Pro Liter Wasser werden für eine bessere Haltbarkeit des Sirups noch 10 g Zitronensäure beigegeben. Nach der Kochzeit werden die Kräuter abgesiebt und der Sirup heiß in sterile Flaschen mit Schraub- oder Bügelverschluss gefüllt. Auch hier gehört wie bei allen Kräuterprodukten ein Etikett auf jede Flasche.

Als Mischung hat sich ein Sirup aus einem Drittel Pfeffer-Minze und zwei Drittel Zitronen-Melisse bewährt. Möchte man bei diesem Sirup eine schöne rosa Farbe haben, gibt man neben den Kräutern ein paar dunkle Stockrosenblüten in die Pfanne.

Ein leckerer Sirup lässt sich auch aus Blüten herstellen, z. B. von Lavendel oder Duftrosen.

Sirup kann als Zutat für leckere Cocktails verwendet werden – mit oder ohne Alkohol. Bekannt ist der Hugo Spritz, wo dem gespritzten Weißwein Holunderblütensirup beigegeben wird. Pfefferminz-Sirup ist ebenfalls bekannt als Beigabe in Drinks.

Kräuter in Wickeln und Umschlägen

In der Körperpflege und in der Heilkunde werden Kräuter für Wickel und Umschläge verwendet. Um diese bei Klient:innen anzuwenden, ist eine entsprechende Ausbildung nötig. Fachpersonen in Pflege lernen dies meistens während der Ausbildung.

Literaturtipp

Maya Thüler (2013): Wohltuende Wickel. Verlag Thüler.

Topf- und Kübelpflanzen

In Töpfen, Kübeln oder anderen Gefäßen können fast alle Pflanzen kultiviert werden, also neben bekannten Zierpflanzen auch Salat und Gemüse, Obst und Beeren sowie Küchenkräuter und Gewürze. Das ist zum einen sinnvoll, wenn kein Garten, sondern nur ein Balkon oder eine Terrasse vorhanden ist. Zum anderen können Pflanzen, die nicht winterhart sind, auf diese Weise in der kalten Jahreszeit ins Haus gestellt werden.

Geeignete Pflanzgefäße

Töpfe, Kübel und andere Pflanzgefäße sind in allen Formen, Größen, Materialien und Farben erhältlich. Je nach Pflanzengröße sollen auch die Gefäße ausgewählt werden. Da Pflanzen wachsen, sollten Gefäße eher zu groß als zu klein gewählt werden. Neben den bekannten Gefäßen aus Ton gibt es auch modernere Gefäße aus Kunststoff oder Metall. Als originelle Pflanzgefäße sind neuerdings große Säcke zu beobachten, die mit Erde gefüllt werden. Im Sinne eines Recyclings können auch alte Kanister und andere Gefäße mit wenigen Handgriffen in Pflanzgefäße umgewandelt werden. Wichtig ist bei allen Gefäßen ein ausreichender Wasserabfluss, um schädliche Staunässe zu verhindern.

Pflanzen bevorzugen runde Pflanzgefäße, weil sich die Wurzeln hier besser ausbreiten können. Der Durchmesser sollte ungefähr der Höhe des Topfes entsprechen. Rosen bevorzugen höhere, schlanke Töpfe, da sie tiefer wurzeln. Auch Karotten oder andere Wurzelgemüse benötigen tiefere Töpfe. Größere Gefäße können auch eckig sein, damit sie besser nebeneinander aufgestellt werden können.

Um Wasser zu sparen, sollten in allen größeren Gefäßen zuunterst 5–10 cm Blähton eingefüllt werden. Diese leichten Kügelchen speichern das Wasser. Am besten wird der Blähton mit einem wasserdurchlässigen Trennvlies von der Erdschicht darüber abgetrennt.

Unterteller bei Gefäßen sparen zwar Wasser, es besteht bei ihnen aber die Gefahr von Staunässe. Wenn sie lange trocken bleiben, nisten sich nicht selten Ameisen und andere unerwünschte Tierchen in den Untertellern ein.

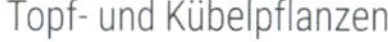

Topf- und Kübelpflanzen

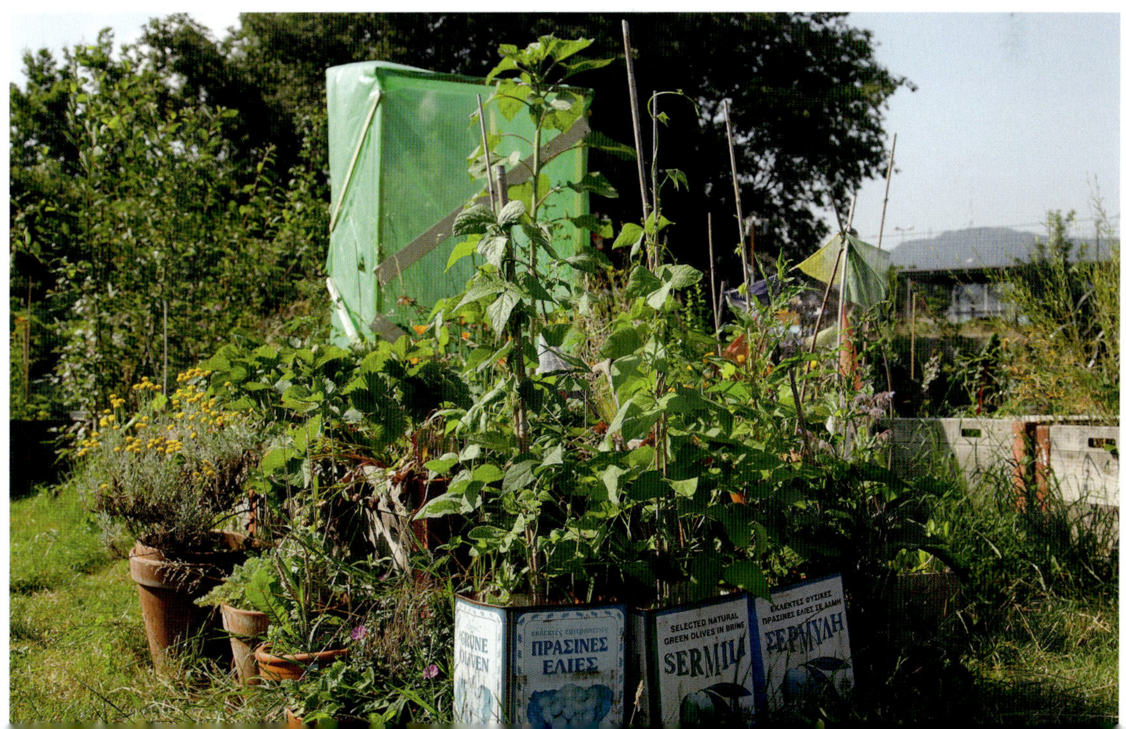

Standort

Auf einer Fensterbank lassen sich in Kisten verschiedene Kräuter wie z. B. Basilikum, Schnittlauch, Oregano, Thymian oder Estragon kultivieren. Auch Schnittsalat, Rucola oder kleinwüchsiger Mangold gedeihen bei entsprechender Pflege gut in Fensterkistchen und leckere Radieschen und Frühlingszwiebeln ebenso. Sogar Tomaten und Erdbeeren wachsen und machen Freude.

Pflanzen in Gefäßen brauchen – wie auch andere Gewächse – ausreichend Sonnenlicht, mindestens 6 Stunden pro Tag. Nordseitig gelegene oder zu schattige Balkone oder Terrassen sind weniger geeignet. Hier könnte man Pflanzen anbauen, die eher Schatten bevorzugen, z. B.:

- Chrysanthemen *(Chrysanthemum)*
- Efeu *(Hedera helix)*
- Sternjasmin *(Trachelospermum jasminoides)*
- Minzen *(Mentha)*
- Fleißiges Lieschen *(Impatiens walleriana)*
- Spinat *(Spinacia oleracea)*
- Fuchsien *(Fuchsia)*
- Bärlauch *(Allium ursinum)*

Auch einige Gemüse wie z. B. Kohlrabi, Radieschen, Mangold, Rote Bete oder Brokkoli gedeihen gut an eher schattigen Lagen.

Umtopfen

Eine Pflanze kann eine gewisse Zeit im selben Topf und in derselben Erde bleiben, vorausgesetzt sie wird regelmäßig gedüngt. Trotzdem wächst die Pflanze nach einer Weile langsamer und verliert ihr gesundes Aussehen. Das liegt daran, dass die Wurzeln im Topf nicht mehr genügend Platz haben. Aus diesem Grund sollte man die Pflanzen in regelmäßigem Abstand in größere Pflanzgefäße mit frischer Erde umtopfen. Manche Pflanzen brauchen das häufiger als andere:

- Einjährig kultivierte, schnell wachsende Pflanzen sollte man von der Anzucht bis zu ihrer blühfähigen Größe mehrfach in größere Töpfe umtopfen.
- Größere Pflanzen, die über viele Jahre hinweg kultiviert werden, topft man bis zur gewünschten Größe in der Regel nur einmal im Jahr um. Nachdem die Pflanze ihre maximale Größe erreicht hat, muss man sie seltener umtopfen.

Wenn sich mehrere der folgenden Merkmale zeigen, sollte die Pflanze umgetopft werden:

- Die Wurzeln treten an der Erdoberfläche aus.
- Die Wurzeln sind an der seitlichen Begrenzungsschicht dicht verfilzt oder bilden am Boden des Topfes eine dicke Spirale und wachsen durch das Ausgussloch.
- Weiße Ablagerungen bilden sich an der Erdoberfläche oder an der Außenwand des Gefäßes. Das ist ein Zeichen für zu hartes Gießwasser oder für Versalzung durch Überdüngung.
- Das Verhältnis von Pflanzen- und Topfgröße stimmt nicht, sodass die Pflanze ständig umkippt oder sogar den Topf sprengt.

Topf- und Kübelpflanzen werden am besten im Frühling umgetopft. Das geschieht folgendermaßen:

- Einen oder mehrere dicke Stängel der Pflanze zwischen den Fingern einklemmen, sodass die Handfläche die Topferde berührt.
- Nun die Pflanze vorsichtig aus ihrem Gefäß ziehen. Wenn nötig, die Wurzeln, die aus dem Topf unten herauswachsen, vorsichtig lockern. Manchmal hilft ein leichtes und seitliches Klopfen auf das Gefäß, wenn es sich nicht vom Wurzelwerk lösen lässt. Bei ganz hartnäckigen Exemplaren kann man behutsam (!) mit dem Gefäß auf eine Arbeitsfläche klopfen.
- Wenn die Erde um den Wurzelballen sehr trocken ist, den Wurzelballen kurz in ein Wasserbad stellen, damit er Flüssigkeit aufnehmen kann.
- Im neuen Topf, der im Durchmesser ca. 5 cm größer als der alte sein sollte, eine Tonscherbe auf das Abzugsloch im Topfboden legen, um das rasche Abfließen von Wasser und das Herausbröckeln von Erde zu vermeiden.
- Nun eine Schicht mit 5–10 cm Blähton in den Topf füllen, ein Stück Vlies darauflegen und dann den Topf bis ca. 10 cm unter den Rand mit frischer Erde füllen.

- Dann die Pflanze so einbetten, dass der obere Teil des Wurzelballens knapp unterhalb des Randes liegt.
- Die Zwischenräume mit Erde auffüllen und die Pflanze leicht andrücken.
- Zum Schluss reichlich gießen.

Pflege

Topf- und Kübelpflanzen brauchen während des Jahres eine regelmäßige Pflege, die folgende Arbeiten umfasst:

- Regelmäßiges Wässern, entsprechend dem Wasserbedarf der Pflanze und den klimatischen Bedingungen (Hitze, Wind, Trockenheit). Berieselungsanlagen lohnen sich nur bei großen Sammlungen oder Gärtnereien.
- Vertrocknete oder fleckige Blätter entfernen; Letztere nicht auf den Kompost, weil sich sonst dort Pilze ausbreiten können.
- Jeden Monat etwas organischen Dünger geben – je nach dem Bedarf der Pflanze.
- Bei sehr heißem Wetter Pflanzen evtl. vor der Sonne schützen, d. h., in den Schatten stellen oder mit einem Sonnenschirm beschatten.
- Verblühte Teile abzupfen oder abschneiden, sodass die Pflanze neue Blüten bildet.
- Evtl. im Frühling vorsichtig zurückschneiden.
- Winterschutz anbringen (Vlies) oder frostempfindliche Pflanzen in entsprechende Räume verschieben.

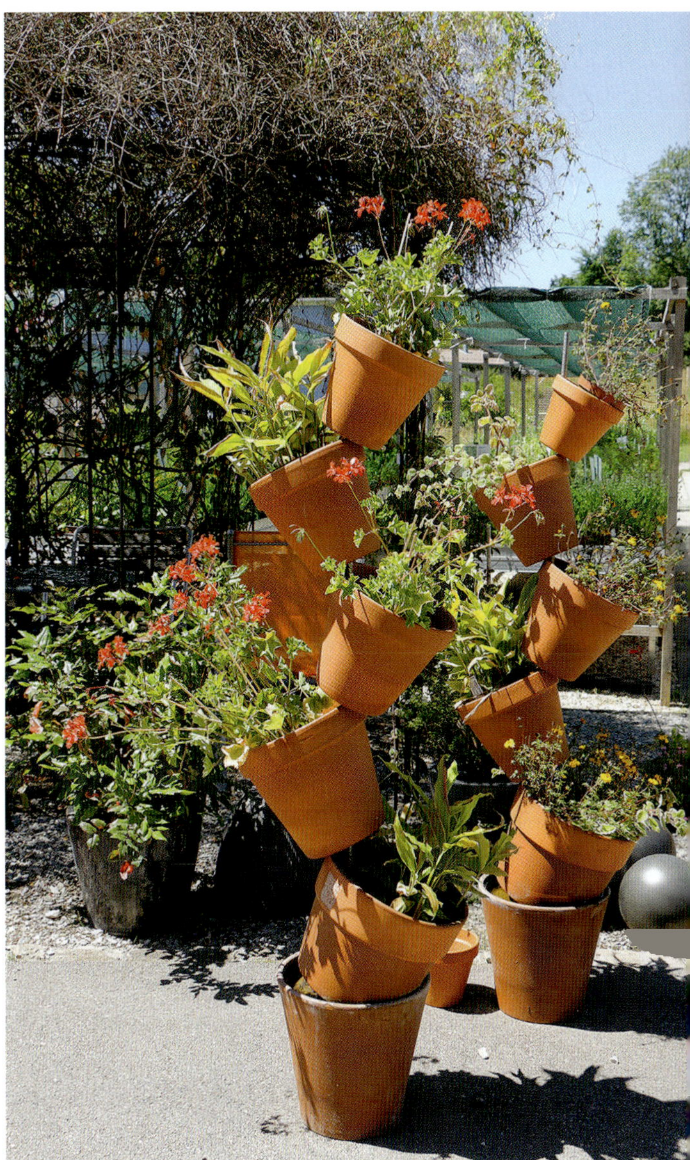

Pflege von Topfpflanzen

Zimmerpflanzen pflegen

Zimmerpflanzen sind bei Jung und Alt sehr beliebt, können in Räumen eine schöne Atmosphäre erzeugen und sind gut für das Raumklima. Das Angebot in Gärtnereien und Gartencentern ist riesig. Entscheidend für die Auswahl sind neben dem persönlichen Geschmack vor allem die Größe der Zimmerpflanze und ihr Lichtbedarf. Innenräume haben oft wenig Licht, was sich im Notfall mit einer Pflanzenleuchte ausgleichen lässt. Einige Zimmerpflanzen ertragen direkte Sonnenbestrahlung, andere weniger. Am besten lässt man sich bei der Auswahl von einer Fachperson beraten oder sucht geeignete Informationen in der Fachliteratur oder im Internet.

Eine Liste mit gängigen Zimmerpflanzen ist in Teil II – Praktische Pflanzenkunde zu finden.

Auch bezüglich Temperatur und Luftfeuchtigkeit haben Zimmerpflanzen gewisse Ansprüche. Die Pflanzen bevorzugen gleichbleibende Temperaturen. Zugluft, Heizkörper, die in der Nacht abgedreht werden, oder Kühlgeräte sind der Gesundheit der Zimmerpflanzen abträglich. Im Winter sollten keine Zimmerpflanzen auf dem Fensterbrett stehen, da hier die Temperaturen sehr schwanken können. Um die Luftfeuchtigkeit für Pflanzen – vor allem während der Heizperiode – zu erhöhen, können die Blätter mit nicht zu kaltem Wasser besprüht werden.

Zimmerpflanzen müssen regelmäßig gedüngt werden. Am einfachsten sind sogenannte Volldünger, die entweder mit dem Gießwasser oder mit Düngestäbchen verabreicht werden. Kakteen und Orchideen brauchen speziellen Dünger.

Ohne Regen brauchen die Zimmerpflanzen regelmäßig Wasser. Die wenigsten Gewächse lieben Dauerfeuchtigkeit, weshalb erst gegossen werden soll, wenn die Erde trocken ist. Das ist der Fall, wenn man den Finger in den Topf stecken und wieder herausziehen kann, ohne dass Erde daran kleben bleibt. Pflanzen in kleinen Töpfen oder solche mit behaarten Blättern werden von unten gewässert, indem man Wasser vorsichtig in den Unterteller gießt. Die meisten Pflanzen werden vorsichtig von oben gegossen. Völlig ausgetrocknete Pflanzen werden mit dem Topf in eine Schüssel mit lauwarmem Wasser gestellt, damit sie das Wasser durch das Pflanzloch aufsaugen können. Gleichzeitig werden die Blätter mit Wasser besprüht. Zu nasse Pflanzen erkennt man am fauligen Geruch. Sie werden aus dem Topf genommen und vor dem Einpflanzen in einen neuen Topf getrocknet.

Staub auf den Blättern beeinträchtigt die lebenswichtige Fotosynthese. Man entfernt ihn bei großen Blättern mit einem Tuch, bei behaarten oder kleinen Blättern mit einem sauberen Pinsel. Größere Pflanzen können in der Badewanne mit lauwarmem Wasser oder bei einem schönen Sommerregen im Freien geduscht werden.

Weitere Pflegemaßnahmen bei Zimmerpflanzen sind ähnlich wie bei den Topf- und Kübelpflanzen:

- Entfernen von verdorrten oder verblühten Teilen
- Umtopfen
- Schnittmaßnahmen
- Anbringen von Rankhilfen: Hohe oder kletternde Zimmerpflanzen benötigen Rankhilfen wie Bambusgerüst, Haltestab, Moos-Stab oder Drahtbogen.
- Vermehren
- Maßnahmen bei Schädlingen und Krankheiten

GARTENAGOGISCHE PRAXIS

- In Institutionen kann eine Gartengruppe den Bewohner:innen einen Zimmerpflanzen-Service anbieten, d.h., regelmäßig nach deren Wohlbefinden schauen und nach Bedarf zurückschneiden, umtopfen oder düngen.
- Hat man in der Institution genügend Platz, kann eine «Krankenstation» für kranke Zimmerpflanzen eingerichtet werden. Die häufigsten Ursachen für kranke Pflanzen sind zu viel oder zu wenig Wasser, zu viel oder zu wenig Dünger, zu enge Töpfe oder ein falscher Standort. Die angelieferten Zimmerpflanzen werden mit dem Namen der Besitzer:innen und Datum bezeichnet und mit fachgerechten Maßnahmen aufgepäppelt. Wenn sie wieder gesund sind, gehen sie mit guten Ratschlägen zurück an die Besitzer:innen.
- Wenn im Haus in den öffentlichen Bereichen kaum Zimmerpflanzen stehen, kann man der Leitung Vorschläge für Anschaffungen machen. Dabei müssen auch schon Überlegungen und Ideen für die nötige Pflege erfolgen.
- Auch schwerer beeinträchtigten Menschen kann die Verantwortung für eigene Zimmerpflanzen übergeben werden. Das bedingt aber eine gute Einführung und Begleitung durch die Gartenagogin oder den Gartenagogen.

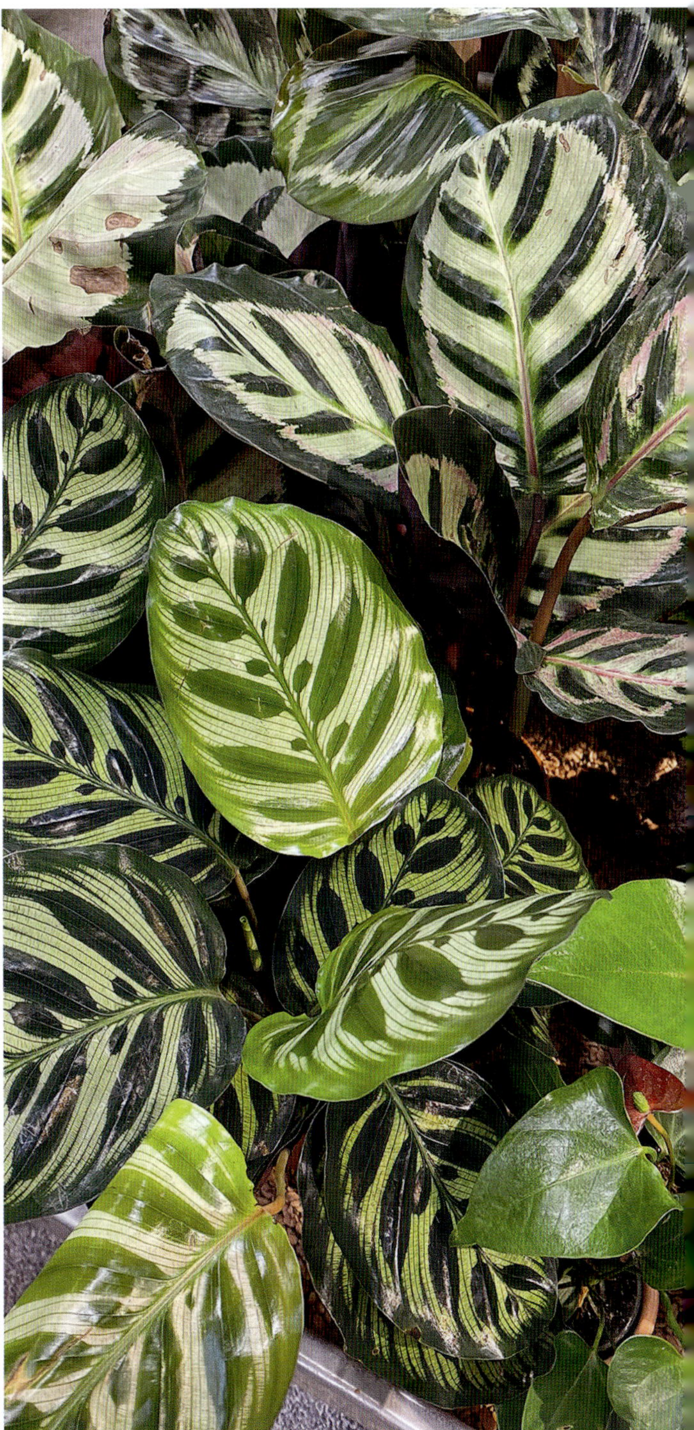

Zimmerpflanze

Professionelle Gärtnerei und Floristik

Im Rahmen des vorliegenden Buches kann keine detaillierte Anleitung zum professionellen Arbeiten und allen Tätigkeiten in Gärtnerei und Floristik gegeben werden. Neben ein paar kurzen Hinweisen sei auf die entsprechenden Kapitel in Teil VII – Praxisbeispiele verwiesen.

Viele der weiter oben beschriebenen Tätigkeiten werden auch in Gärtnereien ausgeübt, immer aber im Hinblick auf rentable Produktion und Verkauf von Pflanzen. In Lehrbüchern für Gärtner:innen sind deren Tätigkeiten in der Pflanzenproduktion meistens in folgende 6 Gebiete eingeteilt:

- Vermehrung von Pflanzen
- Steuerung des Pflanzenwuchses
- Bodenbearbeitung und Bodenschutz
- Herstellung und Gebrauch von Erden und Substraten
- Pflege und Ernährung von Pflanzen
- Pflanzenschutz

In Gärtnereien können mit entsprechendem Fachpersonal auch Menschen mit Beeinträchtigungen beschäftigt werden. Das können einzelne Personen sein oder ein ganzer Betrieb, der auf diese Zielgruppe ausgerichtet ist. Zudem können spezielle Berufsausbildungen mit geringe(re)n Anforderungen angeboten werden. Bei den oben aufgelisteten Kategorien von Tätigkeiten in Gärtnereien lassen sich immer Aufgaben finden, die unter Anleitung von Gartenagog:innen angepasst auf die jeweiligen Klient:innen erledigt werden können. Bei Interesse können Klient:innen auch in den Verkauf von Pflanzen einbezogen werden und lernen so, mit Kund:innen umzugehen.

Floristik

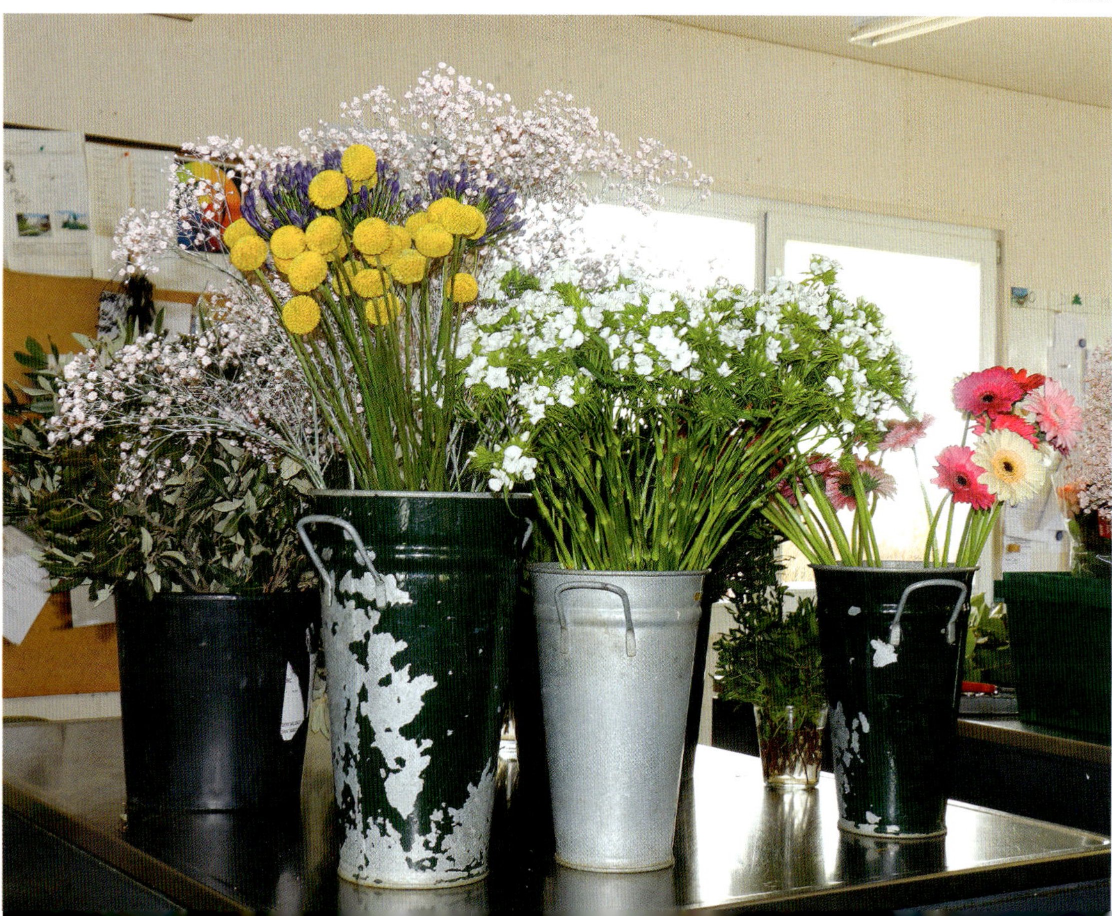

Die Floristik wird auch als «Blumenkunst» oder «Blumenbinderei» bezeichnet und befasst sich mit der Herstellung von Pflanzenschmuck. Meistens werden dazu Schnittblumen verwendet, seltener ganze Pflanzen mit Wurzeln, z. B. bei der Herstellung von Gestecken mit Hauswurz. Am häufigsten werden in der Floristik Blumensträuße, Türschmuck oder Blumenkränze gestaltet. Letztere dienen auch als Grabschmuck.

Die Vielfalt von Samen, Blüten, Blättern, Früchten, Zweigen, Stämmen und Wurzeln bietet fast unbegrenzte Möglichkeiten für die Gestaltung von Sträußen, Gebinden und Dekorationen.

Forstwirtschaft

Eigentliche Forstarbeiten wie z. B. das Fällen von Bäumen müssen den Profis überlassen werden, da hier gefährliche Arbeiten mit großen Maschinen stattfinden. Es gibt aber einige Waldpflegearbeiten, die auch im Rahmen der Gartenagogik möglich sind. Ein Beispiel ist das Zusammentragen von herumliegenden Ästen und das Aufschichten von Asthaufen. Im Weiteren kann die Ausbreitung von Neophyten bekämpft werden, indem sie ausgerissen und entsorgt werden. Besonders häufig in Wäldern anzutreffen sind z. B. der Kirschlorbeer *(Prunus laurocerasus)*, der einheimischen Sträuchern und Bäumen Konkurrenz macht, oder das Drüsige Springkraut *(Impatiens glandulifera)*.

Beliebt ist das Herstellen (und Verkaufen) von Brennholz. Ob das Zersägen von Stämmen und das anschließende Spalten im Rahmen der Gartenagogik erfolgen können, hängt ganz von der Art der Beeinträchtigungen der Klient:innen ab. Sicher kann aber das Abpacken der Holzscheite eine sinnvolle agogische Tätigkeit sein. Mit einfachen Materialien können auch Anzündhilfen für Kamine und Öfen hergestellt werden.

Unter Aufsicht von Fachpersonen können kleinere Schnittarbeiten – z. B. an Hecken und an Waldrandsträuchern – erfolgen. Mithilfe beim Schutz von Ameisenhaufen vor Beschädigungen durch Passant:innen ist eine weitere mögliche Tätigkeit im Rahmen der Gartenagogik.

Mehr Informationen zur agogischen Forstwirtschaft und Landwirtschaft findet man in Teil VII – Praxisbeispiele.

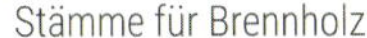
Stämme für Brennholz

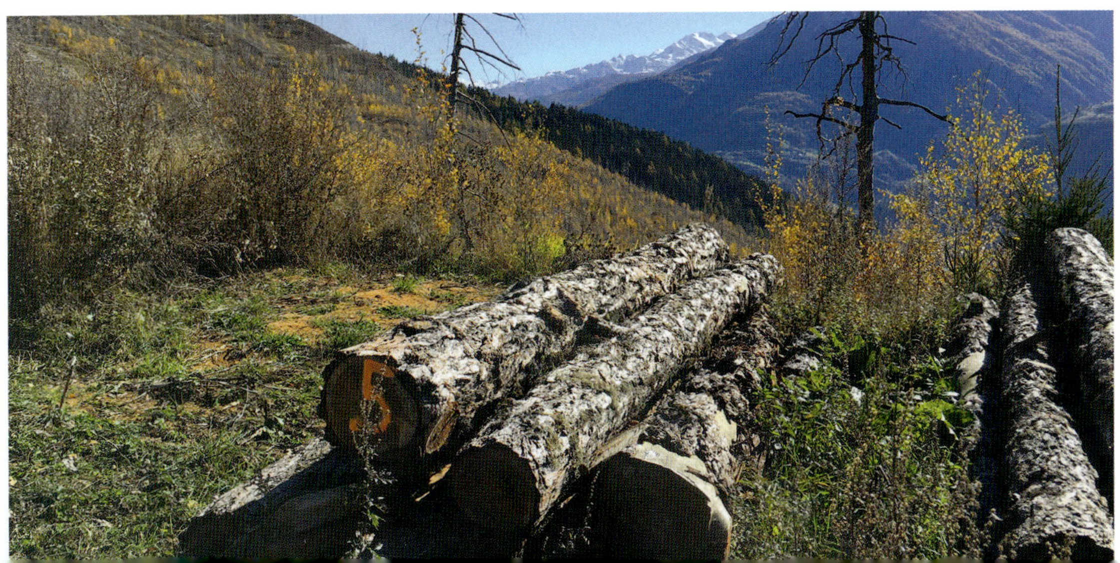

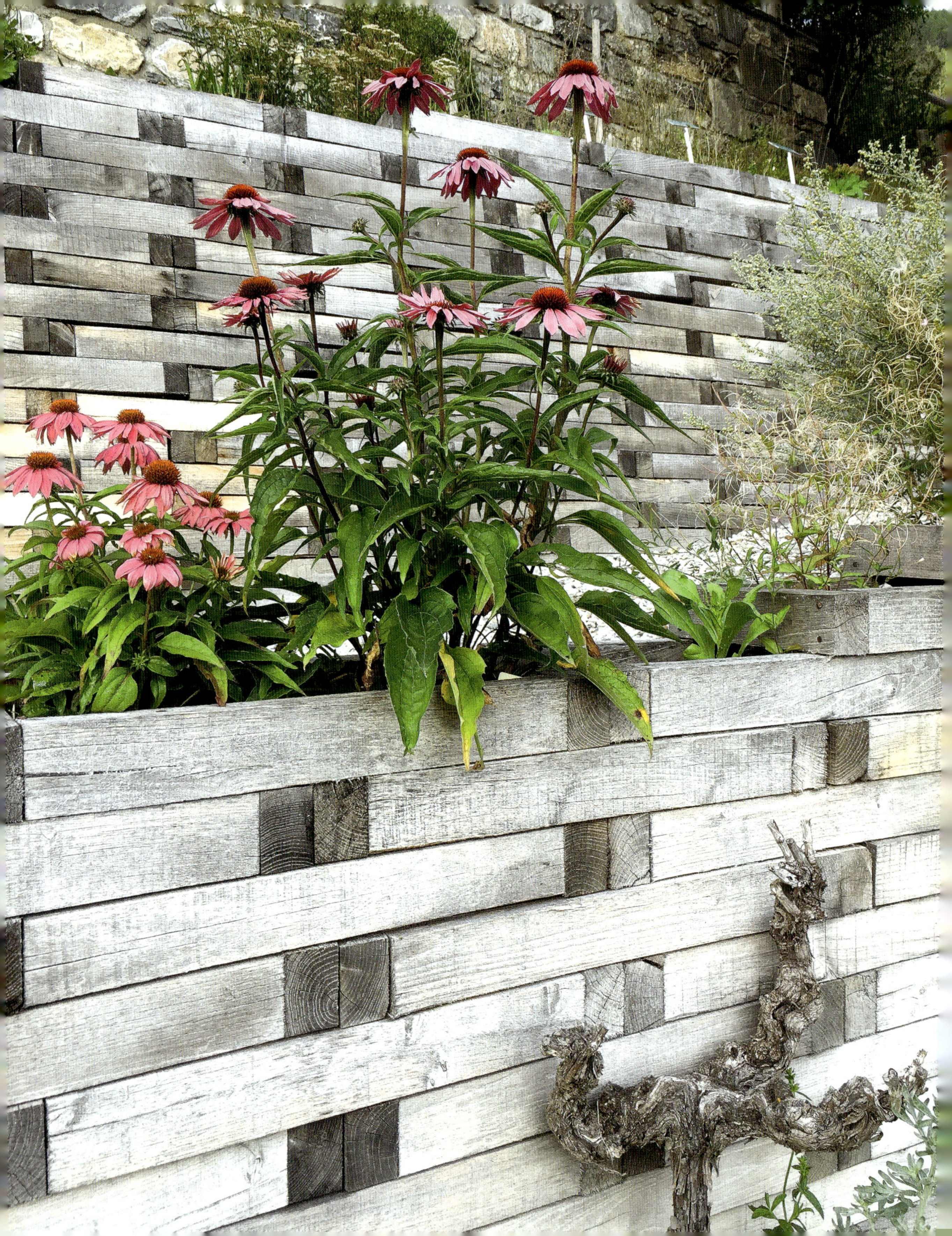

Teil IV

Gärten und Gartengestaltung

Gärten werden von Menschen seit Jahrtausenden angelegt und gepflegt. Je nach Lage, Klima, Bepflanzung und Nutzung gibt es eine Vielfalt verschiedener Gärten. Um einen Garten für die Gartenagogik zu verwenden, muss bekannt sein, wer den Garten wofür nutzen möchte und welcher Gartentyp erwünscht ist. Anschließend können die einzelnen Elemente für einen agogischen Garten ausgewählt werden: Boden und Gesteine, Beete und Rabatten, Rasen und Wiesen, Hecken und Wald, Biotope und Gewässer, Kübel und Töpfe, Hochbeete und Pflanztröge, Wege und Plätze, Mauern und Treppen, Zäune und Wände, Bewässerung und Beleuchtung, Beschilderung und Wegweiser, Kunst und Installationen, Kompostplätze und Lagerstellen, Gewächshaus und Wintergarten. Am besten besucht man vor der Planung viele verschiedene Gärten und macht bei dieser Gelegenheit Fotos. Im folgenden Kapitel werden zwei Beispiele für die Neu- bzw. Umgestaltung von Gärten vorgestellt:

- Die Gestaltung eines neuen Gartens auf einer steilen Bergwiese wird am Beispiel des Heilkräutergartens Albinen im Kanton Wallis beschrieben.
- Ein Beispiel für die Umgestaltung eines bestehenden Gartens wird am Beispiel des Alterszentrums Pfrundhaus in Zürich vorgestellt.

In agogischen Gärten sollte eine naturnahe Gestaltung angestrebt werden, um die Biodiversität zu fördern. Das bedeutet, dass man Beikräuter oder Spontanvegetation reguliert, aber nicht bekämpft, und auf sterile Flächen wie Rasen oder Kiesplätze, wenn möglich, verzichtet. Ein natürlicher Garten beherbergt viele verschiedene Tiere. Besonders nützlich sind Wildstrauchhecken. Ein Biotop ist ebenfalls eine sehr schöne Erweiterung des Gartens.
Bei der Bepflanzung wird ein Pflanzplan vorgeschlagen, der die verschiedenen Bereiche beschreibt, z. B. Gemüse- und Kräuterbeete, Hochbeete, Arbeits- und Sitzplatz, Beerengarten, Wiesen und Rasen, Staudengarten. Daneben sollten auch Sträucher und Bäume nicht vergessen werden. Vorsicht ist geboten bei Giftpflanzen und verletzenden Gewächsen. Schließlich werden die Möglichkeiten von Hochbeeten dargestellt und Informationen über Innenräume wie Gewächshaus und Wintergarten vermittelt.

Die Vielfalt der Gärten

Auf der ganzen Welt gibt es eine Vielzahl an unterschiedlichen Gartentypen, von denen in der folgenden Liste nur einige Beispiele genannt werden sollen:

- **nach Ländern:** Chinesischer Garten, Italienischer Garten, Französischer Garten, Englischer Landschaftspark, Persischer Garten, Japanischer Garten
- **nach dem herrschenden Klima:** Wüstengarten, Tropischer Garten, Schattengarten, Burggarten
- **nach Art der verwendeten Materialien:** Steingarten, Wassergarten, Kiesgarten
- **nach der Bepflanzungsart:** Kräutergarten, Rosengarten, Staudengarten, Naturgarten
- **nach der Art von Nutzung des Gartens:** Nutzgarten, Bauerngarten, Liebes- und Lustgarten, Künstlergarten, Flaniergarten, Therapiegarten
- **nach religiösen Motiven**: Klostergarten, Bibelgarten, Kreuzgarten, Zengarten

Zur Gartengeschichte gibt es Ausführungen in Teil I – Grundlagen der Gartenagogik.

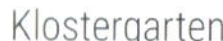

Klostergarten

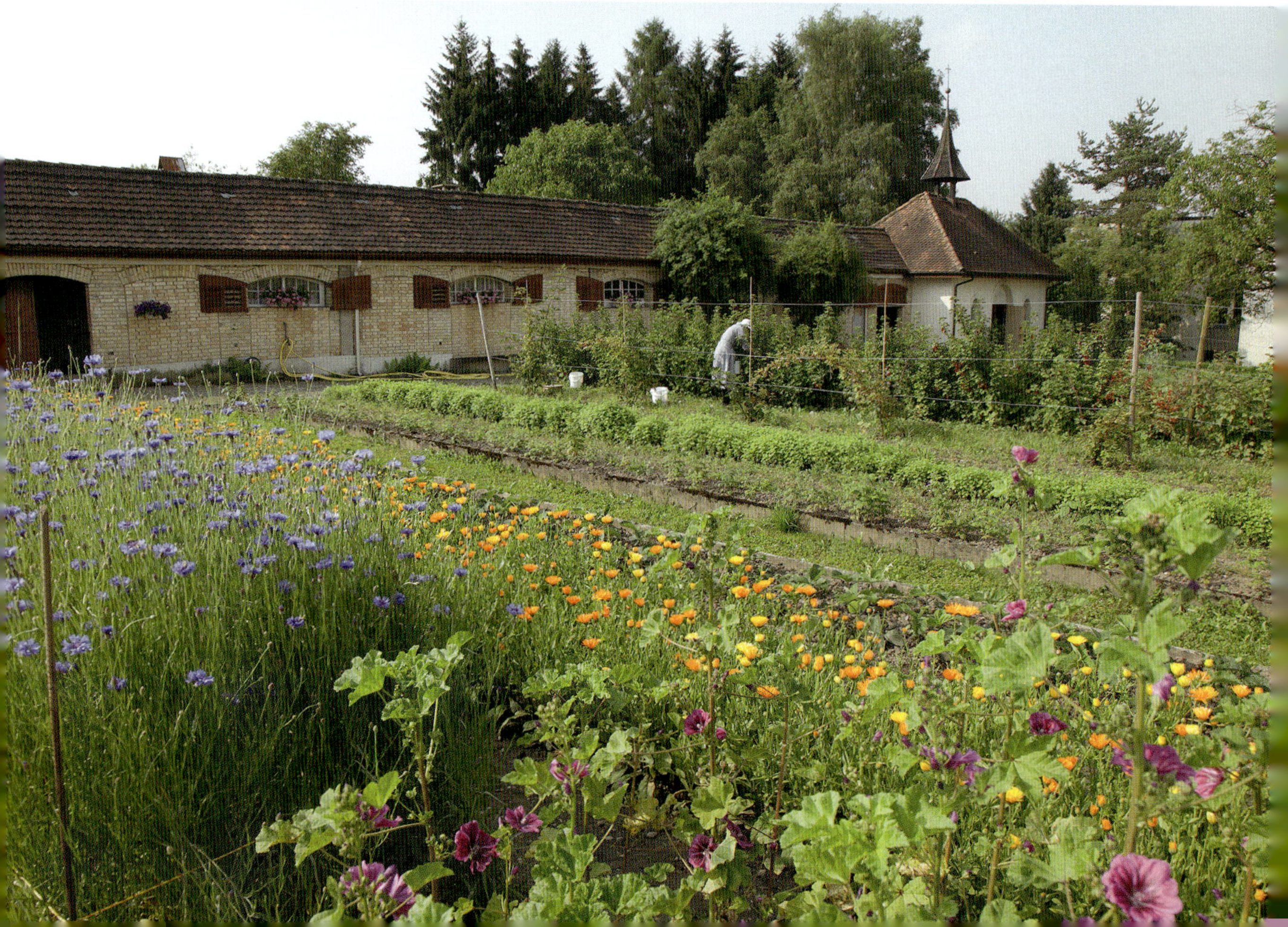

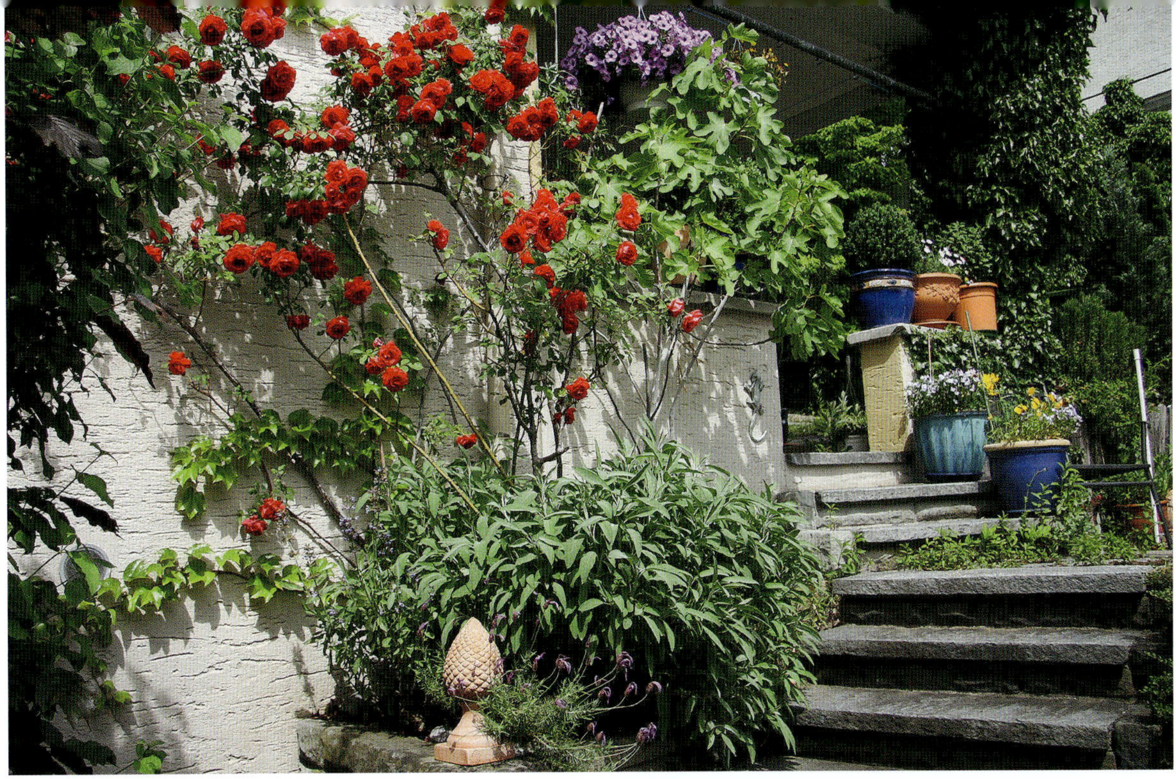

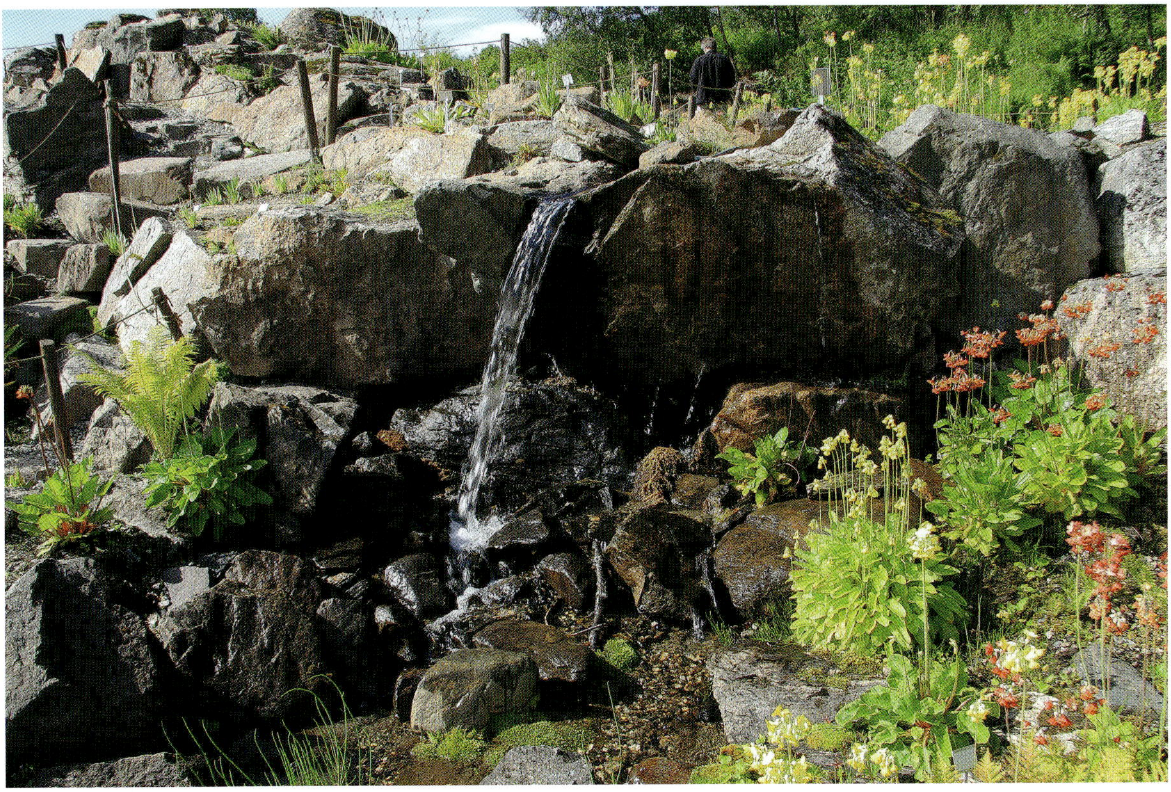

Privatgarten
Stein- und Wassergarten

Kriterien für agogische Gärten

Die folgenden Kriterien sollten bei der Auswahl und Gestaltung eines agogischen Gartens beachtet werden.

Grundriss und Umgrenzung

Der Grundriss zeigt die Form und Fläche eines Gartens und seine Umgrenzung. Entsprechende Pläne sind eventuell in den Hausdokumenten vorhanden oder können über Geografische Informationssysteme (GIS) abgerufen werden. Gärten haben oft schon eine Umgrenzung, entweder künstlich mit einem Zaun oder einer Mauer oder natürlich mit Hecken. Gärten können je nach Nutzungsbedarf offen für alle oder geschlossen, d.h., nur für bestimmte Zielgruppen nutzbar sein. Es können auch nur bestimmte Areale von einer öffentlichen Nutzung ausgeschlossen werden.

Umgebung und Erreichbarkeit

Ein agogischer Garten muss gut erreichbar sein. Am besten liegt er direkt bei dem Haus, wo die Klient:innen wohnen, denn Transporte an extern gelegene Orte sind oft aufwendig und kompliziert. Der Garten sollte zudem möglichst ruhig gelegen sein. Lärmemission durch stark befahrene Straßen oder Fluglärm mindern die Qualität eines agogischen Gartens.

Lage und Ausrichtung

Bei der Lage des Gartens ist der Schattenwurf der Gebäude zu beachten. Auch die Höhenlage und die Ausrichtung sind wichtige Merkmale. Die Höhenlage beeinflusst wesentlich die Länge der Gartensaison. Das heißt: Je höher der Garten gelegen ist, desto kürzer ist die Saison. Sodann ist die Ausrichtung des Gartens entscheidend für dessen Besonnung. Gärten, die mehr oder weniger nach Süden ausgerichtet sind, bekommen am meisten Sonne. Nordseitig gelegene Gärten sind oft schattig und nur für bestimmte Pflanzen wie z. B. Farne oder Moose geeignet.

Exposition, Neigung und Relief

Die Neigung eines Gartens ist zu beachten. Nach Süden geneigte Hanglagen sind günstig für Besonnung und Klima eines Gartens. Für agogische Zwecke ungeeignet sind steile Hänge, die von Menschen mit Beeinträchtigungen kaum genutzt werden können. Reliefartige Gärten mit größeren Hügeln und Steigungen sind zwar interessanter als flache Gärten, sind aber für Menschen mit körperlichen Beeinträchtigungen u. U. nicht ideal.

Bestehende Wege und Plätze

In vielen Gärten sind schon Wege, Plätze und Sitzgelegenheiten vorhanden. Hier können im Rahmen einer Umgestaltung viele Verbesserungen vorgenommen werden.

Bepflanzung und Bewuchs

Bei der bestehenden Bepflanzung sind vor allem Bäume und größere Sträucher zu beachten. Das ist wichtig im Hinblick auf die Beschattung des Gartens. Gibt es viele Bäume in einem Garten, spricht man von einem Park oder sogar einem Wald. Ein sehr großer Anteil an Bäumen resp. Wald in einem Garten macht dessen Nutzung schwierig, da die meisten Kulturpflanzen nicht zu viel Schatten vertragen.

Der natürliche Bewuchs eines Gartens spielt ebenfalls eine Rolle, vor allem wenn man einen naturnahen Garten mit großer Biodiversität möchte.

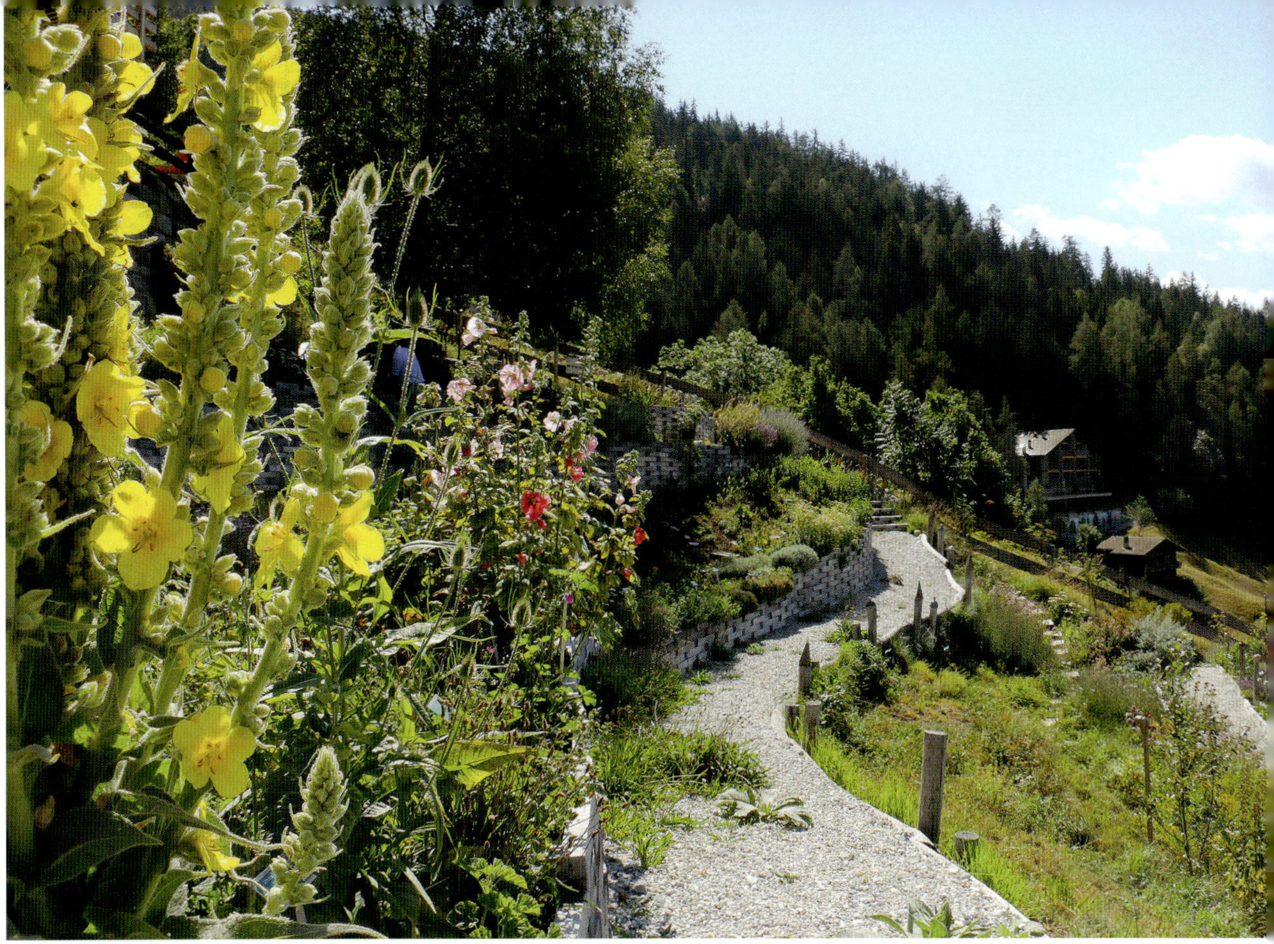

Gartenweg

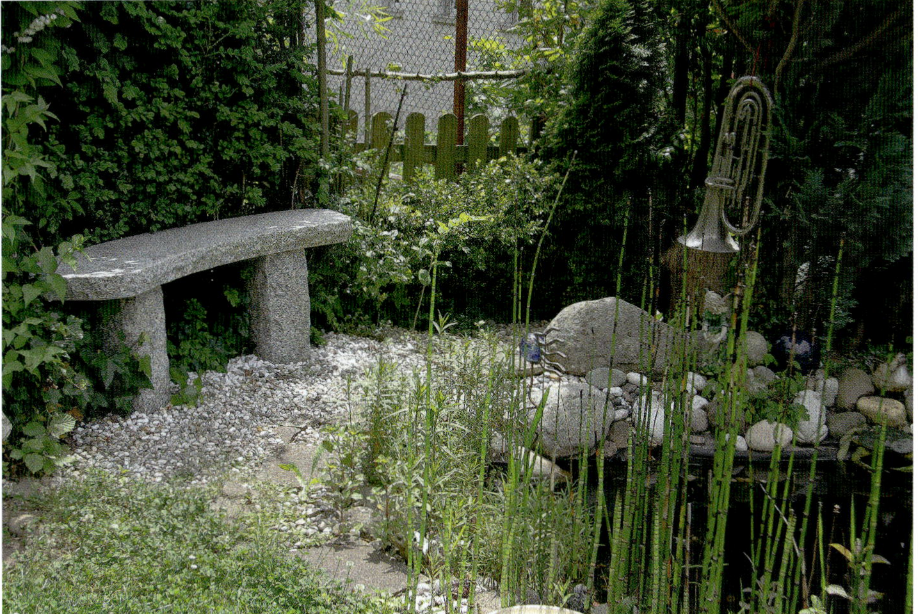

Sitzplatz

Einen agogischen Garten planen

Ob ein agogischer Garten neu gebaut oder ein Garten umgestaltet wird – bei beiden Varianten müssen zuerst einige wichtige Punkte beachtet werden.

Bedürfnisse der Zielgruppe

Ein agogischer Garten muss unbedingt an die Bedürfnisse der Zielgruppe angepasst sein. Was bringt ein schön terrassierter Garten, wenn er wegen zu schmalen Wegen von Personen mit Rollatoren oder Rollstühlen nicht benutzt werden kann? Ein Garten für Kinder muss ganz anders gestaltet werden als ein Garten in einer Alterseinrichtung oder für Menschen mit demenziellen Erkrankungen.

Für Menschen mit körperlichen Beeinträchtigungen, die auf Hilfsmittel bei der Fortbewegung angewiesen sind, müssen geeignete Wege vorhanden sein. Der Wegbelag muss fest sein und darf keine Schwellen oder Stolperfallen aufweisen. Die Wegbreite muss mindestens 1 m betragen, zum Kreuzen sogar 2 m. Die Steigung bei Wegen darf für Rollstühle oder Rollatoren höchstens 5 % betragen. Bei Treppen und Stellen mit Gefälle müssen Handläufe und Geländer angebracht werden.

Ein Garten für Freizeit und Hobby

Gärten dienen immer auch zum Spazieren und Flanieren. Dabei sollen genügend Sitzmöglichkeiten zur Verfügung stehen. Am schönsten sind Sitzplätze unter Bäumen mit natürlichem Schatten, wo man an heißen Tagen die Aussicht genießen kann.

In einem Garten können spezielle Plätze eingerichtet werden, z. B. zum Sonnenbaden. Dazu eignen sich Rasenflächen. Diese stehen auch für Bewegung, Spiel und Sport zur Verfügung. Bei Kindern und deren Eltern sind Spielplätze besonders beliebt. Für Gartengruppen können im Garten Arbeitsplätze mit Stühlen und Tischen eingerichtet werden. Bei solchen «grünen Gartenzimmern» muss ebenfalls auf eine gute Beschattung geach-

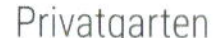
Privatgarten

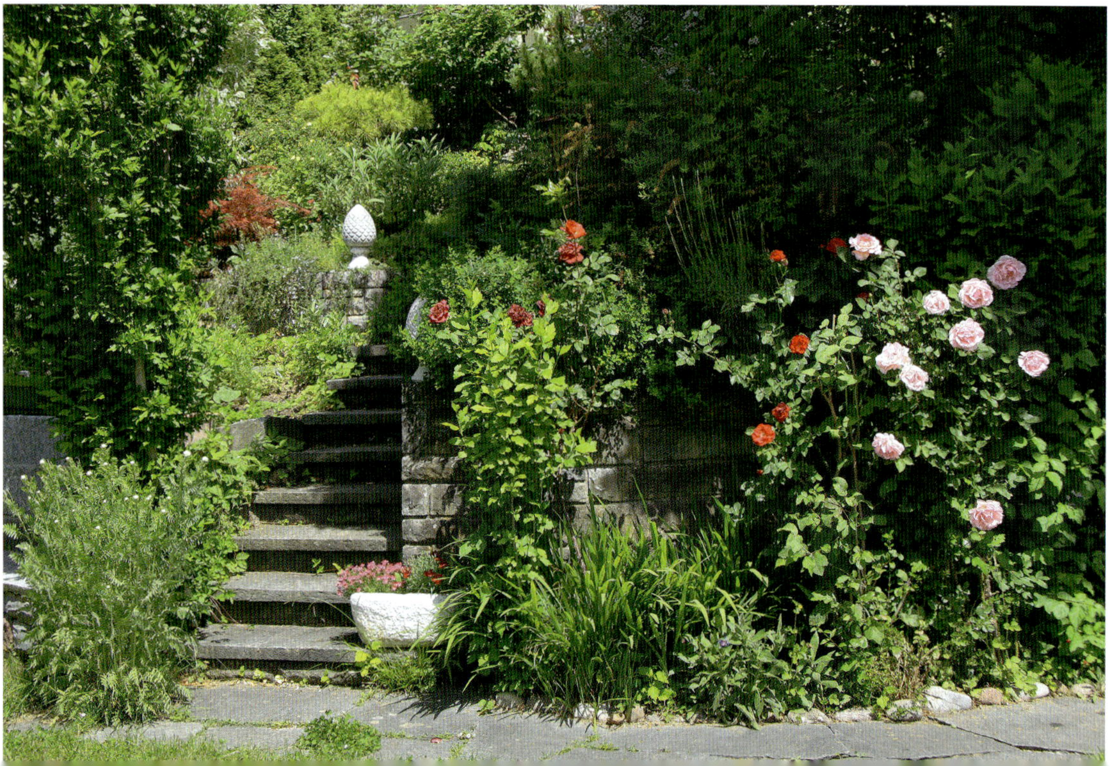

tet werden. Am schönsten ist eine Pergola, wo Kletterpflanzen natürlichen Schatten spenden. Beliebt sind im Garten auch Plätze zum Grillen und Essen. Schöne Blumenrabatten und Gehölze geben dem Garten einen eigenen Charakter. Blumen und Zweige können auch für den Hausschmuck verwendet werden.

Ein Garten für die Produktion

In der arbeitsbezogenen Gartenagogik und Landwirtschaft dient der Garten primär der Produktion von Pflanzen. Je nach Art werden die einzelnen Flächen eingeteilt und bewirtschaftet. Das erfordert eine professionelle Planung durch eine oder mehrere Fachpersonen. Bei der Betreuung von Klient:innen kommen arbeitsagogische Methoden zum Einsatz. Darum ist eine arbeitsagogische Zusatzausbildung für Fachpersonen aus dem grünen Bereich sehr wichtig. In einem Garten für die Produktion können und sollten einzelne Areale auch für die Erholung sowie für Hobby und Freizeit dienen.

Zusammenarbeit mit Profis aus dem Garten- und Landschaftsbau

Die Vielfalt an Gartenelementen und Gestaltungsmöglichkeiten überfordert vielleicht manche Gartenagog:innen. Bei größeren Gartenbauprojekten ist die Zusammenarbeit mit einer Gartenarchitektin oder einem Gartenarchitekten sehr zu empfehlen. Beim professionellen Garten- und Landschaftsbau wird zwischen drei Bereichen unterschieden.

- **Objektplanung:** Baustellenablauf und Vermessungstechnik
- **Bautechnische Maßnahmen:** Erdarbeiten, Treppenbau, Holzbau und Betonarbeiten
- **Vegetationstechnische Maßnahmen:** Boden, Gehölze, Rosen, Stauden, Heidegarten, Rasenbau, Regenwassernutzung, Teich- und Bachbau, Pflanzenkläranlagen, Fassadenbegrünung, Dachbegrünung, ingenieurbiologische Sicherungsbauweisen

Im Arbeitsbereich können bei den garten- und landschaftsbaulichen Maßnahmen Klient:innen eingebunden werden. Die meisten Tätigkeiten sind sehr anstrengend und können nur von körperlich robusten Personen geleistet werden.

Gemüsegarten mit Treibhaus

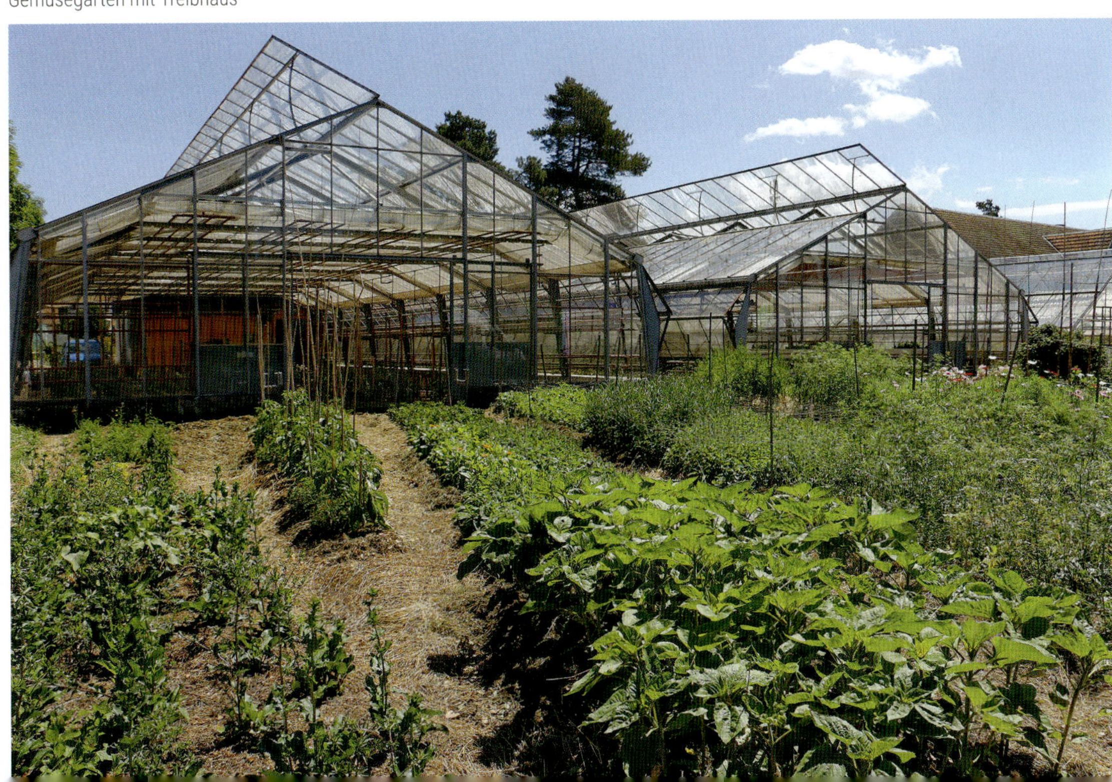

Elemente von agogischen Gärten

Die Möglichkeiten der Gartengestaltung sind sehr vielfältig. Im Folgenden werden die häufigsten Elemente vorgestellt.

Boden und Gesteine

Der Boden bildet die Grundlage für jeden Garten. Gesteine und Mineralien sind wichtige Bestandteile im und auf dem Boden. Sie können in größerer Form als Gestaltungselemente im Garten eingesetzt werden. Feinere Gesteine in Form von Kies und Sand werden bei Plätzen und Wegen benutzt.

Beete und Rabatten

In fast jedem Garten gibt es kleinere und größere Beete und Rabatten. Darin werden Gemüse, Beeren, Blumen oder andere Gewächse kultiviert. Für die Gartenagogik sollten die Beete mit genügend breiten Fußwegen gut erreichbar sein. Bei größeren Rabatten, die betreten werden müssen, sollten zur Pflege Trittplatten oder befestigte Wege eingeplant werden.

Rasen und Wiesen

Rasenflächen sind vielerorts immer noch sehr beliebt und werden als Spiel- und Sportflächen genutzt. Sie sind sehr pflegeintensiv und bieten damit viele Einsatzmöglichkeiten beim Gartenunterhalt. Aus Sicht der Biodiversität sind Rasenflächen problematisch, da sie außer bestimmten Gräsern kaum andere Pflanzen enthalten und so auch keinen Lebensraum für Insekten und andere Tiere bieten. Als Alternative kann ein Blumenrasen dienen, wo niedrig wachsende Blumen und Kräuter wie z. B. Thymian die Gräser ergänzen. Bei größeren Gärten sind bunte Blumenwiesen sehr attraktiv. Durch geeignete Rückschnitte können in Blumenrasen oder -wiesen schöne Wege gestaltet werden.

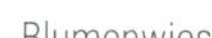

Blumenwiese

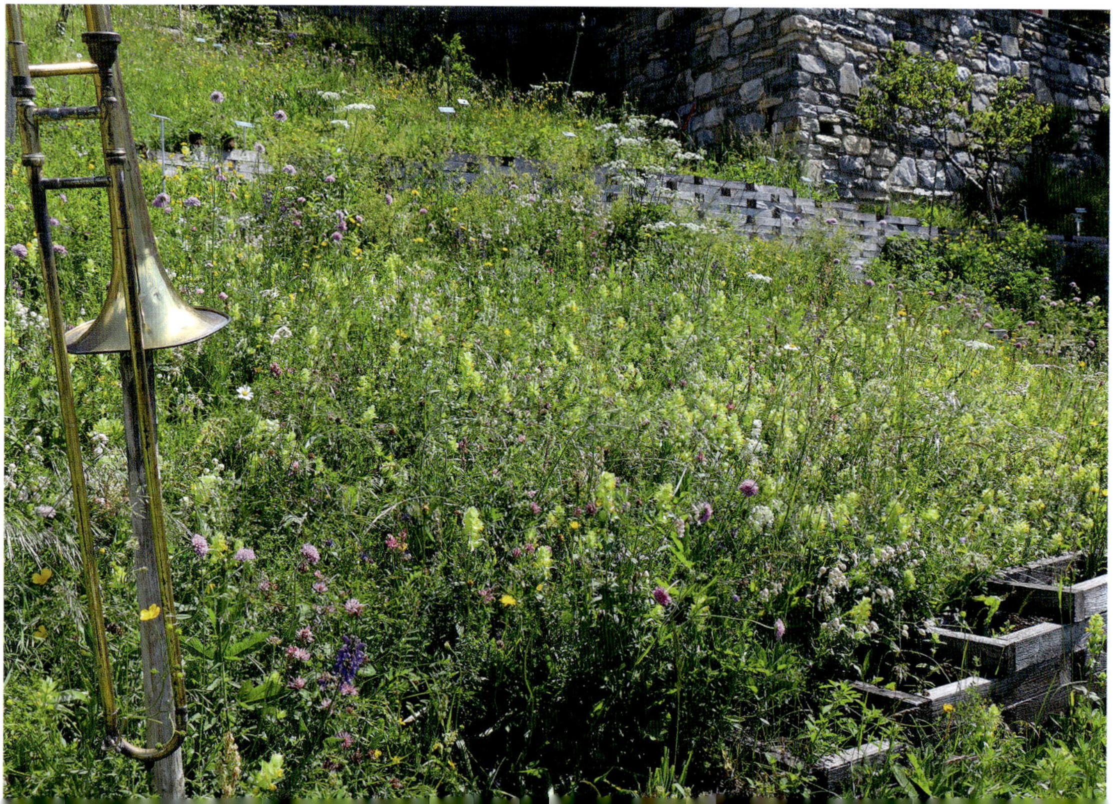

Hecken und Wald

Hecken grenzen einerseits einen Garten zur Außenwelt ab. Andererseits dienen Hecken in größeren Gärten als raumteilende und strukturgebende Elemente. In größeren Parks und auf landwirtschaftlichen Flächen werden Hecken als windvermindernde Elemente gepflanzt. Sie bieten vielen Tieren wie z. B. Vögeln, Insekten und Reptilien geeignete Lebensräume.

Wälder sind wertvolle Lebensräume und werden darum geschützt und gepflegt. Sie bieten viele Möglichkeiten für agogische Aktivitäten. In größeren Gärten oder Parkanlagen sind Waldflächen beliebte Orte für Erholung und Bewegung. Einzelne Bäume, sogenannte Solitärbäume, spenden im Sommer angenehmen Schatten. Hochstammbäume mit Früchten – Äpfel, Birnen, Zwetschgen, Kastanien usw. – sind für die Gartenagogik wertvoll. Totholzbäume sind für die Biodiversität sehr wichtig und bieten viele Naturerlebnisse.

Biotope und Gewässer

Bei größeren Gartenanlagen kann ein Biotop oder sogar ein Gewässer integriert werden. Teiche und Wasserläufe bieten vielen Tieren einen Lebensraum.

Kübel und Töpfe

Auf Terrassen und Balkonen sowie auf Plätzen können große Kübel und Töpfe aufgestellt und bepflanzt werden. Gerade wenn wie z. B. auf Terrassen oder Balkonen nur eine kleine Fläche zur Verfügung steht, können so Möglichkeiten für raumsparende Bepflanzungen geschaffen werden.

Hochbeete und Pflanztröge

Hochbeete oder Pflanztröge ermöglichen es Menschen mit körperlichen Einschränkungen, im Sitzen oder Stehen bequem zu arbeiten. Detailliertere Ausführungen folgen weiter hinten.

Wege, Plätze und Sitzgelegenheiten

Jeder Garten sollte mit geeigneten Wegen gut erschlossen sein, damit auch abgelegene Orte erreicht werden können. Es kann zwischen Haupt- und Nebenwegen sowie Wegen in Beeten und Rabatten unterschieden werden. Als Wegbelag dienen Natursteine, Kies, Steinzeug, Beton, Rasengittersteine oder Pflästerungen.

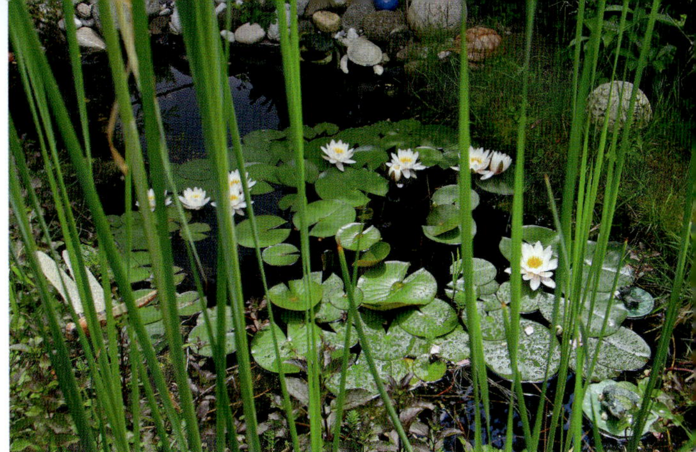

Biotop

Bei den Plätzen im Garten kann unterschieden werden zwischen Stellplatz für Fahrzeuge und Maschinen, Eingangsbereich, Terrasse und Sitzplatz. Dabei können unterschiedliche Beläge gewählt werden. Für Menschen mit körperlichen Beeinträchtigungen sollten gut befestigte Beläge wie Asphalt, Betonplatten oder ebene Pflasterungen gewählt werden. Ein Garten sollte entlang der Wege genügend Sitzgelegenheiten bieten.

Mauern und Treppen

Mauern und Treppen sind vor allem bei geneigten Grundstücken nötig, um die Zugänglichkeit und die Hangsicherung zu gewährleisten. Wenn möglich, sollten Mauern und Treppen mit natürlichen Materialien wie Natursteinen oder Holz errichtet werden. Kleinere Mauerelemente aus Natursteinen können auch in Beete integriert werden und schaffen so eine schöne Atmosphäre und Lebensräume für Eidechsen und Insekten.

Zäune und Wände

Ein Garten ist ein von einem Zaun umgebenes Stück Land. Diese Begrenzungen sind wichtig und sollten bei der Gartengestaltung beachtet werden. Zäune sollten, wenn möglich, aus Holz sein und zum Bild des Gartens passen. Sie können im Rahmen der Gartenagogik regelmäßig gepflegt werden. Ist ein Garten von einer Mauer,

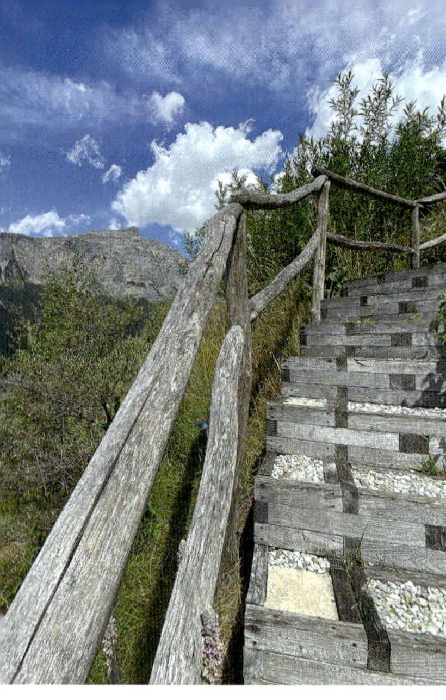

Treppe mit Akazienwaben

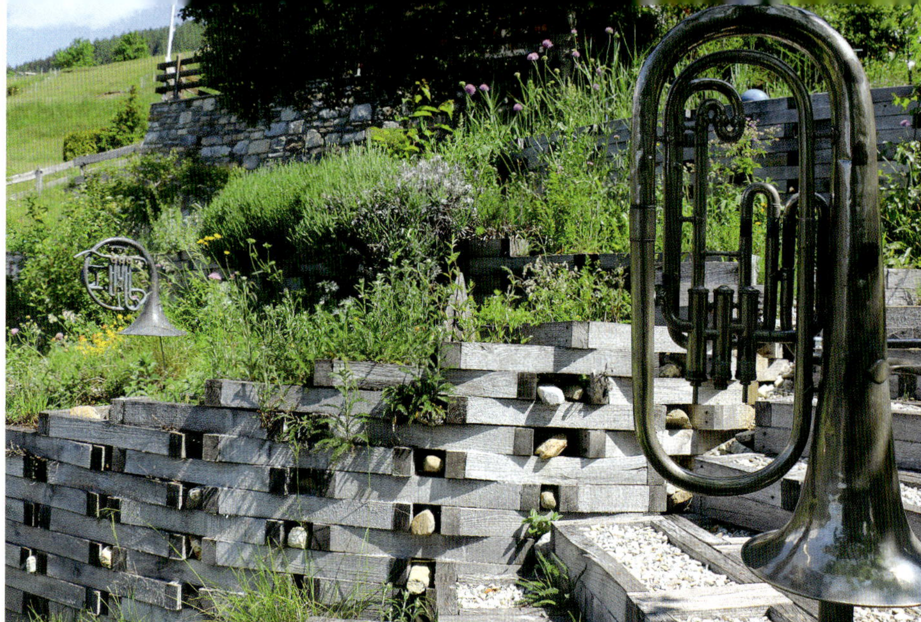

Instrumente im Garten

einem Zaun oder einem Gebäude begrenzt, können diese vertikalen Flächen für Kletterpflanzen genutzt werden. Zäune und Wände dienen auch als Sicht- und Windschutz und bieten so Geborgenheit und Rückzugsorte.

Bewässerung und Beleuchtung

Zu jedem Garten gehört eine Art der Bewässerung. Das reicht von einem Wasseranschluss am Haus über einen Brunnen oder ein Regenfass bis hin zu einer professionellen Bewässerungsanlage. Dazu sind Installationen nötig. Soll der Garten auch am Abend oder in der Nacht zugänglich sein, muss zudem eine entsprechende Beleuchtung eingerichtet werden. Diese trägt auch dazu bei, Unfälle zu verhindern.

Beschilderungen und Wegweiser

Bestimmte Pflanzen können mit informativen Schildern beschriftet werden. Bei großen Gärten und Parks sind Wegweiser für eine Lenkung der Besucher:innen sinnvoll. Eventuell können auch Hinweise auf vorhandene Verpflegungsmöglichkeiten und Toiletten gegeben werden. Schilder aller Art können im Rahmen der Gartenagogik selbst hergestellt und installiert werden.

Kunst und Installationen

In einem Garten können bei Bedarf auch Kunstgegenstände wie Plastiken oder Figuren aufgestellt werden. Damit können kunstagogische und gartenagogische Elemente kombiniert werden. Beispiele dafür sind: Labyrinth, Skulpturenweg, Klangweg, Wellenweg, Irrgarten, Klangbaum, Weidenpavillon, Naturatelier.

Kompostplätze und Lagerstellen

In einem größeren Garten gehört ein Kompostplatz zur Infrastruktur. Für Wildtiere sind Asthaufen ein willkommener Lebensraum.

Gewächshaus und Wintergarten

In einem Werkzeugschuppen oder Gartenhaus können neben Werkzeugen und Geräten auch Gartenmöbel aufbewahrt werden. Dazu müssen die nötigen Baubewilligungen eingeholt werden. Vielleicht gibt es sogar die Möglichkeit, ein Gewächshaus oder einen Wintergarten zu errichten.

Gärten besichtigen

Bevor man sich an die Arbeit zu Gartenskizzen und Gartenplänen macht, ist es sinnvoll, bestehende Gärten zu besichtigen – möglichst vor Ort und nicht nur im Internet. Das können Privatgärten oder öffentliche Gärten sein, kleine Terrassengärten oder ein großer Park, Zier- oder Nutzgärten usw.

Steht man in einem Garten, lässt man zuerst einmal einfach die Atmosphäre auf sich wirken. Dabei können folgende Fragen helfen:

- Gefällt mir der Garten und möchte ich darin verweilen?
- Würde ich diesen Garten als Privatgarten pachten oder mieten?
- Ist der Garten abwechslungsreich und interessant?
- Welche Stauden fallen mir auf?
- Gibt es schöne Bäume und Sträucher im Garten?
- Gibt es im Garten auch Nutzpflanzen wie Gemüse, Kräuter und Beeren?
- Ist es ruhig im Garten – hört man Vögel pfeifen und Insekten summen?
- Wie steht es mit Schatten im Garten?
- Hat man vom Garten aus eine schöne Aussicht?
- Gibt es Wasser im Garten – einen Teich oder ein Gewässer?
- Sind andere Personen im Garten – was machen sie?
- Gibt es spannende Gegenstände im Garten – Skulpturen, große Steine?

Bei Besichtigungen sollte man Fotos vom Garten machen, und zwar sowohl Übersichtsbilder als auch Aufnahmen von Details. Nützlich sind auch Gartenskizzen.

Bei der Besichtigung agogischer Gärten lässt man sich diese am besten von der Gartenagogin oder dem Gartenagogen zeigen. Vielleicht erfährt man dabei auch, wer den Garten gestaltet hat, und kann bei Bedarf auf diese Fachperson zurückgreifen. Noch informativer als eine reine Besichtigung ist das Mitmachen bei gartenagogischen Aktivitäten.

Mit wachsender Erfahrung aus Besichtigungen und Gesprächen mit Fachpersonen entsteht nach und nach eine Vorstellung von der Neu- oder Umgestaltung des eigenen Gartens.

Gartenbesuch

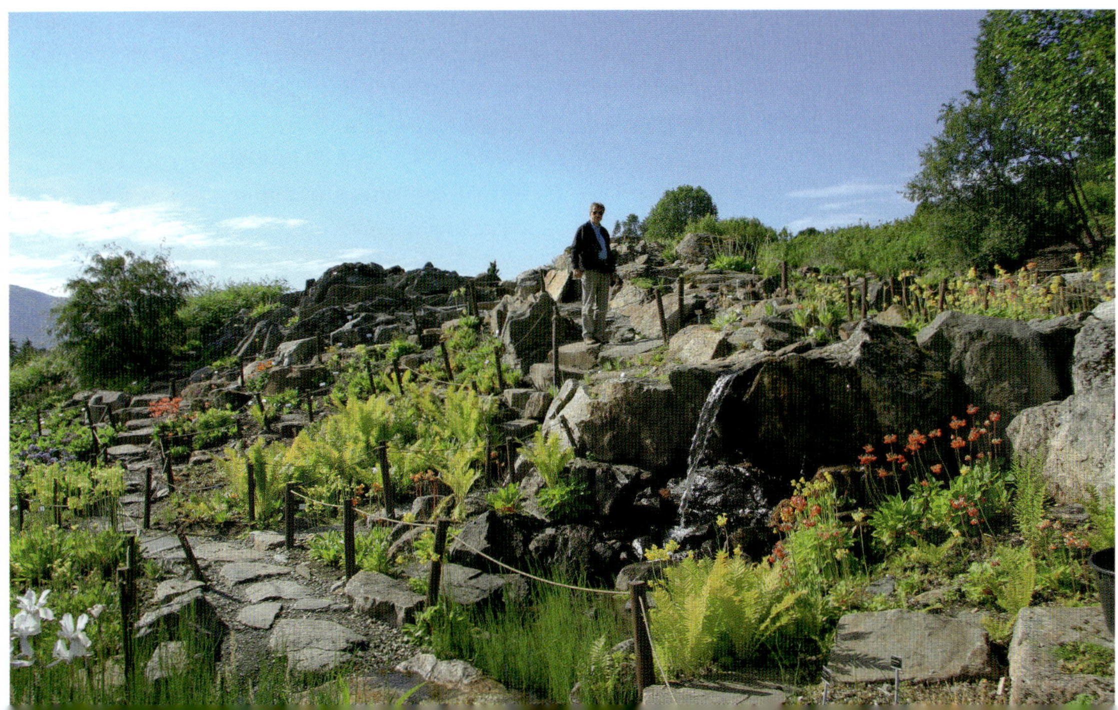

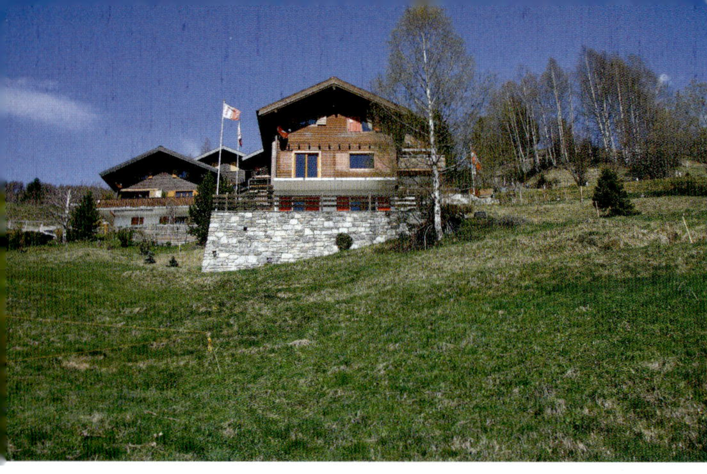

Situation vor dem Gartenbau

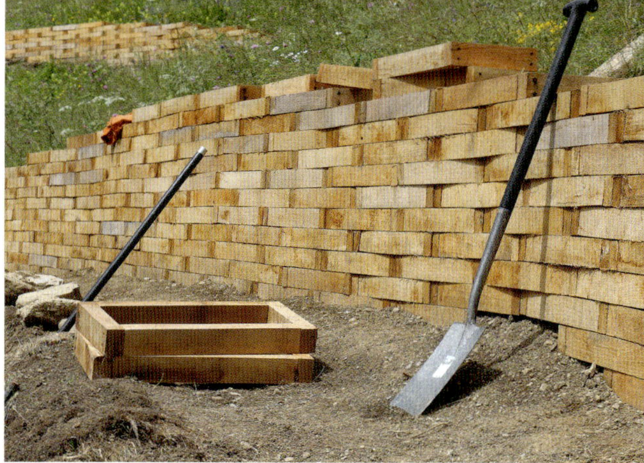

Terrassierung mit Akazienwaben

Projektbeispiel: Ein Heilkräutergarten entsteht

Auf einer Wiese von rund 1500 m^2 konnte 2015 im Walliser Bergdorf Albinen bei Leukerbad ein großer Heilkräutergarten realisiert werden. Die südexponierte Hanglage gleicht die Höhenlage auf 1300 m ü. M. aus. Das Grundstück wird oben durch ein Chalet begrenzt und unterhalb durch ein wenig befahrenes Sträßchen.

Planung

Als Erstes wurde ein Grundriss im Maßstab 1:100 erstellt, der das Grundstück als Ganzes darstellt. Es wurde entschieden, unten an der Straße drei Parkplätze für Besucher:innen zu errichten. Als Nächstes wurden die Wege durch den Garten in den Plan eingetragen. Sie grenzen die Terrassen im Garten voneinander ab. Gleichzeitig mit der Wegführung wurden drei Sitzplätze in den Plan eingezeichnet. Ein vierter Sitzplatz ist eine große Terrasse beim Chalet.

Für die Aufbewahrung von Werkzeugen und Geräten wurde ein Gartenhaus mit einer Dimension von 6 × 5 m geplant. Dabei wurde ein Fertighaus mit zwei Räumen ausgewählt.

Für die Befestigung der Wege und Terrassen wurden sogenannte Akazien-Waben ausgewählt. Das sind rechteckige aus Robinienholz gefertigte Elemente, die mit einer Druckluft-Pistole zusammengenagelt werden und die Wegbegrenzungen und Terrassen bilden. Sie speichern ähnlich wie Natursteine sehr gut die Wärme und sind dank ihres harten Holzes sehr robust. Akazien-Waben haben eine Lebensdauer von mindestens 30 Jahren. Da sie innen hohl sind, können sie mit den aus der Wiese gestochenen Wiesenstücken gefüllt werden. Die Akazien-Waben wurden auch für die Treppenstufen verwendet.

Terrassierung und Treppen

Mit den Akazien-Waben wurde vom Parkplatz bis zum ersten Sitzplatz eine Treppe mit Geländer errichtet, ebenso die Treppen in den Kurven der Wege. Bei den Wegen wurden oberhalb Wabenmauern gebaut, deren Höhe je nach Terrain zwischen 50 und 150 cm betragen. Unterhalb wurde das Terrain mit Akazienrundhölzern abgestützt. Bei steilen Passagen wurden unterhalb ebenfalls Akazien-Waben-Mauern gebaut.

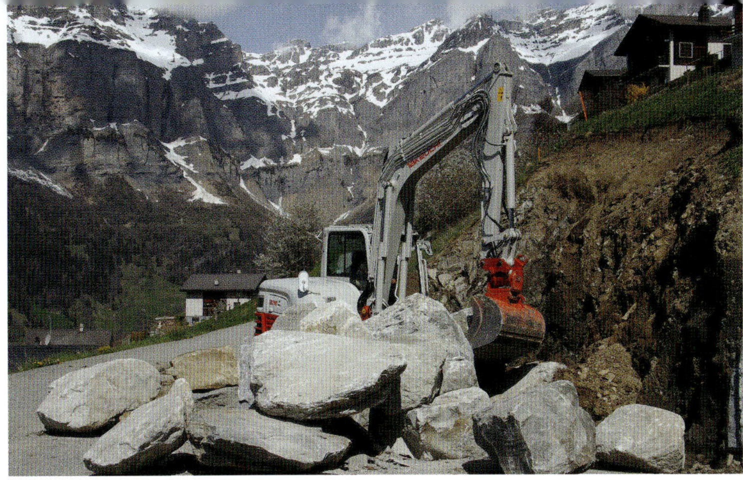

Baggerarbeiten für den Parkplatz

Arbeiten mit großen Maschinen

Für die Parkplätze unterhalb des Gartens wurde der steile Hang zum Teil abgetragen und mit einer groben Blocksteinmauer gesichert. Die Fläche beim Parkplatz wurde mit gebundenem Kies versehen. Mit dem Bagger wurde eine ebene Fläche für das Fundament des Gartenhauses und für den rund 50 m^2 großen nebenliegenden Sitzplatz erstellt. Sodann bereitete der Bagger das Terrain für die Wege vor und hob beim oberen Sitzplatz eine Mulde für das Biotop aus.

Biotop

Das rund 3 × 2 m große und 80 cm tiefe Loch wurde rundherum mit Mauern aus Akazien-Waben umgeben. Die Randpartien auf der Südseite wurden für eine Flachwasserzone aufgeschüttet und anschließend eine Schicht aus Sand und Kies eingetragen. Vor der Befüllung mit Wasser wurde das Biotop mit mehreren Lagen Vlies und einer Teichfolie ausgekleidet. Die Flachwasserzone wurde mit Wasserpflanzen wie Wasser-Minze *(Mentha aquatica)*, Sumpf-Dotterblume *(Caltha palustris)*, Fieberklee *(Menyanthes trifoliata)* und weiteren Arten bepflanzt. Ein Überlauf gehört zu einem Biotop dazu, damit bei starkem Regen das überschüssige Wasser abfließen kann.

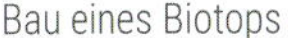

Bau eines Biotops

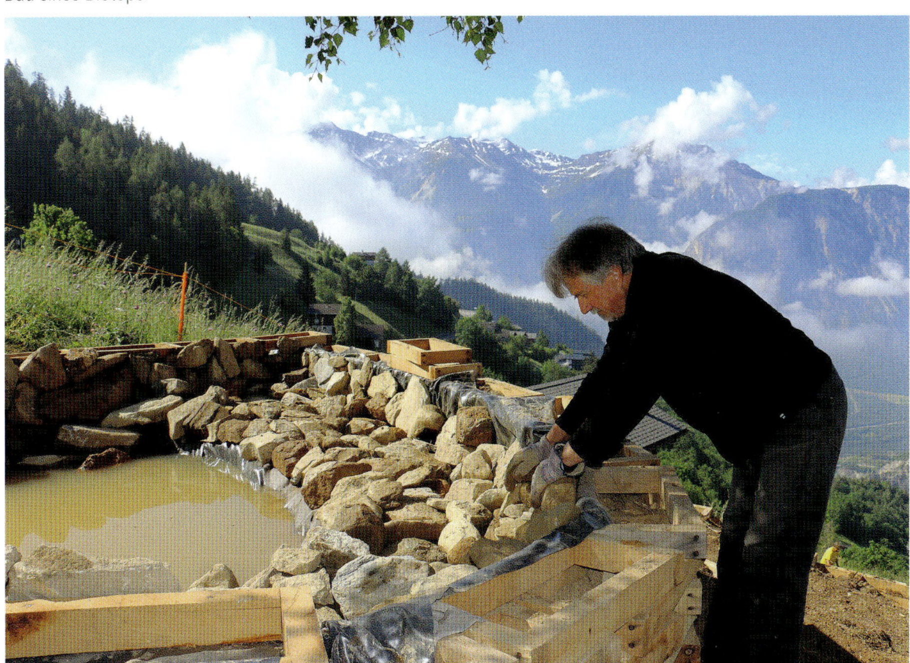

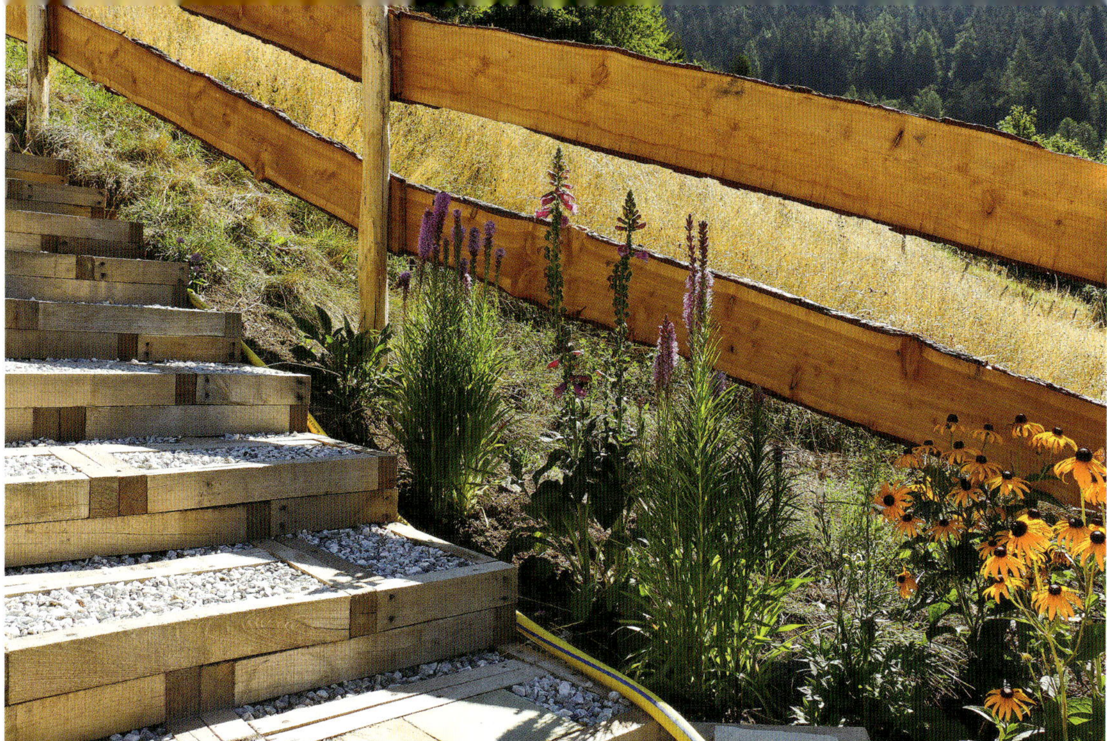

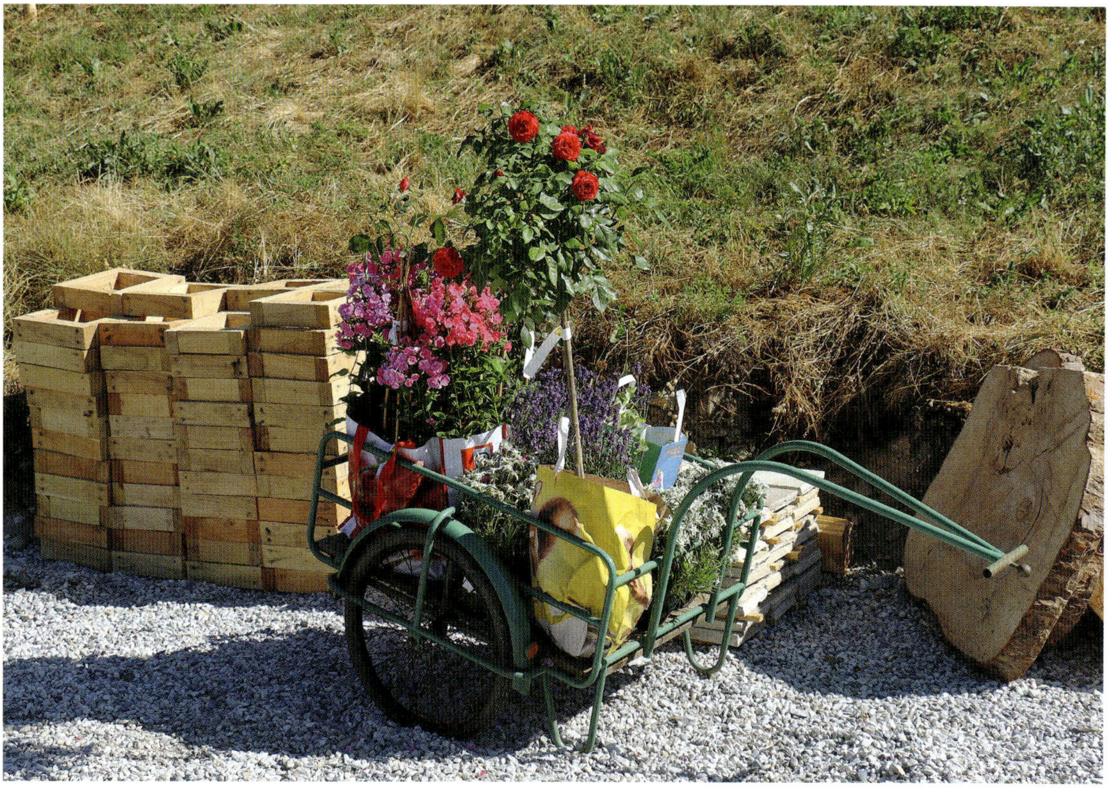

Oben: Zaun aus Lärchenbrettern
Unten: Alles bereit zur Bepflanzung

Zäune und Bewässerung

Als Abgrenzung zum übrigen Weideland wurde ein Zaun mit Akazienpfählen und groben Lärchenbrettern errichtet. Für die Bewässerung wurden in drei Sektoren Leitungen sowie Sprinkler und Sprüher installiert, sodass der ganze Garten mit einer automatischen Bewässerung ausgestattet ist.

Bepflanzung

Für die Bepflanzung des Gartens wurde ein Pflanzplan erstellt, der Heilpflanzen, essbare Bergkräuter und Beerengehölze umfasst. Bei der Auswahl der Heilpflanzen und Bergkräuter wurde darauf geachtet, dass sie für die Höhenstufe geeignet waren. Als Beerensträucher wurden je einige Exemplare des Roten Holunders *(Sambucus racemosa)*, des Schwarzen Holunders *(Sambucus nigra)*, der Vogelbeere *(Sorbus aucuparia)*, der Felsenbirne *(Amelanchier ovalis)* sowie der Traubenkirsche *(Prunus padus)* gepflanzt.

Daneben sind im Garten viele Wildkräuter anzutreffen, die entweder schon auf der ursprünglichen Wiese vorhanden waren oder aus der Nachbarschaft eingewandert sind, z. B. die Große Klette *(Arctium lappa)*, die Wilde Karde *(Dipsacus fullonum)* oder das Scharfe Berufkraut *(Erigeron acris)*.

Literaturtipps

Thomas Pfister, Reinhard Saller, Fides Auf der Maur et al. (2014): Heilkräuter im Garten – pflanzen, ernten, anwenden. Haupt Verlag.

Das Standardwerk zu Botanik, Anbau und Verwendung von 75 Heilpflanzen

Thomas Pfister & Fides Auf der Maur (2017): Aromatische Bergkräuter – für die Naturküche sammeln und zubereiten. Haupt Verlag.

Gehört in jeden Rucksack bei Ausflügen und Wanderungen in die Berge.

Nutzung und Pflege

Der Heilkräutergarten Albinen wurde 2016 eröffnet und steht Besucher:innen für einen Rundgang oder eine Führung zu bestimmten Zeiten offen. Für Interessierte werden Kräuterwerkstätten angeboten, um das Wissen über die Verarbeitung von Heilkräutern zu Teemischungen, Tinkturen, Salben usw. zu vermitteln.

Die Pflege des großen Gartens benötigt einigen Aufwand. Das beginnt im April mit dem Rückschneiden und Einarbeiten von alten Pflanzenteilen sowie dem Verteilen von Kompost und Hornspänen. Im Mai werden Pflanzen wie Ringelblume, Saat-Lein oder Hanf ausgesät. Ab Mitte Mai – im Bergfrühling – beginnt dann alles zu wachsen und wird regelmäßig kontrolliert und bei Bedarf zurückgeschnitten. Bei Trockenheit wird die Bewässerungsanlage in Betrieb gesetzt. Ab Juli werden laufend Kräuter geerntet und in der Kräuterstube getrocknet oder zu Produkten verarbeitet. Die Wege werden bis zur halben Breite von Beikräutern befreit, damit der Durchgang frei bleibt. Viele Pflanzen lieben den Kiesbelag und die dahinter angrenzende Wabenmauer, welche Wärme speichert. Im August werden die Blumenwiesen gemäht. Im Oktober wird der Garten für den Winter vorbereitet und aufgeräumt.

Wilde Karde

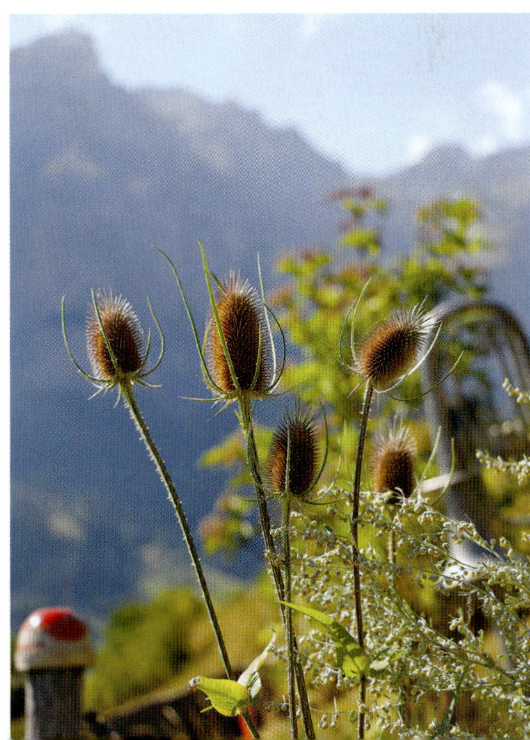

Projektbeispiel: Heilender Garten in einem Alterszentrum

Das aus zwei historischen Häusern bestehende Alterszentrum Bürgerasyl-Pfrundhaus in Zürich ist wunderbar gelegen an einem Südhang zwischen dem Central-Platz und dem lebhaften Universitätsgelände. Hier wohnen rund 100 Bewohner:innen in hohen und hellen Appartements mit geschmackvoll eingerichteten Räumen. Zwei große parkähnliche Gärten mit vielen Bäumen, Stauden, Beeren und Heilkräutern laden zum Spazieren und Verweilen ein. Sogar Seidenhühner sind dort anzutreffen.

Die Bewohner:innen des Alterszentrums können von einem vielseitigen Angebot an Veranstaltungen, Aktivitäten, Vorträgen und Konzerten profitieren. Der Autor Thomas Pfister eröffnete dort 2008 einen «Gartenclub», den er mehrere Jahre leitete. Ein Gartenclub ist eine Gruppe mit 8–10 Bewohner:innen, die sich einmal wöchentlich trifft, um im Garten zu arbeiten. Von Beginn an wurde die Aktivierung in den Gartenclub integriert, weil sie nach einer Projektphase von 3–4 Jahren die Leitung übernehmen sollte. Das klappte bestens: Der Gartenclub Bürgerasyl-Pfrundhaus ist seit 2012 ein festes Angebot der Aktivierung. Mehr Informationen zu Gartenclubs gibt es in Teil VII – Praxisbeispiele.

Ausgehend von den guten Erfahrungen mit dem Gartenclub unterbreitete Thomas Pfister 2014 der Heimleitung einen Projektvorschlag mit einer Erweiterung des Kräutergartens und der nötigen Infrastruktur, um die Kräuter zu trocknen, aufzubewahren und zu verarbeiten. Die damit hergestellten Produkte könnten im Alterszentrum zur Förderung der Gesundheit der Bewohner:innen eingesetzt werden. In der Pflege soll die Möglichkeit einer Integration von phytotherapeutischen Anwendungen abgeklärt werden.

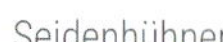

Seidenhühner

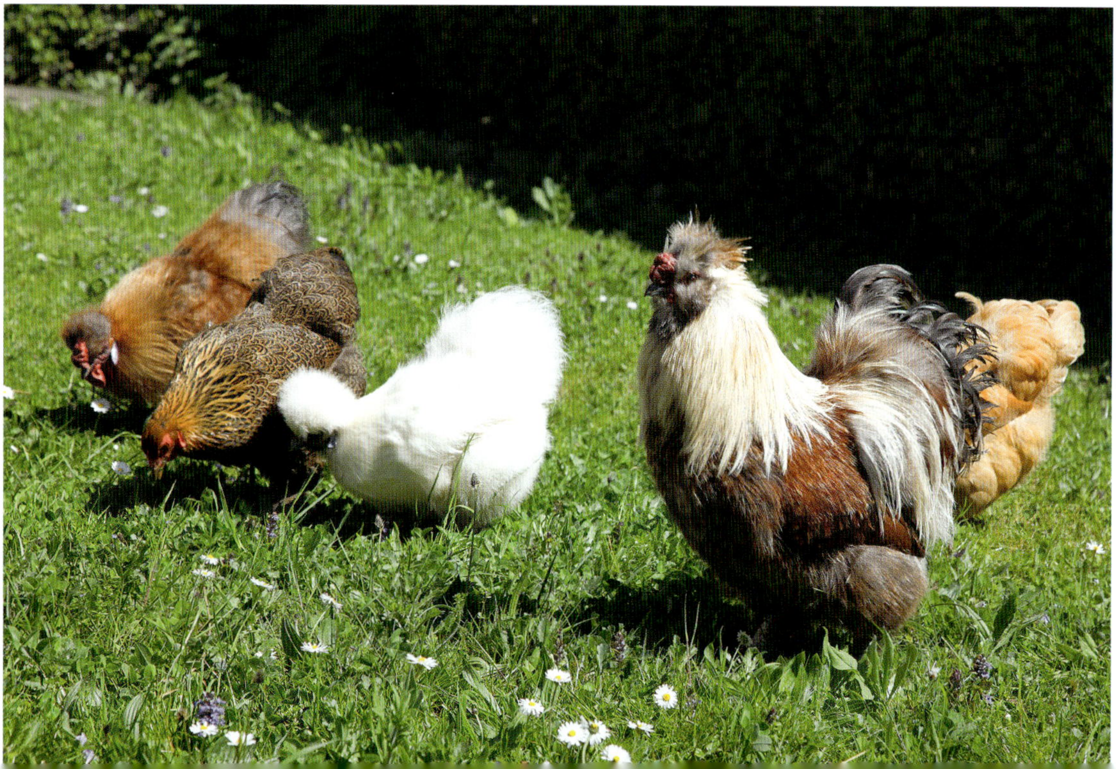

Planung

Der bestehende Kräutergarten mit drei Hochbeeten auf der Südseite des Pfrundhauses soll so erneuert werden, dass zusätzliche Heilkräuter angepflanzt werden können.

Im ostseitig gelegenen Gartenareal sollen mehrere Kastenhochbeete aufgestellt und mit Plattenwegen erschlossen werden, die ebenfalls mit Heilkräutern bepflanzt werden. Der bestehende Beerengarten soll erweitert und mit einem Plattenweg für die Bewohner:innen erschlossen werden. Das nur noch rudimentär vorhandene Obst-Spalier soll erneuert und mit geeigneten Obstbäumen bepflanzt werden. Ein Erdbeet dient der Anpflanzung von diversen Blütenstauden.

Für die Arbeit im Freien sowie den Aufenthalt von Bewohner:innen soll ein passender Sitzplatz mit Bänken, Tischen und einer geeigneten Beschattung geschaffen werden. Bei allen Teilen des neu gestalteten Kräutergartens wird mit einem geeigneten Wegbelag eine möglichst gute Zugänglichkeit angestrebt. Für die Planung und Ausführung des Heilkräuter- und Therapiegartens wird eine Gartenbaufirma hinzugezogen.

Für den Unterhalt des neuen Gartens müssen die nötigen Ressourcen zur Verfügung gestellt werden, da dies bei Institutionen im Hobby- und Freizeitbereich oft nicht im Rahmen der Gartenagogik geleistet werden kann. Für die Trocknung und Aufbewahrung der Kräuter soll ein geeigneter Ort gefunden werden. Es ist geplant, mit den im Garten geernteten Kräutern verschiedene Produkte wie Teemischungen, Sirup, Salben und Öle, Kräutersalz, Tinkturen, Duftkissen, Konfitüren oder Chutneys herzustellen.

Für das Projekt «Heilende Gärten» wurde ein Budget von 86 000 CHF veranschlagt.

Für die Finanzierung haben verschiedene Stiftungen namhafte Beiträge geleistet. Von der ersten Projektidee über die Erstellung des Konzepts bis zur Fertigstellung des Gartens dauerte es 15 Monate.

Gartenskizzen und Gartenpläne

Vom Garten des Alterszentrums Pfrundhaus in Zürich gab es glücklicherweise bereits detaillierte Pläne, erstellt von der Gartendenkmalpflege der Stadt Zürich. Zuerst geht man auf die Suche nach vorhandenen Plänen vom Garten. Im Gegensatz zu Gebäuden, wo meistens verschiedene Pläne vorhanden sind, gibt es von Gärten leider oft keine. Wenn keine detaillierten Pläne vorhanden

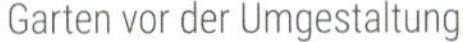
Garten vor der Umgestaltung

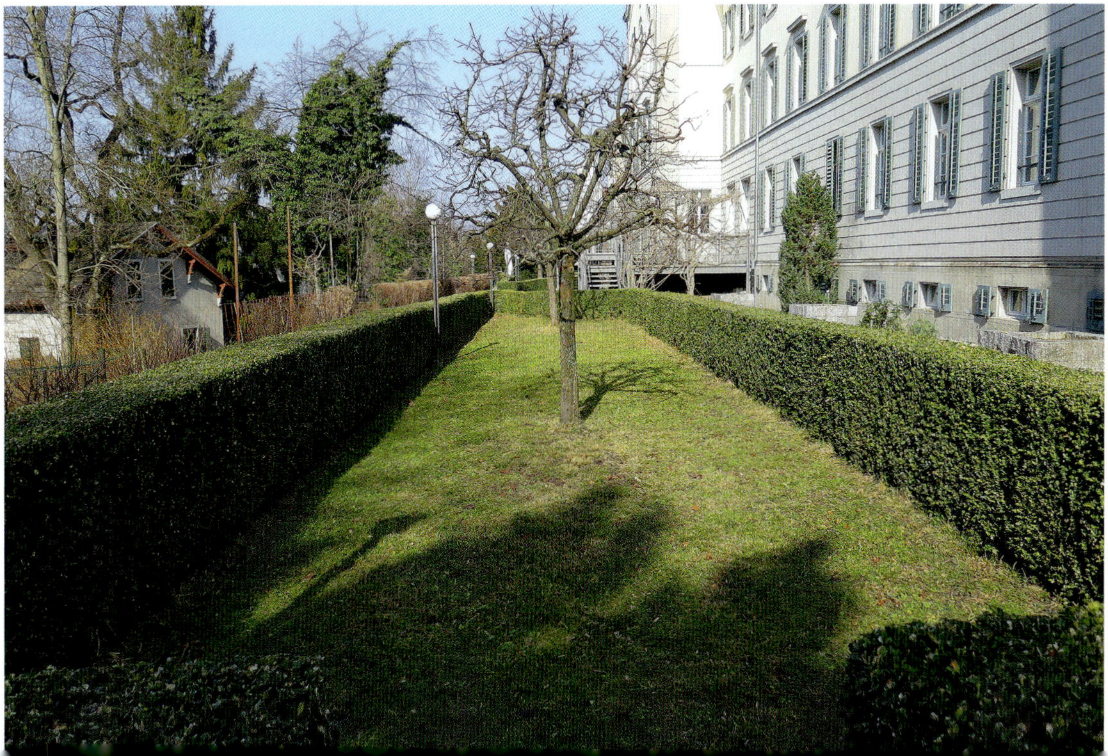

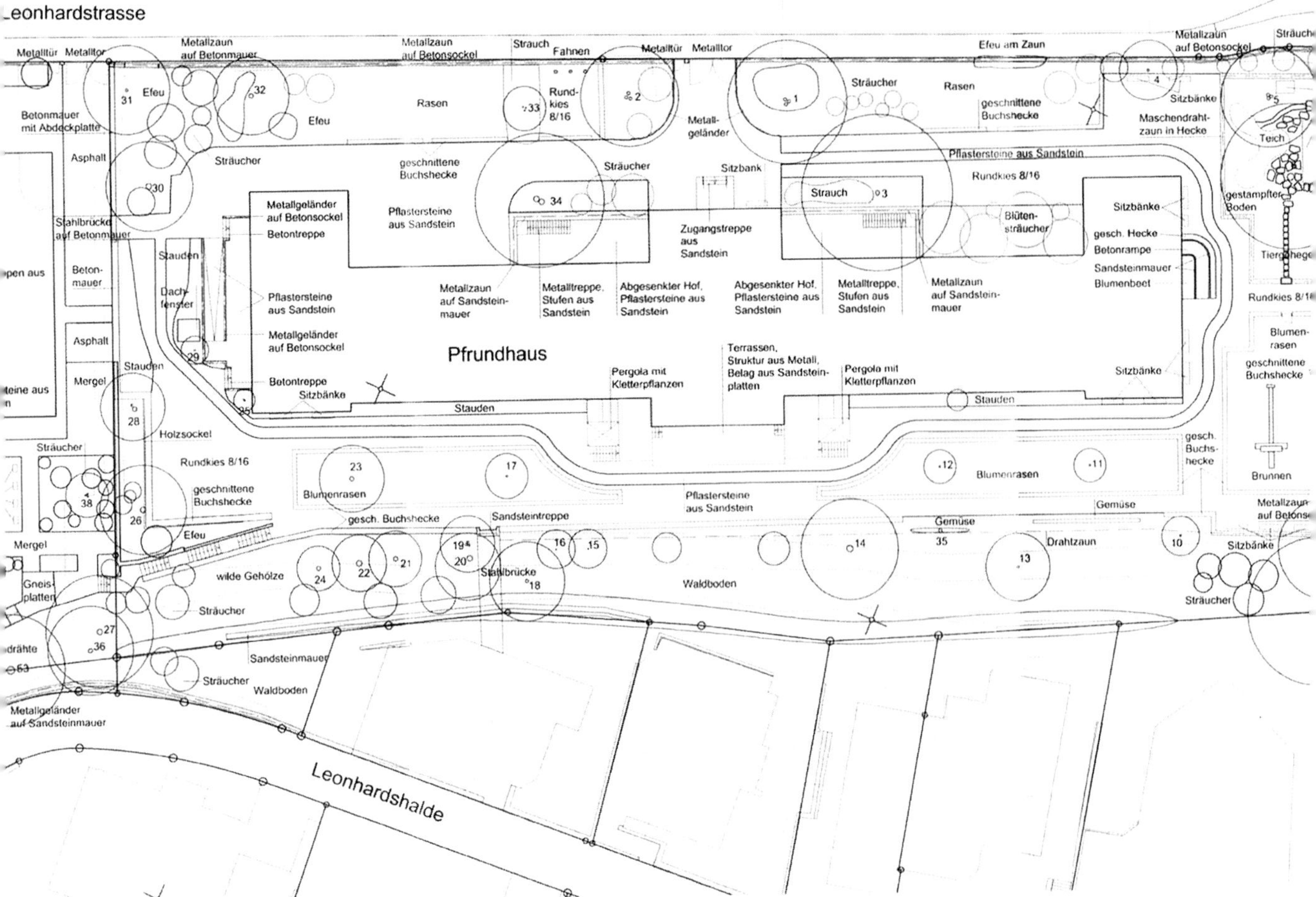

Gartenplan (Quelle: Gartendenkmalpflege Zürich, 2014)

sind, gibt es auf dem Geografischen Informationssystem (GIS) von vielen Gebieten Pläne der Gebäude und Gärten in einem größeren Maßstab.

Auf dem Plan sind die verschiedenen Elemente des Gartens aufgeführt.

- **Maßstab:** meistens 1:100 oder bei kleineren Gärten 1:50. Mit der Angabe des Maßstabes können die Flächen der einzelnen Teile des Gartens berechnet werden.
- **Ausrichtung des Planes:** Wenn nicht anders vermerkt, ist oben auf dem Plan Norden und unten Süden; ansonsten ist eine Kompassrose eingezeichnet, welche die Nordrichtung angibt.
- **Gebäude:** hier die hellblaue Fläche in der Mitte des Planes
- **Umgebung:** andere Gebäude, Straßen, Zugänge usw.
- **Wege:** doppelte Linien mit Angabe zum Belag (z. B. Pflastersteine aus Sandstein)
- **Plätze:** weiße Flächen, mit Angabe zum Belag (z. B. Rundkies 8/16, Waldboden, Blumenrasen, Rasen, gestampfter Boden)
- **Einrichtungen im Garten:** Zäune (Metallzaun auf Betonsockel); Türen und Tore; Terrassen; Pergola; Treppen (Betontreppe); Brunnen; Tiergehege; Sitzbänke
- **Bepflanzung:** kleine Kreise bezeichnen Sträucher, größere Kreise Bäume. Die Größe des Kreises entspricht ungefähr dem Schattenwurf des Baumes, wenn die Sonne senkrecht über dem Baum stehen würde. Die Nummern bezeichnen die Art des Baumes, welche in einer separaten Liste aufgeführt sind. Im Weiteren sind auf dem Plan Buchsbaumhecken sowie Staudenrabatten eingezeichnet.

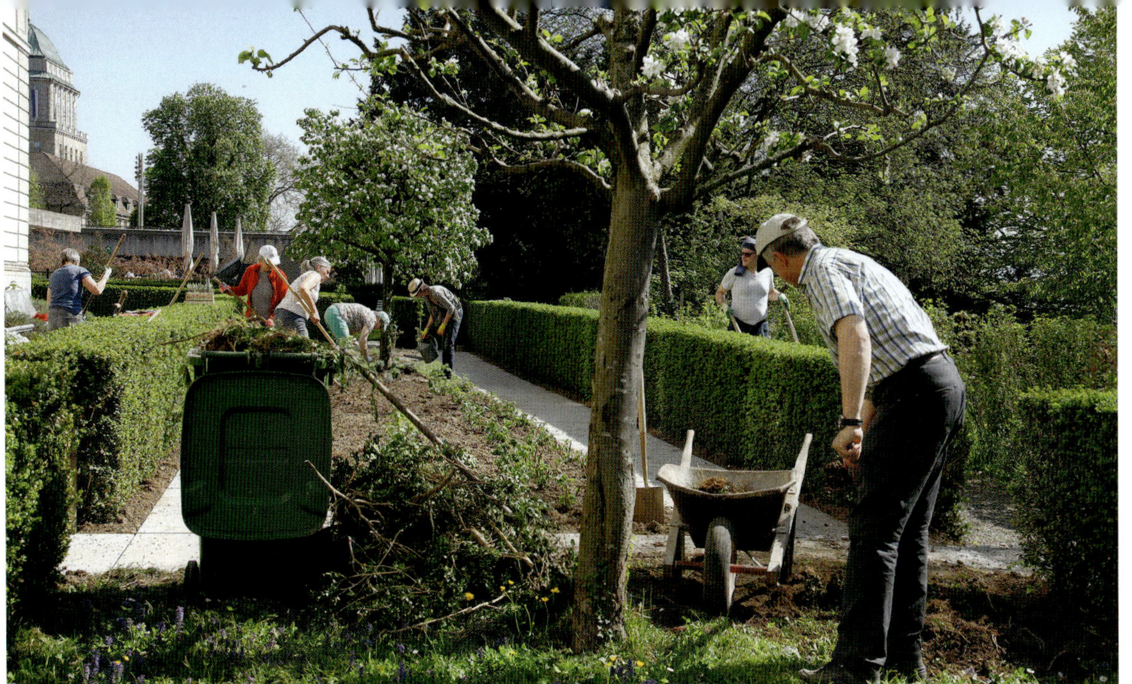

Mitarbeit Kursteilnehmende

Die geplanten Elemente für den agogischen Garten wurden im Plan eingezeichnet und eine Liste mit den Beeten mit Bepflanzung erstellt (siehe folgende Abbildung). Erschwerend bei der Gartenumgestaltung war, dass neben den beiden Gebäuden des Alterszentrums auch die Parkanlagen denkmalgeschützt sind. Die gelben Flächen auf dem Plan kennzeichnen die schutzwürdigen Teile des Gartens, während die blauen Flächen nicht geschützt sind. Bei der Umgestaltung des Gartens durften in den gelben Flächen keine unbeweglichen Neubauten erstellt werden. Da alle geplanten Umbauten bei Bedarf später wieder ohne großen Aufwand rückgebaut werden können, waren die Behörden mit der Umgestaltung des Gartens einverstanden.

Umgestaltung des Gartens

Entlang der Südfassade bestand ein vor rund 20 Jahren angelegter Heilkräutergarten. Beim Spaziergang rund um das Haus können die Bewohner:innen immer wieder stehen bleiben und die Kräuter betrachten. Es gibt auch genügend Sitzmöglichkeiten.

Im östlichen Teil wurden 2008 drei kleine Hochbeete aus Granitsteinen integriert. Die Bodenbeete waren zum Teil «verwildert» und sollten grundlegend saniert werden. Als Erstes wurden die alten, nicht mehr funktionsfähigen Bewässerungsschläuche im Boden entfernt. Sodann wurde rund um die bestehenden Pflanzen neue Gartenerde eingearbeitet. Dabei halfen die Teilnehmenden des Lehrgangs «Heilende Gärten» an einem heißen Juni-Nachmittag tatkräftig mit.

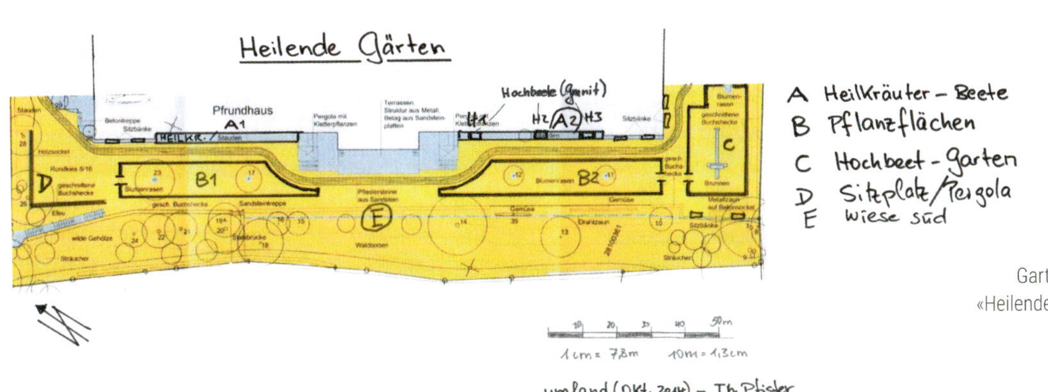

Gartenskizze «Heilende Gärten»

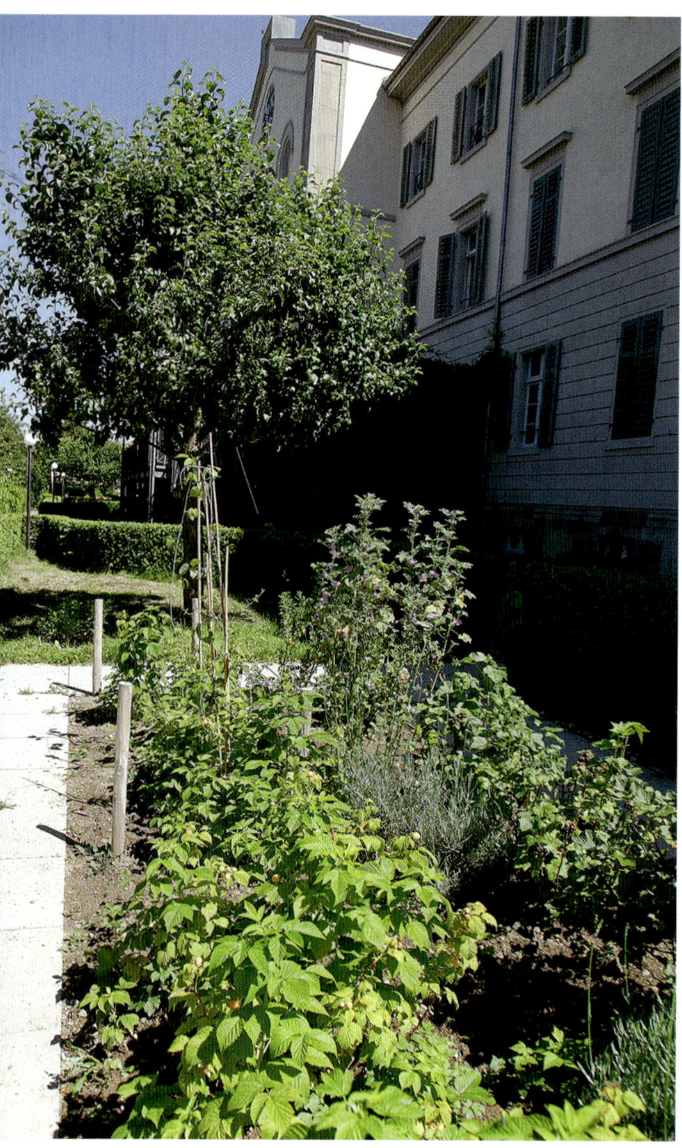

Obst- und Beerengarten

Die bestehenden Heilkräuter ergänzte man mit neuen Pflanzen, z. B. mit Salbei, Malve und Brennnessel. Bei beiden Wasseranschlüssen wurde mit Trittplatten der Zugang verbessert.

Im östlichen der zwei mit Buchshecken umgebenen Gartenareale wurde ein Beerengarten realisiert. Zuerst wurden zwei neue Eingänge ausgeschnitten und dann ein Plattenweg innerhalb der Hecke verlegt. Nun können die Bewohner:innen den Weg in den Garten benutzen und dort Beeren pflücken. Damit der Weg auch für Rollstühle befahrbar ist, wurde eine Breite von 100 cm gewählt. Als Beerensträucher wurden Himbeeren, stachellose Brombeeren, Johannisbeeren und Heidelbeeren gepflanzt. Erdbeeren waren zum Teil schon vorhanden. Der Quittenbaum und der Apfelbaum wurden belassen, da sie, wenn auch nicht jedes Jahr, einige Früchte liefern.

In einem Teil nebenan wurden verschiedene Stauden gepflanzt, die u. a. auch als Schnittblumen verwendet werden können:

- Herbst-Anemone *(Anemone hupehensis)*
- Garten-Akelei *(Aquilegia vulgaris)*
- Frikarts Aster *(Aster × rikartii)*
- Glattblatt-Aster *(Aster novi-belgii)*
- Große Sterndolde *(Astrantia major)*
- Mädchenauge *(Coreopsis lanceolata)*
- Land-Nelke *(Dianthus caryophyllum)*
- Schleierkraut *(Gypsophila paniculata)*

Die Bewohner:innen des Alterszentrums sind im Durchschnitt 87 Jahre alt. Da fällt es den meisten schwer, sich bis auf den Boden zu bücken, um den Garten zu pflegen. Somit sind Hochbeete ein Muss bei jedem Projekt in einer Alterseinrichtung. Der Hochbeet-Garten wurde ursprünglich in einem Areal geplant, in dem auch ein Kunstbrunnen installiert war, den man hätte entfernen müssen. Die dadurch nötigen Absprachen verzögerten den Bau des Hochbeet-Gartens. Dieser konnte erst im Frühling 2016 realisiert werden, und zwar in einem anderen Teil des Gartens. Die 6 Kastenhochbeete weisen verschiedene Bauarten auf. Zwei Hochbeete sind einfache Kastenhochbeete. Vier Hochbeete weisen eine abgeschrägte Fläche auf, damit man mit Rollstühlen besser heranfahren kann. Diese «unterfahrbaren» Hochbeete wurden in zwei Höhen bestellt: 65 cm für das Arbeiten im Sitzen und 78 cm für das Arbeiten im Stehen. Wie bei Beerengarten wurde rund um den Hochbeetgarten innerhalb der Buchshecke ein 1 m breiter Plattenweg erstellt.

Ein Sitzplatz unter den Eiben im südöstlichen Teil des Pfrundhaus-Gartens wurde zusammen mit dem Hochbeet-Garten geplant. Da die Hochbeete nicht wie geplant auf dem Areal des Brunnens installiert werden konnten, wurde nur der Belag beim Sitzplatz erneuert.

Empfehlungen

Im Schlussbericht des Projekts wurden bezüglich der Gartengestaltung verschiedene Empfehlungen gemacht, die auch bei anderen Projekten beachtet werden sollten:

- Für eine größere Umgestaltung des Gartens sind die nötigen Geldmittel und eine fundierte Planung nötig.
- Alle wichtigen Personen und Abteilungen der Institution sollen einbezogen werden.
- Eine Projektleitung und ein Projektteam sind zu bestimmen.
- Fachpersonen aus der Gartentherapie oder Gartenagogik und der Gartenplanung sollen hinzugezogen werden.
- Die Rahmenbedingungen, z. B. denkmalschützerische Aspekte, müssen berücksichtigt werden.
- Die Umgestaltung soll auf die Bedürfnisse der Benutzer:innen abgestimmt sein, die wenn möglich schon bei der Planung einbezogen werden sollten.
- Im Altersbereich muss dem hindernisfreien Zugang zu den einzelnen Teilen des Gartens große Aufmerksamkeit geschenkt werden.
- Die Umgestaltung soll in Etappen erfolgen, die klar definiert sind.
- Während des Baus sind die Emissionen (z. B. Lärm, Dreck) soweit als möglich zu beschränken.
- Die Fertigstellung einer Etappe und des gesamten Umbaus können mit einem Fest gefeiert werden, zu dem auch Medien eingeladen sind. So wird das Projekt einer größeren Öffentlichkeit bekannt.

Hochbeetgarten

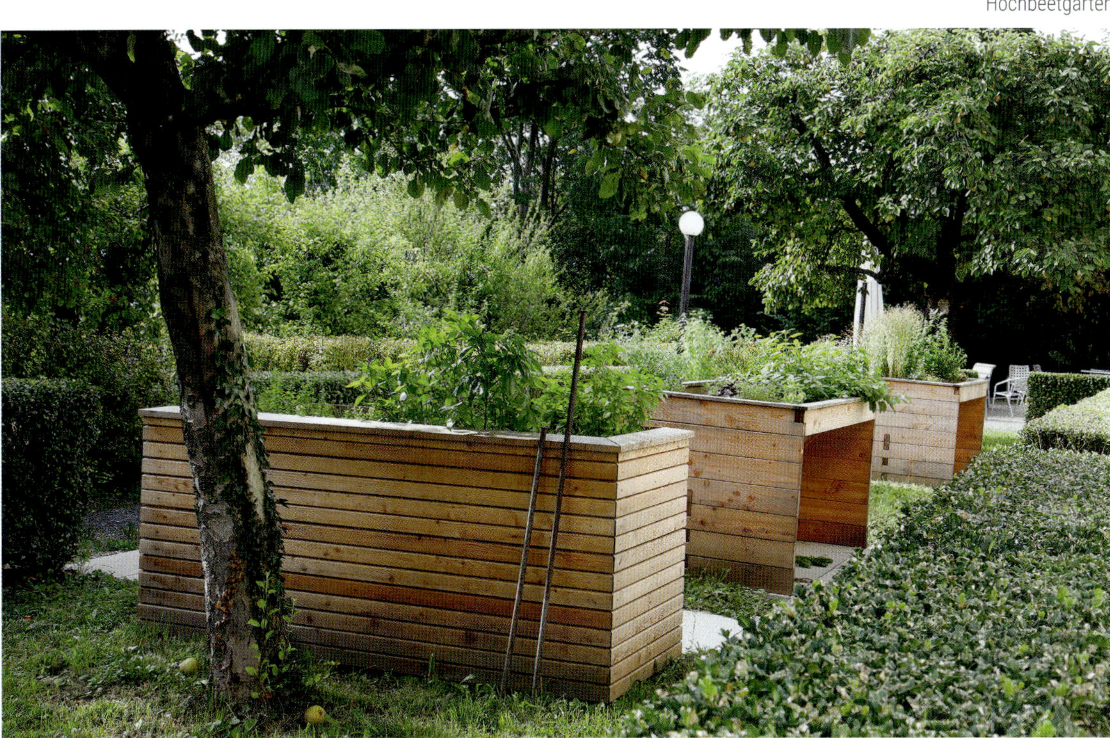

Geschlossene Gärten und Demenzgärten

In der Gartenagogik sind Gärten normalerweise offen, was nicht gleichbedeutend mit öffentlich ist. Geschlossene Gärten findet man vor allem in Einrichtungen für demenziell erkrankte Menschen.

Bei offenen Gärten muss überlegt werden, wer den Garten besuchen und nutzen darf. Sind dies nur die eigenen Bewohner:innen oder auch Gäste und externe Besucher:innen? Öffentliche Parks und Gärten haben zu gewissen Zeiten u. U. sehr viele Besucher:innen. Daher sind sie für die Gartenagogik nicht ideal, weil man in einer Gartengruppe vielleicht eher ungestört sein möchte. Bewährt haben sich in Institutionen «halböffentliche» Anlagen, d.h. Gärten, die für die Bewohner:innen und bekannte oder angemeldete Gäste zur Verfügung stehen. Das sind z. B. Angehörige oder Freund:innen der Bewohner:innen. Bei größeren Gärten ist es möglich, gewisse Bereiche für die Gartenagogik von den öffentlichen Bereichen abzugrenzen.

Der Garten in der Psychiatrischen Klinik Zugersee ist ein geschlossener Garten, der nur für Patient:innen und Personal zugänglich ist. Der Garten ist rundherum von einem 1,3 m hohen Maschendrahtzaun umgeben, der auf der Innenseite so bepflanzt ist, dass der Zaun kaum sichtbar ist. Damit ist die Gefahr verringert, dass Patient:innen den Zaun übersteigen. Der Zaun soll die Aussicht auf den Zugersee und die Innerschweizer Berge ermöglichen und nicht das Gefühl erwecken, man befände sich im Innenhof eines Gefängnisses. Auf der einen Seite führt ein öffentlicher Spazierweg vorbei. Bei Bedarf können hier auch Kontakte mit der Außenwelt stattfinden. In den Garten integriert, durch einen Zaun abgegrenzt, ist ein Tiergehege mit Zwergziegen und Kaninchen. Dieser «Minizoo» ist sowohl bei den Patient:innen als auch bei den Spaziergänger:innen sehr beliebt.

Sehr wichtig in einem geschlossenen Demenzgarten ist die Wegführung. Sackgassen sollte man, wann immer möglich, vermeiden. Personen mit kognitiven Beeinträchtigungen, die sich plötzlich in einer Sackgasse wiederfinden, finden evtl. nicht mehr zurück in ihre gewohnte Umgebung. Ideal sind weit geschwungene Wege, die es erlauben, viele Runden zu drehen. Das darf aber nicht in einem Kreis von wenigen Metern geschehen, sondern muss größer angelegt sein – z. B. in Form einer Acht. Mit abwechslungsreichen Wegen können Bewohner:innen ihren oft gesteigerten Bewegungstrieb ausleben.

Da geschlossene Gärten oft auch von Menschen besucht und genutzt werden, die körperlich beeinträchtigt sind, sollte auf barrierefreie Wege und Plätze geachtet werden. Zudem sind genügend beschattete Sitzplätze einzuplanen. Steile Passagen oder gefährliche Wegstrecken müssen vermieden oder mit Handläufen und Geländern gesichert werden. Anstelle von langen Ausführungen zur Barrierefreiheit sei einfach empfohlen, in einem Rollstuhl sitzend den Garten zu befahren.

Für geschlossene Gärten ist eine abwechslungsreiche Bepflanzung besonders wichtig. Alle Sinne sollten im Garten angeregt werden – und das, wenn möglich, rund ums Jahr. Auch hier müsste man als Gartenplaner:in einfach einmal mehrere Stunden oder Tage in einem Garten verbringen und so erleben, ob man sich in diesem Garten wohlfühlt (oder nicht). Extravagante gartenarchitektonische Ideen sind für geschlossene Gärten und Demenzgärten meistens nicht angebracht. Gefragt und beliebt sind bekannte Gewächse wie Obstbäume, schöne Blumenrabatten und duftende Küchenkräuter – und nicht eine ganz besondere Magnolie, die nur 2 Wochen blüht.

Die Hauptkriterien für die Planung von geschlossenen Gärten und Demenzgärten lassen sich wie folgt zusammenfassen (nach Bendlage (2009): Gärten für Menschen mit Demenz, Ulmer Verlag, S. 20 ff.):

- **Barrierefreier Zugang:** ohne Hindernisse wie z. B. Stufen oder steile Wege
- **Geborgenheit, ohne sich eingesperrt zu fühlen:** mit verschiedenen Ein- und Ausblicken; Zäune nicht mehr als 1,8 m hoch

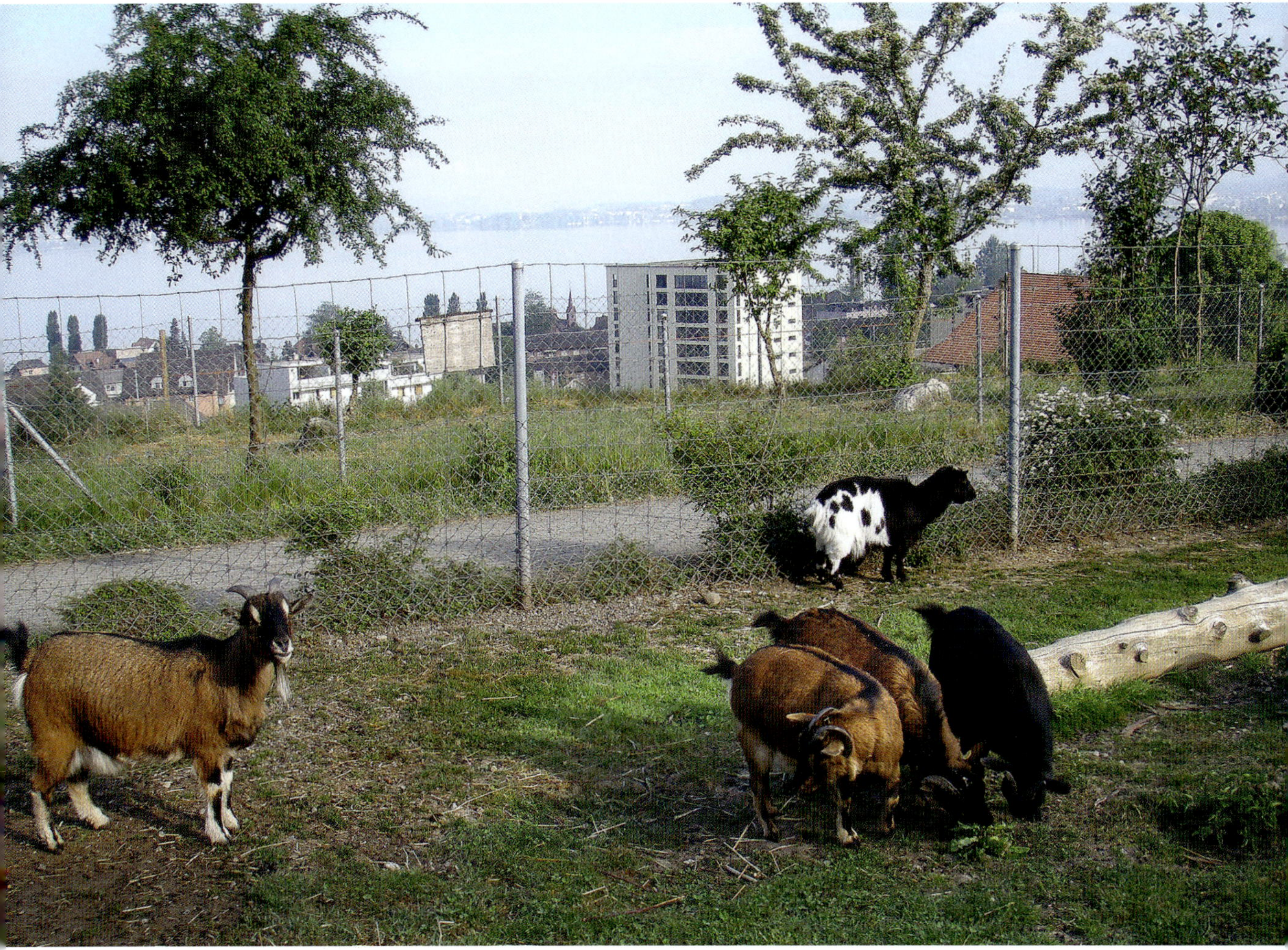

Minizoo

- **Gute und einfache Wegführung:** Keine Sackgassen und Irrwege; leichtes Zurückfinden zum Haus; Wege haben andere Farbe als Umgebung; wenn nötig Wegweiser.
- **Soziale Kontakte fördern:** Bänke und Sitzplätze mit genügend Schatten
- **Aktivitäten ermöglichen:** Bewohner:innen in Aktivitäten zu Anbau, Pflege und Ernte einbeziehen.
- **Rückzugsmöglichkeiten:** Mit Sichtschutzelementen, z. B. Hecken, geschützte Gartenräume schaffen.
- **Vertraute und sinnanregende Elemente:** Bekannte Pflanzen auswählen, die alle Sinne anregen; klare Einteilung des Gartens wählen, z. B. mit Gemüsebeet, Kräuterecke, Blumenrabatte und Beerengarten.
- **Vermeiden von stark giftigen Pflanzen:** Personen mit Demenz können oft nicht mehr zwischen essbaren und giftigen Pflanzen unterscheiden, insbesondere, wenn ihr Geschmackssinn beeinträchtigt ist.

Einen Garten bepflanzen

In den meisten Fällen ist ein für die Gartenagogik vorgesehenes Areal schon mehr oder weniger bepflanzt. Es lohnt sich, eine genaue Bestandsaufnahme zu machen und entsprechende Listen zu erstellen. Dabei kann man Fotos von den einzelnen Pflanzen machen und diese in einer Dokumentation sammeln. Nicht vergessen werden sollten Fotos von der Situation vor der Umgestaltung des Gartens.

Garten- und Pflanzplan

Bevor man sich mit den Details der Bepflanzung eines Gartens befasst, müssen die grundlegenden Kriterien für die Planung eines agogischen Gartens beachtet werden. Das muss unbedingt in Absprache mit der Leitung und allen Beteiligten erfolgen.

Vielleicht gibt es in den Hausdokumenten bereits einen Plan vom geplanten agogischen Garten. Wenn nicht, kann man aus dem Geografischen Informationssystem (GIS) einen Plan im Maßstab 1:100 oder 1:50 herunterladen. Notfalls kann man einen Plan auch selbst zeichnen. Auf dem Plan sollten Gebäude, Wege und Plätze eingezeichnet sein.

Dann teilt man das Areal in verschiedene Bereiche auf, die für die agogische Nutzung vorgesehen sind, z. B.:

- Gemüse- und Kräuterbeete
- Hochbeete
- Arbeits- und Sitzplatz
- Beerengarten
- Wiesen/Rasen
- Staudengarten

Für die Umgestaltung müssen meistens bestehende Bepflanzungen (teilweise) entfernt werden, die dem agogischen Zweck nicht (mehr) dienlich sind. Sodann müssen bestehende Bepflanzungen eventuell ergänzt werden.

Kategorien von Pflanzen

Pflanzen können in folgende Kategorien eingeteilt werden:

- Bäume und Sträucher, inkl. Wildsträucher und Nutzgehölze
- Gemüse und Kräuter
- Stauden inkl. Zwiebel- und Knollengewächse
- Ein- und Zweijährige
- Wildpflanzen, oft auch als Beikräuter oder Spontanvegetation bezeichnet

Bäume und Sträucher

In einem Pflanzplan werden zuerst die größten Elemente – die Bäume – eingetragen. Jeder Baum ist zuerst ganz klein – ein Samen – und kann im Verlauf der Jahre zu einem großen Baum wachsen. Das muss bei der Auswahl beachtet werden. Bei jedem Baum wird im Plan auch der Schattenwurf für ein ausgewachsenes Exemplar als Kreis eingezeichnet. Das gilt auch für Bäume, die bei Sitzplätzen als Schattenspender eingeplant werden. Bei den Hecken berechnet man ebenfalls den Schattenwurf und zeichnet ihn im Plan ein. Die übrigen Beete werden mit genügend Abstand zu den schattigen Arealen eingeplant.

Obst- und Beerengarten

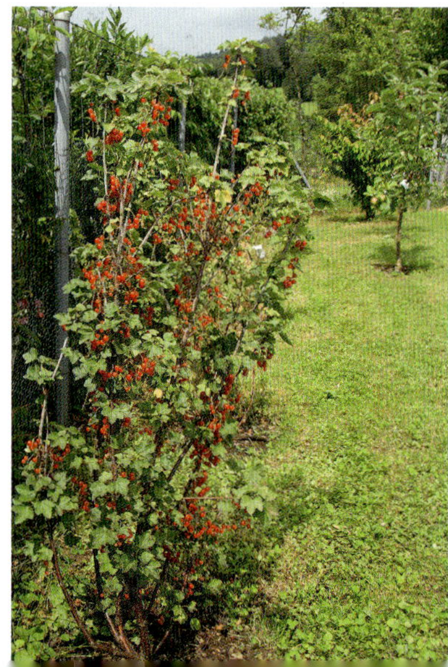

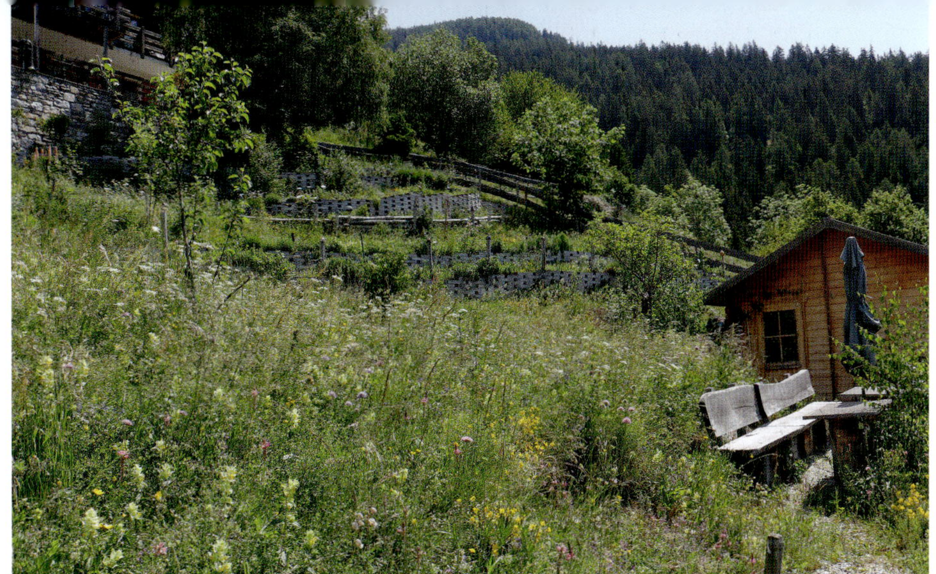

Garten mit Wildpflanzen

Für die agogische Nutzung sind Fruchtbäume besonders geeignet, z. B. Apfel, Birne, Kirsche, Zwetschge oder Pflaume. Man sollte hier aber gut überlegen, wie viele Bäume gepflanzt und wie ihre Früchte verwendet werden.

Neben den Bäumen sind Sträucher in einem agogischen Garten sehr wichtig. Zuerst gilt es zu überlegen, ob genug Platz für eine Wildstrauchhecke vorhanden ist. Sie kann als Abgrenzung zu einem anderen Gartenteil oder gegen Außenflächen gepflanzt werden. In einem Naturgarten ist sie sehr nützlich: Einerseits bietet sie Tieren einen wertvollen Lebensraum, andererseits können viele Früchte auch geerntet und verarbeitet werden.

In kleineren Gärten bieten sich als Alternative zu Obstbäumen, die viel Platz benötigen, Beerensträucher an:

- Himbeere *(Rubus idaeus)* und Brombeere *(Rubus fruticosus)*
- weiße, rote und schwarze Johannisbeeren *(Ribes rubrum, Ribes nigrum)*
- Stachelbeeren *(Ribes uva-crispa)* und Jostabeeren *(Ribes × nidigrolaria)*
- Heidelbeeren *(Vaccinium)*: Sie benötigen ein spezielles Beet mit saurer Erde.
- Apfelbeere *(Aronia melanocarpa)*

Gemüse und Kräuter

Für das Gemüse gibt es in Teil II – Praktische Pflanzenkunde eine umfassende Liste. Auch hier muss, wie bei den Beeren, gut überlegt werden, welche Sorten in welchen Mengen angepflanzt werden. Kann die Pflege garantiert werden? Was macht man mit den anfallenden Mengen von Gemüse?

Auch Heilpflanzen und Küchenkräuter sollten in keinem agogischen Garten fehlen. Sie bieten vielfältige Möglichkeiten bei Anbau, Pflege und Verarbeitung. Eine Liste und Hinweise zu deren Verwendung in der Gartenagogik finden sich in Teil II – Praktische Pflanzenkunde.

Stauden

Die Auswahl an Freilandstauden ist fast unendlich, weshalb sie hier nicht aufgelistet werden können. Mehrere Listen mit bekannten Stauden findet man in Teil II – Praktische Pflanzenkunde.

Ein- und Zweijährige

Auch hier ist die Auswahl sehr groß. Die einjährigen Pflanzen werden entweder im Gewächshaus oder direkt im Freien ausgesät.

Wildpflanzen

Bei einer genauen Bestandsaufnahme merkt man, wie viele verschiedene Wildpflanzen in einem Garten wachsen. Ihr Wert für das ökologische Gleichgewicht und die Biodiversität ist groß und wird neben anderen Aspekten auf den folgenden Seiten behandelt.

Natur im Garten

Im Folgenden wird beschrieben, wie man mit einfachen Mitteln in einem agogischen Garten natürliche – oder besser naturnahe – Elemente integrieren kann.

Biodiversität

Der Begriff Biodiversität ist ein Bewertungsmaßstab für die Anzahl an Organismen in einem Garten oder einer Landschaft. Etwas vereinfacht kann man auch von biologischer Vielfalt sprechen. Der WWF Deutschland stellte 2016 im Living Planet Report eine katastrophale Entwicklung der Biodiversität fest: Bei den mittlerweile über 14 000 erfassten Wirbeltieren ist während der vergangenen 40 Jahre ein Rückgang der Bestände um fast 60 % zu verzeichnen. Besonders stark betroffen sind Amphibien und Süßwasserfische, deren Bestände in diesem Zeitraum weltweit im Schnitt um 81 % geschrumpft sind. Bei dem Rückgang der weltweiten, biologischen Vielfalt handelt es sich nicht nur um ein Aussterben von Arten, sondern in erster Linie um einen Verlust genetischer Vielfalt innerhalb von Artpopulation infolge eines Rückgangs der Anzahl entsprechender Individuen.

Es gibt fünf Einflussgrößen, welche für die Abnahme der globalen Biodiversität hauptsächlich verantwortlich sind:

- Veränderung in der Landnutzung, insbesondere Abholzungen von Wäldern und die Umgestaltung natürlicher Ökosysteme zu landwirtschaftlich genutzten Flächen;
- Klimaveränderungen inklusive Veränderungen bei Niederschlag und Temperatur;
- Stickstoffbelastung von Gewässern, hauptsächlich über Kunstdünger, Fäkalien und Autoabgase;
- Einführung von Neophyten sowie
- die Erhöhung der Konzentration von Kohlendioxid in der Atmosphäre.

Jede:r von uns kann einen Beitrag leisten, um diese bedenkliche Entwicklung zu stoppen oder zumindest zu verlangsamen. So kann man z. B. auf Produkte mit Palmöl verzichten, weil für dessen Anbau Wälder abgeholzt werden. Die folgenden Informationen geben Hinweise, wie agogische Gärten naturnah gestaltet werden können und so zum Naturschutz und zur Biodiversität beitragen können.

Literaturtipp

Peter Richard (2021): Wege zum Naturgarten. Haupt Verlag.

Schön gestaltetes Buch mit unzähligen Ideen für eine naturnahe Gartengestaltung

Einheimische Gewächse statt Exoten und Neophyten

Es gibt unzählige einheimische Gewächse für einen agogischen Garten. Auf exotische Gewächse kann man daher größtenteils verzichten. Oft sind sie nicht an unser Klima angepasst und nicht winterhart, sodass sie in der kalten Jahreszeit nicht draußen bleiben können.

Auf Neophyten sollte in einem agogischen Garten verzichtet werden. Für Kirschlorbeer, Sommerflieder, Goldrute und Co. gibt es als Alternative genügend einheimische Stauden und Gehölze. Einheimische Gewächse passen zu unserem Klima und bieten Lebewesen wie Vögeln und Insekten Nahrung und Schutz.

Chrut und Uchrut

«Chrut und Uchrut» (Kraut und Unkraut) betitelte Johann Künzle – bekannt als «Kräuterpfarrer Künzle» – sein kleines Büchlein, das über 1 Mio. Mal verkauft wurde und damit zu den Bestsellern der Pflanzenliteratur gehört. Er zeigte darin auf, dass viele unscheinbare Kräuter für die Gesundheit der Menschen eine große Bedeutung haben:

«Warum hat der liebe Gott so viel Unkraut erschaffen, dass man immer geplagt ist mit Jäten? Gewiss nicht aus Leidwerkerei; sämtliche Unkräuter sind näm-

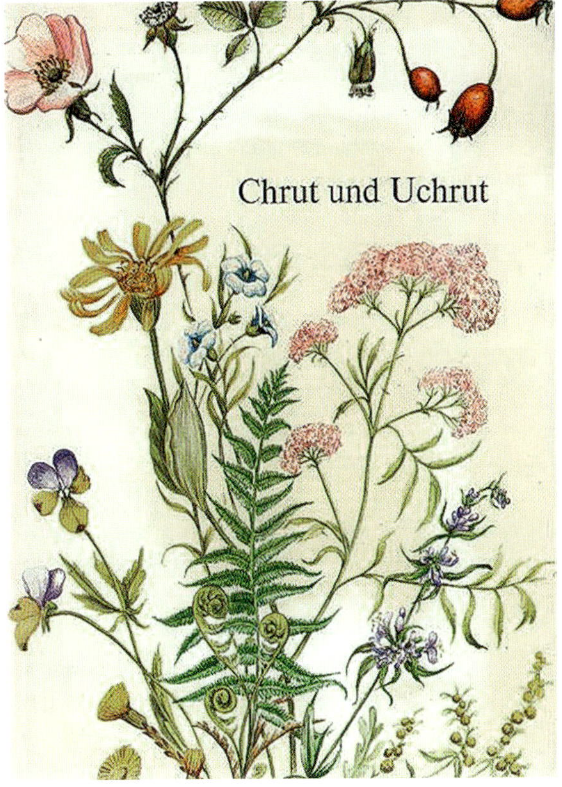

Büchlein «Chrut und Uchrut»

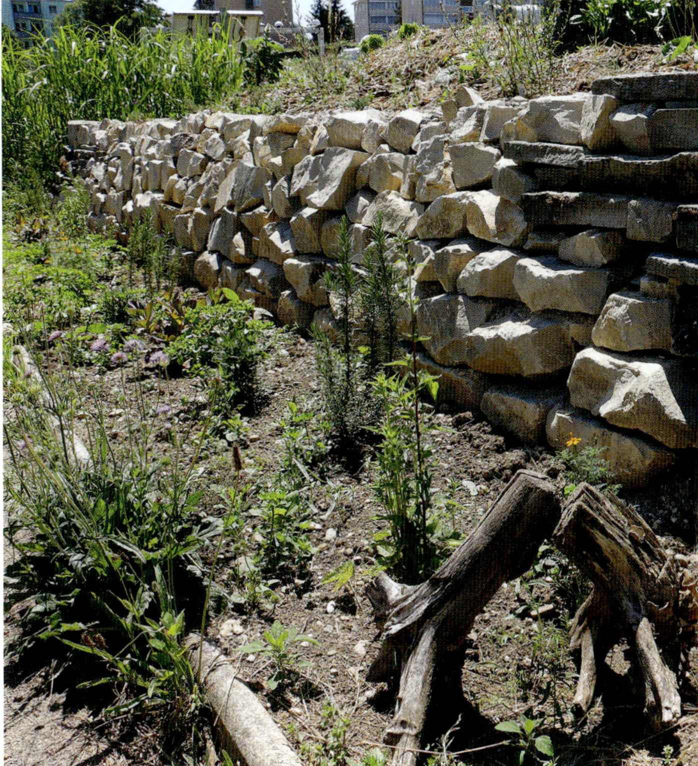
Unkrautfläche

lich Heilkräuter. Der liebe Gott hat sie daher überall dem Menschen in den Weg gestreut, dass er gern oder ungern sie immer zur Hand habe.» (Künzle, 1972, S. 32).

Ob sie Gott ausgestreut hat oder die Natur uns zur Verfügung stellt, hier eine Auswahl der Kräuter und Unkräuter nach Pfarrer Künzle, die in keinem agogischen Garten fehlen sollten:

- Bärlauch *(Allium ursinum)*
- Benediktenkraut *(Geum urbanum)*
- Bibernelle *(Pimpinella saxifraga)*
- Brennnessel *(Urtica dioica, U. urens)*
- Erdbeere *(Fragaria vesca)*
- Fingerkraut (*Potentilla* spec.)
- Frauenmantel *(Alchemilla vulgaris, A. xanthochlora)*
- Gänsefingerkraut *(Potentilla anserina)*
- Geißfuß *(Aegopodium podagraria)*
- Echte Goldrute *(Solidago virgaurea)*
- Habichtskraut *(Hieracium pilosella)*
- Echtes Labkraut *(Galium verum)*
- Löwenzahn *(Taraxacum officinale)*
- Maßliebchen, Gänseblümchen *(Bellis perennis)*
- Storchenschnabel *(Geranium robertianum)*
- Taubnessel (*Lamium* spec.)
- Vögelichrut, Vogelmiere *(Stellaria media)*
- Wegerich (*Plantago* spec.)

Die Bezeichnung «Unkraut» für eine unerwünschte Pflanze wurde von uns Menschen erfunden. Jede:r darf für sich definieren und auswählen, welche Kräuter und Pflanzen dazugehören und welche nicht. Einen schöneren Namen haben sie aber allemal verdient – nennen wir sie doch Beikräuter oder Spontanvegetation. Sie wachsen ohne unser Zutun und erfreuen das Herz und die Seele!

Blumenwiesen und Blumenrasen

Rasenflächen sind sehr artenarm, brauchen sehr viel Pflege und sind mit Ausnahme von Sport- und Liegeplätzen im gartenagogischen Umfeld kaum nutzbar. Sie benötigen eine Unmenge an Kunstdünger und Wasser. Zudem werden oft Unkrautvertilger auf Rasenflächen ausgebracht, die schließlich im Grundwasser und damit im Trinkwasser landen. Rasen müssen in der Sommersaison wöchentlich gemäht werden, was viel Lärm verursacht.

Wenn man sich nicht für eine Blumenwiese entscheiden kann, ist ein Blumenrasen ein Kompromiss. Ein Blumenrasen umfasst neben den Gräsern niederwüchsige Kräuter, die schöne Farbtupfer im Grün sind. Weiße Gänseblümchen und Klee, gelber Hornklee oder lila Wiesen-Schaumkraut sind nur ein paar davon. Ein Blumenrasen ist Lebensraum für allerlei Falter, Käfer, Spinnen und andere Kriechtiere. Beim Barfußlaufen auf Blumenwiesen und -rasen ist für Personen, die allergisch auf Insektenstiche reagieren, allerdings Vorsicht geboten.

Ein Blumenrasen braucht weniger Pflege als ein «normaler» Rasen, da er pro Saison nur etwa fünf bis acht Mal geschnitten wird – im Abstand von rund 4–6 Wochen. Dabei wird der Rasenmäher auf eine Schnitthöhe von mindestens 7 cm eingestellt. Das Schnittgut wird zusammengetragen und auf den Kompost gebracht. Ein Blumenrasen braucht außer in langen Trockenperioden keine Bewässerung. Auch auf Düngung kann verzichtet werden.

Ein bestehender Rasen kann relativ einfach in einen Blumenrasen umgewandelt werden. Im Herbst wird der Rasen mit Rechen und Sauzahn – oder bei größeren Flächen mit einem Vertikutiergerät – gelockert, sodass Blütenpflanzen eine Chance haben, sich zwischen den Gräsern niederzulassen. Noch besser funktioniert die Umwandlung, wenn man im bestehenden Rasen einige ca. 20–30 cm große Rondelle ganz von Gras befreit. In die offenen Flächen sät man im Herbst eine Blumenrasenmischung ein. Viele Blühpflanzen sind Kältekeimer und haben so im Frühling einen Vorsprung gegenüber den Gräsern.

Bei größeren Flächen lohnt es sich, den bestehenden Rasen zu entfernen und den Boden neu aufzubauen. Dazu wird mit Sand vermischte Komposterde in einer

Blumenrasen

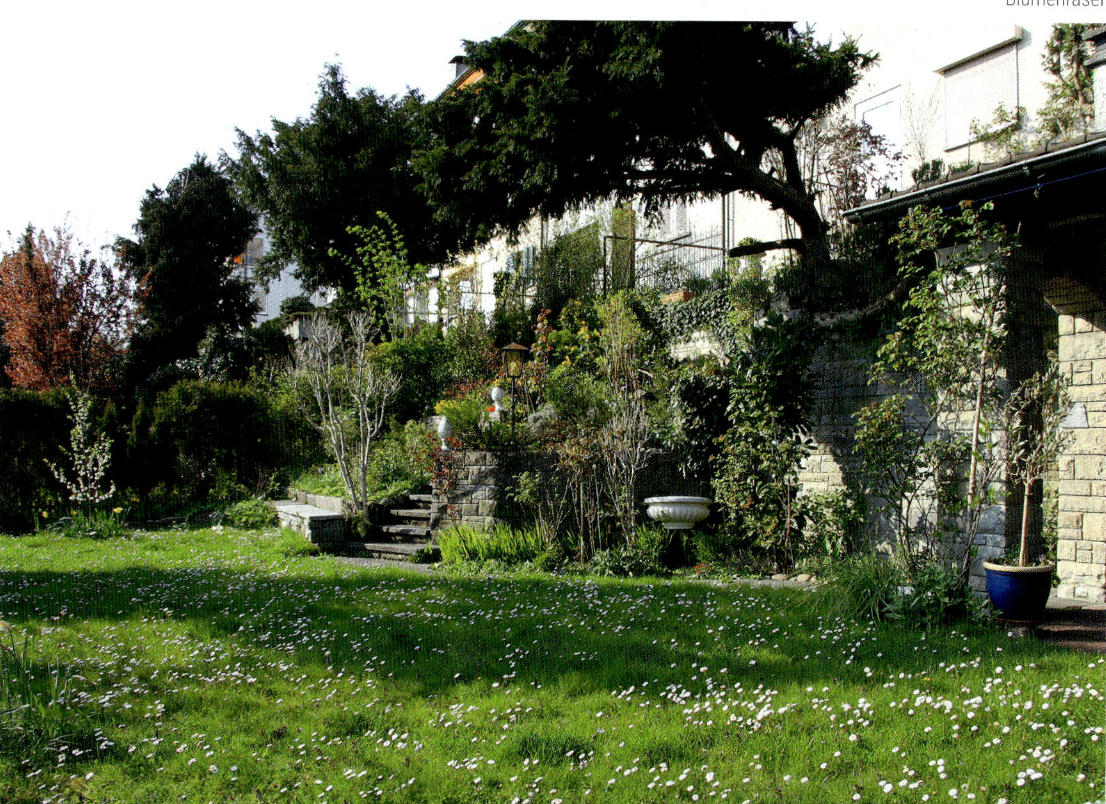

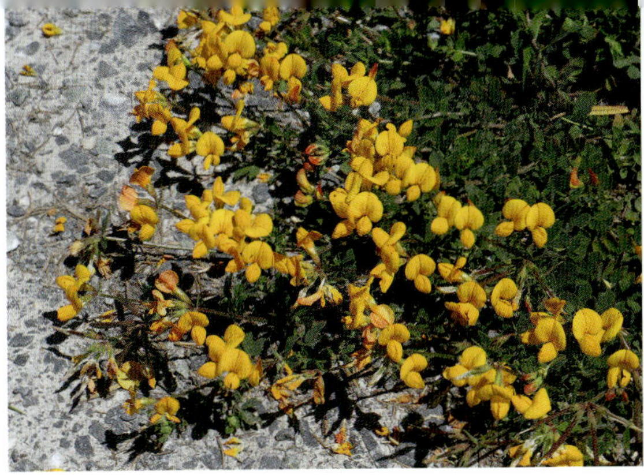

Hornklee

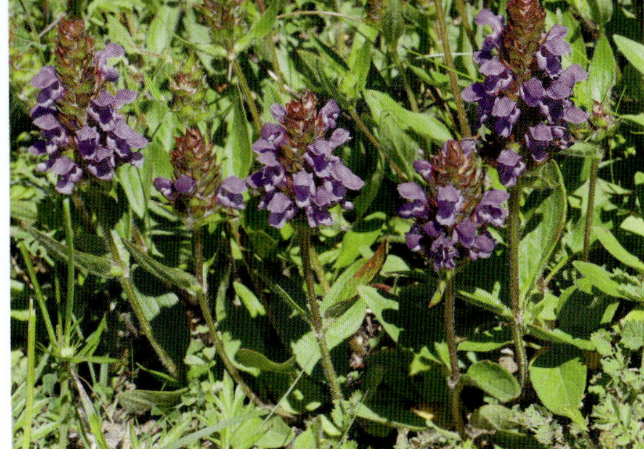

Kleine Brunelle

Stärke von 7–10 cm ausgebracht und gewalzt. Auf der Fläche werden im Frühling zuerst die Blumensamen ausgesät, 3 Wochen später die Rasensamen.

Ein Blumenrasen sollte nicht dauernd betreten werden, da die meisten Pflanzen mehr oder weniger trittempfindlich sind. Wenn man einen «Gehweg» durch den Blumenrasen anlegen möchte, macht man das, indem man mit dem etwas niedriger gestellten Rasenmäher ca. alle 2 Wochen den Weg mäht. Wenn man diesen Weg auch barfuß gehen möchte, sollte man auf den Wegen die Blütenpflanzen entfernen. Sonst kann man von Bienen gestochen werden, die z. B. den weißen Klee besuchen.

Einige Blütenpflanzen für den Blumenrasen:

- Kriechender Günsel *(Ajuga reptans)*
- Gänsekresse (*Arabis* spec.)
- Gänseblümchen *(Bellis perennis)*
- Wiesen-Schaumkraut *(Cardamine pratensis)*
- Krokus *(Crocus albiflorus)*
- Labkraut (*Galium* spec.)
- Gundermann, Gundelrebe *(Glechoma hederacea)*
- Hufeisenklee *(Hippocrepis comosa)*
- Hornklee *(Lotus corniculatus)*
- Hopfenklee *(Medicago lupulina)*
- Wegerich (*Plantago* spec.)
- Fingerkraut (*Potentilla* spec.)
- Kleine Brunelle *(Prunella vulgaris)*
- Vogel-Sternmiere *(Stellaria media)*
- Thymian (*Thymus* spec.)
- Klee (*Trifolium* spec.)
- Ehrenpreis (*Veronica* spec.)
- Feld-Stiefmütterchen *(Viola tricolor)*

Die meisten dieser Pflanzen kann man essen – z. B. als Beigabe zu einem Salat – vgl. Buch «Aromatische Bergkräuter» von Pfister & Auf der Maur (2017).

Eine Blumenwiese funktioniert ähnlich wie ein Blumenrasen – nur dass hier auch höher wachsende Blumen zu finden sind und sie nur ein bis zwei Mal pro Saison geschnitten wird. Ein erster Schnitt sollte erst erfolgen, wenn die Pflanzen verblüht sind und Samen gebildet haben, also nicht vor Juli. Das geschnittene Gras kann auf Mieten kompostiert werden. Damit sie besser verrotten, können sie mit dunkler Folie abgedeckt werden.

Ein Garten mit Tieren

Haus- und Nutztiere

Hat man größere Wiesenflächen, kann man sich die Anschaffung von Tieren überlegen, z. B. Kaninchen oder Zwergziegen. Dazu benötigt man aber Kenntnisse über eine artgerechte Haltung und die nötigen Ställe. Dass Tiere immer viel Arbeit bedeuten, muss wohl nicht extra erwähnt werden.

Hühner sind beliebte Gäste im Garten, auch wenn die Gemüsebeete vor ihrem Appetit geschützt werden müssen. Einige Hühnerrassen können – zumindest tagsüber – frei laufend gehalten werden. Allerdings müssen sie vor Fuchs und Raubvögeln geschützt werden.

Neben den erwähnten Haus- oder Nutztieren sind in einem naturnah gestalteten Garten viele andere Tiere zu Hause.

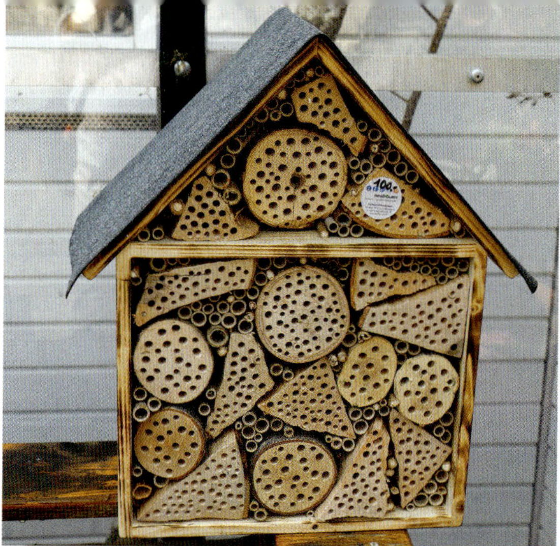

Insektenhotel

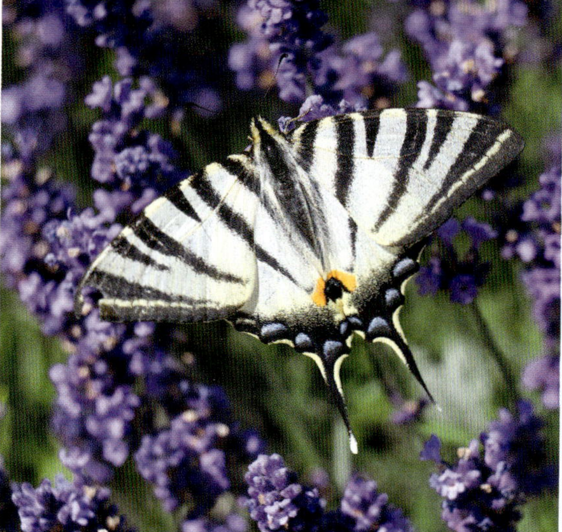

Lavendel mit Schmetterling

Insekten

Je artenreicher und natürlicher der Garten ist, desto mehr Insekten leben darin. Die meisten Insekten wie Schmetterlinge, Wildbienen, Hummeln, Käfer usw. sind für ein gesundes Ökosystem sehr wichtig. Sie tragen zur Bestäubung vieler Pflanzen bei. Die Hitparade der Wildsträucher für (Wild-)Bienen ist folgende – in Klammern jeweils die Anzahl Wildbienen, welche die Sträucher besuchen, um Pollen zu holen (nach Witt, 1995):

1. Sal-Weide – *Salix caprea* (34 Arten)
2. Brombeere – *Rubus fruticosus* (26 Arten)
3. Ohr-Weide – *Salix aurita* (19 Arten)
4. Schlehe/Schwarzdorn – *Prunus spinosa* (18 Arten)
5. Wildapfel – *Malus sylvestris* (17 Arten)
6. Weißdorn – *Crataegus* spec. (16 Arten)
7. Vogelkirsche – *Prunus avium* (15 Arten)
8. Wildbirne – *Pyrus pyraster* (12 Arten)
9. Stechpalme – *Ilex aquifolium* (11 Arten)
10. Hunds-Rose – *Rosa canina* (10 Arten)

In einem naturnahen Garten müssen keine Insektenhotels aufgestellt werden, da sie selbst genügend Nistgelegenheiten bieten. Es ist allerdings eine schöne Arbeit in der Gartenagogik, ein Insektenhotel zu bauen.

Schmetterlinge brauchen die passenden Wirtspflanzen, wo sie ihre Eier ablegen können. Alleine auf Brennnesseln legen über 60 Schmetterlingsarten ihre Eier ab! Und Hummeln brauchen lockere Böden, wo sie ihre Brutröhren anlegen können. Der britische Hummelforscher Dave Goulson gibt in seinem Buch «Wildlife Gardening – Die Kunst, im eigenen Garten die Welt zu retten» viele wertvolle Tipps für einen insektenfreundlichen Garten. Er führt 16 Pflanzenarten auf, die für Insekten besonders anziehend sind:

- Anis-Duftnessel *(Agastache foeniculum)*
- Lauch (*Allium* spec.)
- Kratzdisteln (*Cirsium* spec.)
- Dahlien (ungefüllte!) (*Dahlia* spec.)
- Natternkopf *(Echium vulgare)*
- Wiesen-Storchenschnabel *(Geranium pratense)*
- Sonnenbraut (*Helenium* spec.)
- Acker-Witwenblume *(Knautia arvensis)*
- Lavendel (*Lavandula* spec.)
- Katzenminze *(Nepeta racemosa)*
- Dost, Oregano *(Origanum vulgare)*
- Lungenkraut (*Pulmonaria* spec.)
- Weiden (*Salix* spec.)
- Beinwell *(Symphytum officinale)*
- Thymian (*Thymus* spec.)
- Zaun-Wicke *(Vicia sepium)*

Vögel

Ein Garten ohne Vögel ist kaum vorstellbar. Vor allem im Frühling, wenn die Balzgesänge ertönen, erfreuen die gefiederten Freunde alle Herzen. Für einen vogelfreundlichen Garten ist zuerst einmal eine vielfältige Bepflan-

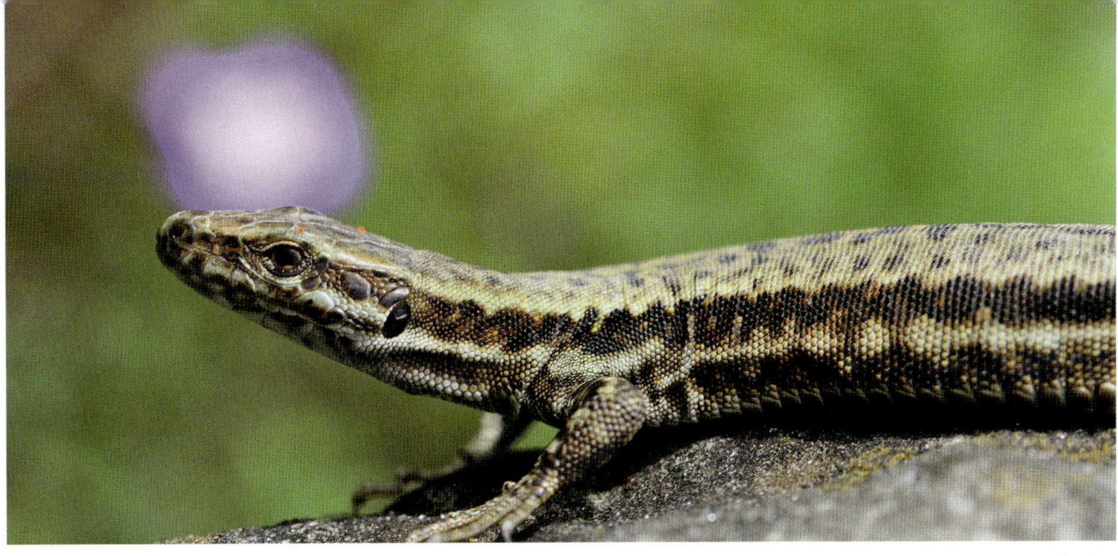

Mauereidechse

zung wichtig, die auch Sträucher und Bäume einschließt. Vögel bleiben im Garten, wenn sie darin die nötige Nahrung finden – seien dies Insekten, Raupen und Würmer oder Samen, Beeren und Früchte. Vogelkundler:innen haben erforscht, wie viele Vögel die Früchte bestimmter Sträucher fressen. Rekordhalter ist – der Name sagt es – die Vogelkirsche *(Prunus avium)*, deren Früchte von 48 Vogelarten gefressen werden. Es folgen:

- Wacholder (*Juniperus communis*, 43 Arten)
- Weißdorn (*Crataegus* spec., 32 Arten)
- Traubenkirsche (*Prunus padus*, 24 Arten)
- Roter Hartriegel (*Cornus sanguinea*, 24 Arten)
- Felsenbirne (*Amelanchier* spec., 21 Arten)
- Berberitze (*Berberis vulgaris*, 19 Arten)
- Feld-Ahorn (*Acer campestre*, 15 Arten)

Neben der richtigen Nahrung brauchen die Vögel im Garten Nistmöglichkeiten in Hecken und Gebüschen. Einer der ärgsten Feinde der Vögel sind die Hauskatzen, die trotz Dosenfutter immer noch ihrem Jagdtrieb frönen und so manchen Vogel erbeuten.

Es ist spannend, Vögel zu beobachten – ein Feldstecher und ein Bestimmungsbuch sind dabei nützlich. Für handwerkliche Projekte sind Vogelnistkästen und Futterhäuschen sehr beliebt. Entsprechende Bauanleitungen findet man im Internet.

Weitere Tiere im Garten

Weitere nützliche Tiere im Garten wie Igel, Spitzmaus und Co. wurden schon in Teil III – Agogisches Arbeiten im Garten im Kapitel «Biologischer Pflanzenschutz» vorgestellt. Vielleicht nicht als dauernde Gäste, wohl aber als Besucher sind folgende Säugetiere in naturnahen Gärten anzutreffen: Siebenschläfer, Steinmarder, Fledermäuse, Füchse; Dachse und Wildschweine – diese sind aber wegen ihrer Wühltätigkeit nicht sehr beliebt.

Wenn es genügend sonnige Plätze mit Natursteinmauern und Steinen im Garten gibt – und keine Hauskatzen –, finden sich bald auch Eidechsen im Garten ein, am häufigsten die Mauereidechse, seltener die Smaragdeidechse.

Auch Blindschleichen sind in Naturgärten häufig anzutreffen, seltener Schlangen wie etwa die ungiftige Ringelnatter.

Literaturtipp

Wolf Richard Günzel (2014): Ein Garten für Eidechsen – Lebensräume schaffen im naturnahen Garten – Beobachten – Gestalten – Bauen. Pala Verlag.

Ein schön illustriertes Büchlein mit unzähligen Tipps für naturnahe Gärten

Wildstrauchhecken

Literaturtipp

Bruno P. Kremer (2017): Hecke, Gartenweg und Blumenwiese. Haupt Verlag.

Die große Bedeutung von Sträuchern für Vögel und Insekten wurde schon erwähnt. Bei genügend großen Gärten sind – neben einzelnen Sträuchern – Hecken sehr nützlich. Pflanzengruppen aus Gehölzen gliedern den Garten optisch und funktional. Sie unterstützen die ökologische Vernetzung der Teilräume im Garten. Hecken sind Versteck, Ruhezone, Nistraum und Nahrungsressource für viele Tiere im Garten.

Hecken dienen auch als Sichtschutz, insbesondere wenn sie mit Kletter-, Rank- und Schlingsträuchern ergänzt werden. Ganzjährig blickdichte Hecken sind nur mit immergrünen Gehölzen zu erreichen. Da der Kirschlorbeer *(Prunus laurocerasus)* als Neophyt nicht mehr verwendet werden soll und Thuja-Hecken von der Biodiversität her bedenklich sind, bleiben von den heimischen Gewächsen nur noch der Buchsbaum *(Buxus sempervirens)* und die Eibe *(Taxus baccata)*. Beim Buchsbaum tritt leider seit vielen Jahren der Buchsbaumzünsler als Schädling auf, weshalb solche Hecken regelmäßig mit Insektiziden behandelt werden müssen. Es gibt zum Glück seit Kurzem auch biologische Mittel. Eiben sind eigentlich größere Bäume – sie können aber auch als Hecken kultiviert werden. Sie müssen regelmäßig geschnitten werden. Größere Eibenhecken sind eher monoton und bieten nur wenigen Lebewesen einen Lebensraum. Zudem muss die Giftigkeit von Eiben bei der Planung von Gärten beachtet werden.

Gitterzäune oder Mauern können mit Efeu *(Hedera helix)* begrünt werden. Efeu ist bei Insekten und Vögeln beliebt, muss aber wegen seines schnellen Wachstums regelmäßig zurückgeschnitten werden.

Empfohlen werden für alle größeren agogischen Gärten Wildstrauchhecken. Dazu können alle oben aufgelisteten insekten- und vogelfreundlichen Sträucher verwendet werden. Zusätzlich sind auch folgende Sträucher geeignet:

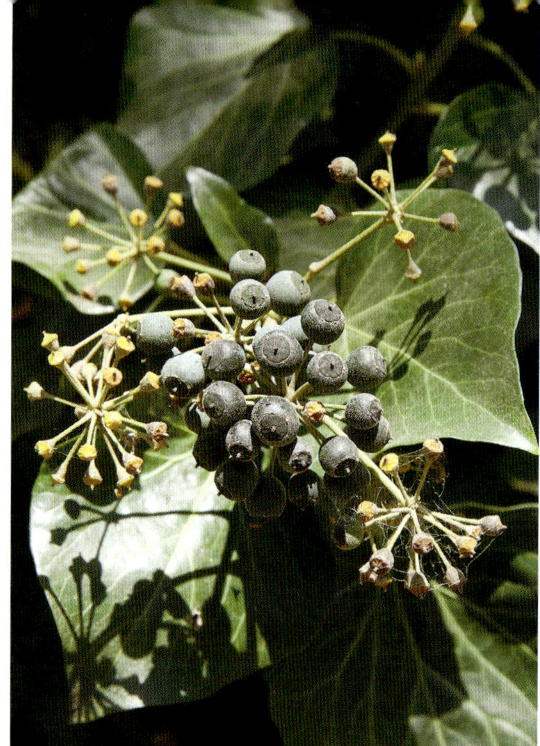

Efeu mit Beeren

- Hainbuche *(Carpinus betulus)*: auch als dichte, sommergrüne Sichtschutzhecke
- Hasel *(Corylus avellana)*: Nüsse bei Mensch und Tier beliebt
- Holunder *(Sambucus nigra; S. racemosa)*: Früchte für Konfitüre und Saft
- Kornelkirsche *(Cornus mas)*: Früchte für Konfitüre und Saft verwendbar
- Mehlbeere *(Sorbus aria)*: Früchte für Konfitüren verwendbar
- Mispel *(Mespilus germanica)*: Früchte für Konfitüren verwendbar
- Vogelbeere *(Sorbus aucuparia)*: Früchte für Saft und Konfitüre verwendbar

Ein paar Pflanzen klettern gerne:

- Efeu *(Hedera helix)*
- Geißblatt *(Lonicera periclymenum)*
- Waldrebe *(Clematis vitalba)*

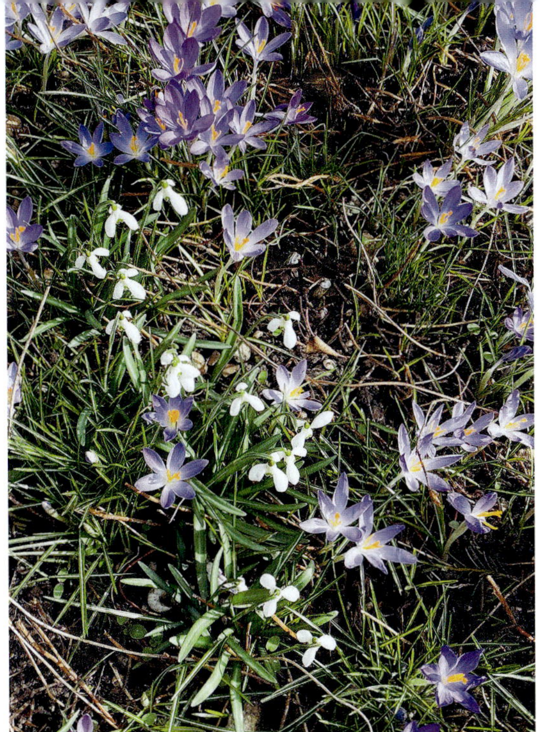

Krokus mit Schneeglöckchen

Als Unterpflanzung *bei Hecken* eignen sich folgende Frühblüher:

- Aronstab *(Arum maculatum)*
- Bärlauch *(Allium ursinum)*: beliebt für die Wildkräuterküche
- Blaustern *(Scilla bifolia)*
- Busch-Windröschen *(Anemone nemorosa)*
- Krokus *(Crocus albiflorus, C. tommasianius)*
- Lerchensporn *(Corydalis cava, C. solida)*
- Märzenbecher *(Leucojum vernum)*
- Scharbockskraut *(Ranunculus ficaria)*
- Schneeglöckchen *(Galanthus nivalis)*
- Winterling *(Eranthis hyemalis)*

Auch bei diesen Pflanzen gilt, dass giftige Arten nur mit Bedacht gepflanzt werden sollten.

Ein Biotop im Garten

Biotope oder Gartenteiche erfüllen eine wichtige Funktion in der Erhaltung der Biodiversität, weil Feuchtgebiete und Teiche in der übrigen Landschaft oft verschwunden sind. Auch in kleineren Biotopen siedeln sich nach kurzer Zeit viele Insekten wie Libellen, Teichläufer oder Wasserkäfer an. Bei den Amphibien ist die Chance groß, dass sich Erdkröte, Grasfrosch, Feuersalamander, Teichmolch oder Alpensalamander zeigen. Sie bieten viele Gelegenheiten zu spannenden Beobachtungen, insbesondere während der Paarungszeit im Frühling.

In neuerer Zeit werden größere Biotope als Schwimmteiche genutzt – das zieht dann aber einen Mehraufwand an Pflege und Unterhalt nach sich. Sogar Biokläranlagen werden neuerdings in Gärten eingerichtet.

Der Bau eines Biotops sollte von Fachleuten umgesetzt werden. Es sollte im Halbschatten von Bäumen oder Sträuchern liegen. Eine Mindestgröße von 6 m^2 und eine Mindesttiefe von 80 cm sind wichtig. Bei Gärten, die von jüngeren Kindern oder von demenzkranken Menschen genutzt werden, muss ein Biotop mit einem sicheren Zaun vor dem Zutritt geschützt werden.

Ein Biotop sollte rundherum mit einer Flachwasserzone versehen werden. Dort wachsen Wasser- oder Sumpfpflanzen, die in der Natur zum Teil als gefährdet gelten.

Pflanzen für die Flachwasserzone

- Bach-Nelkenwurz *(Geum rivale)*
- Baldrian *(Valeriana officinalis)*
- Blutauge *(Potentilla palustris)*
- Blutweiderich *(Lythrum salicaria)*
- Drachenwurz *(Calla palustris)*
- Fieberklee *(Menyanthes trifoliata)*
- Froschbiss *(Hydrocharis morsus-ranae)*
- Froschlöffel *(Alisma plantago-aquatica)*

Biotop

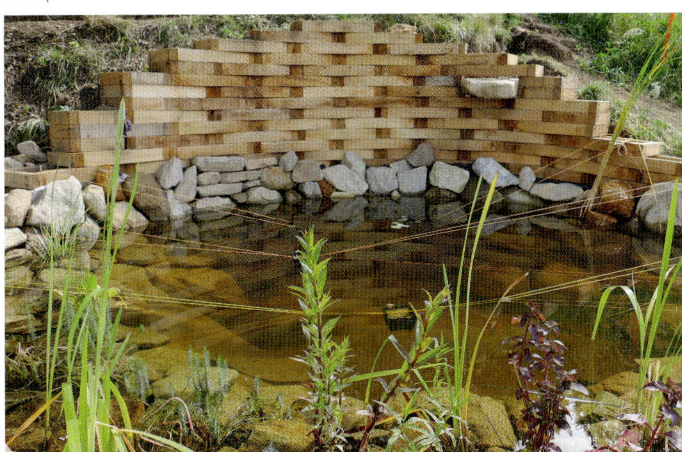

- Pfennigkraut *(Lysimachia nummularia)*
- Rohrkolben *(Typha latifolia, T. minima)*
- Schlangen-Knöterich *(Polygonum bistorta)*
- Schwanenblume *(Butomus umbellatum)*
- Sumpf-Dotterblume *(Caltha palustris)*
- Sumpf-Schwertlilie *(Iris pseudacorus)*
- Sumpf-Vergissmeinnicht *(Myosotis palustris)*
- Tannenwedel *(Hippuris vulgaris)*
- Wasser-Minze *(Mentha aquatica)*
- Weidenröschen *(Epilobium hirsutum)*
- Wollgras (*Eriophorum* spec.)

Bei größeren Gartenteichen können im tieferen Wasser die Weiße Teichrose *(Nymphea alba)* oder die Kleine Teichrose *(Nuphar lutea)* angesiedelt werden.

Geeignete Unterwasserpflanzen

- Krebsschere *(Stratioides aloides)*
- Laichkraut (*Potamogeton* spec.)
- Sumpf-Wasserstern *(Callitriche palustris)*
- Wasserfeder *(Hottonia palustris)*
- Wasserschlauch *(Utricularia vulgaris)*

Ein Biotop braucht regelmäßige Pflege. So müssen im Vorfrühling, bevor die ersten Molche kommen, abgestorbene Pflanzenteile und eingetragenes Laub entfernt werden. Während des Sommers müssen evtl. Algen entfernt werden, wobei diese bei genügender Sonneneinstrahlung eigentlich nicht überhandnehmen sollten.

Wasser-Minze

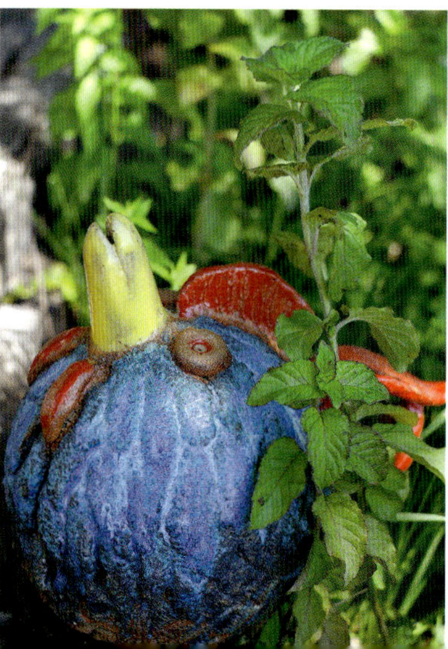

Ökologischer Garten-Check

Die folgende Checkliste dient als Zusammenfassung einer naturnahen Gartengestaltung. Die 50 Hinweise und Tipps dienen dazu, das vorhandene Natur-Potenzial im Garten zu prüfen und einzelne Elemente zu ergänzen.

Ausstattung Garten

- ○ Bepflanzte Dächer und begrünte Hauswände
- ○ Sitzplätze mit natürlichem Schatten
- ○ Pergola mit Kletterpflanzen
- ○ Terrassen/Balkone mit Blumenkübeln und -töpfen
- ○ Artenreiche Blumenwiesen oder Blumenrasen; Verzicht auf große Rasenflächen
- ○ Möglichst wenig versiegelte Flächen wie Beton- und Teerbeläge
- ○ Naturstein-Beläge für Plätze und Wege
- ○ Trockenmauern oder Terrassierungen mit naturbelassenen Holzelementen
- ○ Steinhaufen und Asthaufen
- ○ Begrünte Sand- und Kiesflächen, Letztere ohne Fließunterlage
- ○ Verzicht auf Betonelemente und Betonmauern im Garten
- ○ Verzicht auf Metall-Zäune und andere künstliche Zäune
- ○ Biotop/Gartenteich mit Flachwasserzone und Randsteinen
- ○ Naturbelassenes Holz bei Zäunen, Bänken und anderen Garteneinrichtungen
- ○ Garten mit naturgemäßen Gegenständen schmücken («Land-Art»)

Bepflanzung

- ○ Wildstrauch-Hecken mit Blüh- und Beerensträuchern sowie Unterpflanzung
- ○ Hochstamm-Obstbäume
- ○ Solitär-Bäume und -Sträucher (vor allem Laubgehölze)
- ○ Verzicht auf gentechnisch veränderte Pflanzen
- ○ Auswahl von regionaltypischen Pflanzenarten und Sorten
- ○ Bienenfreundliche Pflanzen

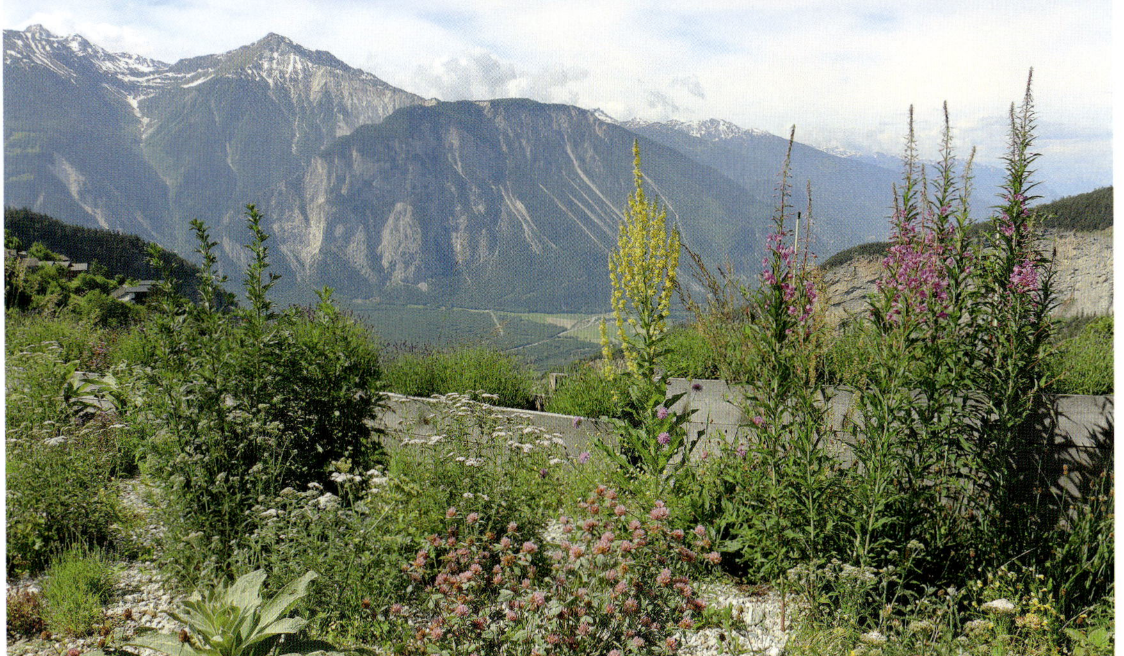

Naturgarten

- Gemüsebeete mit saisongerechten Mischkulturen
- Staudenbeete mit Wildpflanzen und Beikräutern
- Kräuterbeete mit Beikräutern, von denen viele essbar sind
- Pflanzen für alle vier Jahreszeiten
- Kontrolle von Neophyten

Bewirtschaftung und Pflege

- Giftfreie Bewirtschaftung und biologischer Pflanzenschutz, z. B. Fördern von Nützlingen
- Torffreie Substrate und biologische Erden
- Verwendung von biologischem Saatgut und biologischen Jungpflanzen
- Auswahl von robusten und widerstandsfähigen Pflanzen, z. B. schorfresistente Apfel-Sorten
- Schonende Bodenbearbeitung und Mulchen
- Verzicht auf Bodenfräsen und Motorgeräte zur Bodenbearbeitung
- Verzicht auf Abdeckung mit Bodenfolien («Unkrautfolien»)
- Möglichst viel Hand- und wenig Maschinenarbeit bei mechanischen Maßnahmen
- Verzicht auf Laubbläser und Laubsauger sowie Motorsensen (Fadenmäher)
- Produktion und Einsatz von Kompost
- Gründüngung und Fruchtfolge
- Einsatz von Pflanzenjauchen und Gesteinsmehl
- Sparsame Verwendung von biologischen Düngemitteln wie z. B. Hornprodukten oder Mist
- Sorgsamer Umgang mit Wasser und Bewässerung, z. B. Regenwasser-Nutzung

Tiere im Garten

- Futterpflanzen fördern, z. B. Brennnesseln für Schmetterlinge und andere Insekten
- Nisthilfen für Insekten aufstellen («Bienenhotel»)
- Katzenfreier Garten
- Samenpflanzen über den Winter als Refugium für Insekten stehen lassen
- Gewächshäuser mit Solarenergie beheizen

Garten öffnen und zeigen

- Garten für Interessierte öffnen
- Führungen und Exkursionen
- Kurse zu Naturgärten anbieten
- Beratung für natürliche Gartengestaltung anbieten
- Hinweisschilder auf interessante Pflanzen und Tiere aufstellen

Giftpflanzen und Allergene

Es gibt in der Natur einige für den Menschen giftige Pflanzen. Vorsicht ist vor allem bei Gärten geboten, die von Kleinkindern besucht werden. Bereits der Verzehr von einer oder zwei Blüten des Blauen Eisenhuts *(Aconitum napellus)* ist für ein Kleinkind lebensbedrohlich. Auch in Demenzgärten sollten keine giftigen Pflanzen vorhanden sein, ebenso wenig in Gärten, in denen Menschen mit einer Behinderung betreut werden. Normalerweise aber schmecken die giftigen Teile wie z. B. Beeren so abscheulich, dass sie sofort wieder ausgespuckt werden und so kaum Schaden anrichten. Bei Vergiftungen durch Pflanzen sollten unbedingt ein Arzt, eine Ärztin oder ein toxikologisches Zentrum konsultiert werden.

Giftige Bäume und Sträucher

Bei den Bäumen ist die Eibe *(Taxus baccata)* als Giftpflanze zu erwähnen. Alle ihre Teile mit Ausnahme des roten Fruchtfleisches sind sehr giftig. Sehr giftig sind im Weiteren der Buchsbaum *(Buxus sempervirens)* sowie der Goldregen *(Laburnum anagyroides)*.

Einige Neophyten, die aber sowieso nicht mehr in Gärten gepflanzt werden sollten, sind ebenfalls giftig:

- Kirschlorbeer *(Prunus laurocerasus)*
- Robinie *(Robinia pseudoacacia)*
- Lebensbaum *(Thuja occidentalis)*
- Götterbaum *(Ailanthus altissima)*
- Chinesischer Blauregen/Glyzinie *(Wisteria sinensis)*
- Essigbaum *(Rhus typhina)*

Einige Sträucher haben für Menschen giftige Beeren:

- Faulbaum *(Frangula alnus)*
- Geißblatt *(Lonicera periclymenum)*
- Liguster *(Ligustrum vulgare)*
- Pfaffenhütchen *(Euonymus europaea)*
- Schneeball *(Viburnum opulus)*
- Stechpalme *(Ilex aquifolium)*
- Roter Hartriegel *(Cornus sanguinea)*
- Schneebeere *(Symphoricarpos albus)*

Giftige Stauden und Wildpflanzen

Viele Stauden sind giftig, sie können hier nicht alle aufgeführt werden. Besonders giftig und deshalb mit Vorsicht zu betrachten sind:

- Christrose *(Helleborus niger)*
- Eisenhut *(Aconitum napellus)*
- Engelstrompete *(Brugmansia suavolens)*
- Fingerhut *(Digitalis purpurea)*
- Goldlack *(Erysimum cheiri)*
- Lupine *(Lupinus polyphyllus)*
- Maiglöckchen *(Convallaria majalis)*
- Nachtschatten (*Solanum* spec.)
- Rizinus *(Ricinus communis)*
- Tabak (*Nicotiana* spec.)

Einige Wildpflanzen, die auch im Garten vorkommen können, sind ebenfalls sehr giftig:

- Aronstab *(Arum italicum, A. maculatum)*
- Hundspetersilie *(Aethusa cynapium)*
- Tollkirsche *(Atropa bella-donna)*
- Zaunrüben (*Bryonia* spec.)
- Kälberkropf (*Chaerophyllum* spec.)
- Gefleckter Schierling *(Conium maculatum)*
- Herbst-Zeitlose *(Colchicum autumnale)*
- Seidelbast *(Daphne mezereum)*
- Wolfsmilch (*Euphorbia* spec.)
- Bilsenkraut *(Hyoscyamus niger)*
- Alraune *(Mandragora officinarum)*
- Einbeere *(Paris quadrifolia)*
- Weißwurze (*Polygonatum* spec.)
- Greiskräuter (*Senecio* spec.)
- Weißer Germer *(Veratrum album)*

Giftige Zimmerpflanzen

Einige Zimmerpflanzen sind giftig – die folgenden vier besonders:

- Ritterstern/Amaryllis (*Hippiastrum* spec.)
- Diffenbachie *(Diffenbachia seguine)*
- Kolbenfaden (*Aglaonema* spec.)
- Weihnachtsstern *(Euphorbia pulcherrima)*

Allergene Pflanzen

Schätzungsweise 200 heimische Pflanzen sind in der Lage, beim Menschen Allergien auszulösen. Am häufigsten geschieht dies durch Pollenflug. Besonders viele Allergien lösen Vertreter der folgenden sechs Gruppen von Pflanzen aus:

- Gräser
- Birke und Verwandte (Erle, Hasel, Hagebuche, Rot-Buche, Eiche und Esskastanie)
- Beifuß *(Artemisia vulgaris)* und Ambrosia *(Ambrosia artemisiifolia)*
- Esche *(Fraxinus excelsior)* und Ölbaum *(Olea europaea)*
- Glaskräuter (*Parietaria* spec.)
- Zypressen und Verwandte: Zedern (*Cedrus* spec.), Scheinzypressen (*Chamaecyparis* spec.), Thuja *(Thuja occidentalis)*, Wacholder *(Juniperus communis)*

Einige Pflanzen können Kontaktallergien auslösen, d. h., sie führen beim Berühren zu Verbrennungen und Verätzungen der Haut. Am bekanntesten ist die Brennnessel. Der Riesen-Bärenklau *(Heracleum mantegazzianum)* kann beim Berühren zu starken allergischen Reaktionen führen. Auch ein paar weitere Pflanzen können bei empfindlichen Personen zu Hautreizungen führen, was beim Arbeiten im Garten zu beachten ist: Schafgarbe *(Achillea millefolium)*, Astern (*Astera* spec.), Chrysanthemen (*Chrysanthemum* spec.), Dahlien (*Dahlia* spec.), Efeu *(Hedera helix)*, Narzissen (*Narcissus* spec.), Wein-Raute *(Ruta graveolens)*, Tulpen (*Tulipa* spec.), Thuja *(Thuja occidentalis)*.

Fingerhut

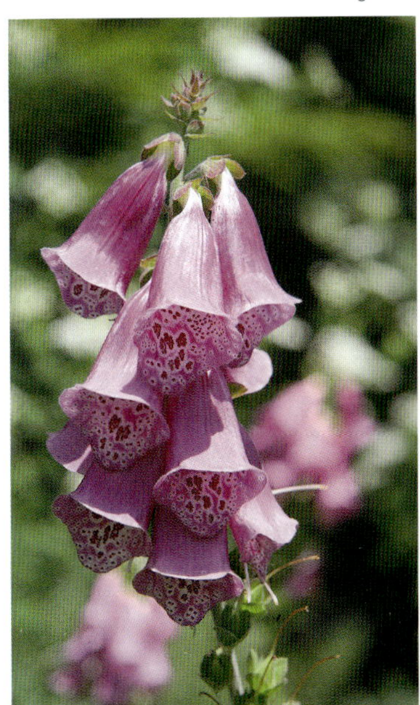

Tollkirsche

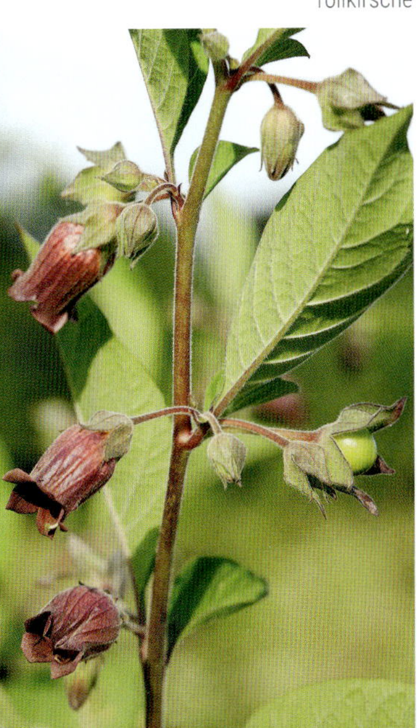

Beifuß

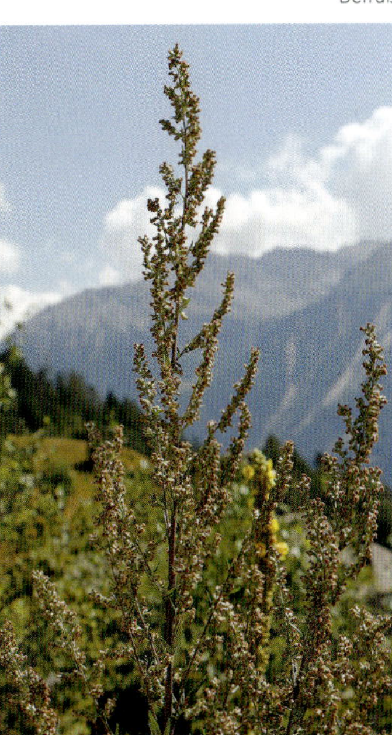

Hochbeete

Waren es früher Kübel und Töpfe, werden heute viele verschiedene Modelle von Hochbeeten angeboten. Sie bieten einige Vorteile:

- Die Pflanzen wachsen sehr gut.
- Arbeiten im Stehen ist möglich.
- Es gibt weniger Schnecken.
- Sie können verschoben werden.
- Bewässerung kann vereinfacht werden.

Typen von Hochbeeten

In der Gartenagogik sind Hochbeete vor allem in Einrichtungen für ältere Menschen und Personen mit einer Behinderung sehr nützlich. So kann man, ohne sich stark bücken zu müssen, im Stehen oder sogar im Sitzen arbeiten. Unterfahrbare Hochbeete für das Arbeiten im Sitzen sind nützlich, aber teuer, weil sie aufwendig konstruiert sind.

Tischhochbeete eignen sich zum Arbeiten im Stehen. Teure Modelle verfügen über eine Metallwanne mit Wasserablauf. Luxusmodelle gibt es sogar mit automatischer Bewässerung. Tischhochbeete sollten eine Höhe von 80–90 cm haben – gemessen vom Boden bis zur oberen Kante. Die Pflanztiefe sollte mindestens 20–25 cm betragen, damit die Pflanzen genügend Platz für ihre Wurzeln haben.

Kastenhochbeete aus Holz sind billiger und haben mehr Tiefe. Sie sind somit auch für Pflanzen mit tieferen Wurzeln wie Rettich oder Kartoffeln geeignet. Wenn sie dauerhaft sein sollen, müssen sie innen mit einer Folie ausgekleidet sein. Hochbeete aus Holz von Lärche, Douglasie oder Robinie sind am dauerhaftesten. Billiger sind Hochbeete aus Fichtenholz, die aber eine viel kürzere Lebensdauer haben. Das Holz sollte nur mit biologischen Holzschutzmitteln behandelt sein.

Sehr günstig und deshalb beliebt sind Hochbeete aus Palettenrahmen, wie sie früher von der Bahn zum Transport von Gütern verwendet wurden. Da sie nur ca. 30 cm hoch sind, können zwei Palettenrahmen übereinandergestapelt werden. Diese Art Hochbeete aus Fichtenholz ist nur wenige Jahre haltbar. Natürlich können Hochbeete aus Holz auch selbst gebaut werden. Das entsprechende Material ist in Hobby- und Baumärkten erhältlich.

Am dauerhaftesten sind Hochbeete aus Natursteinen oder Betonelementen.

Hochbeete aus Metall können im Sommer sehr heiß werden und beim Berühren Verbrennungen verursachen. Neuerdings gibt es sogar Metall-Hochbeete mit Rollen.

Hochbeete sollten auf allen Seiten mit einem festen Bodenbelag aus Betonplatten oder sehr gut verfestigtem Untergrund umgeben sein. Möchte man mit Rollstühlen an die Hochbeete gelangen, sind Wegbreiten von rund 1 m nötig.

Befüllen eines Hochbeets

Bei Tischhochbeeten mit geringer Tiefe kann man als unterste Schicht ca. 3–5 cm Blähton einfüllen. Damit erhöht man die Speicherfähigkeit. Bevor man die Gartenerde einfüllt, sollte man den Blähton mit einem Vlies abdecken. Wenn man in einem Tischhochbeet Gemüse anpflanzen möchte, empfiehlt es sich, zur Gartenerde auch Komposterde beizugeben.

Unterfahrbares Hochbeet

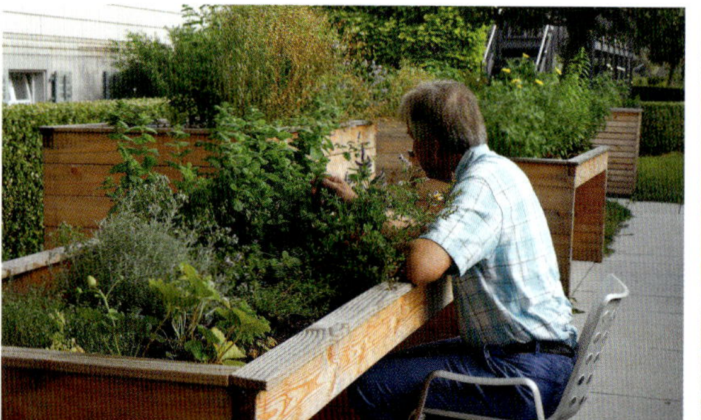

Tischhochbeet

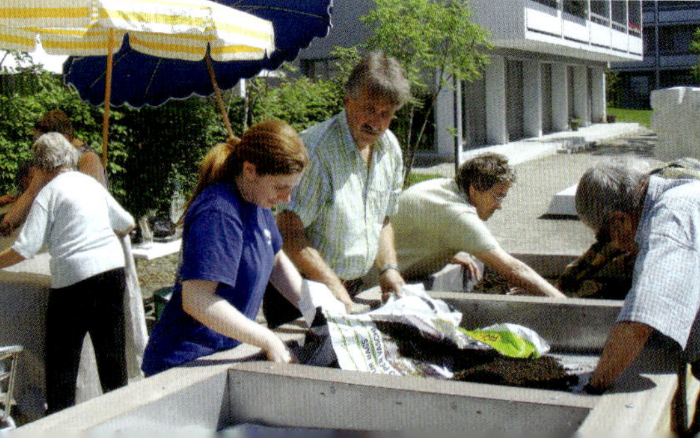

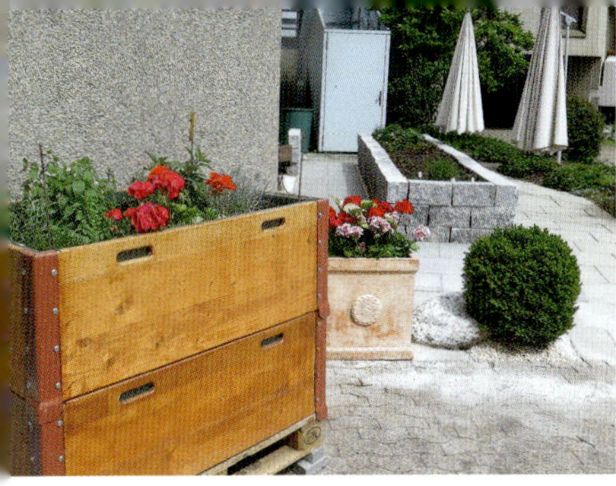

Kasten- und Granithochbeet

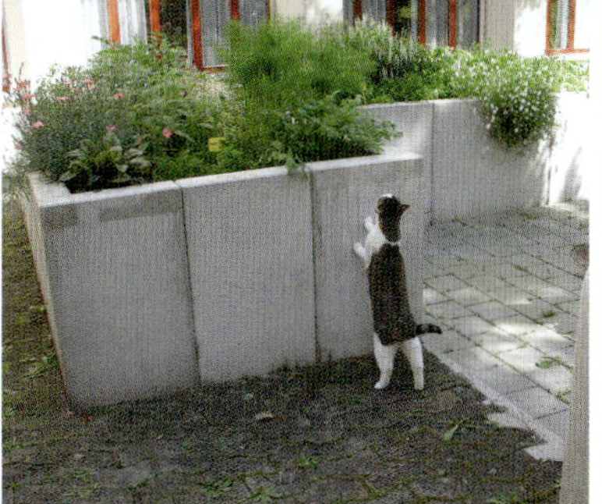

Hochbeet mit Betonelementen

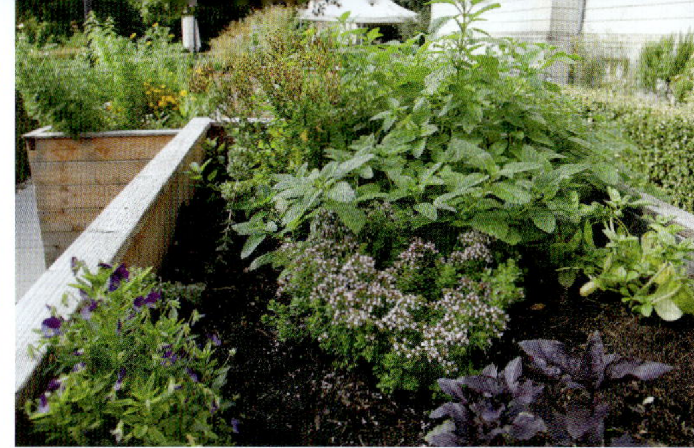

Bepflanztes Hochbeet

Bei Kastenhochbeeten mit größerer Tiefe kann man die untersten 10–15 cm mit grobem Kies füllen. Als Nächstes können bis zur Hälfte der Höhe Zweige, Äste, Laub und Holzhäcksel eingefüllt werden. Die nächsten 30 cm werden mit grober Landerde und grobem Kompost gefüllt, die obersten 10–20 cm mit feiner Gartenerde. In den ersten Jahren muss bei einem Hochbeet immer wieder Erde nachgefüllt werden, da sich das grobe Material und der grobe Kompost zersetzen und zusammensacken. Je nach verwendetem Holz muss ein Hochbeet nach 10–15 Jahren ersetzt werden.

Bepflanzen und Bewässern

Im Hochbeet können wie bei einem Erdbeet die verschiedensten Pflanzen kultiviert werden: Gemüse, Kräuter, Erdbeeren, Zierpflanzen usw. Die Gefahr besteht, dass man bei der doch beschränkten Fläche zu viel einpflanzt. Neben mehrjährigen Pflanzen eignet sich ein Hochbeet auch zum Ansäen von Einjährigen wie Radieschen, Ringelblumen oder Kamillen. Dazu sollte der nötige Platz frei gelassen werden. Schön zum Betrachten sind Hochbeete mit Mischkulturen, wo Gemüse und Blumen miteinander gedeihen. Und die eine oder andere Erdbeere zum Naschen wird auch Besucher:innen anlocken.

Die Bewässerung ist dieselbe wie bei einem Erdbeet. Hat man im unteren Teil eine Schicht mit Blähton eingefüllt, braucht ein Hochbeet nicht mehr Wasser als ein Erdbeet. Will man nicht immer selbst wässern, kann ein Tropfsystem installiert werden.

Literaturtipp

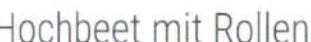

Siegfried **Stein** & Gernot Kosok (2016): Hochbeete – Selber bauen und bepflanzen. blv Verlag.

Das kleine Büchlein gibt viele wertvolle Hinweise zu Hochbeeten.

Hochbeet mit Rollen

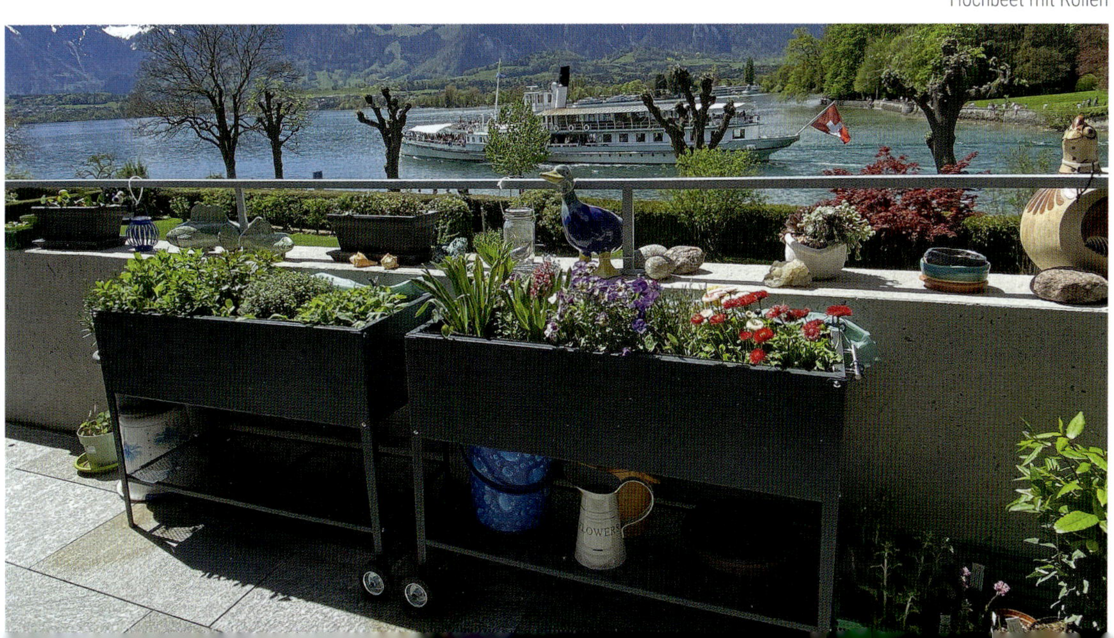

Innenräume für Gartenagogik

Möchte man Gartenagogik über das ganze Jahr hinweg anbieten, müssen geeignete Innenräume vorhanden sein, da Arbeiten im Freien im Winterhalbjahr oft nur beschränkt möglich ist. Am bequemsten – und am teuersten – ist ein Wintergarten. Ein (beheiztes) Gewächshaus ist ebenfalls mit Investitionen verbunden, die sich aber auf alle Fälle lohnen, wenn man Gartenagogik längerfristig betreiben möchte. Im professionellen Bereich sind Gewächshäuser sowieso nötig. Hat man keinen Wintergarten und kein Gewächshaus, braucht man notwendigerweise einen Arbeits- und einen Geräteraum. Im Hobby- und Freizeitbereich kann das ein normales großes Zimmer sein, das für die Gartenagogik benutzt werden kann. Um die Gartensaison zu verlängern und Pflanzen auch in der kälteren Jahreszeit zu kultivieren, gibt es Frühbeete und Folientunnel. Beides ist aber kein Ersatz für ein Gewächshaus oder einen Wintergarten. Sie können auch nicht als Arbeitsraum genutzt werden. Auch normale Zimmer können als «begrünte Räume» mit Zimmerpflanzen gestaltet werden.

Wintergarten

Ein Wintergarten ist eine Erweiterung des Hauses in den Garten und kann, wenn er beheizbar ist, das ganze Jahr über genutzt werden. Er dient als Aufenthalts- oder Arbeitsraum und ist zugleich eine Schleuse in den Außenbereich. Schön bepflanzt wird er mit größter Wahrscheinlichkeit zum Lieblingsplatz vieler Bewohner:innen einer Institution. Ein Wintergarten ist ein idealer Arbeitsraum für die Gartenagogik, da er eine gute Verbindung zum Garten hat.

Es gibt fast unzählige Modelle von Wintergärten auf dem Markt. Sie müssen wie ein professionelles Gewächshaus hohe Qualitäts- und Sicherheitsstandards erfüllen und sind deshalb ziemlich teuer. Im Rahmen eines Umbaus oder einer Renovierung eines Hauses sollte versucht werden, der Leitung und den Geldgeber:innen den Bau eines Wintergartens schmackhaft zu machen.

Gewächshaus

Gewächshäuser wurden früher zur Überwinterung von exotischen, nicht winterharten Pflanzen gebaut. Bekannt sind sie auch unter der Bezeichnung «Orangerie» in Anlehnung an die Orangen, die dort neben anderen Gewächsen gedeihen. Später wurden sie mehr und mehr auch zur Kultivierung von Früchten, Gemüsen und Kräutern errichtet, die damit das ganze Jahr produziert und verkauft werden konnten.

Für das Aufstellen eines Gewächshauses müssen verschiedene Bedingungen erfüllt sein:

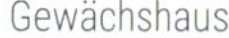
Gewächshaus

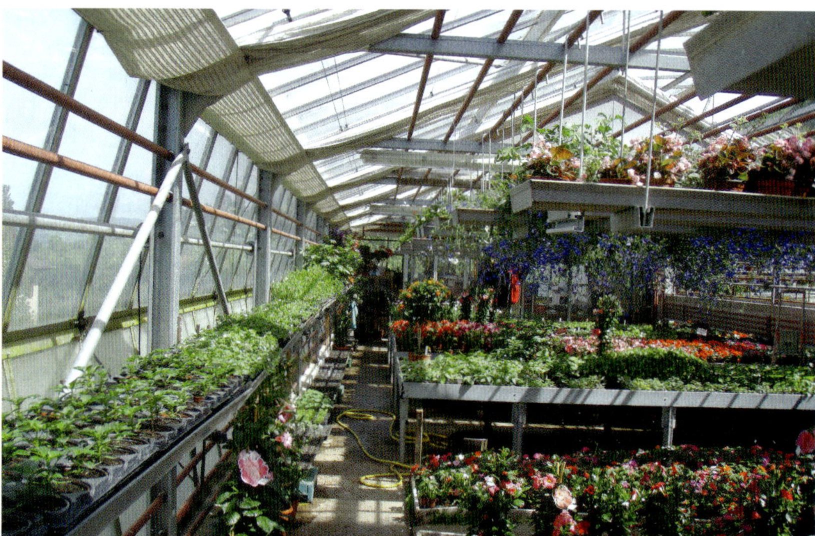

- Das Gelände, wo ein Gewächshaus aufgestellt werden soll, muss eben sein.
- Eine windgeschützte Lage spart später einen großen Teil der Heizkosten.
- Ein Gewächshaus sollte nicht zu nahe an Gebäuden oder Bäumen errichtet werden, da es nicht beschattet sein sollte.
- Es sollte nicht zu weit von den Gebäuden entfernt und mit guten Wegen erreichbar sein.
- Der Untergrund soll fest und nicht sumpfig sein.

Als Beispiel wird hier das Gewächshaus im Therapiegarten der RehaClinic Bad Zurzach vorgestellt (nach R. Schneiter (2020): Lehrbuch Gartentherapie). Es ist allerdings nur für größere Einrichtungen geeignet.

Damit genug Platz für die Betreuung von Patient:innen zur Verfügung steht, wurde eine Fläche von 11 × 4 m gewählt (Innenmaß). Die Einrichtung entspricht einem professionellen Gewächshaus. Zusätzlich wurden ein Bereich für die Betreuungspersonen und ein kleiner Warteraum eingerichtet. Durch eine attraktive Bepflanzung erleben die Patient:innen das Gewächshaus als Ort der Erholung. Im Winter stehen auch einige Kübelpflanzen zur Überwinterung im Gewächshaus.

Das Gewächshaus steht auf einem massiven Betonsockel und besteht aus einer Stahlkonstruktion mit zweiwandigem Isolierglas. Zur Raumunterteilung werden Pflanzen verwendet. Eine automatische Lüftung und eine Heizung sind in unserem Klima unbedingt nötig. Die Türen wurden entsprechend den Anforderungen für behindertengerechtes Bauen genügend groß und mit einer automatischen Öffnung ausgestattet. Eine angemessene Beleuchtung inkl. Pflanzenleuchten ist installiert. Wasseranschlüsse sind vorhanden. Für die Kulturtische wurde ein Ebbe-Flut-Bewässerungssystem installiert, für die Ampelpflanzen und großen Gefäße eine Tropfbewässerung. Arbeits- und Kulturtische sind unterfahrbar und haben eine Höhe von 70 cm. Arbeitstische für das Arbeiten im Stehen sind 80 cm hoch.

Bei der abwechslungsreichen Bepflanzung wurden folgende Typen ausgewählt:

- Feuchtigkeitsliebende Pflanzen: z. B. *Papyrus*
- Blattpflanzen: z. B. Pfeilblatt *(Alocasia)*
- Blütenpflanzen: z. B. Prozessionenblume *(Tibouchina)*
- Tastpflanzen: z. B. Elefantenohr *(Kalanchoe)*
- Kletterpflanzen: z. B. Spargel *(Asparagus falcatus)*
- Ampelpflanzen: z. B. Geweihfarn *(Platycerium)*
- Bekannte Pflanzen: z. B. Begonien
- Essbare Pflanzen: z. B. Passionsblume *(Passiflora)*
- Sukkulenten: z. B. *Aeonium*
- Tillandsien: z. B. Greisenbart *(Tillandsia)*
- Bromelien: z. B. Lanzenrosette *(Aechmea)*
- Orchideen: z. B. Malayenblume *(Phalaenopsis)*

Ein professionelles Gewächshaus mit angebautem Arbeitsraum wurde im Wohn- und Pflegeheim St. Niklaus in Koppigen BE realisiert. Da Bilder oft mehr als Worte sagen, sei hier auf den Film «Heilende Gärten» verwiesen:

«Heilende Gärten» von Thomas Pfister und Nico Gutjahr: Die Filmbeiträge auf der DVD – ergänzt durch ein ausführliches Booklet – zeigen neben dem gartenagogischen Angebot im Pflegeheim St. Niklaus zwei weitere Beispiele aus dem Altersbereich. Ein vierter Kurzfilm zeigt die gartenagogische Arbeit mit psychisch beeinträchtigten Personen.

Es sei gewarnt vor billigen Gewächshaus-Modellen aus dem Baumarkt. Sie sind meistens klein und aufwendig beim Zusammenbauen. Sie können als Kleingewächshäuser für Tomaten und Gemüse benutzt werden, nicht aber für das Arbeiten mit Klient:innen. Sie sind

DVD «Heilende Gärten»

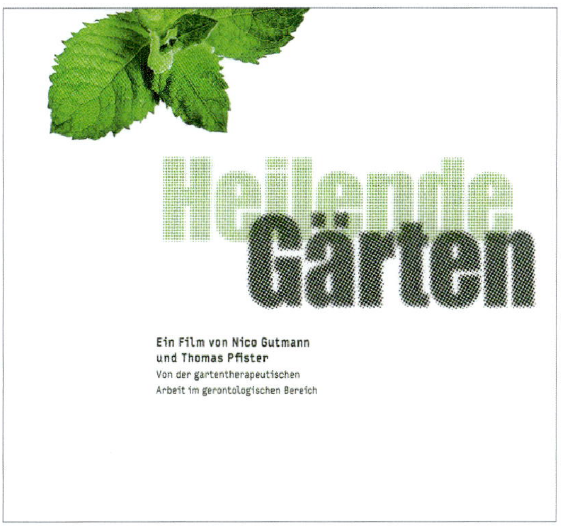

nicht beheizbar und können auch nicht als Arbeitsraum genutzt werden.

Als Alternative zu frei stehenden Gewächshäusern, die viel Platz benötigen, kann u. U. ein Anlehngewächshaus gebaut werden, das die Mauer eines Gebäudes als Hinterseite verwendet. Den Bau eines Gewächshauses überlässt man am besten einer professionellen Firma. Unter Umständen gibt es die Möglichkeit, ein bestehendes, nicht mehr genutztes Gewächshaus zu erwerben und an einem neuen Ort aufzustellen.

Arbeits- und Geräteraum

Was für den Profi-Bereich selbstverständlich ist, gilt auch für den Hobby- und Freizeitbereich: Es braucht einen geeigneten Arbeitsraum, der für die Anzahl Teilnehmende genügend groß ist. Nur ein Schönwetterprogramm anzubieten, kann kaum die Absicht der Gartenagogik sein. Für eine Gartengruppe mit 5–8 Klient:innen beträgt die Mindestgröße des Arbeitsraumes 40 m^2 – besser sind 50–60 m^2. Sind in der Gruppe auch Personen mit Rollstühlen oder Rollatoren, muss der Raum größer und der Zugang barrierefrei sein. Zur Grundausstattung des Arbeitsraums gehören Tische und Stühle. Nützlich sind Klapptische, die bei Bedarf auch weggestellt werden können.

Vom Arbeitsraum aus sollten geeignete Toiletten in kurzer Distanz erreichbar sein. Im Raum sollte es einen Wasseranschluss geben – noch besser ist eine kleine Küche, wo man Produkte aus dem Garten verarbeiten und auch kochen kann. Für eine minimale Gartenausrüstung genügt ein Schrank – besser ist natürlich ein Geräteraum oder ein Gerätehaus.

Frühbeet und Folientunnel

Frühbeete sind Kästen aus Holz oder Beton, die oben mit einem Glas abgedeckt werden. In Frühbeeten lassen sich kleinere Pflanzen ziehen, die normalerweise im Gewächshaus wachsen. Sie können für den Anbau von Frühgemüse wie z. B. Kopfsalat, Karotten usw. oder für Sommerkulturen wie Gurken oder Melonen verwendet werden. Die Lüftung muss sehr genau überwacht werden, weil bei Sonnenschein schnell eine Überhitzung entstehen kann. Das ständige Öffnen und Schließen der Glasabdeckungen bedeutet viel Arbeit. Im Frühbeet können auch verschiedene Samenarten zur Keimung gebracht werden.

Eine ähnliche Funktion wie ein Frühbeet erfüllt ein Folientunnel. Es gibt Modelle in unterschiedlichen Größen. Größere Tunnel sind begehbar und eignen sich zum Anbau von Tomaten oder Auberginen. Kleinere Tunnel, meistens aus Plastikfolie, werden z. B. in der Kultur von Spargel oder Erdbeeren verwendet. Sie sollten bei Hitze auf der Seite zurückgeschlagen werden können. So kann auch gegossen werden.

Folientunnel werden vor allem in der kalten Jahreszeit genutzt. Kopfsalat, der im August ins Freiland gesät wird, kann im September abgedeckt und im Spätherbst geerntet werden. Im August gesetzte Frühlingszwiebeln, die man im späten September abdeckt, reifen bis zum nächsten Frühjahr. Ende September kann Kopfsalat nachgesät werden, der unter dem Schutz überwintert und im Frühjahr reift. In kalten Lagen kann man Mitte Oktober Erbsen und Dicke Bohnen aussäen und abdecken. Im Februar werden Rettiche und Speiserüben ausgesät. Tomaten brauchen zum Keimen Wärme und sollten erst im März im Tunnel ausgesät werden. Im Mai können Jungpflanzen abgehärtet und unter Tunnel gesetzt werden. Auf die gleiche Weise wie Tomaten lassen sich Auberginen, Paprika und Zucchini ziehen.

Arbeitsraum St. Niklaus Koppigen

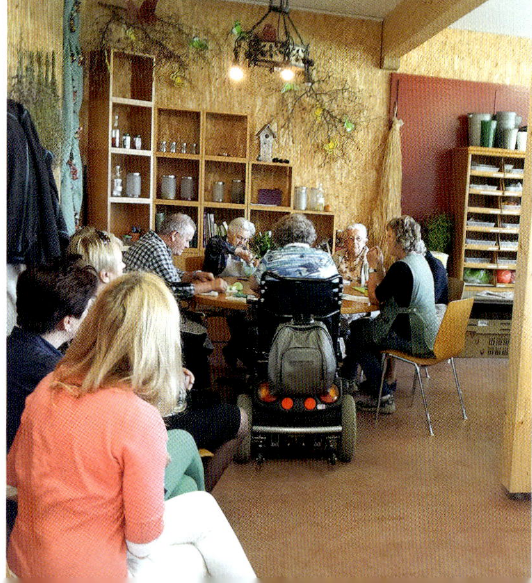

Begrünte Räume

Im Grunde genommen sind Gewächshäuser und Wintergärten auch «begrünte Räume». Aber auch ganz normale Zimmer können mit Pflanzen verschönert werden. Pflanzen können in Büros als Raumteiler dienen. Grüne Wände bringen Luftfeuchtigkeit in die Räume, wandeln CO_2 in Sauerstoff um und bieten einen gewissen Schallschutz. Grün am Arbeitsplatz erhöht das Wohlbefinden der Arbeitenden. Es gibt Studien, dass Mitarbeiter:innen in begrünten Büros einen niedrigeren Blutdruck und ein schnelleres Reaktionsvermögen aufweisen als Kolleg:innen in pflanzenlosen Räumen.

Oben: Frühbeete mit Glasabdeckungen
Unten: Folientunnel

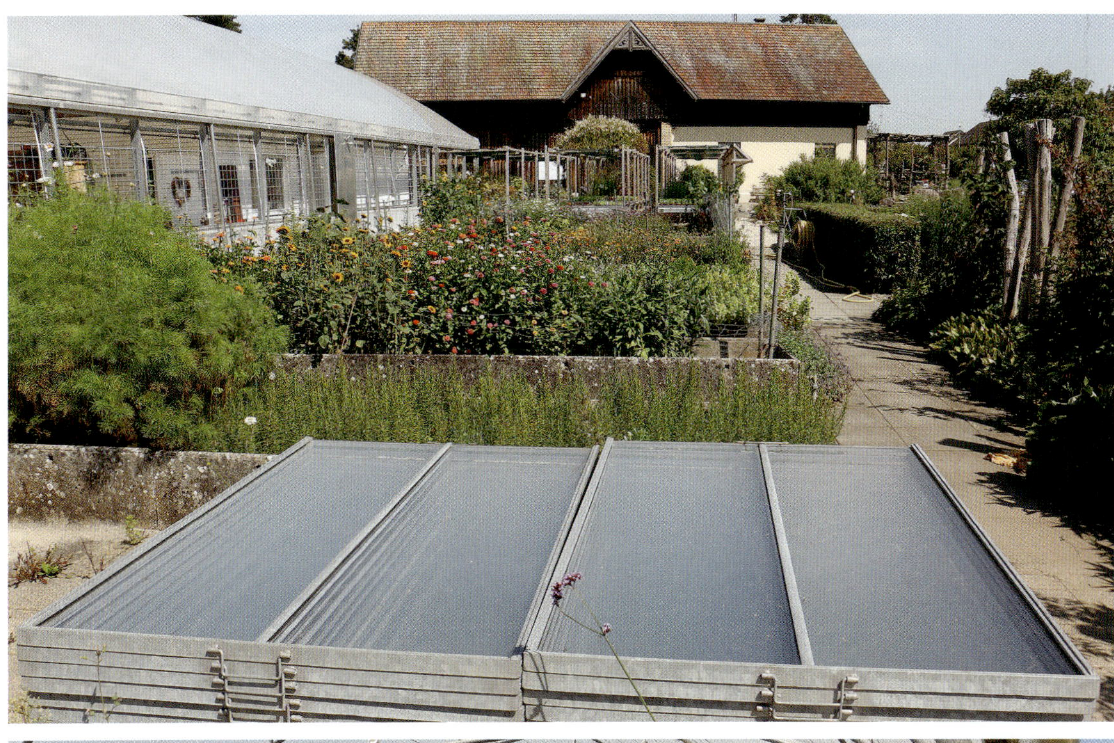

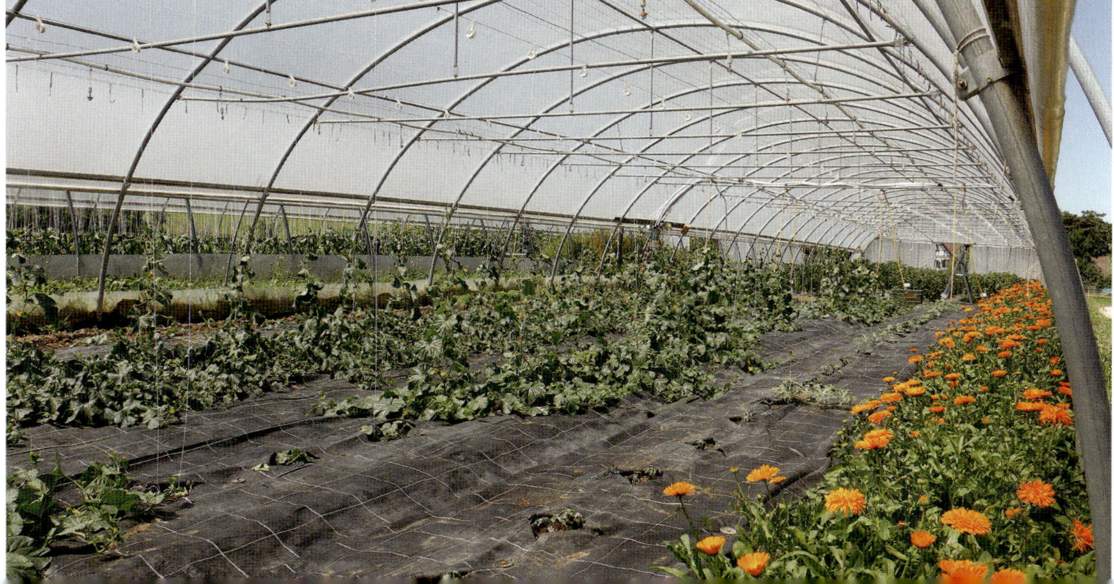

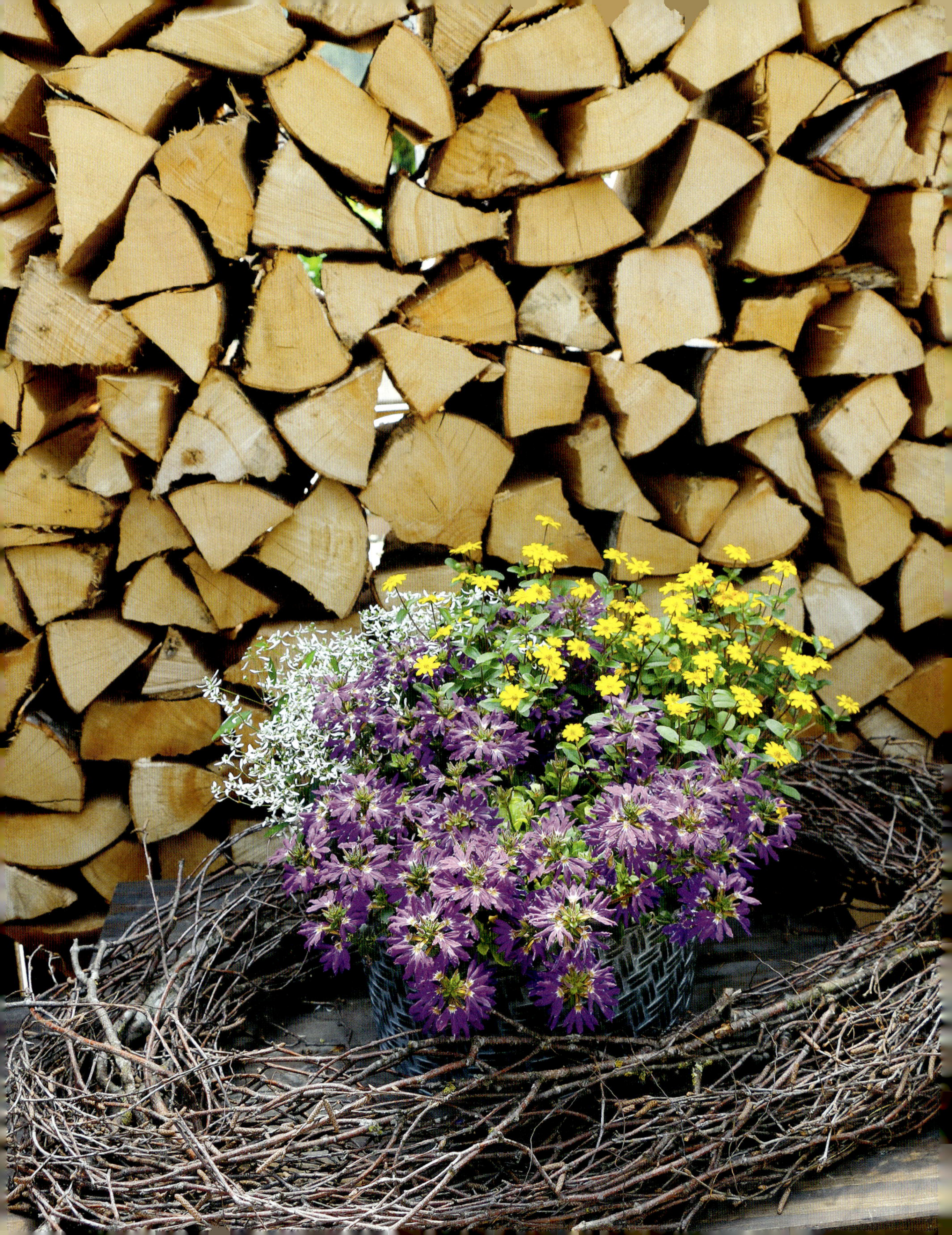

Teil V

Projektmanagement

Checkliste für Entwicklung, Vorbereitung, Durchführung und Evaluation von Projekten in der Gartenagogik

Phase 1: Idee und Entwicklung

- Ideen in Notizbuch aufschreiben
- Recherchen in Literatur und Internet
- Erarbeiten einer Projektskizze
- Gespräche mit Fachpersonen

Phase 2: Auftragsklärung und Zielvereinbarung

- Die Projektskizze der Leitung vorstellen
- Bedarf und Bedürfnisse klären
- Grundlagen für den Auftrag erarbeiten
- Auftrag formulieren und unterzeichnen lassen

Phase 3: Konzeption

- Konzept erarbeiten
  - Situationsanalyse
  - Ausrichtung
  - Setting und Zielgruppe
  - Projektziele
  - Maßnahmen und Methoden
  - Ressourcen (Kosten und Finanzierung)
  - Organisation (Organigramm)
  - Geplante Dokumentation
- Konzept prüfen
- Erste Abklärungen zur Finanzierung tätigen
- Okay zur Vorbereitung und Detailplanung einholen

Phase 4: Vorbereitung und Detailplanung

- Finanzierung sichern
- Projektteam zusammenstellen
- Detailpläne zu den Maßnahmen erstellen
- Sich im gewählten Setting vernetzen
- Materialien, Hilfsmittel und Anlagen bereitstellen
- Okay zur Durchführung des Projekts einholen

Phase 5: Durchführung

- Kick-off (Start des Projekts)
- Einzelne Maßnahmen durchführen
- Meilensteine – Projektziele überprüfen
- Probleme und Konflikte lösen
- U. u. Projekt anpassen oder abbrechen
- Projekt dokumentieren
- Finanzen kontrollieren
- Kommunikation und Medienarbeit

Phase 6: Evaluation und Projektabschluss

- Evaluation durchführen (lassen)
- Projektabschluss
- Phase II planen
- Aus dem Projekt ein Angebot machen
- Einen Leitfaden erstellen

Definition eines Projekts

Ein Projekt ist ein zeitlich limitiertes Vorhaben, um auf der Grundlage eines Auftrages gut organisiert etwas Neues oder Einmaliges zu erproben. Entweder wird mit dem Projekt eine neue Idee entwickelt oder eine bestehende Idee wird an einem neuen Ort ausprobiert. Projekte tragen dazu bei, Innovationen zu fördern.

Ein Projekt hat immer einen Anfang und ein Ende und unterscheidet sich somit von einem dauerhaften Angebot ohne zeitliche Limitierung. Projekte können wenige Tage oder Wochen dauern, manchmal aber auch mehrere Jahre. Bei längeren Projekten wird der Zeitraum oft in mehrere Etappen aufgeteilt.

Ein Projekt hat meistens – einmal abgesehen von privaten «Projekten» – einen Auftraggeber oder eine Auftraggeberin. Man plant also ein Vorhaben zusammen mit anderen Personen in einer Institution. Eine gute Organisation trägt wesentlich zum Erfolg eines Projekts bei.

Vom Umfang her – zeitlich und finanziell – kann ein Projekt ganz klein und bescheiden sein. Man probiert z. B. aus, ob sich auf einer Höhe von 1300 m ü. M. Andorn *(Marrubium vulgare)* kultivieren lässt.

Ein Projekt soll immer zielorientiert sein. Man möchte etwas erproben und damit definierte Ziele erreichen. Damit unterscheidet sich ein Projekt vom reinen Ausprobieren.

Als Projektmanagement wird das Initiieren, Planen, Steuern, Kontrollieren und Abschließen von Projekten bezeichnet. Bei größeren Projekten ist es üblich, ein professionelles Projektmanagement zu installieren. Es umfasst Elemente wie Zielfindung, Planung, Controlling und Steuerung der Arbeitsprozesse.

In der Gartenagogik handelt es sich mit Ausnahme größerer Gartengestaltungen eher um kleinere Projekte. Eine gute Planung, eine sorgfältige Vorbereitung, eine seriöse Durchführung und eine umfassende Evaluation gehören aber zu jedem Projekt.

Heilkräutergarten Albinen

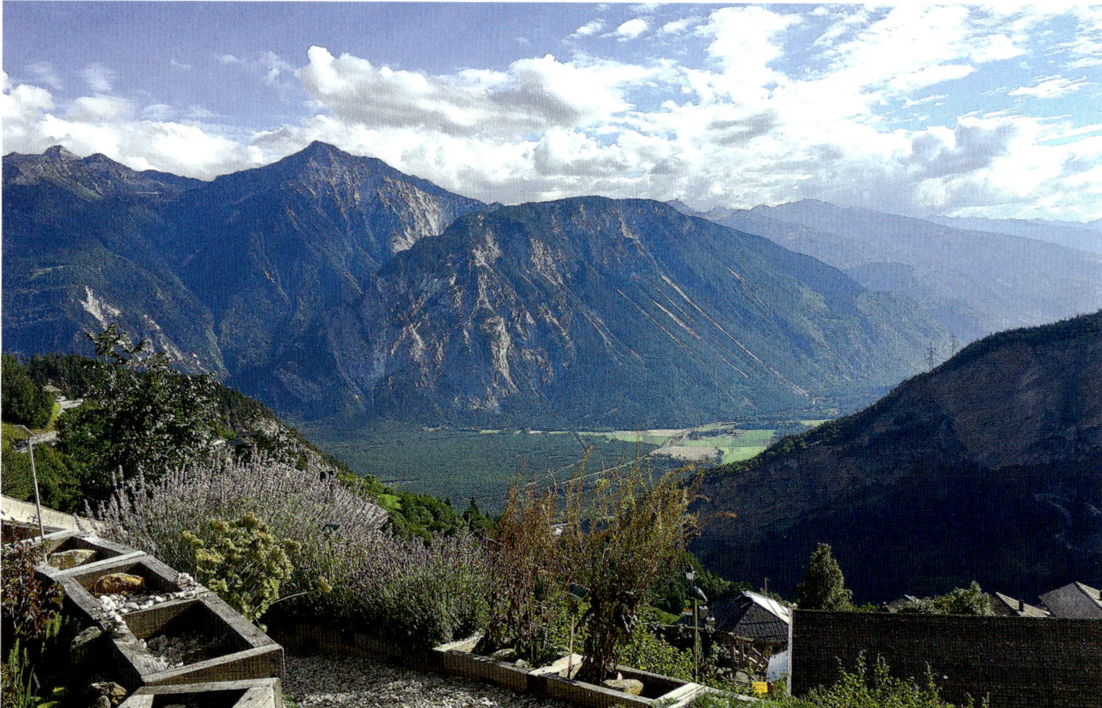

Phasen von Projekten

Ein Projekt umfasst sechs Phasen:

1. **Idee und Entwicklung:** Hier werden die grundlegende Ausrichtung und die Zielsetzungen des Projekts erarbeitet. In einer Projektskizze wird beschrieben, welches Setting und welche Zielgruppe(n) ausgewählt werden und wie man in groben Zügen vorgehen möchte. Erste Angaben zu den benötigten Ressourcen und zur Organisation des Projekts werden dargestellt.
2. **Auftragsklärung und Zielvereinbarung:** Auf der Basis der Projektskizze wird der verantwortlichen Person der Auftrag zur Konzeption des Projekts erteilt. Die dafür nötigen Ziele und ein Zeitplan definieren den Rahmen.
3. **Konzeption:** Die verantwortliche Person entwickelt ein umfassendes Konzept, das als Grundlage für den Entscheid zur Durchführung des Projekts dient. Die Arbeit am Konzept ist aufwendig, aber lohnenswert, da hier alle nötigen Themen sowie auch Chancen und Risiken des Projekts dargestellt werden.
4. **Detailplanung und Vorbereitung:** Auf der Basis des Projektkonzepts stehen verschiedene Aufgaben im Zentrum, z. B. Team organisieren, Aufgaben und Abläufe festlegen, Meilensteine planen, Detailbudget erarbeiten, Kommunikation organisieren.
5. **Durchführung:** Wenn alle Vorbereitungen und Planungen erfolgreich abgeschlossen sind, kann das Projekt gestartet werden. Die Durchführung des Projekts wird sorgfältig dokumentiert und es erfolgen regelmäßige Kontrollen zum Projektfortschritt. Die Kommunikation nach innen (in der Organisation) und nach außen (in die Öffentlichkeit) sind ebenfalls sehr wichtig.
6. **Evaluation und Projektabschluss:** Gegen Ende des Projekts werden die Ergebnisse der laufenden Evaluationen zusammengefasst und mit den Erfahrungen der Projektbeteiligten zu einem Schlussbericht verarbeitet. Das Projektende wird mit einem würdigen Abschluss gefeiert.

Im Folgenden werden die sechs Phasen eines Projekts genauer beschrieben und jeweils mit dem Beispiel des Projekts «Gartenclub Grünau» illustriert.

Zwei Projekte zur Gestaltung agogischer Gärten sind in Teil IV – Gärten und Gartengestaltung beschrieben.

Phase 1: Idee und Entwicklung

Jedes Projekt beginnt mit einer Idee! Diese kann von einer Person ausgehen oder z. B. bei einem Workshop in einem Team entwickelt werden. Es ist auf alle Fälle von Vorteil, eine Idee mit anderen zu teilen und deren Feedbacks aufzunehmen. In einer Anfangsphase sollte man auch «wilde» oder «verrückte» Ideen sammeln und nicht vorschnell abtun.

Bei einer Projektidee zur Gartenagogik können folgende Fragen hilfreich sein:

- Wo soll das Projekt stattfinden?
- Welche Zielgruppe in welcher Institution könnte dafür geeignet sein?
- Soll das Projekt eher auf einzelne Klient:innen fokussieren oder auf eine Gruppe?
- Wann sollte das Projekt starten?
- Wer könnte beim Projekt mithelfen?
- Habe ich Mut und Lust, etwas Neues auszuprobieren?

Am besten lässt man sich genügend Zeit für das Sammeln von Projektideen. Hilfreich ist ein Notizbuch, wo man sich die Ideen aufschreiben kann. Manchmal kann ein Brainstorming ganz hilfreich sein: Alleine oder in einer kleinen Gruppe werden alle Ideen, die einem kommen, geäußert und notiert, ohne dass sie kommentiert werden.

Das Internet ist sehr hilfreich, um herauszufinden, ob die gleichen oder ähnlichen Ideen schon an einem anderen Ort umgesetzt worden sind. Wenn dies der Fall ist, sollte man von diesen Erfahrungen profitieren.

GARTENCLUB GRÜNAU

Erste Ideen

Bei mir (Thomas Pfister) entstand die Idee, einen Gartenclub mit Senior:innen zu gründen, anlässlich der Weiterbildung «Gärten helfen Leben» in Frechen bei Köln. Da ich mich damals schon länger mit Gesundheitsförderung im Alter beschäftigte und seit der Kindheit eine enge Beziehung zu Pflanzen und Natur hegte, entdeckte ich die Verbindung beider Leidenschaften in der Gartenagogik, die damals noch als «Garten*therapie*» bezeichnet wurde. Ich dachte mir, eine Gartengruppe mit 6–8 Senior:innen könnte ganz spannend für beide Seiten sein. Zudem wollte ich dieses Projekt als Abschlussarbeit für die Weiterbildung verwenden. In der Kursgruppe stieß mein Vorschlag auf ein gutes Echo.

Erste Ideen am Hochbeet

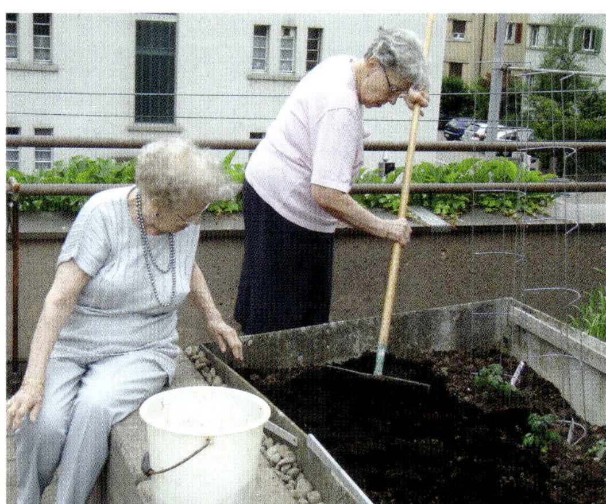

Wenn man sich für eine Projektidee entschieden hat, schreibt man am besten eine kurze Projektskizze, welche die Grundzüge des Projekts auf 2–3 Seiten darstellt. Beim Schreiben werden die vielen Ideen und Gedanken geordnet und konkretisiert. Personen mit wenig eigener Projekterfahrung wird empfohlen, die Projektskizze mit einer oder zwei anderen Personen zu schreiben. Wenn man sich in der Arbeitszeit der Projektskizze widmen möchte, muss das Einverständnis der Vorgesetzten eingeholt werden. Das eröffnet die Möglichkeit, diese schon einmal über die Projektidee zu informieren.

Eine Projektskizze sollte Informationen zu den folgenden Themen umfassen:

- **Metainformationen:** Für das Projekt sollte ein origineller Arbeitstitel gesucht werden. Neben einem guten Haupttitel kann man zusätzlich noch einen Untertitel wählen, der die Projektidee illustriert. Auf der Projektskizze müssen die verantwortliche(n) Person(en) mit Telefon und Mailadresse sowie Ort und Datum vermerkt sein.
- **Kurzzusammenfassung:** In drei bis vier kurzen Sätzen sollen die Grundzüge des Projekts dargestellt werden. Man kann die Qualität dieser Zusammenfassung testen, wenn man sie einer unbeteiligten Person vorliest und schaut, ob sie die Grundidee des Projekts aus den wenigen Sätzen versteht.
- **Projektbegründung:** Als Erstes wird die Ausgangslage beschrieben, d. h., wie die Situation vor Ort aussieht und warum ein Projekt durchgeführt werden soll. Der Bedarf, d. h. die Notwendigkeit des Projekts, soll kurz begründet werden. Dazu kann man die Bedürfnisse der Zielgruppe darstellen. Wenn vorhanden, kann man auf ähnliche Projekte hinweisen.
- **Wirkungen:** Eine Vision ist eine Darstellung eines gewünschten Zustandes, den man mit dem Projekt erreichen möchte. Für die Wirkungen des Projekts werden ein paar Grobziele formuliert.
- **Setting und Zielgruppe:** Das gewählte Setting, d. h. der Ort und die Institution, wo das Projekt stattfinden soll, wird kurz beschrieben. Die mit dem Projekt zu erreichenden Zielgruppen und die wichtigsten beteiligten Schlüsselpersonen werden dargestellt.

- **Vorgehensweise:** Die geplanten Ansätze und Methoden werden kurz beschrieben. Die wichtigsten Maßnahmen im Projekt sowie deren zeitlicher Rahmen werden dargestellt.
- **Projektorganisation:** Die Leitung des Projekts sowie, wenn schon bekannt, das Projektteam werden vorgestellt. Das kann für die Entwicklung und Vorbereitung des Projekts auch eine Arbeitsgruppe sein.
- **Ressourcen:** Eine erste grobe Kostenschätzung wird erarbeitet. Dabei sollte auch der ungefähre personelle Aufwand aufgelistet werden.

Die Projektskizze dient einerseits dazu, die eigenen Gedanken zu ordnen und in kurzer Form auf Papier zu bringen. Andererseits kann sie für die Auftragsklärung und Zielvereinbarung verwendet werden. Es lohnt sich, die Projektskizze einer Arbeitskollegin oder einem Bekannten vorzustellen und so ein erstes Feedback einzuholen.

GARTENCLUB GRÜNAU

PROJEKTSKIZZE

Thomas Pfister, Projektleiter, Handy 077 77 007,
thomas.pfister@gartenclub.ch
Zürich, im Februar 2007

Zusammenfassung

Eine Gruppe von interessierten Bewohner:innen eines Alterszentrums in Zürich trifft sich unter der Leitung von Thomas Pfister und unter Mitarbeit der Aktivierung einmal pro Woche, um im Garten aktiv werden. Beispiele von Aktivitäten sind: Balkonkistchen bepflanzen, Zimmerpflanzen pflegen, kleine Pflegearbeiten im Garten, Stauden anpflanzen, Blumensträuße binden sowie Kräuter kultivieren, ernten und verarbeiten. Mit dem Gartenclub sollen die Gesundheit und das Wohlbefinden der Teilnehmenden gefördert werden.

Projektbegründung

Der Projektleiter hat in der Weiterbildung «Gärten helfen Leben» die Aufgabe, ein Projekt zu planen und umzusetzen. Dazu soll in einem Alterszentrum in Zürich eine Gartengruppe gegründet werden. Viele Bewohner:innen von Alterszentren haben früher selbst einen Garten gepflegt und sollen so wieder die Möglichkeit bekommen, im Garten aktiv zu werden. Damit unterstützt das Projekt die Gesundheit und das Wohlbefinden der Zielgruppe auf körperlicher, psychischer und sozialer Ebene. Da Gartengruppen in Alterseinrichtungen in der Schweiz noch nicht bekannt sind, geht es im Projekt darum, eine neue Methode zu erproben.

Wirkungen

Vision: Gartengruppen sollen in ein paar Jahren in Alterseinrichtungen ein ganz normales Angebot für die Bewohner:innen sein. Mit dem Projekt wird die Methode eines Gartenclubs mit Senior:innen erprobt. Die Teilnehmenden sollen durch die gartenagogischen Programme in ihrer körperlichen Fitness unterstützt werden. Sie sollen dabei geistig beweglich und sozial integriert bleiben. Die Aktivierung im Alterszentrum soll befähigt werden, den Gartenclub später alleine weiterzuführen.

Setting und Zielgruppe

Das Projekt soll im Alterszentrum Grünau in Zürich durchgeführt werden. Es ist eines von 25 Zürcher Alterszentren und beherbergt rund 70 Senior:innen mit einem Durchschnittsalter von rund 85 Jahren. Im Gartenclub sollen 8–10 Bewohner:innen regelmäßig mitmachen.
Die Heimleitung sowie das städtische Amt für Alterseinrichtungen stehen hinter dem Projekt. Am Projekt teilnehmen sollen neben den Senior:innen auch eine Mitarbeiterin der Aktivierung sowie ein bis zwei Freiwillige.

Vorgehensweise

Von April bis Oktober 2007 soll an rund 20 Nachmittagen ein Gartenclub stattfinden. Die Teilnehmenden sollen an einer Informationsveranstaltung für eine Teilnahme motiviert werden. Ein Gartenclub dauert 2,5 Stunden und findet immer am selben Wochentag nachmittags statt. Nach einer kurzen Sequenz mit Pflanzenkunde werden auf der Terrasse im Alterszentrum in einer Rabatte verschiedene Blumen und Kräuter kultiviert. Die Kräuter sollen später zu Produkten wie Kräutersalz, Sirup oder Teemischungen verarbeitet werden. In der Pause gibt es einen von den Teilnehmenden selbst zubereiteten Imbiss, wenn immer möglich mit eigenen Produkten aus dem Garten.
Für die Vorbereitung der Beete und der Nachmittage trifft sich der Projektleiter mit der Aktivierung. Der Projektleiter verfasst einen Bericht zu den Erfahrungen im Gartenclub, sodass nachher entschieden werden kann, ob er im nächsten Jahr wieder stattfindet.

Projektorganisation

Die Leitung des Gartenclubs obliegt Thomas Pfister. Er wird dabei von einer Aktivierungsfachfrau und zwei Freiwilligen unterstützt. Die Kommunikation und Information der Heimleitung obliegt der Aktivierungsfachfrau. Die Gartenclubmitglieder verpflichten sich, wenn möglich, regelmäßig am Gartenclub teilzunehmen. Für den Gartenclub stehen an den vereinbarten Nachmittagen der Aktivierungsraum mit Küche sowie die Terrasse im ersten Stock zur Verfügung. Auf der Terrasse steht ein Beet von rund 10 m^2 für den Gartenclub zur Verfügung, ebenso Handwerkzeuge.

Ressourcen

Die Leitung des Gartenclubs wird mit 50 CHF pro Nachmittag entschädigt. Diese geringe Entschädigung kann nach Abschluss der Weiterbildung und bei einer Fortführung des Gartenclubs angepasst werden. Die Arbeitszeit der Aktivierung sowie die nötigen Kosten für Substrate, Pflanzen, neue Werkzeuge und die Verpflegung werden vom Alterszentrum übernommen. Dafür soll ein Budget von 500 CHF zur Verfügung stehen.

Konzentriertes Arbeiten am Hochbeet

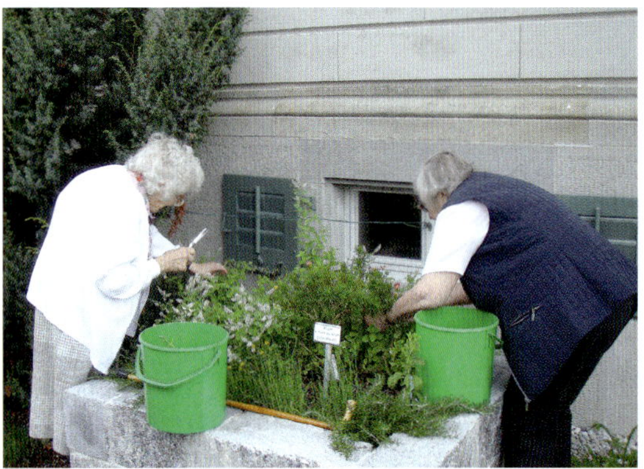

Phase 2: Auftragsklärung mit Zielvereinbarung

Ein Projekt braucht immer einen klaren Auftrag, den normalerweise die Leitung einer Institution erteilt. Die Initiative kann aber auch von kreativen Mitarbeitenden kommen. In diesem Fall sollte man sich gut überlegen, wann man bei der Leitung vorbeigeht, um den Auftrag zu klären. Geht man zu früh, besteht die Gefahr, dass vieles noch unklar ist und das Projekt deshalb abgelehnt wird. Geht man zu spät, stellt man sie u. U. vor vollendete Tatsachen und gefährdet so das Projekt.

Mit der Projektskizze sind die wesentlichen Absichten und Ziele eines Projekts definiert. Der Bedarf umschreibt die Notwendigkeit des Projekts, um ein Problem in der Institution zu lösen oder ein (neues) Thema einzubringen. Hier stehen Zahlen oder wissenschaftliche Daten im Vordergrund. Bei den Bedürfnissen geht es um die Anforderungen und Wünsche der Zielgruppe vor Ort. Wenn Bedarf und Bedürfnisse noch zu wenig klar sind, kann dies in den Auftrag für das Erarbeiten des Projektkonzepts integriert werden.

Die Leitung einer Institution sollte schon bei der ersten Projektbesprechung von der Grundidee überzeugt sein. Nur so wird sie bereit sein, die nötigen Ressourcen für die weitere Entwicklung des Projekts zur Verfügung zu stellen.

Der Auftrag sollte auf alle Fälle schriftlich fixiert werden. Bei größeren Projekten wird zuerst ein Auftrag für die Entwicklung des Projektkonzepts erteilt, bevor dann ein neuer Auftrag für die Umsetzung des Projekts erfolgt. Bei kleineren Projekten wird oft nur ein Auftrag erteilt, der die Entwicklung und Umsetzung beinhaltet.

Folgende Punkte sollen im Auftrag aufgeführt werden:

- **Projektziel:** Im Auftrag sollte formuliert werden, was mit dem Projekt in welchem Zeitrahmen erreicht werden sollte. Als Grundlage können hier die Grobziele aus der Projektskizze verwendet werden.
- **Kostenrahmen:** Im Auftrag sollte ein grober Kostenrahmen fixiert werden. So ist gewährleistet, dass man sich beim Projektkonzept nicht in unrealistische Wege oder Sackgassen verrennt. Die genauen Kosten werden im Projektkonzept als Budget erarbeitet.

- **Ressourcen:** Für die Entwicklung des Projektkonzepts soll der Auftrag definieren, wie viele Stunden eingesetzt werden können. Dabei soll auch klar dargestellt werden, ob neben der Projektleitung noch andere Personen beim Projektkonzept mitarbeiten und ob schon ein Projektteam zusammengestellt wird. Eine Entwicklung des Projektkonzepts im Team hat den Vorteil, dass Ideen aus verschiedenen Perspektiven einfließen. Wenn eine Person alleine am Projektkonzept arbeitet, ist es wichtig, dass sie sich regelmäßig mit der Leitung und anderen Fachpersonen austauscht.
- **Chancen und Risiken:** Es empfiehlt sich, schon bei der Auftragsklärung die wichtigsten Chancen und Risiken zu diskutieren. Chancen sind die Vorteile und positiven Effekte, die mit dem Projekt erreicht werden können. Risiken sind Stolpersteine und Hindernisse, die im Projekt auftreten können. Wenn man sie bereits in der Projektplanung benennt und diskutiert, treten sie bei der Umsetzung meistens gar nicht auf.
- **Projektleitung:** Im Auftrag wird festgeschrieben, wer das Projekt zumindest bis zum fertigen Projektkonzept leitet. Im Normalfall ist dies die Person, welche auch für die Umsetzung des Projekts verantwortlich ist.

GARTENCLUB GRÜNAU

Auftragsklärung

Beim Projekt «Gartenclub» kam der Auftrag von der Leitung der Weiterbildung «Gärten helfen Leben», welche die Entwicklung und Umsetzung eines Lernprojekts als integralen Bestandteil der Weiterbildung definierte. Dabei wurde festgelegt, dass das Projekt mindestens 10 Programmeinheiten umfassen und der Projektbericht bis spätestens November 2007 abgeliefert werden sollte. Weitere Rahmenbedingungen wurden nicht formuliert.

Da ich den Leiter eines Alterszentrums in Zürich persönlich kannte, ging ich bei ihm vorbei, um ihn für das Projekt zu gewinnen. Er beurteilte es als sehr interessant, sah aber keine Möglichkeiten der Umsetzung in seiner Institution, da sie mitten in der Stadt Zürich liegt und keinen Garten hat. Er empfahl mir den Heimleiter des Alterszentrums Grünau. Dieser war von Beginn weg begeistert von meiner Projektidee und vermittelte mir den Kontakt zur Leitung der Aktivierung, die ebenfalls sofort Feuer und Flamme für das Projekt war.

In einem Protokoll wurden die Grundlagen für den Auftrag zum Gartenclub Grünau und die Erarbeitung eines Projektkonzepts festgelegt.

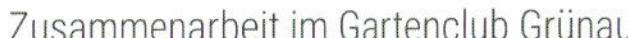
Zusammenarbeit im Gartenclub Grünau

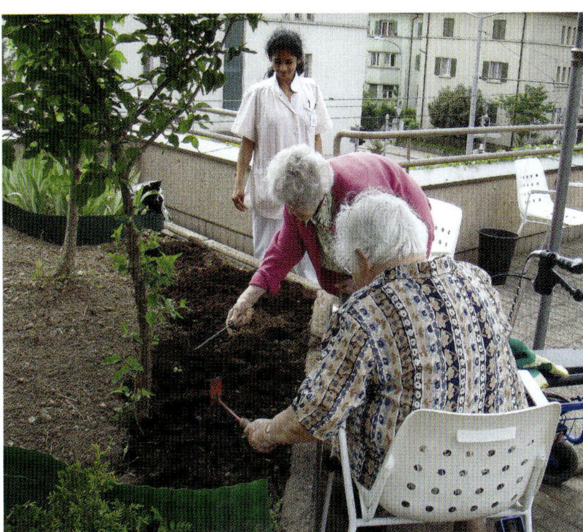

Phase 3: Konzeption

In dieser Phase werden die in der Projektskizze formulierten Grundlagen eingehend reflektiert, detaillierter dargestellt und in einem Projektkonzept konkretisiert. Für die Projektbegründung mit einer Situationsanalyse sind weitere Recherchen nötig. Das lohnt sich, weil das Projektkonzept nicht nur für die Umsetzung, sondern auch für die Evaluation und Qualitätssicherung sehr wichtig ist. Zudem muss bei Anfragen an Geldgeber:innen meistens ein detailliertes Projektkonzept beigelegt werden. Ein Projektkonzept umfasst in der Regel zwischen 10 und 20 Seiten mit verschiedenen Beilagen.

Titelseite

Die Titelseite ist der Einstieg zum Konzept und sollte neben vollständigen Angaben zum Verfasser resp. zur Verfasserin und Datum auch ein Foto enthalten, das beispielhaft eine Situation im geplanten Projekt zeigt.

Zusammenfassung

Auf höchstens einer Seite sollen zu Beginn in einer Zusammenfassung alle wesentlichen Informationen dargestellt werden. Das gibt der Leserin resp. dem Leser die Möglichkeit, sich einen Überblick zum Projekt zu verschaffen.

Situationsanalyse

Ein weiterer Teil des Konzepts ist die Situationsanalyse:

- Zuerst wird die Ausgangslage beschrieben. Das sind die gesellschaftlichen, politischen und rechtlichen Rahmenbedingungen, welche für das Projekt wichtig sind.
- Der Bedarf für das Projekt besteht aus der fachlichen Begründung, warum das Projekt notwendig und sinnvoll ist. Dabei sollen, wenn vorhanden, auch theoretische Konzepte und Forschungsergebnisse dargestellt werden.
- Die Bedürfnisse der anvisierten Zielgruppe werden eruiert und formuliert. Daneben werden auch Bedürfnisse von weiteren Schlüsselpersonen dargestellt, die mit der anvisierten Zielgruppe in direktem Kontakt sind.
- Wenn vorhanden, werden bisherige Interventionen in ähnlichen Projekten oder aus eigenen Erfahrungen dargestellt. Das erhöht die Chance einer Realisierung des Projekts.
- Am Schluss der Situationsanalyse werden die nötigen Schlussfolgerungen gezogen. Dabei soll das Potenzial des Projekts dargestellt werden.

GARTENCLUB GRÜNAU

Situationsanalyse

In der Stadt Zürich gibt es neben einigen privaten Alterseinrichtungen 25 städtische Alterszentren. Senior:innen, die nicht mehr zu Hause leben können, werden hier bis an ihr Lebensende umfassend betreut. (…)
In den Alterszentren gibt es 1- und 2-Zimmer-Appartements – Letztere für Paare. In den kleineren Alterszentren leben rund 25–30 Senior:innen, in den größeren 60–100. Es gibt drei Komfortkategorien nach Infrastruktur, Ausbaustandard und Lage. Für die Hotellerie sowie für Betreuung und Pflege stehen professionelle Fachkräfte zur Verfügung. Das Durchschnittsalter der Senior:innen in den Alterszentren beträgt 87 Jahre.
Die meisten Alterszentren der Stadt Zürich verfügen über einen Garten. In den letzten Jahren wurde viel investiert in rollstuhl- und rollatorengerechte Wege und Plätze. Leider gibt es in den Alterszentren meistens keine eigenen Gärtner:innen – der Gartenunterhalt wird vom Hausdienst geleistet. Für größere Gartenarbeiten wie Rodungen und Schnittarbeiten werden externe Firmen beauftragt. Die Gärten in den Alterszentren sind für Spaziergänge und Verweilen eingerichtet, nicht aber für aktives Gärtnern. Einige Senior:innen vermissen dies, haben doch viele von ihnen früher einen eigenen Garten gepflegt.
Mit einem Umzug ins Alterszentrum verlassen die Senior:innen ihr gewohntes Umfeld und müssen sich nun mit einem Zimmer und einem kleinen Balkon begnügen. Oft bedeutet es, dass sie nur einen Teil ihrer Möbel und ihres Besitzes mitnehmen können und vieles weggeben müssen. Sie bekommen dafür viele neue Mitbewohner:innen sowie einen Vollservice rund um die Uhr. Die Bewegungs- und Aktivitätsmöglichkeiten werden durch den Umzug in das Alterszentrum eingeschränkt, obwohl Spazierwege direkt vorm Haus und auch öffentliche Verkehrsmittel vorhanden sind. Die Gefahr besteht, dass die Bewohner:innen

kaum mehr aus dem Haus gehen und den ganzen Tag im Sitzen und den ganzen Abend vor dem Fernseher verbringen.
In allen Alterszentren der Stadt Zürich gibt es eine Aktivierung, die regelmäßig Veranstaltungen und Aktivitäten anbietet. Beliebt sind Singen, Kochen, Fitness, Gedächtnistraining, Basteln sowie kulturelle Anlässe wie Konzerte oder Filmvorführungen. Nur ganz wenige Aktivierungsfachfrauen nutzen bisher die Möglichkeiten des Gartens für ihre Angebote.
Bewohner:innen von Altersheimen haben früher oft einen eigenen Garten gepflegt oder waren in einem Familiengarten aktiv. Im Alterszentrum müssen sie meistens darauf verzichten und müssen sich zudem auch noch in der Wohnsituation auf wenige Quadratmeter einschränken. Freund:innen und Bekannte werden im Alter immer weniger und Besuche rar. Ohne ein oder mehrere Hobbys besteht die Gefahr, dass die Bewohner:innen sich langweilen.
Ein Projekt einer Zürcher Fachhochschule in einem Alterszentrum nördlich von Zürich wurde 2003 initiiert. Erste Resultate waren bei Projektbeginn schon publiziert. Neben einem Flaniergarten wurden Prototypen für Hochbeete entwickelt.
Aus der Situationsanalyse lässt sich schließen, dass die Bedingungen für ein Pilotprojekt zur Gartenagogik im Alterszentrum Grünau gut sind. Sowohl Leitung wie auch Aktivierung stehen hinter dem Projekt – auch das Städtische Amt für Altersheime ist interessiert.

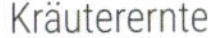
Kräuterernte

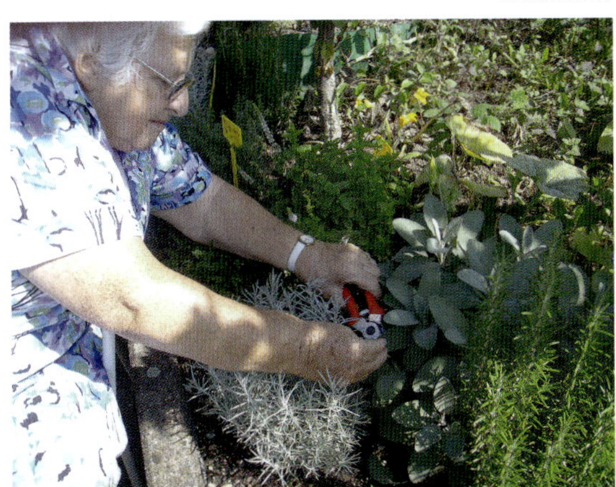

Ausrichtung

In diesem Teil des Konzepts wird die in der Projektskizze formulierte Vision ausführlicher erläutert. Dabei dürfen auch «utopische» Ideen formuliert werden, die aber eine Chance haben, realisiert zu werden. Eine Vision öffnet den Blick auf eine fernere Zukunft. Mit klaren Strategien soll das Vorgehen hin zur Vision in groben Zügen beschrieben werden. Der Beitrag des Projekts dazu wird formuliert. Schließlich wird dargestellt, in welche übergeordneten Strategien und Programme das Projekt eingebettet ist. Das kann sich auf die Institution beziehen, aber auch weiter führen bis hin zu nationalen und internationalen Strategien.

GARTENCLUB GRÜNAU

Ausrichtung

Vision: Neben optimal eingerichteten Gebäuden sollen Alterseinrichtungen von großen, schönen Gärten umgeben sein. Mit großzügigen Wegen und Plätzen sind die Gärten für alle Bewohner:innen zugänglich. Interessierte erhalten die Möglichkeit, entweder einzeln oder in Gruppen von gartenagogischen Angeboten zu profitieren. Die Senior:innen bewegen sich im Garten, treffen andere Menschen und können bei Interesse im Garten aktiv sein. Damit werden Gesundheit, Wohlbefinden und Lebensqualität der Bewohner:innen gefördert.

Strategien

Mit dem Pilotprojekt «Gartenclub Grünau» sollen die Möglichkeiten von Gartengruppen in Alterseinrichtungen zum ersten Mal in der Schweiz erprobt werden. Bei einem Erfolg kann das Angebot weiteren Alterszentren offeriert werden. Dabei soll das zuständige städtische Gesundheits- und Umweltdepartement einbezogen werden.
Mit dem Einbezug der Aktivierung wird garantiert, dass die Gartenclubs zum ständigen Angebot der Einrichtungen werden. Mit einer Gartengruppe wird im Alterszentrum die Gestaltung des Gartens thematisiert. Verbesserungen und Erweiterungen für eine agogische Nutzung werden angeregt. Die Grünfläche rund um eine Einrichtung erhält damit mehr Gewicht. Neben der Nutzung müssen auch Pflege und Unterhalt des Gartens angesprochen werden.

Die Gartenagogik in Alterszentren leistet einen Beitrag zur Gesundheitsförderung der Bewohner:innen. Nationale und regionale Strategien zur Gesundheitsförderung, wie sie mit der Ottawa-Charta 1986 angeregt wurden, sollen auch die Zielgruppe der Senior:innen ansprechen.
Mit gartenagogischen Aktivitäten bleiben die Senior:innen länger aktiv und selbstständig. Dank mehr Bewegung und größerer sozialer Integration kann die Pflegebedürftigkeit reduziert werden. Das trägt dazu bei, die ständig wachsenden Pflegekosten und den Mangel an Pflegepersonal auszugleichen.

Settings und Zielgruppen

Das Setting bezeichnet die Institution und den Ort, wo das Projekt umgesetzt werden soll. Gemeinsam ist allen diesen Settings, dass hier Personen mit Beeinträchtigungen betreut werden.

Wenn das Setting für das Projekt ausgewählt wurde, werden im Konzept die Zielgruppen beschrieben, die vom Projekt profitieren. Gewisse Projekte konzentrieren sich auf eine bestimmte Zielgruppe – z. B. auf Menschen mit Demenz –, während andere verschiedenen Zielgruppen offenstehen – z. B. allen Bewohner:innen einer Institution.

Sekundäre Zielgruppen, auch als Anspruchsgruppe bezeichnet, sind alle Personen in dem gewählten Setting, die mit der (primären) Zielgruppe zu tun haben. Das sind einerseits Mitarbeitende der Institution, andererseits aber auch Familienangehörige und Freund:innen der Bewohner:innen. Bei den Mitarbeitenden sind folgende Personen besonders wichtig bei der Umsetzung gartenagogischer Projekte:

- Leitung (Gesamtleitung und fachliche Leitungspersonen)
- Aktivierungsfachpersonen oder Ergotherapeut:innen
- Pflegefachpersonen
- Hausdienst, Gartenpflege oder technischer Dienst
- Küche und Reinigung

Die Leitung ist zuständig für die Erteilung des Auftrages sowie für Controlling und Finanzen. Fachpersonen – z. B. aus der Aktivierung, Ergotherapie oder Sozialpädagogik – können in das gartenagogische Projekt einbezogen werden. Alle anderen Fachpersonen in der Institution sollten regelmäßig über das Projekt informiert werden. Der Hausdienst – oder, wenn vorhanden, die Gärtnerin bzw. der Gärtner – ist für den Unterhalt des Gartens zuständig und muss bei gartenagogischen Projekten unbedingt in die Planung einbezogen werden.

GARTENCLUB GRÜNAU

Setting und Zielgruppe

Das Alterszentrum Grünau liegt im Westen der Stadt Zürich, in einem Gebiet mit vielen Wohnblöcken. Es bietet 67 Einzel- und 8 Doppelzimmer-Appartements. Bei einer Vollbelegung leben somit 83 Senior:innen im Alterszentrum. Der Garten rund um das Haus ist klein und besteht zum größeren Teil aus Rabatten mit Büschen und Bäumen. Im Innenhof gibt es neben dem Sitzplatz einen Rasen sowie ein kleines Biotop mit Goldfischen. Im ersten Stock gibt es eine große Terrasse mit drei größeren Rabatten, die 50 cm über dem Niveau des Terrassenbodens liegen. Sie sind mit Sträuchern und Bodendeckern bepflanzt, zum Teil sind die Rabatten völlig zugewachsen. Hier könnten Flächen für die Aktivitäten der Gartenagogik freigemacht werden. Im obersten Stock gibt es einen Aktivierungsraum von rund 25 m² mit einer Küche und einer Terrasse.
Als Zielgruppe kommen grundsätzlich alle Bewohner:innen des Alterszentrums Grünau infrage. Sie müssen keine Gartenerfahrungen mitbringen, wohl aber ein gewisses Interesse an Pflanzen und Natur. Es dürfen auch Bewohner:innen mit körperlichen oder geistigen Beeinträchtigungen teilnehmen. Personen jeglichen Geschlechts sind willkommen.

Alterszentrum Grünau mit Terrasse

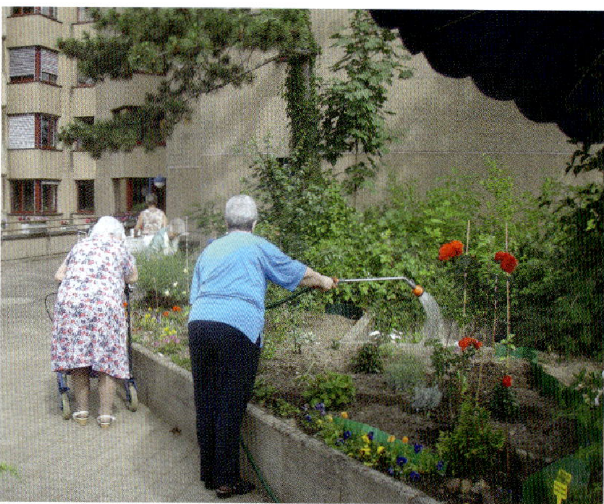

Ziele des Projekts

Ein Ziel ist ein Zustand, der nach einer gewissen Zeit durch eine Maßnahme erreicht werden soll. Mit klar formulierten Zielen wird die Ausrichtung des Projekts definiert. Gleichzeitig können die Ziele zur Überprüfung der Wirkungen und Erfolge eines Projekts verwendet werden. Die Ziele müssen auf das ausgewählte Setting und insbesondere auf die Zielgruppe abgestimmt sein. In der Gartenagogik können Ziele nach den folgenden fünf primären Zielfeldern definiert werden.

- **Körper:** Hier sind die Ziele gut ersichtlich – man denke nur an die wohltuende Wirkung eines schönen Gartens auf die Gesundheit der Besucherinnen und Besucher. Daneben können spezifische Ziele angestrebt werden wie z. B. Förderung der Grob- und Feinmotorik, Verbesserung des Gleichgewichtsgefühls, Steigerung der Ausdauer und Beweglichkeit oder Erweiterung des Bewegungsrepertoires. Gemüse und Früchte aus dem eigenen Garten helfen zudem mit zu einer gesunden Ernährung.
- **Wahrnehmung:** Bei der Wahrnehmung oder Kognition können durch die Gartenagogik Effekte auf verschiedenen Ebenen beobachtet werden, z. B. Wortschatz erweitern, Gedächtnis fördern, neue Fähigkeiten lernen, Arbeitsschritte und Anweisungen befolgen, Probleme lösen oder Aufmerksamkeitsspanne vergrößern. Pflanzen bieten die Möglichkeit, deren Namen zu lernen sowie etwas über ihre geografische Herkunft usw. Die Orientierung in Raum und Zeit wird durch die Arbeit im Garten gefördert.
- **Sinne:** Eine sensorische Stimulation kann auf verschiedene Arten erreicht werden, so z. B. durch Duftpflanzen, Pflanzen mit spezieller Oberfläche und Geschmack oder durch Farbkombinationen von Blütenpflanzen. Gräser und Blätter von Bäumen können bei Wind verschiedene Geräusche erzeugen. Auch das Element Wasser kann zur sensorischen Stimulation im Garten bewusst eingesetzt werden. Gerüche oder Düfte können bei Menschen Erinnerungen an frühere Zeiten auslösen.
- **Gefühle:** Gartenagogische Aktivitäten können dazu beitragen, das Selbstwertgefühl zu verbessern. In einer Zeit, wo Wahl- und Selbstbestimmungsmöglichkeiten eingeschränkt sind, kann Gartenarbeit zur Stabilisierung der Persönlichkeit beitragen. In einer Umgebung, wo die Betroffenen auf Pflege angewiesen sind, können sie selbst pflegerisch mit Pflanzen tätig werden. Gartenaktivitäten sind für jedes Alter und für Menschen mit wenig oder viel Gartenerfahrung geeignet. Auch für die Kontrolle von Wut und Aggressionen kann der Garten gut benutzt werden. Negative Gefühle können durch die Arbeit im Freien in positive Energien umgelenkt werden.
- **Soziales:** Die Arbeit im Garten in einer Gruppe eröffnet sehr viele Möglichkeiten, miteinander in Beziehung zu kommen. Soziale Kontakte können gefördert werden durch Besuche von Familienmitgliedern, Entwickeln von gemeinsamen Projekten, Konversation beim Jäten oder bei der Zusammenarbeit in Gartenprojekten. Personen, die einsam in Wohnungen und Zimmern sind, erhalten durch Gartenarbeit die Möglichkeit, andere Leute zu treffen. Durch Aktivitäten im Garten besteht die Möglichkeit, sich an gemeinsamen Projekten oder in Vereinen zu betätigen. Verschiedene Aktivitäten bieten sich an wie z. B. Exkursionen zu Gärten, Kontakte zu anderen Gartenclubs, Beteiligung an Märkten und Ausstellungen oder Mitarbeit bei der Pflege von Gemeinschaftsgärten.

In diesen fünf Zielbereichen sind grobe Ziele enthalten. Im Projektkonzept werden nun daraus konkrete Ziele abgeleitet. Diese sollten SMART sein, d. h. spezifisch, messbar, anspruchsvoll, realistisch und terminiert.

GARTENCLUB GRÜNAU

Ziele

Ein Ziel für mich (Thomas Pfister) als Projektleiter besteht darin, mit dem Projekt meinen Abschluss des Kurses «Gärten helfen Leben» zu erreichen. Ich möchte mit meinem «Lernprojekt» viele neue Erfahrungen sammeln und die Grundlage für eine Berufstätigkeit in der Gartenagogik legen. Im Folgenden werden zu jedem der fünf Zielbereiche als Beispiele zwei smarte Ziele formuliert – zusätzlich zu Beginn auch noch zwei grundlegende Ziele.

Grundlegende Projektziele

> **Ziel 1:** Im Durchschnitt nehmen 8–10 Personen an jedem Gartenclub teil.

> **Ziel 2:** Auch Personen mit physischen oder psychischen Einschränkungen nehmen teil.

Ziele auf der Körperebene

> **Ziel 3:** Dank der Gartenarbeit bleiben die Mitglieder beweglich und fit.

> **Ziel 4:** Sie gehen mehr ins Freie und sind dank des Sonnenlichtes besser gegen Osteoporose geschützt.

Ziele bei der Wahrnehmung

> **Ziel 5:** Die Teilnehmenden lernen in jedem Gartenclub mindestens fünf Namen von Pflanzen.

> **Ziel 6:** Die Teilnehmenden lernen, die Anweisungen des Gartenagogen auszuführen. Die Fortschritte werden im Lerntagebuch eingetragen.

Ziele auf Ebene der Sinne

> **Ziel 7:** Im ersten Teil jedes Gartenclubs gibt es Sinneserfahrungen, die bei den Teilnehmenden Erinnerungen an frühere Zeiten wecken sollen.

> **Ziel 8:** Mit den im Garten angebauten Kräutern wird in jedem Gartenclub eine schmackhafte Pausenverpflegung zubereitet.

Ziele auf Ebene der Gefühle

> **Ziel 9:** Die Gartenclubmitglieder sind nach jedem Gartenclub zufriedener mit sich und dem Leben als vorher. Gemessen wird die Zufriedenheit mit einer Kurzeinschätzung zu Beginn und am Ende jedes Gartenclubs.

> **Ziel 10:** Die Teilnehmenden wirken bei der Arbeit entspannt und haben Freude daran.

Ziele auf sozialer Ebene

> **Ziel 11:** Die Teilnehmenden lernen, dass Gartenarbeit zu zweit viel Spaß macht. Dazu werden sogenannte Tandems gebildet.

> **Ziel 12:** Bestehende Beziehungen werden vertieft und neue Beziehungen angeknüpft.

Maßnahmen und Methoden

In diesem Teil des Projektkonzepts werden die konkreten Maßnahmen und Methoden dargestellt, mit Angaben zum zeitlichen Ablauf. Es beginnt mit dem Start des Projekts, der oft auch als Kick-off bezeichnet wird, und endet mit dem Schlussbericht.

Bei größeren und länger dauernden Projekten ist es sinnvoll, sogenannte Meilensteine zu setzen. Am Ende einer Projektphase nimmt man sich die Zeit, eine Zwischenauswertung zu machen. Im Projektteam werden die Projektziele überprüft. Welche sind schon erreicht, welche noch nicht? Müssen u. U. Ziele angepasst werden? Welche Maßnahmen sind nötig, um die nächste Projektphase zu meistern? Alle Erkenntnisse bei einer Meilenstein-Sitzung werden schriftlich dokumentiert.

Bei größeren und länger dauernden Projekten ist es üblich, einen Zeitplan für das Projekt zu erstellen, der sowohl die Planung als auch die Umsetzung des Projekts beinhaltet.

Treffpunkt Rosmarin

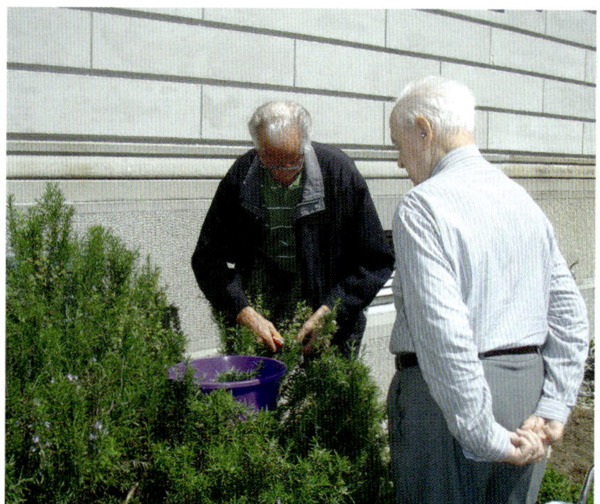

Beispiel Zeitplan für das Filmprojekt «Fit und munter»			2017												2018												2019					
Projektphasen	**Teilaufgaben**	**Verantwortlich**	J	F	M	A	M	J	J	A	S	O	N	D	J	F	M	A	M	J	J	A	S	O	N	D	J	F	M	A	M	J
Projektphase 1: Finanzierung sichern	Projektbeschrieb erstellen	Sandra M.					■	■	■	■																						
	Projektbudget erstellen	Remo S.									■	■																				
	Gesuche an mögliche Geldgeber stellen	Rita K./ Sandra M.											■	■	■																	
	Nachfassen bei Gesuchen	Sandra M.														■																
Projektphase 2: Film drehen	Vorbereitungen (Drehbuch, Personal usw.)																■	■														
	Drehphase	Barbara M.																	■	■	■											
	Postproduktion	Reto Z.																				■	■									
Projektphase 3: Film aufführen und verkaufen	Vernissage	Nico Y.																						■								
	Veranstaltungen mit Filmpräsentation	Helen M./ Nico Y.																							■	■	■	■	■	■		
	2000 DVD verkaufen	Nico Y.																						■	■	■	■	■	■	■		
Projektphase 4: Projekt abschließen	Schlussabrechnung erstellen	Remo S.																													■	■
	Schlussbericht verfassen	Sandra M.																													■	■

Beispiel für einen Zeitplan
(Quelle: www.gesundheitsfoerderung-zh.ch/ihr-projekt/formulare-und-hilfsdokumente)

In der Phase der Konzepterstellung ist es u. U. noch nicht möglich, alle Maßnahmen im Detail zu beschreiben, da sie erst später – in der Phase 4 während der Detailplanung und Vorbereitung des Projekts – genau definiert werden. Im Konzept müssen die Maßnahmen aber so weit beschrieben sein, dass die dazu nötigen Ressourcen berechnet werden können. Diese Angaben sind sehr wichtig für den Auftraggeber oder die Auftraggeberin, um zu entschieden, ob das Projekt durchgeführt wird oder nicht.

GARTENCLUB GRÜNAU

Maßnahmen und Methoden

Ein Gartenclub ist eine Gruppe von 8–10 Bewohner:innen einer Alterseinrichtung, die sich regelmäßig unter Anleitung des Gartenagogen treffen, um sich im Garten – bei schlechtem Wetter auch drinnen – aktiv mit Pflanzen zu beschäftigen. Die Tätigkeiten werden den Möglichkeiten und Fähigkeiten der Teilnehmenden angepasst. In Zentrum stehen einfache Gartenarbeiten wie Pflanzen, Gießen, Ernten und Verarbeiten von Kräutern. Kräuter eignen sich besonders gut für die Zielgruppe der älteren Menschen, weil sie leicht zu kultivieren sind, viele Sinneserfahrungen ermöglichen und vielfältig verarbeitet werden können. Der Gartenclub soll von Mitte April bis Mitte Oktober 2006 an mindestens 15 Mittwochnachmittagen von 14–16.30 Uhr im Alterszentrum Grünau durchgeführt werden. Die Grobstruktur eines Nachmittags ist folgende:

14.00–14.30 Uhr	Pflanzenkunde
14.30–15.30	Arbeiten im Garten
15.30–16.00	Pause mit Imbiss
16.00–16.30	Schlussrunde und Aufräumen

Geleitet werden die Nachmittage von Thomas Pfister, angehender Gartenagoge, der diese Projektarbeit im Rahmen der Weiterbildung «Gärten helfen Leben» durchführt. Eine enge Zusammenarbeit mit Heimleitung, Aktivierung, Pflege und Hausmeister:in ist wichtig.

An den Gartenclub-Nachmittagen sind die folgenden Themen geplant:

April	Kennenlernen, Austausch über Gartenerfahrungen, Besichtigung der Rabatten auf der Terrasse, Sammeln erster Ideen für die Bepflanzung, Vermitteln von Informationen zu Kräutern
Mai	Auswahl der Kräuter, Einkauf der Pflanzen, Vorbereiten der Beete, Pflanzen der Kräuter, Gießen und andere Pflegemaßnahmen
Juni	Pflege und erste Ernte von Kräutern, Verarbeiten zu Kräuterbroten und Kräuterdrinks
(Juli	FERIEN)
August	Ernte von Teekräutern und Vorbereiten zum Trocknen, Binden von Lavendelsträußchen, Herstellen von Kräutersirup (Melisse, Minzen), Produktion von Kräutersalz
Sept.	Herstellen von Duftkissen aus getrockneten Kräutern, Grillfest, Herstellen von Teemischungen
Okt.	Aufräumen im Garten, Auswerten der Nachmittage, Abschluss

Aufräumen im Gartenclub

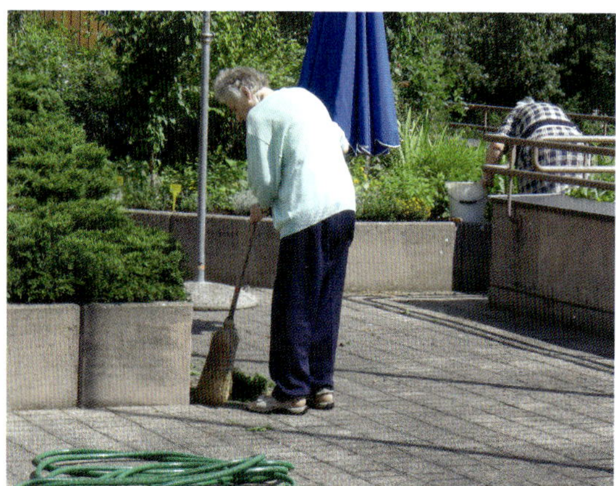

Ressourcen: Kosten und Finanzierung

Bei einem Projekt werden die benötigten Ressourcen bereits in der Phase 1 (Entwicklung – Projektskizze) und Phase 2 (Auftragsklärung) grob berechnet. Bei der Konzeptionierung (Phase 3) werden die im Projekt benötigten Ressourcen nun im Detail aufgelistet und genauere Angaben zu den Kosten und zur Finanzierung gemacht.

Ein solides Budget ist unverzichtbar für jedes Projekt. Es muss alle voraussehbaren Kosten und Einnahmen beinhalten.

Für die Kosten gibt es bei einer Vollkostenrechnung folgende Budgetposten:

- **Personalkosten:** Löhne und Entschädigungen inklusive aller Sozialabgaben und Versicherungen wie Altersvorsorge, Invalidenentschädigung, Unfallversicherung usw. Bei einer Vollkostenrechnung werden neben den direkt im Projekt engagierten Personen auch *Leitungspersonen einberechnet.
- ***Versicherungen:** Alle Versicherungen, die nicht bei den Personalkosten schon enthalten sind, wie Haftpflichtversicherung, Sachversicherung, Krankenversicherung usw.
- ***Mieten:** Miete von Räumen inkl. aller Nebenkosten wie Heizung, Reinigung usw. Miete von Maschinen, Geräten und Fahrzeugen.
- ***Elektronische Geräte:** Anschaffung von Computern, Mobiltelefonen usw.
- ***Verbrauchsmaterial:** Büromaterial wie Papier, Druckerpatronen usw.
- ***Arbeitskleidung:** speziell für das Projekt anzuschaffende Kleider, auch für Kopfbedeckung und Sonnenschutz
- ***Steuern und Gebühren:** Gewinnsteuern, Mehrwertsteuern usw.
- **Werkzeuge und Geräte:** Gartengeräte und Werkzeuge
- **Pflanzen, Substrate und Dünger**
- **Kommunikation und Medien:** Telefonie und Internet; Inserate in Printmedien und elektronischen Medien; Fachliteratur und elektronische Medien; Versandkosten; Druckkosten (z. B. für Berichte)
- **Reisekosten:** Kosten für Transport wie Fahrscheine, Abos, Fahrzeuge usw.
- **Verpflegung:** Nahrungsmittel und Getränke
- **Reserve:** 3–5 % der Gesamtausgaben werden im Budget für Unvorhergesehenes eingeplant.

* Zum Teil werden diese Kosten als sogenannter Overhead in die Personalkosten eingerechnet. Das bedeutet, dass zu den Nettolohnkosten und Sozialabgaben ein Prozentbetrag von z. B. 20 % dazugerechnet wird für zusätzliche Ausgaben wie Versicherungen, Mieten, Verbrauchsmaterial usw.

Bei den Projekt-Einnahmen sind folgende Budgetposten üblich:

- **Projektbeiträge und Sponsoring:** Zuwendungen von öffentlicher Seite, von Stiftungen, Privaten sowie Vereinen und anderen Organisationen; auch Sachspenden (z. B. Pflanzen oder Werkzeuge)
- **Verkauf von Produkten oder Dienstleistungen:** z. B. aus dem Verkauf von Pflanzen und Kräuterprodukten oder bei gartenbaulichen Dienstleistungen
- **Eigenleistungen:** Kosten, die von der Institution, welche das Projekt in Auftrag gegeben hat, selber getragen werden. Das können sowohl Personal- als auch Sachkosten sein. Oft werden nicht alle anfallenden Kosten in Rechnung gestellt – z. B. die Betreuung der Projektleitung oder die Miete von Räumen.

Unbezahlte Leistungen, z. B. durch die Mitarbeit von Freiwilligen, müssen im Projektbudget nicht aufgeführt werden, sollten aber im Konzept erwähnt werden.

Zieht man von der Summe der Einnahmen im Budget alle Kosten ab, erhält man einen Gewinn oder einen Verlust. Bei Projekten ist es üblich, dass die Einnahmen in etwa den Ausgaben entsprechen und so größere Gewinne oder Verluste vermieden werden. Größere Gewinne können z. B. für eine Verlängerung des Projekts vorgesehen werden. Bei Projekteingaben an Stiftungen oder andere Organisationen kann evtl. ein Verlust ausgewiesen werden, um sie zu motivieren, sich an den Projektkosten zu beteiligen.

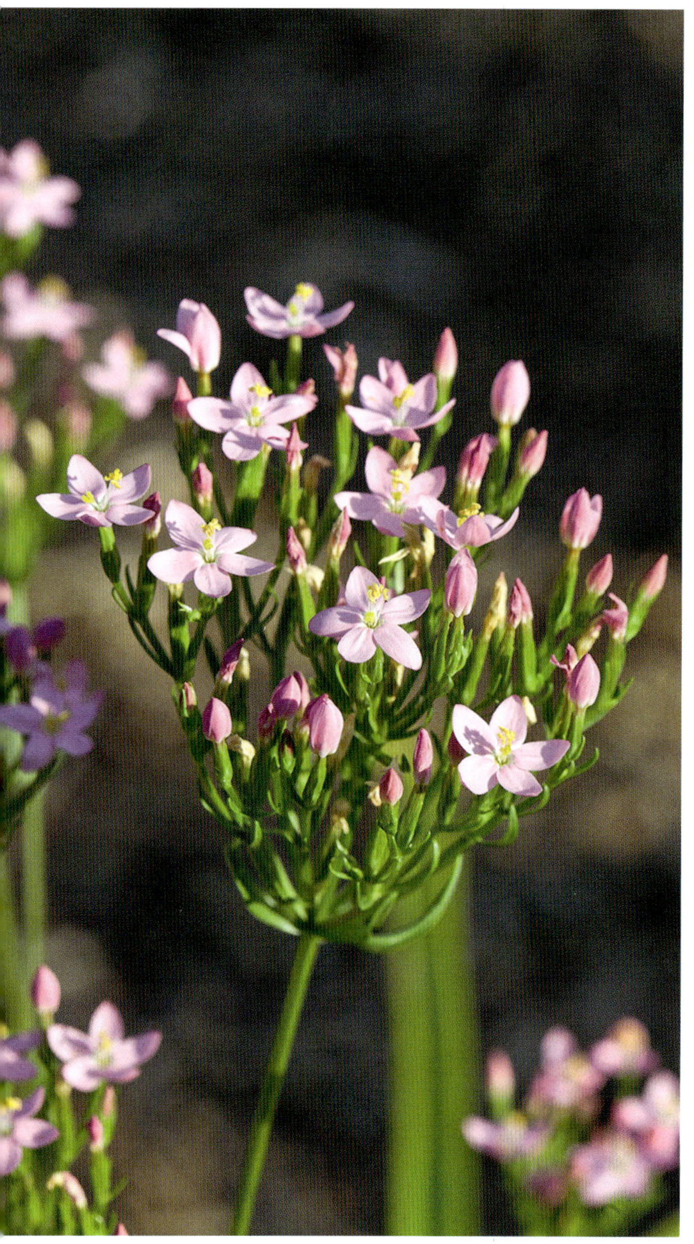

Tausendgüldenkraut

Für die Budgetierung sind die folgenden Tipps hilfreich:

- Für größere und länger dauernde Projekte wird manchmal für jeden einzelnen Projektabschnitt ein Einzelbudget erstellt, das zu einem Gesamtbudget zusammengerechnet wird.
- Im Projektbudget muss aufgeführt werden, in welchem Zeitraum die aufgeführten Kosten anfallen und in welchem Zeitraum die Einnahmen eingesetzt werden. Üblicherweise werden die Kosten und Einnahmen pro Jahr aufgelistet.
- Bei größeren Projektträgern und Projekten darf die Mehrwertsteuer im Budget nicht vergessen werden.
- Das Budget gehört in das Projektkonzept, muss aber oft separat von den entsprechenden Instanzen genehmigt werden.
- Ein detailliertes und vollständiges Budget dient auch für Finanzierungsgesuche an mögliche Geldgeber:innen.
- Bei der Finanzierung, also bei den Projekteinnahmen, sollten mehr Beiträge budgetiert werden, als für die Deckung der Kosten nötig sind. Oft werden nämlich Gesuche abgelehnt oder nur Teilbeträge genehmigt.
- Das Budget dient während der Projektdurchführung auch als Controlling-Instrument.
- Mit dem Budget kann auch der Kontaktpreis berechnet werden. Das sind die Gesamtkosten des Projekts geteilt durch die Anzahl Personen, die vom Projekt profitieren.

Die Kosten eines Projekts zu berechnen und sauber darzustellen ist das eine. Zum anderen müssen im Projektkonzept die Möglichkeiten aufgezeigt werden, wie die Ausgaben finanziert werden. Es geht darum, mögliche Finanzierungsquellen wie Stiftungen, staatliche Geldgeber:innen oder Sponsoren anzugeben. Das eigentliche Fundraising, also die Anfrage bei möglichen Geldgeber:innen, geschieht erst in der Projektphase 4 (Detailplanung und Vorbereitung).

GARTENCLUB GRÜNAU

Budget

Da es sich hier um ein kleines Pilotprojekt handelt, ist auch das Budget dementsprechend bescheiden. Das Projekt war ein Teil der Weiterbildung «Gärten helfen Leben», weshalb der Projektleiter für seine Arbeit nur geringe Kosten verrechnete.

Nr.	Posten	Details	Ansatz	Kosten CHF
	Ausgaben			13'915.00
1	Projektleitung	18 Nachmittage inkl. Vorbereitung und Dokumentation	CHF 50.– pro Nachmittag	900.00
2	Projektmitarbeit	Leitung Aktivierung; 3 Stunden pro Nachmittag	CHF 100.– pro Std.*	5400.00
3		Geschenk für Freiwillige	je CHF 50.–	100.00
4	Mieten	Aktivierungsraum 18 Nachmittage	je CHF 200.–	3600.00
5	Werkzeuge	Anschaffung von wenigen Handwerkzeugen	10 Stück	200.00
6	Pflanzen	Pflanzenliste	Pauschal	500.00
7	Substrate	10 Sack Gartenerde	je 50 Liter	100.00
8	Verkehr	keine Transportkosten, da Alterszentrum in Gehdistanz		0.00
9	Verpflegung	18 × Zvieri für 10 Personen	je CHF 5.–	900.00
10	Projektbericht	30 Stunden plus Druckkosten	CHF 30.– pro Stunde	950.00
11	Reserve	10 % der Ausgaben		1265.00
	Einnahmen			13 915.00
A	Projektbeiträge	Eigenleistungen Alterszentrum Grünau	Ausgaben Nr. 2–9	10 800.00
B		Alterszentren Stadt Zürich	Projektleitung + Reserve	2165.00
C	Projektbericht	Aufwand Th. Pfister im Rahmen der Weiterbildung	inkl. Druckkosten	950.00
			Gewinn (+) / Verlust (–)	0.00

* Vollkosten, inkl. Sozialabgaben, Versicherungen, Leitung usw.

Projekt-Organisation

In diesem Teil des Projektkonzepts geht es darum, alle am Projekt beteiligten Organisationen und Personen aufzuzeigen. Am besten kann man das mit einem Organigramm zeigen. Ein Projekt-Organigramm enthält folgende Elemente:

- Trägerschaft und Auftraggeber:in
- Projektleitung und Projektteam
- Setting (Organisation, wo Projekt stattfindet)
- Zielgruppe(n) und Anspruchsgruppen
- Sponsor:innen

Projektleitung und Projektteam

Die Projektleitung kann, muss aber nicht identisch mit der Person sein, welche das Projektkonzept verfasst hat. Sie sollte folgende Qualifikationen aufweisen:

- Prozess- und Methodenwissen
  - Kenntnisse von Methoden und Werkzeugen zum Projektmanagement
  - Konzentration auf die Projektziele und deren Erreichung
  - Erstellen von realistischen Projektplänen
  - Führen der Prozesse unter Berücksichtigung der Rahmenbedingungen, Termine, Kosten und Ressourcen
  - Anwenden von Moderations-, Präsentations- und Kreativitätstechniken
  - Kritische Reflexion des eigenen Handelns
- Führung und Teamarbeit
  - Fähigkeit zur Teambildung
  - Erarbeiten von gemeinsamen Lösungen zu Problemen
  - Fördern der Potenziale der Projektmitarbeitenden
  - Delegieren von Aufgaben
  - Fördern eines positiven und kreativen Klimas
  - Vorbild für die Projektmitarbeitenden
- Kommunikation
  - Transparente Kommunikationskultur
  - Aktiver Kontakt zu den Anspruchsgruppen
  - Zusammenhänge einfach darstellen
  - Fördern der Zusammenarbeit im Projektteam
  - Wertschätzendes Arbeitsklima
  - Aktives Zuhören und Fragen stellen
- Konfliktmanagement
  - Aktiv Probleme und Konflikte angehen und lösen
  - Wertschätzende Art und Weise
  - Konstruktiver Umgang mit Kritik

Quelle: www.dieprojektmanager.com

Wie man aus der obigen Liste sehen kann, sind die Anforderungen an eine Projektleitung sehr hoch. Personen mit wenig(er) Erfahrung können bei kleineren Projekten als Co-Leitung eingesetzt werden oder werden von einem Coach oder einer Mentorin während des Projekts begleitet. Wie man aus der Zusammenstellung ebenfalls ableiten kann, geht es bei den Kompetenzen einer Projektleitung primär nicht um möglichst großes Fachwissen, sondern um das Prozess- und Methodenwissen. Eine interne Projektleitung ist nicht in die Linie eingebunden. Sie wird aber trotzdem von einer kompetenten Leitungsperson betreut und ist dieser oder dem bzw. der Auftraggebenden jederzeit Rechenschaft über den Projektverlauf und die Ergebnisse schuldig. Eine externe Projektleitung ist nur dem oder der Auftraggebenden Rechenschaft schuldig.

Das Projektteam ist eine Gruppe von Personen, die zusammen an einer Aufgabe – am Projekt – arbeiten. Es besteht aus einer Projektleitung und den Teammitgliedern. Diese müssen sorgfältig ausgewählt werden. Bei der Auswahl sind folgende Kriterien hilfreich:

- Offene Persönlichkeit für eine ungezwungene Kommunikation mit den anderen Teammitgliedern
- Teamgeist ist wichtiger als der eigene persönliche Erfolg
- Bereitschaft, Verantwortung für den eigenen Arbeitsbereich zu übernehmen
- Heterogenität, z. B. nach Fachgebiet, Geschlecht, Alter usw.

Im Projektkonzept werden die Grundlagen für die Auswahl der Projektmitglieder dargestellt. Welche fachlichen Kompetenzen müssen sie mitbringen? Wie viele Ressourcen werden dazu benötigt? Diese Berechnungen fließen ins Projektbudget unter der Rubrik Personal ein. Das macht oft mehr als die Hälfte des gesamten Budgets aus.

Projektteams werden in einer Organisation oft abteilungsübergreifend zusammengestellt. Bei Bedarf können auch externe Fachpersonen hinzugezogen werden.

GARTENCLUB GRÜNAU

Projektorganisation

Da das Altersheim Grünau keine eigene Rechtsperson ist, stellte sich das Gesundheits- und Umweltdepartement der Stadt Zürich als Trägerschaft zur Verfügung.

Eigentliche Auftraggeberin des Projekts ist die Caritas Köln, welche die Weiterbildung «Gärten helfen Leben» anbot und den Teilnehmer Thomas Pfister veranlasste, als Abschlussprojekt den Gartenclub Grünau durchzuführen. Er übernahm die Projektleitung. Im Projektteam dabei waren außerdem die Leitung der Aktivierung sowie zwei Freiwillige.

Als Setting zur Durchführung des Projekts «Gartenclub Grünau» wurde das Alterszentrum Grünau ausgewählt. Die Zielgruppe des Projekts sind 8–10 Bewohner:innen des Alterszentrums. Als Anspruchsgruppen wurden Leitung, Pflege, Aktivierung, Hausdienst und Küche bezeichnet.

Organigramm

Caritas Köln Weiterbildung «Gärten helfen Leben» Auftraggeberin	**Gesundheits- und Umweltdepartement, Stadt Zürich** Trägerschaft
Thomas Pfister, Gartenagoge Projektleitung **Leiterin Aktivierung** **2 Freiwillige** Projektteam	**Gesundheitsförderung Kanton Zürich** Sponsor
Alterszentrum Grünau, Zürich Setting	**Leitung** **Pflege** **Aktivierung** **Hausdienst** **Küche** Anspruchsgruppen
Gartenclub Grünau, 8–10 Bewohner:innen Zielgruppe	

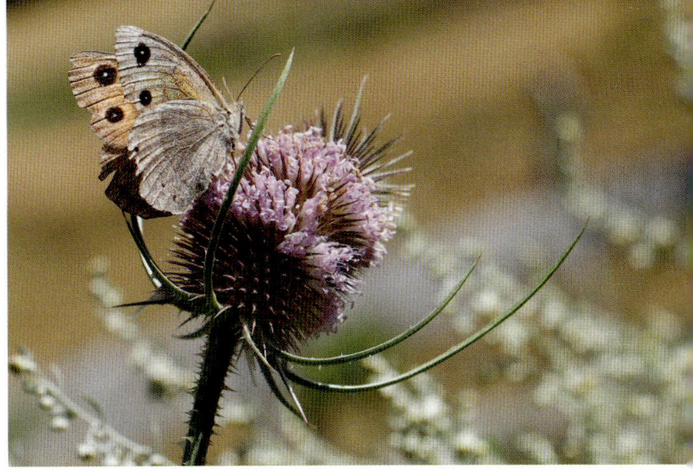

Schmetterling auf wilder Karde

Dokumentation

Die Dokumentation bezieht sich eigentlich nicht nur auf die Konzeption, sondern auf alle sechs Projektphasen. Sie beginnt mit dem Festhalten erster Ideen z. B. in einem Notizbuch und endet mit den Fotos von der Feier zum Projektabschluss. Dazwischen ist bei der Entwicklung des Projekts die Projektskizze ein wichtiges Instrument der Dokumentation. Hier werden zum ersten Mal die Eckpunkte des Projekts definiert und präzisiert. Auch bei der Auftragsklärung mit Zielvereinbarung soll unbedingt die schriftliche Form gewählt werden. Eine ausführliche Dokumentation geschieht in der Phase 3 mit dem Projektkonzept. Hier werden die in der Projektskizze und im Auftrag enthaltenen Ideen und Vorgaben konkretisiert und zu einem vielseitigen Dokument verarbeitet. Das Konzept ist die Grundlage für die Finanzierung des Projekts und für den definitiven Entscheid der Auftraggeberin oder des Auftraggebers zur Durchführung des Projekts. Vorher gibt es noch die Phase 4 – Detailplanung und Vorbereitung. Auch hier empfiehlt es sich, alle Schritte genau zu dokumentieren. Während der Durchführung des Projekts (Phase 5) darf die Dokumentation ebenfalls nicht vergessen werden.

GARTENCLUB GRÜNAU

Dokumentation

Bereits während der Weiterbildung «Gärten helfen Leben» in Frechen bei Köln machte ich mir viele Notizen zum Abschluss- oder Lernprojekt. Eine Projektskizze mussten wir bei der Kursleitung abgeben, die dann entschied, ob das Projekt so durchgeführt werden konnte. Sodann machte ich mich an die Arbeit am Konzept, das inklusive eines Budgets bei den potenziellen Geldgeber:innen und der Auftraggeberin/Trägerin eingereicht wurde. Das Konzept bildete zusammen mit dem Verlaufsbericht die Grundlage für den Schlussbericht, der von der Kursleitung als Schlussarbeit der Weiterbildung bewertet wurde.
Während der Durchführung des Projekts dokumentierte ich die einzelnen Anlässe mit einem Formular und führte ein detailliertes Projekttagebuch.
Für die Buchhaltung konnte ich während des Projekts die Ressourcen des Alterszentrums nutzen. Das heißt, die verantwortliche Buchhalterin verbuchte alle Einnahmen und Ausgaben und erstellte die Schlussrechnung.

Kommunikation und Medienarbeit

Im Konzept werden die vorgesehenen Maßnahmen zur Kommunikation und Medienarbeit festgehalten (siehe auch Phase 5 – Durchführung).

Evaluation

Im Konzept werden die vorgesehenen Maßnahmen zur Evaluation festgehalten. Die entsprechenden Ausführungen sind unter der Projektphase 6 – Evaluation und Projektabschluss zu finden.

Prüfung des Projektkonzepts und Auftrag zur Vorbereitung und Detailplanung des Projekts

Bei der Arbeit am Projektkonzept werden viele Fragen auftauchen und geklärt. Das braucht seine Zeit, vor allem wenn man noch nicht so geübt ist. Beim Schreiben der einzelnen Kapitel werden die Grundlagen des Projekts gelegt und schriftlich festgehalten. Wenn man nicht von Beginn weg zu zweit am Konzept arbeitet, lohnt es sich, den ersten Entwurf einzelnen Kolleg:innen oder Freund:innen zum Lesen zu geben. Die wertvollen Feedbacks werden anschließend eingearbeitet. Die vollständige zweite Fassung geht mit Einhalten des vereinbarten Termins an den Auftraggeber resp. die Auftraggeberin. An einer Besprechung werden nachher Fragen und Ergänzungen besprochen und in die dritte Fassung eingearbeitet. Auf dieser Basis erteilt der Auftraggeber resp. die Auftraggeberin das Okay für die konkrete Vorbereitung und Detailplanung des Projekts.

Phase 4: Vorbereitung und Detailplanung

Nach der aufwendigen, aber lohnenswerten Arbeit am Konzept geht es nun darum, die nötigen Detailplanungen und Vorbereitungen für die Durchführung des Projekts zu tätigen. Dazu sind je nach Projekt einige Tage oder Wochen und die nötigen personellen Ressourcen nötig. Der Erfolg eines Projekts hängt neben einem guten Konzept vor allem von einer sorgfältigen Vorbereitung und Detailplanung ab. Folgende Aufgaben stehen dabei im Zentrum:

- Finanzierung sichern
- Projektteam zusammenstellen
- Detailpläne zu den Maßnahmen erstellen
- Sich im gewählten Setting vernetzen
- Materialien, Hilfsmittel und Anlagen bereitstellen

Finanzierung sichern

Das im Konzept enthaltene Projektbudget bildet die Grundlagen für die Finanzierung. Hier geht es darum, zu den budgetierten Einnahmen die nötigen Zusicherungen zu erhalten. Am wichtigsten sind meistens Projektbeiträge und Sponsoring. Die im Konzept aufgelisteten Finanzierungsquellen werden jetzt konkret um die entsprechenden Beiträge angefragt. Neben dem vollständigen und schön gestalteten Konzept ist ein detailliertes Projektbudget beizulegen. Bei größeren Institutionen oder Stiftungen muss zudem oft ein Antragsformular ausgefüllt werden. Eine telefonische Kontaktaufnahme bringt den Vorteil, dass man offene Fragen klären und sein Projekt schon mal «verkaufen» kann. Da es oft mehrere Wochen oder sogar Monate bis zum Entscheid dauert, sollten die Finanzierungsgesuche sofort nach der Fertigstellung des Konzepts und der Genehmigung des Projekts gestellt werden.

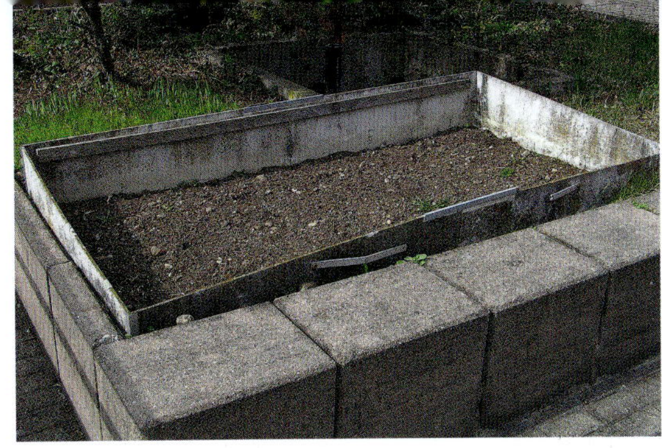

Achtung fertig los

Je besser Ausrichtung und Ziele der angefragten Geldgeber:innen mit denjenigen des Projekts übereinstimmen, desto größer sind die Chancen, dass ein Gesuch bewilligt wird. Bei Stiftungen gibt der Stiftungszweck Auskunft über die Verwendung der Gelder. Im Internet sind entsprechende Verzeichnisse verfügbar.

Bei öffentlichen Stellen gibt es oft projektbezogene Fonds, die angefragt werden können. Ein Stichwort ist wie im obigen Beispiel erwähnt die Gesundheitsförderung. Da die Gartenagogik ein neues, noch wenig bekanntes Tätigkeitsgebiet ist, muss im Umfeld nach möglichen Bezügen gesucht werden. Neben thematischen Bezügen gibt es auch Stiftungen, die Projekte mit einer bestimmten Zielgruppe unterstützen.

Auch viele öffentliche Stellen – landesweit oder regional – verfügen oft über Finanzierungsquellen. Im Internet findet man solche «Geldtöpfe» oder Fonds. Noch besser ist es, wenn man sie oder die verantwortlichen Mitarbeitenden kennt und so direkt für Projektbeiträge anfragen kann.

Sponsor:innen sind Firmen oder Organisationen, die sich mit einer Unterstützung des Projekts einen Effekt für ihre Geschäftstätigkeit versprechen. In der Gartenagogik sind dies z. B. Gärtnereien oder Gartenbaufirmen. Neben finanziellen Beiträgen sind auch materielle Beiträge möglich, z. B. günstige oder kostenlose Pflanzen oder Beiträge für die Umgestaltung eines Gartens. Im Gegenzug kann vielleicht eine Werbetafel des Sponsors oder der Sponsorin im Garten aufgestellt werden.

In bestimmten Projekten sind Einnahmen aus dem Verkauf von Produkten oder Dienstleistungen möglich. Das muss aber sorgfältig abgeklärt werden, weil hier doch professionelle Leistungen mit den entsprechenden Qualitätsansprüchen erbracht werden müssen. Es kann also kaum funktionieren, dass in einem Gartenclub eine größere Menge an Kräutersalz produziert und verkauft werden kann. Im Bereich der Arbeit mit Menschen mit einer Behinderung können aber durchaus Pflanzenproduktion und Floristik oder Gartenunterhalt und Gartenbau im Zentrum eines Projektangebots stehen.

Eine weitere, nicht unwesentliche Finanzierungsquelle sind Eigenleistungen der Institution, in der das Projekt stattfindet. Mit Geschick lassen sich viele Kosten im ordentlichen Budget der Institution unterbringen, v. a. Personalkosten, aber auch Kosten für den Gartenunterhalt oder den Kauf von Pflanzen. Hier sind aber wie bei allen finanziellen Angelegenheiten klare Zusagen und schriftliche Abmachungen nötig.

Die Einnahmeseite im Budget muss sehr genau kontrolliert werden. Alle eingehenden Beiträge werden in der Buchhaltung notiert. Resultieren im vorgesehenen Zeitraum weniger Einnahmen als budgetiert – z. B. durch abgelehnte Gesuche –, kann versucht werden, auf der Kostenseite Einsparungen zu erzielen. Ist dies nicht möglich, muss im schlimmsten Fall auch ein Projektabbruch erwogen werden.

AUS DER PRAXIS

Bei der DVD «Heilende Gärten» konnten anstelle der budgetierten 90 000 CHF nur 70 000 CHF Einnahmen erzielt werden. So musste das ursprüngliche Konzept, einen 30-minütigen Film zu verschiedenen Settings der Gartenagogik zu produzieren, angepasst werden. Man beschränkte sich auf das Setting «Alterszentrum» und reduzierte die Filmlänge auf 22 Minuten. Ein kleiner Bonustrack zur Arbeit mit Menschen mit psychischen Beeinträchtigungen konnte in die DVD integriert werden.

Vorbereitete Gartenbeete

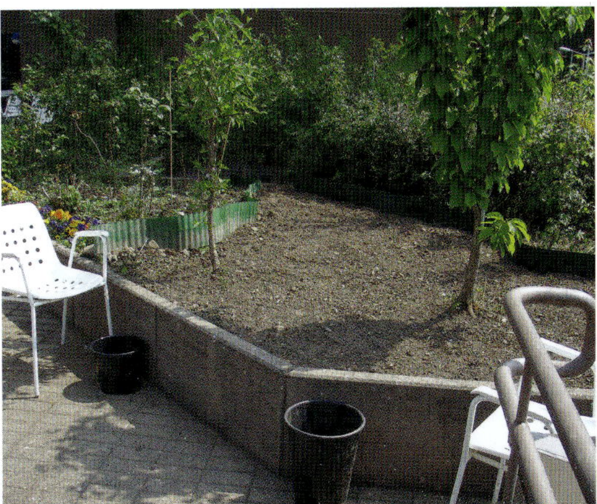

Projektteam zusammenstellen

Es empfiehlt sich, das Projektteam nach der Genehmigung des Projekts zusammenzustellen. Vielleicht haben schon Personen am Konzept mitgearbeitet, die ins Projektteam aufgenommen werden können. Alle Personalressourcen müssen bei den zuständigen Leitungspersonen beantragt und genehmigt werden. Das muss auch bei einem kleinen Arbeitspensum von wenigen Stunden pro Woche schriftlich in den Stellenplänen dokumentiert werden. Wenn möglich, können schon gewisse Vorbereitungsarbeiten an Mitglieder des Projektteams delegiert werden. Auf alle Fälle sollte sich das Projektteam während der Vorbereitungsarbeiten regelmäßig treffen, damit alle auf demselben Informationsstand sind. Sehr wichtig ist im Projektteam eine klare Aufgabenverteilung. Der Projektleitung kommt dabei eine entscheidende Rolle zu. Sie organisiert die Vorbereitungs- und Planungsarbeiten.

Detailpläne zu den Maßnahmen erstellen

Im Konzept sind Ziele und Maßnahmen dargestellt. Ein grober Zeitplan sollte auch enthalten sein. Nun gilt es, die einzelnen Maßnahmen im Detail zu planen. Am besten erstellt man sich einen Raster, den man immer wieder verwenden kann. Wichtig ist in dieser Phase eine Liste mit dem benötigten Material, vor allem wenn es um größere Anschaffungen geht. Diese müssen im Budget natürlich enthalten sein.

GARTENCLUB GRÜNAU

Beispiel eines Detailplans

Gartenclub Grünau — **Datum:** 8. Mai 2013

Thema: Hochbeete vorbereiten und bepflanzen — **Zeit:** 14.30 – 16.30 Uhr, **Vorbesprechung:** 14.00 Uhr

Teilnehmende: ca. 8 PensionärInnen — **Gäste:** Judith, Maya, Rosa

Leitung: Thomas; plus Aktivierung, plus Freiwillige

Ziele

- Die Teilnehmenden lernen die Lieblingspflanzen der Gäste kennen.
- Sie betätigen sich aktiv am Hochbeet.
- Die Teilnehmenden lernen die Kräuter des Hochbeets kennen.
- Die Teilnehmenden kommen miteinander in Kontakt.
- Es herrscht in der Gruppe eine gute Atmosphäre; es wird viel gelacht!

Zeit	Aktivität	Verantwortlich	Material
14.30-14.45	**Begrüssung und Einleitung** Vorstellung Judith, Maya und Rosa; jede stellt ihre Lieblingspflanze kurz vor	Thomas Judith, Maya, Rosa	Lieblingspflanzen
14.45-15.45	**Arbeit in 3 Gruppen** Einteilung in drei gemischte Gruppen und Verteilen der Aufträge: Zwei Gruppen arbeiten an den Hochbeeten: Pflanzen kennen lernen – jäten – Erde einbringen - pflanzen Die dritte Gruppe erntet Kräuter im Hochbeet und macht für den Zvieri für alle Kräuterbrote und Melissen-Minze-Sirup	Thomas Aktivierung Freiwillige	Gartenwerkzeug Erde Zvieri: Toastbrot, Quark, Teller, Messer
15.45-16.00	**Zvieri**	Freiwillige	s. oben
16.00-16.20	**Wissenswertes über die Kräuter im Hochbeet** Ev. Vorlesen Kräutermärchen	Gäste	Bücher „Kräutermärchen"
16.25	**Ausklingen und Verabschiedung** Rückblick auf den Nachmittag	Thomas	

Sich im gewählten Setting vernetzen

Die meisten Projekte werden am eigenen Arbeitsort durchgeführt. Wenn nicht, geht es darum, sich im gewählten Setting und mit der Zielgruppe kundig zu machen. Am besten verbringt man dazu ein paar Tage in der Institution und macht eine Art Kurzpraktikum. So lernt man das Haus, den Garten, die Bewohner:innen und das Personal am besten kennen. Die Bewohner:innen sind meistens die Zielgruppe. Im Personal gibt es bestimmte Personen, die zur sogenannten Anspruchsgruppe gehören. Das sind Personen, mit denen man nicht direkt im Projekt zusammenarbeitet, die aber trotzdem eine wichtige Rolle spielen.

Materialien, Hilfsmittel und Anlagen bereitstellen

Manchmal sind alle Werkzeuge und Geräte schon vorhanden und die Anlagen bereit für die Gartenagogik. Manchmal aber muss das eine oder andere noch angeschafft und organisiert sowie der Garten für das Projekt zuerst vorbereitet werden.

Eine genaue Inspizierung der vorgesehenen Gartenanlage lohnt sich auf alle Fälle. Mit Fotos, Stift und Notizbuch werden die Pflanzen dokumentiert. Am besten erstellt man eine Liste mit den vorhandenen Pflanzen und ergänzt sie mit neu anzuschaffenden.

Kleinere Anpassungen beim Garten werden skizziert und mit dem verantwortlichen Hausdienst oder mit der Gärtnerin resp. dem Gärtner besprochen. Größere Anpassungen resp. Umbauten werden in einem Konzept detailliert beschrieben und budgetiert (vgl. dazu Teil IV – Gärten und Gartengestaltung).

Da jedes Projekt in der Gartenagogik einzigartig ist, können hier keine weiteren allgemeinen Angaben zur Vorbereitung gemacht werden. Dafür sind auf den folgenden Seiten Auszüge aus dem Bericht zum Projekt «Gartenclub Grünau» zu lesen.

GARTENCLUB GRÜNAU

Vorbereitung und Planung (aus dem Originaltagebuch)

Auf Empfehlung eines mir bekannten Heimleiters rufe ich Markus Federer an, der das Altersheim Grünau in Zürich leitet. Er ist grundlegend interessiert an einem Projekt und bittet mich, ihm Unterlagen zuzustellen. Ich sende ihm ein Dossier mit Brief, Kurzbewerbung, Prospekt Weiterbildung «Gärten helfen Leben», Text «Gartentherapie: 8 Fragen und Antworten» und Projektskizze Gartengruppe.

Nach dem Studium der Unterlagen kann ich mich am 2. März 2007 bei ihm vorstellen. Er ist einverstanden, ab April 2007 das Projekt zu starten, und optimistisch, dass sich einige interessierte Bewohner:innen finden werden. In der Aktivierung, erzählt er, hätten auch schon punktuell einige Tätigkeiten im Garten stattgefunden. M. Federer zeigt mir den Garten im Parterre mit einigen Beeten, der Rasenfläche und einem kleinen Teich. Sodann gibt es im ersten Stock eine ausladende Terrasse mit großen, zum Teil etwas «verwilderten» Hochbeeten. Es gibt zudem zwei Pergolen, die aber ganz kahl sind und kaum benutzt werden. Im obersten Stock, wo die Räume der Aktivierung sind, bietet die große Dachterrasse eine schöne Aussicht. Sie ist aber im Hochsommer kaum beschattet und kann für eine Gartengruppe darum nicht benützt werden.

(…) Am 17. März mache ich eine Besichtigung der Terrassen und der Gartenanlage. Dabei halte ich das Wichtigste auf Fotos fest. Auf dem Gang treffe ich die Pflegedienstleiterin, die ich kurz über das Projekt informiere. Sie hat davon schon gehört und meint, dass sicher ein paar Pensionärinnen oder Pensionäre mitmachen werden. Sie betont, dass die Pflegefachkräfte keine Zeit für Gartenarbeit wie z. B. Gießen hätten.

Am 27. März treffe ich Ursula Caderas, welche die Aktivierung leitet. (…) Sie zeigt mir ihre Balkonkisten, die mit allerlei Blumen und Kräutern bestückt sind, und erzählt, dass ihr die Pensionärinnen ab und zu beim Jäten geholfen haben. Den größten Teil habe sie aber selber gemacht, insbesondere die Beete im Parterre pflegt sie ganz alleine. Ursula ist sofort einverstanden, in der Gartengruppe mitzumachen. (…)

Ursula ist für den Blumenschmuck im Hause zuständig und hat dazu im Parterre ein paar Beete, wo momentan (Ende März) noch die letzten Narzissen und Tulpen blühen. Die werden dann bald einmal abgeräumt, um Platz für Schnittblumen zu machen. Ich äußere die Idee von Exkursionen, die sie grundlegend gut findet. Sie meint, das müsste man dann aber frühzeitig organisieren. Sie habe dazu auch noch ein paar freiwillige Helferinnen zur Hand. Sie unterstützt auch meinen Wunsch, auf der Terrasse vor allem Kräuter anzupflanzen. Diese könne man dann auch zum Kochen verwenden.

Wir besichtigen anschließend den Werkzeugschuppen. Es gibt viele, wenn auch eher alte Handwerkzeuge, die aber noch gut zu gebrauchen sind. Wir müssten dann auf alle Fälle noch ein Inventar machen und evtl. noch gewisse Werkzeuge dazukaufen. Eine Kiste zum Verstauen der Werkzeuge auf der Terrasse wäre hilfreich. Wir fragen den Hausmeister und dieser ist gerne bereit, eine zu organisieren.

Eingekaufte Pflanzen

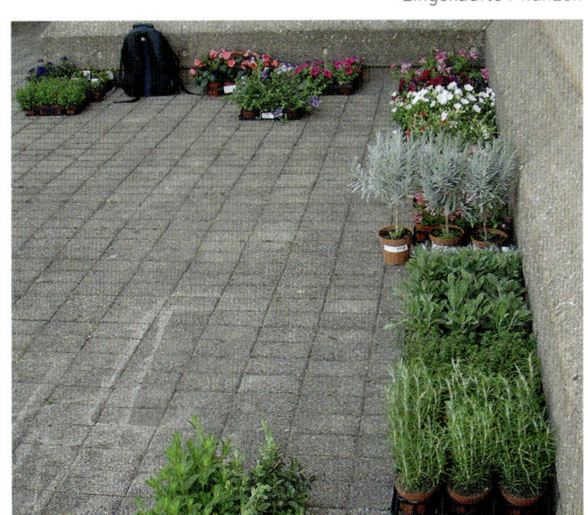

Wenn die Vorbereitungen und Detailplanungen erfolgreich abgeschlossen sind und die Finanzierung gesichert ist, gibt die Auftraggeberin resp. der Auftraggeber das Okay für die Durchführung des Projekts. Auch dieser Schritt wird schriftlich festgehalten.

Phase 5: Durchführung

«Eine gute Vorbereitung ist der halbe Erfolg» – dieser Spruch gilt insbesondere für die Projektarbeit. Eine originelle Idee, ein vollständiges Konzept und eine seriöse Vorbereitung bilden die Grundlage für den Erfolg. Bei der Durchführung eines gartenagogischen Projekts sind folgende Faktoren wichtig:

- Kompetente Projektleitung und gute Zusammenarbeit im Projektteam
- Motivierte Teilnehmer:innen
- Optimale Vernetzung in der Institution
- Saubere Dokumentation und genaues Controlling bei den Finanzen
- Gute Kommunikation und Medienarbeit

Da Projekte in der Gartenagogik sehr vielfältig und individuell sind, werden zur Durchführung nur kurze Informationen gegeben und mit dem Beispiel des Gartenclubs Grünau illustriert.

«Offizieller» Projektstart – Kick-off

Der Projektstart muss nicht unbedingt ein aufwendiger Anlass mit Medien, Apéro usw. sein. Oft genügt eine schön gestaltete kleine Veranstaltung in der Institution, wo das Projekt durchgeführt wird. Einige wissen vielleicht schon vom Projekt, andere werden nun darauf aufmerksam gemacht. Immer gut macht es sich, wenn jemand von der Leitung das Projekt und das Projektteam kurz vorstellt. Sodann geht es beim Kick-off darum, etwas Praktisches zu zeigen – eine Art Kostprobe.

GARTENCLUB GRÜNAU

Kick-off

«Der Heimleiter Markus Federer begrüßt die anwesenden acht Pensionärinnen und den einzigen Pensionär. Er freut sich, dass so viele für den Gartenclub Interesse zeigen. M. Federer steht voll hinter dem Projekt und stellt dafür auch ein entsprechendes Budget zur Verfügung. Da der Garten rund ums Altersheim Grünau ein bisschen ein ‹Stiefkind› sei, würden uns dafür viele Gestaltungsmöglichkeiten zur Verfügung stehen. Er wünscht, dass die Teilnehmenden stolz auf ihre Arbeit und ihren Einsatz sein können und dass etwas Schönes entsteht.

Nun stelle ich mich selber den Anwesenden kurz vor. Ich beginne mit der Präsentation einiger Pflanzen, die ich aus dem eigenen Garten an der Ackersteinstraße mitgenommen habe: Flockenblumen, frühe Iris, Narzissen. Dann erzähle ich ein wenig aus meinem Leben (...)

Aus meinem Rucksack entnehme ich ein paar Gärtnerwerkzeuge und stelle sie den Anwesenden vor: Baumschere, Grabschaufel, kleine Hacke, Messer, Unkrautstecher. Das Projekt ‹Gartenclub Grünau› erläutere ich mithilfe der kurzen Projektbeschreibung, die alle erhalten. Aus einer Box mit alten handgemalten Pflanzenbildern sucht jede:r Anwesende nun ein oder zwei Bilder aus, die ihr/ihm besonders viel bedeuten, und stellt sie den anderen kurz vor.»

(Pfister (2007): Gartenclub Grünau, Projektbericht, Seite 11)

Das Projekt nimmt Schwung auf

Nach dem Zeitplan werden die einzelnen Maßnahmen durchgeführt. Was zu Beginn vielleicht noch neu und ungewohnt ist, wird mit der Zeit zur professionellen Routine. Jede Einheit oder jeder Programmteil braucht eine seriöse Detailplanung. Bei neuen Ansätzen ist es besonders wichtig, die Erfahrungen genau festzuhalten und aus möglichen Fehlern oder Misserfolgen zu lernen.

Arbeitsplanung

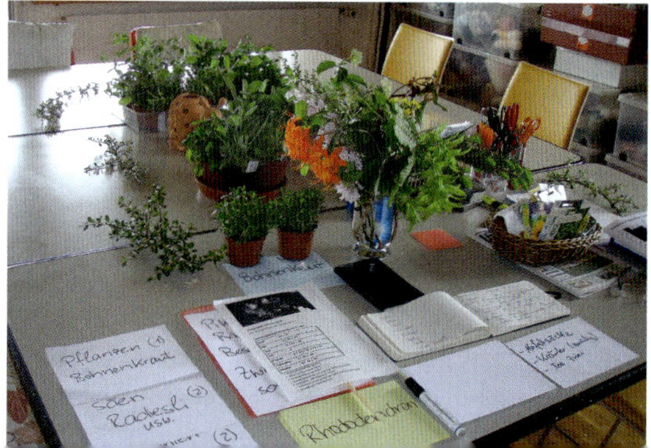

GARTENCLUB GRÜNAU

2. bis 8. Nachmittag (Kurzzusammenfassung in Stichworten)

Club 2
Kräuterquiz (Pflanzenkunde), Reinigen Stühle und Tische, Erdbeet vorbereiten, Balkonkistchen bepflanzen, Kaffee mit Kuchen und frischen Erdbeeren, Setzen von Namenstafeln bei den Kräutern.

Club 3
Pflanzenkunde zu mitgebrachten Zweigen; Jäten der Kräuterbeete und Balkonkistchen; Treibbeet mit frischer Erde vorbereiten; Säen von Radieschen, Silberzwiebeln, Schnittknoblauch und Kresse; kleiner Imbiss mit eigenem Kräutertee; Setzen von Tomaten-Jungpflanzen

Club 4
Pflanzenkunde mit Blumenstrauß aus dem Garten, Aufbinden der Tomatenpflanzen, Pflücken eines Blumenstraußes in Zweier-Teams (Tandems), Wässern der Beete, Aufräumen, Ideen sammeln für die Grillparty

Club 5
Quiz zu den mitgebrachten Wildblumen, Jäten der Kräuterbeete, Schneiden von *Cotoneaster*, Pikieren der Silberzwiebel-Pflanzen, Information über die Exkursion vom nächsten Mal

Club 6
Da es stark regnet, gibt es anstelle einer Exkursion einen spannenden Vortrag mit einem Gärtner des Botanischen Gartens Zürich.

Club 7
Bestimmen von Bäumen anhand von Blättern und Zweigen, Vorbereitungen Grillparty, Efeu schneiden, Erde in Kräuterbeeten lockern, Kresse ernten, Brote mit frischer Kresse, Zupfen von verblühten Begonien

Club 8
Bestimmen von Sträuchern mit Früchten, Ansetzen von Minzen-Melissen-Sirup, Zubereiten der Beilagen zu den Grilladen (verschiedene Salate), Grillparty mit feinen Bratwürsten, «Cervelats» (Brühwürsten), Steaks und Salaten, plus Dessert

Meilensteine

Bei größeren und länger dauernden Projekten ist es sinnvoll, nach den einzelnen Projektetappen sogenannte Meilensteine zu setzen. Hier nimmt man sich die Zeit, eine Zwischenauswertung zu machen. Im Projektteam werden die Projektziele überprüft. Dabei stellt man sich u. a. folgende Fragen:

- Welche Ziele sind schon erreicht, welche noch nicht?
- Müssen bestimmte Ziele angepasst werden?
- Welche Maßnahmen sind nötig, um die nächste Projektphase zu meistern?
- Wie arbeitet das Team zusammen?
- Gibt es Konflikte oder Probleme, die angegangen und gelöst werden müssen?
- Bewegt man sich bei den Finanzen im Rahmen des Budgets?

Alle Erkenntnisse bei einer Meilenstein-Sitzung werden schriftlich dokumentiert.

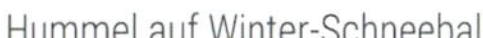

Hummel auf Winter-Schneeball

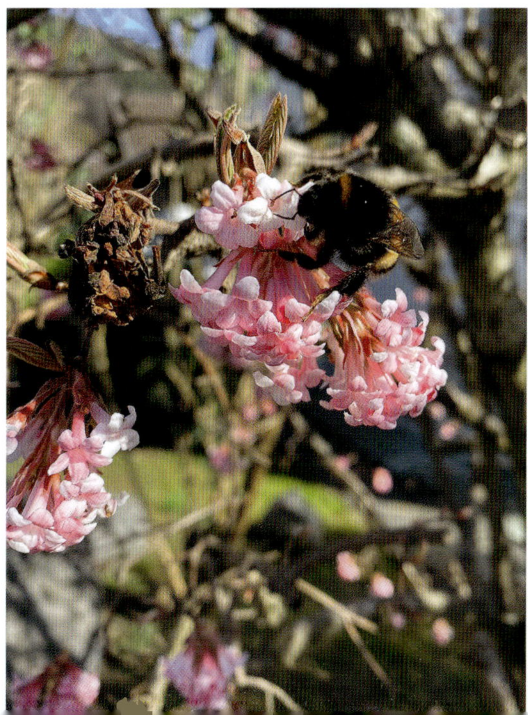

GARTENCLUB GRÜNAU

Erste Meilensteinsitzung

Nach den ersten acht Nachmittagen im Gartenclub Grünau und vor der Sommerpause setzte sich das Projektteam zusammen und machte eine erste Überprüfung der Ziele.

Allgemeine Ziele

Ziel 1: Im Durchschnitt nehmen 8–10 Personen an jedem Gartenclub teil.

Mit einem Durchschnitt von 7 Teilnehmenden verfehlte man das Ziel nur knapp. Mit mehr als 8 Teilnehmenden wäre aber der zur Verfügung stehende Raum sowieso zu klein gewesen. Zudem verlangt die individuelle Betreuung der Bewohner:innen im Gartenclub viel Aufmerksamkeit. Leider ist nur ein Mann im Gartenclub dabei. Männer sind aber im Altersheim mit 20 % sowieso in der Minderheit.

Ziel 2: Auch Personen mit physischen oder psychischen Einschränkungen nehmen am Gartenclub teil.

Im Gartenclub waren regelmäßig zwei Bewohner:innen mit einer demenziellen Erkrankung dabei. Eine Teilnehmende war in ihrer Sehfähigkeit sehr eingeschränkt, zwei weitere waren für die Fortbewegung auf Rollatoren angewiesen.

Ziele auf der Körperebene

Ziel 3: Dank der Gartenarbeit bleiben die Mitglieder beweglich und fit.

Die Überprüfung dieses Zieles lag in der Verantwortung der externen Evaluation.

Ziel 4: Sie gehen mehr ins Freie und sind dank des Sonnenlichtes besser gegen Osteoporose geschützt.

Es war offensichtlich, dass sich die Teilnehmenden dank des Gartenclubs öfter im Freien aufhielten. Eine exakte Überprüfung der Knochendichte, die bezüglich Osteoporose nötig wäre, konnte leider nicht gemacht werden.

Ziele bei der Wahrnehmung

Ziel 5: Die Teilnehmenden lernen in jedem Gartenclub mindestens fünf Namen von Pflanzen.

Bei jedem Gartenclub gab es zu Beginn eine rund 30-minütige Sequenz zu Pflanzen und ihren Namen. Alle Anwesenden lernten viele neue Pflanzen kennen.

Ziel 6: Die Teilnehmenden lernen, die Anweisungen des Gartenagogen auszuführen. Die Fortschritte werden im Lerntagebuch eingetragen.

Die Teilnehmenden waren sehr motiviert und haben die Anweisungen des Gartenagogen, der Leitung Aktivierung und auch der Freiwilligen sehr gut befolgt. Es ergab sich eine sehr gute Zusammenarbeit. Sehr bewährt hat sich die Arbeit in den Tandems – das sind jeweils zwei Bewohner:innen.

Ziele auf Ebene der Sinne

Ziel 7: Im ersten Teil jedes Gartenclubs gibt es Sinneserfahrungen, die bei den Teilnehmenden Erinnerungen an frühere Zeiten wecken sollen.

Mit den mitgebrachten Pflanzen, insbesondere mit den aromatischen Kräutern und Blüten, konnten viele Sinneserlebnisse ermöglicht werden. Dank der Pflanzen entstanden schöne Diskussionsrunden über eigene Erfahrungen der Bewohner:innen aus ihren früheren Tätigkeiten im Garten.

Ziel 8: Mit den im Garten angebauten Kräutern wird in jedem Gartenclub eine schmackhafte Pausenverpflegung zubereitet.

Was zu Beginn noch Kaffee und Kuchen aus der Küche waren, wurde bald durch selbst gebrauten Kräutertee und Kräuterbrote ersetzt. Es wurde ganz selbstverständlich, dass zwei oder drei Clubmitglieder für das Zubereiten der Pausenverpflegung zuständig waren. Einmal gab es sogar einen selbst gebackenen Zwetschgenkuchen.

Ziele auf Ebene der Gefühle

Ziel 9: Die Gartenclubmitglieder sind nach jedem Gartenclub zufriedener mit sich und dem Leben als vorher. Gemessen wird die Zufriedenheit mit einer Kurzeinschätzung zu Beginn und am Ende jedes Gartenclubs.

Die Überprüfung dieses Zieles lag wie beim Ziel 3 in der Verantwortung der externen Evaluation.

Ziel 10: Die Teilnehmenden wirken bei der Arbeit entspannt und haben Freude daran.

In den Gartenclubs herrschte immer eine sehr lockere und entspannte Atmosphäre. Es wurde viel gelacht, was ein wunderbarer Indikator für die Zufriedenheit der Bewohner:innen ist.

Ziele auf sozialer Ebene

Ziel 11: Die Teilnehmenden lernen, dass Gartenarbeit zu zweit viel Spaß macht. Dazu werden sogenannte Tandems gebildet.

Wie schon beim Ziel 6 erwähnt, haben sich die Arbeitstandems sehr bewährt. Dabei war sehr schön zu beobachten, wie sich die beiden Personen jeweils gegenseitig unterstützten.

Ziel 12: Bestehende Beziehungen werden vertieft und neue Beziehungen angeknüpft.

Gerade durch die Tandems, aber auch in der ganzen Gartengruppe, wurden viele neue Kontakte geknüpft.

Probleme und Konflikte

Wie alle menschlichen Tätigkeiten sind auch Projekte in der Gartenagogik nicht vor Problemen gefeit. Bei der Durchführung kann es trotz guter Planung zu verschiedenen schwierigen Situationen kommen. Einige sind im Folgenden kurz erläutert.

Konflikte in einem Team entstehen u. a., wenn die Aufgaben und Kompetenzen nicht klar geregelt sind. Das kann zu Rangeleien und Streitigkeiten führen, welche den Erfolg des Projekts infrage stellen. Es ist Aufgabe der Projektleitung, Konflikte im Projektteam anzusprechen und zusammen mit den Teammitgliedern Lösungen zu suchen. Wenn Konflikte «unter den Teppich gekehrt» werden, ohne dass die Ursachen angesprochen und beseitigt werden, tauchen sie immer wieder auf.

Konflikte können in zwei Kategorien eingeteilt werden. Bei Sachkonflikten geht es z. B. um unklare Aufträge oder Ziele. Am häufigsten sind es aber Verteilungskonflikte, welche die Zuordnung von Ressourcen wie Personal, Zeit oder Budget betreffen. Oft treten sie durch Einflüsse von außen auf, wenn z. B. ein Linienvorgesetzter einer Projektmitarbeiterin plötzlich keine Zeit mehr für die Arbeit im Projekt zur Verfügung stellen will. Die meisten Sachkonflikte können durch Diskussion und Verhandlung gelöst werden.

Beziehungskonflikte werden durch das menschliche Zusammenleben verursacht. Sie können durch Vorurteile oder Antipathien entstehen. Unklare Normen und ethische Grundhaltungen sowie schlechte Kommunikation in einer Institution können ebenfalls zu Beziehungskonflikten führen, wie auch fehlende Anerkennung und Wertschätzung im Projektteam. Oft erweisen sich scheinbare Beziehungskonflikte bei näherem Hinschauen als nicht zufriedenstellend bearbeitete Sachkonflikte. Eine verbreitete Ursache für Konflikte sind Missverständnisse in der Zusammenarbeit.

Eine kompetente Projektleitung erkennt frühzeitig Konflikte, thematisiert sie und erarbeitet gemeinsam mit den betroffenen Teammitgliedern Lösungen. Zur Prävention von Konflikten ist ein guter Projektstart sehr wichtig. Dabei sollte man sich für die Teambildung genügend Zeit nehmen. Bis ein Projektteam optimal zusammenarbeitet, kann es mehrere Wochen dauern. 10 % der Projektzeit sollte für Sitzungen, Teamentwicklung und Evaluation reserviert werden. Zu Beginn ist es sehr wichtig, einander persönlich kennenzulernen und die Rollen im Projekt zu klären. Persönliche und fachliche Interessen sowie Spielregeln zur Konfliktbehandlung sollten besprochen werden. Neben der eigentlichen Arbeit sollte man sich auch immer wieder Zeit nehmen für gemeinsames Essen, Feedbackrunden oder Meilenstein-Sitzungen.

Projektabbruch

Projekte können scheitern. Am häufigsten geschieht dies, bevor das Projekt zur Durchführung kommt. Schon auf dem Weg zur Projektskizze kann es zu Hindernissen kommen oder die Projektidee wird z. B. aus Zeitgründen nicht weiter verfolgt. Bei der Auftragsklärung und Zielvereinbarung kann es vorkommen, dass man sich mit dem Auftraggeber oder der Auftraggeberin nicht einig wird und so das Projekt nicht weiter entwickeln kann. Die dritte Phase (Konzeption) ist ganz entscheidend für die Realisierung des Projekts. Vielleicht verrennt man sich in eine Sackgasse oder findet keine Gleichgesinnten, die das Projekt mittragen. Oder die Zeit fehlt für ein vollständiges Konzept. Oft sind auch finanzielle Aspekte für einen vorzeitigen Projektabbruch verantwortlich – man findet nicht die nötigen Mittel, um das Projekt starten zu können. Schließlich kann es auch noch während der Durchführung zu größeren Problemen oder Konflikten

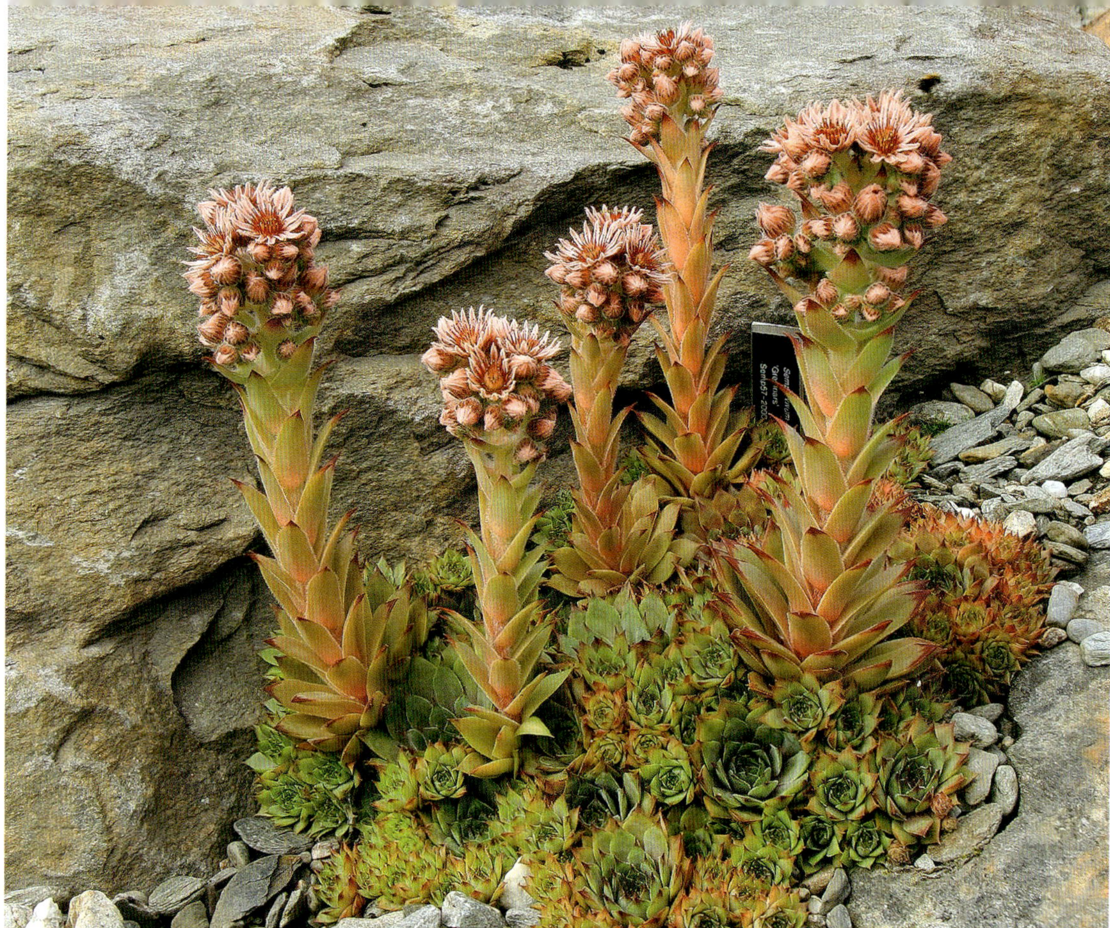

Hauswurz

kommen, die einen Abbruch des Projekts notwendig machen. Trotz sorgfältiger Planung und Vorbereitung findet man z. B. keine Teilnehmenden für ein gartenagogisches Projekt. Oder die Konflikte im Team sind so gravierend, dass sie sich nicht lösen lassen und einen Projektabbruch bedingen. Vielleicht geht auch das Geld aus, weil man zu knapp budgetiert hat.

Ein Projekt dokumentieren

Während der Durchführung des Projekts ist die Dokumentation sehr wichtig und wird oft vernachlässigt. Vielleicht hat man das Gefühl, man könne sich alles im Kopf merken und später dann – wenn man einmal mehr Zeit hat – aufschreiben. Das ist ein großer Fehler. Schon an einem Nachmittag mit gartenagogischen Aktivitäten passieren so viele Dinge, dass man sie sich unmöglich alle merken kann.

Ob die Projektdokumentation in Form eines Tagebuches geschieht oder mit einem Formular, spielt keine große Rolle. Nicht vergessen sollte man spätestens während der Durchführung die Dokumentation mit Bildern und Videos. Mit den heute immer vorhandenen Smartphones ist dies kein Problem mehr – wenn man daran denkt. Bei allen Formen der Dokumentation muss der Datensicherheit die nötige Aufmerksamkeit geschenkt werden. Eine regelmäßige Sicherung der vorhandenen Daten (Back-up) ist wichtig. Sowohl bei der schriftlichen als auch der Bild-Dokumentation muss außerdem der Datenschutz eingehalten werden. Das heißt, dass die Daten an einem sicheren, für die Öffentlichkeit nicht erreichbaren Ort gelagert werden müssen. Vor einer Veröffentlichung von Daten jeder Art müssen die betroffenen Personen um ihr Einverständnis dazu gebeten werden.

GARTENCLUB GRÜNAU

Dokumentation

Während der Nachmittage im Gartenclub hielt ich die Aktivitäten regelmäßig mit Fotos fest – damals (2007) noch mit einer kleinen Kompaktkamera. Anhand des Detailprogramms hielt ich am selben Abend meine Eindrücke und Beobachtungen in einem Tagebuch fest. Hier der Tagebucheintrag vom 7. Gartenclub am 22. Juni 2007:

«Heute sind sechs Frauen im Gartenclub dabei, wobei Frau Böhlen neu dazugestoßen ist. Ich habe auf dem Weg ein paar kleine Äste von Bäumen mitgenommen. Deren Bestimmung macht richtig Spaß. Ab und zu muss ich ein bisschen helfen, damit der richtige Name kommt: Ahorn (Spitz-, Feld- und Berg-Ahorn), Esche, Linde, Erle, Weide, Buche, Pappel und Hainbuche. Die meisten Namen lösen bei den Anwesenden Aha-Erlebnisse aus und erinnern sie an frühere Zeiten oder andere Orte. Zu ein paar Bäumen mache ich Kommentare zu Standort, Größe oder zur Verwendung des Holzes. Als ich nach weiteren bekannten Bäumen frage, wird von Frau Marti aus dem ersten Stock noch die Eiche genannt. Eine andere Pensionärin erwähnt den Nussbaum. Eine dritte erzählt, wie ihr Enkel eine neue Baumart erfunden hat: die ‹Plakazie› (zusammengesetzt aus der Platane und der Akazie). Alle lachen herzlich.

Dann sprechen wir in der Runde über die Vorbereitungen für unsere Grillparty in 2 Wochen. Bei den Arten von Fleisch werden neben Würsten Lammkoteletts und Steaks gewünscht. Einige melden ihr Interesse an der Zubereitung der Salate an. Einige der Frauen sind auch in der Kochgruppe und sind daran gewöhnt, in der Küche im fünften Stock zusammen mit Ursula zu wirken. Um 15 Uhr gehen wir zur Pause auf die Terrasse runter und genießen an der Sonne den feinen Kräutertee zusammen mit Apfelkuchen und süßen Kirschen.

Dann hole ich die Werkzeuge und Geräte und wir legen los: Frau Föhn schneidet Efeu, der in die Beete hineinwächst. Frau Greter jätet und lockert die Erde in den Kräuterbeeten und entfernt kranke Blätter bei den Rosen. Frau Marti nimmt die abgeerntete Kresse raus und wischt dann das Schnittgut der anderen zusammen.

Frau Böhlen schaut zuerst als ‹Novizin› ein wenig zu, bevor sie dann selbst mit dem Jäten beginnt. Frau Meier zupft verblühte Begonien ab und jätet im zweiten Kräuterbeet. Ich versuche, Frau Föhn mit der Heckenschere vertraut zu machen. Die ist für sie aber zu schwer. So wechselt sie zur Baumschere und schneidet den Cotoneaster zurück. Sie hilft dann noch beim Zusammenwischen der Grünabfälle mit.

Frau Schüpbach war nur beim ersten Teil dabei, da sie große Schmerzen in den Hüften hat. Sie wird noch diesen Sommer auf einer Seite ein künstliches Hüftgelenk eingesetzt bekommen. Ob sie dann wieder in den Gartenclub kommt, ist noch offen.

Ursula setzt zusammen mit Frau Marti einen Tomatenstrauch vom Beet in den Topf, damit die Tomaten besser erreichbar sind.

Am Schluss des Nachmittags tut sogar mir der Rücken weh! Umso größer ist die Leistung der Club-Mitglieder, die ja alle zwischen 75 und 90 Jahren alt sind. Ich lobe alle in der Schlussrunde.»

(Pfister (2007): Gartenclub Grünau, Projektbericht, Seite 18/19)

Finanzen kontrollieren

Der Rahmen der Ausgaben im Projekt ist im Projektbudget festgelegt. Bei größeren Projekten erledigt eine spezielle Person oder Abteilung die Buchhaltung. Bei kleineren Projekten, wie sie in der Gartenagogik üblich sind, ist die Projektleitung für die Finanzen zuständig. Oft hat sie auch die Kompetenz, Ausgaben bis zu einem festgelegten Betrag allein zu tätigen. Sehr wichtig ist es, alle Belege wie Quittungen oder Rechnungen zu sammeln und regelmäßig einzuordnen. Am besten richtet man für das Projekt ein eigenes Konto oder eine eigene Kostenstelle ein. Die Einnahmen für ein Projekt werden in größeren Institutionen meistens von der hauseigenen Buchhaltung verwaltet und auf dem Projektkonto gutgeschrieben. Je nach Größe des Projekts gibt es pro Woche, pro Monat oder pro Quartal eine Zusammenstellung der Projektfinanzen, sodass die Projektleitung die Kontrolle und Übersicht zum Stand der Dinge hat. Bei größeren Beträgen ist es nötig, sie vor der Auszahlung von der vorgesetzten Stelle genehmigen zu lassen.

Kommunikation und Medienarbeit

Eine gute Kommunikation ist von Beginn weg sehr wichtig für den Erfolg eines Projekts. Schon bei der Entwicklung, Auftragsklärung, Konzeption und Vorbereitung des

Projekts müssen die relevanten Stellen regelmäßig über den Fortschritt informiert werden. Bei der Durchführung des Projekts sind bei der Kommunikation folgende Punkte wichtig:

- Regelmäßiges Reporting an den Auftraggeber oder die Auftraggeberin
- Gute und offene Kommunikation im Projektteam
- Optimale Information der Teilnehmenden sowie auch der übrigen Bewohner:innen einer Institution
- Gute Zusammenarbeit mit den Anspruchsgruppen (Technischer Dienst, Küche, Gartenpflege usw.)
- Regelmäßige Berichte an die Geldgeber:innen und Sponsor:innen

Neben einer guten Kommunikation sollte bei größeren Projekten auch eine professionelle Medienarbeit geleistet werden. Eine erste Gelegenheit bietet der Kick-off (Start) des Projekts. Lokale Medien sind meistens gerne bereit, über ein neues originelles Projekt zu berichten. Ein kleiner Apéro mit allen Beteiligten ist schnell organisiert.

GARTENCLUB GRÜNAU

ARTIKEL IN DER HAUSZEITUNG «GRÜNAU POST»

Den grünen Daumen habe ich wohl von meinem Vater geerbt. Rund um unser Haus in Rickenbach bei Schwyz pflegt er einen großen Garten mit Kräutern, Sträuchern und Bäumen. Jedes von uns vier Kindern bekam ein kleines Beet zugeteilt. Mit etwas Unterstützung wuchsen in meinem Abteil bald Radieschen, Kresse und ein paar bunte Blumen. Welch ein Genuss war es, in ein frisch geerntetes Radieschen zu beißen!

Der Acki-Garten

Viele Jahre später, unterdessen in Zürich wohnhaft, fand ich zusammen mit meiner Frau ein Haus mit Garten an der Ackersteinstrasse in Höngg. Der ehemalige Besitzer, fast 90 Jahre alt, hatte nicht mehr genügend Energie, den Garten zu pflegen. So bekamen wir die anspruchsvolle Aufgabe, den etwas verwilderten Garten zu kultivieren. Heute, 6 Jahre später, ist unser Garten zu einem kleinen Paradies geworden. Gelbe Rudbeckien, blauer Lavendel und rote Rosen wachsen darin ebenso wie feine Rubinetten-Äpfel und Himbeeren zum Naschen.

Gartentherapie

Bei meiner Arbeit in der Gesundheitsförderung verbringe ich einen großen Teil der Zeit im Büro und vor dem Computer. Irgendwann reifte in mir die Idee, Gesundheitsförderung und Pflanzen zu kombinieren. Im Tagesanzeiger stieß ich auf einen Artikel über ein Altersheim in der Nähe von Zürich, wo Pensionärinnen und Pensionäre auf Hochbeeten Gemüse züchten. Auf der Suche nach einer geeigneten Weiterbildung merkte ich bald, dass in Amerika und England fast in jeder Alterseinrichtung eine Gartentherapeutin oder ein Gartentherapeut angestellt ist. Gartentherapie ist ein von einer Gartentherapeutin oder einem Gartentherapeuten gesteuerter Prozess, in welchem Pflanzen und Gartenaktivitäten gezielt dazu verwendet werden, das soziale, psychische und körperliche Wohlbefinden von Menschen zu stärken.

Es vergingen fast 3 Jahre, bis im Sommer 2006 in Köln die erste deutschsprachige Weiterbildung mit dem schönen Titel «Gärten helfen Leben» angeboten wurde. Sofort meldete ich mich an. Als einziger Schweizer besuche ich nun die 25 Kurstage zusammen mit 20 Deutschen, die in einem Alters- und Pflegeheim ganz in der Nähe von Köln stattfinden. Im Rahmen dieser Weiterbildung haben wir die Aufgabe, in einer Alterseinrichtung ein Projekt durchzuführen.

Acki-Garten

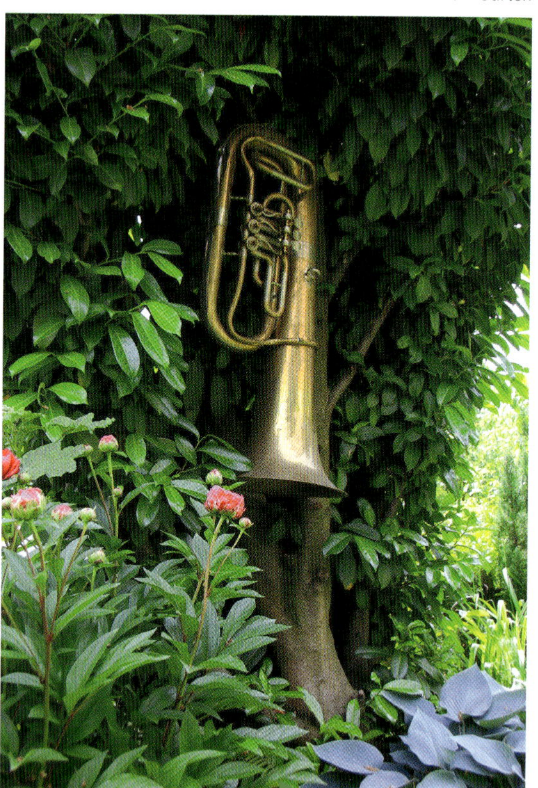

Gartenclub Grünau

Gabriel Eichenberger, Leiter des Altersheims Selnau, empfahl mir, Markus Federer vom Altersheim Grünau für ein Projekt anzufragen. Und siehe da: Er war sofort für meine Idee eines «Gartenclubs» zu haben. Er hatte nur etwas Bedenken, ob die Interessierten wohl regelmäßig am Club teilnehmen würden. Bald lernte ich Ursula Caderas kennen, die mit Engagement die Aktivierung in der Grünau leitet und sofort bereit war, mit mir zusammen den Gartenclub zu leiten.

Ich muss gestehen: Beim ersten Mal Anfang April war ich schon ein wenig nervös. Wie viele Pensionärinnen und Pensionäre würden wohl kommen? Wie motiviert sind sie für den Gartenclub? Meine Befürchtungen lösten sich ganz schnell auf, denn ich lernte acht aufgestellte, interessierte und aktive Seniorinnen kennen (der Herr, der beim ersten Mal dabei war, meldete sich dann bald wieder ab). (...)

Hegen und pflegen im Gartenclub

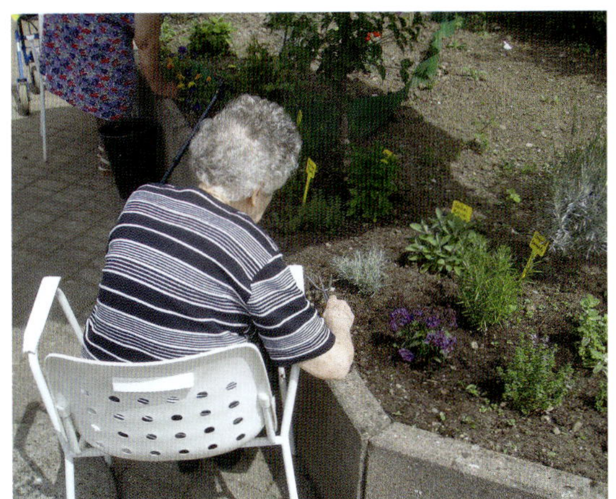

Phase 6: Evaluation und Projektabschluss

Evaluation

Die Grundlagen der Evaluation werden im Projektkonzept niedergeschrieben. Man kann zwischen interner und externer Evaluation unterscheiden. Eine interne Evaluation wird vom Projektteam selbst gemacht oder an eine Stelle in der Institution delegiert, wo das Projekt durchgeführt wird. Bei der internen Evaluation stehen die Projektziele im Zentrum. An sogenannten Meilenstein-Sitzungen überprüft das Projektteam die Ziele und dokumentiert die Ergebnisse schriftlich. Für die noch nicht erfüllten Ziele werden Maßnahmen formuliert, um sie im Verlauf des Projekts zu erreichen. Im Weiteren werden die Zusammenarbeit und Stimmung im Team thematisiert und Maßnahmen zur Verbesserung erarbeitet.

Eine externe Evaluation wird von einer unabhängigen Institution durchgeführt. Sie muss dazu beauftragt und auch bezahlt werden. Die Vorteile einer externen Evaluation sind ihre Unabhängigkeit und ihr Blick von außen auf das Projekt. Der Nachteil sind die hohen Kosten, die sich oft nur bei größeren Projekten finanzieren lassen. Eine günstigere Möglichkeit bieten Evaluationen von Studierenden an Hochschulen oder Universitäten im Rahmen einer Bachelor- oder Masterarbeit.

Zusammenfassung der externen Evaluation von späteren Gartenclubs in Zürcher Altersheimen:

«Aktivität im Alter wird von vielen Seiten befürwortet. Frühere Freizeitaktivitäten, die im Alter weitergeführt werden, können zur geistigen, körperlichen, sozialen und emotionalen Gesundheit und Wohlbefinden beitragen. Die Pflege eines Gartens ist unter älteren Menschen eine weitverbreitete Tätigkeit. Gärtnern wird als sinnvolle Beschäftigung wahrgenommen und hat dadurch das Potenzial, einen Beitrag zur Stützung der Lebensqualität zu leisten. Das Mehrsäulenmodell der individuellen Lebensqualität im Alter geht davon aus, dass die Lebensqualität von verschiedenen Ressourcen gestützt und dadurch stabilisiert wird. Die Ressourcen werden von der Person aktiv in Bezug auf den Kontext und die persönlichen Ziele eingesetzt. In diesem Rahmen interessiert es, wie eine gartentherapeutische Intervention von Altersheimbewohner:innen über die Zeit hinweg genutzt wird. Von Interesse ist die Stärkung oder Stabilisierung der körperlichen, kognitiven und sozialen Ressourcen durch regelmäßige gärtnerische Aktivität. Dies wird anhand einer Längsschnittstudie in den Gartenclubs von zwei städtischen Altersheimen überprüft. Diese fanden einmal pro Woche statt und wurden von einem ausgebildeten Gartentherapeuten angeleitet. Die Stichprobe bestand aus 15 Personen, die regelmäßig an den Gartenclubs teilnahmen. Sie waren im Durchschnitt 84 Jahre alt und lebten seit 4 Jahren im Altersheim. Im Gartenclub waren die Teilnehmenden körperlich aktiver als an einem Vergleichsnachmittag. Unbeachtet von der effektiven Aktivität während des Gartenclubs, bot der Gartenclub die Möglichkeit, aktiver zu sein als an einem freien Nachmittag. Die Lebensqualität blieb dem Mehrsäulenmodell entsprechend stabil. Die körperlichen, kognitiven und sozialen Ressourcen bleiben im Mittel über die Zeit hinweg stabil. Auf der individuellen Ebene zeigten sich heterogene Verläufe und Ausgangspunkte. Der Gartenclub wurde von den Teilnehmenden regulativ genutzt, sie passten ihre Aktivität ihrer Stimmung entsprechend an. Dabei zeigte sich die ganze Palette von Korrelationen zwischen Stimmung und Aktivität während der Gartenclubnachmittage. Zudem wurde ein Trend zur Verbesserung der Stimmung nach dem Gartenclub festgestellt.» (Aeschlimann, 2010, S. AA)

Projektabschluss

Jedes Projekt hat per Definition ein genaues Ende. Bei allen Projekten wird am Ende oder kurz danach ein Schlussbericht erstellt. Darin werden alle Maßnahmen während der Durchführung des Projekts beschrieben und die Ergebnisse der Evaluation zusammengefasst. Der Schlussbericht enthält auch die Schlussabrechnung. Hier werden die Ausgaben und Einnahmen festgehalten und mit dem Budget verglichen. Stehen am Projektende noch Gelder zur Verfügung, können diese nach Absprache mit dem Auftraggeber oder der Auftraggeberin und den Geldgeber:innen für eine Fortsetzung des Projekts verwendet werden.

Das Ende eines Projekts kann mit einem Abschlussfest gefeiert werden. Von einem kleinen Apéro bis zu einer größeren Party ist alles möglich. In einer kleinen Ansprache kann die Projektleitung die Erfolge des Projekts zusammenfassen und allen Beteiligten danken.

GARTENCLUB GRÜNAU

Schlussbericht: Zusammenfassung und Ausblick

Das Projekt «Gartenclub Grünau» wurde im Altersheim Grünau, am Westrand von Zürich gelegen, durchgeführt. Es dauerte von April bis Oktober 2007 und umfasste 16 Einheiten zu jeweils drei Stunden am Freitagnachmittag. Acht Frauen zwischen 74 und 90 Jahren nahmen regelmäßig an den Clubnachmittagen teil. Bei der Betreuung der Gruppe standen dem Projektleiter die für Aktivierung verantwortliche Person und zwei freiwillige Helferinnen zur Seite.

Die Nachmittage wurden nach einer Eingangsrunde mit einem Teil zu Pflanzenkunde eröffnet. Anschließend arbeiteten die Pensionärinnen, wenn es das Wetter zuließ, auf der großen Terrasse im ersten Stock. Eine Pause mit Kräutertee, Gebäck und Früchten diente der Erholung und dem ungezwungenen Austausch. Nach einer zweiten Arbeitsphase wurde dann jeweils im Aktivierungsraum der Club mit einer gemeinsamen Schlussrunde beendet.

Die Hauptaktivitäten im Garten umfassten Anbau, Pflege, Ernte und Verwertung von Kräutern wie z. B. Pfeffer-Minze, Melisse, Rosmarin, Salbei oder Thymian. Damit wurden Teemischungen, Kräuterkissen, Sirup und Hautcreme hergestellt. Daneben pflegten die Clubmitglieder ein Erdbeergärtchen und ein kleines Gemüsebeet mit Kresse, Radieschen, Schnittknoblauch, Tomaten und Gurken. Eine Exkursion in den botanischen Garten und eine Grillparty waren weitere Höhepunkte. Die spielerischen Elemente zu Pflanzen wurden sehr geschätzt.

Die Beteiligung war mit durchschnittlich 75 % sehr gut. Die Pensionärinnen machten ihren Möglichkeiten und Fähigkeiten entsprechend motiviert und engagiert mit. An den Clubnachmittagen herrschte immer eine sehr entspannte und gute Atmosphäre. Die Gruppenzusammensetzung war vielfältig: Frauen mit wenig und mit viel Erfahrung im Garten machten mit; Frauen mit größeren und mit eher wenig körperlichen Behinderungen waren dabei. Leider machten keine Männer im Gartenclub mit.

Nach Möglichkeit soll der Gartenclub im nächsten Jahr ab April weitergeführt werden. Dazu wäre es sinnvoll, einen weiteren Teil der unbenutzten Hochbeete auf der Terrasse für eine Ausweitung der Möglichkeiten bereitzustellen. Abklärungen zu einer Umsetzung von ähnlichen Projekten in weiteren Altersheimen der Stadt Zürich sind im Gange.

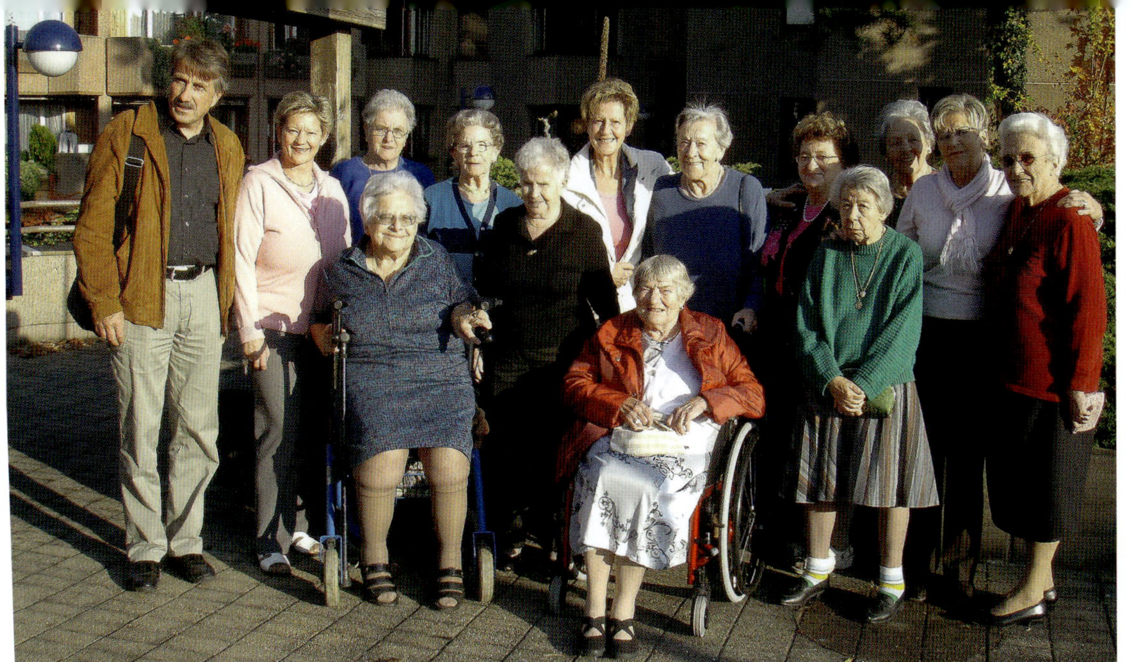

Abschlussfoto mit dem Gartenclub Grünau

Verlängerung eines Projekts

Ein Projekt hat per Definition ein Anfangs- und ein Enddatum. Es gibt die Möglichkeit, ein Projekt nach dem Ende zu verlängern, entweder direkt danach oder nach einer Zwischenphase. Für eine zweite Projektphase müssen die nötigen Mittel zur Verfügung stehen. Entweder sind noch Gelder aus der ersten Phase vorhanden oder es müssen neue gesucht und gefunden werden. Für eine Verlängerung des Projekts ist ein neuer Auftrag nötig und auch ein Kurzkonzept, das die Maßnahmen mit Zeit- und Ressourcenangaben definiert. In einer zweiten Phase können dieselben Maßnahmen wie in der ersten Phase durchgeführt werden, oder es können zusätzliche dazukommen.

Der Gartenclub Grünau wurde in den Folgejahren wieder in der Sommersaison angeboten und ist seit Längerem fest im Angebot der Aktivierung des Alterszentrums Grünau in Zürich integriert. In Zusammenarbeit mit dem Städtischen Amt für Altersheime wurden in weiteren Alterszentren ebenfalls Gartenclubs aufgebaut. Man vergleiche dazu auch die Ausführungen in Teil IV – Gärten und Gartengestaltung.

Aus dem Projekt ein Angebot machen

Projekte, ob in der Gartenagogik oder anderen Feldern, dienen dazu, etwas Neues auszuprobieren. Nach einer oder mehreren Projektphasen sollten die nötigen Grundlagen vorhanden sein, um zu entscheiden, ob aus dem Projekt ein ständiges Angebot wird. Das macht nur Sinn, wenn die Evaluationen zeigen, dass das Projekt erfolgreich war.

In der Institution, wo das Projekt stattfand, müssen die nötigen Grundlagen geschaffen werden. Konkret geht es um die nötigen personellen und materiellen Ressourcen, die in das ordentliche Budget und die Stellenpläne der Institution aufgenommen werden müssen. Das kann eine Weile dauern, weshalb erste Überlegungen und Diskussionen für eine Überführung des Projekts in ein ständiges Angebot schon während des Projekts mit der Leitung der Institution angesprochen werden sollten.

Damit ein Projekt der Gartenagogik zum ständigen Angebot wird, sind auch gute schriftliche Unterlagen nötig. Aus Dokumenten wie dem Konzept und dem Schlussbericht kann ein Leitfaden erstellt werden, der die Grundlagen für eine langfristige Verankerung des gartenagogischen Angebots in einer Institution bildet.

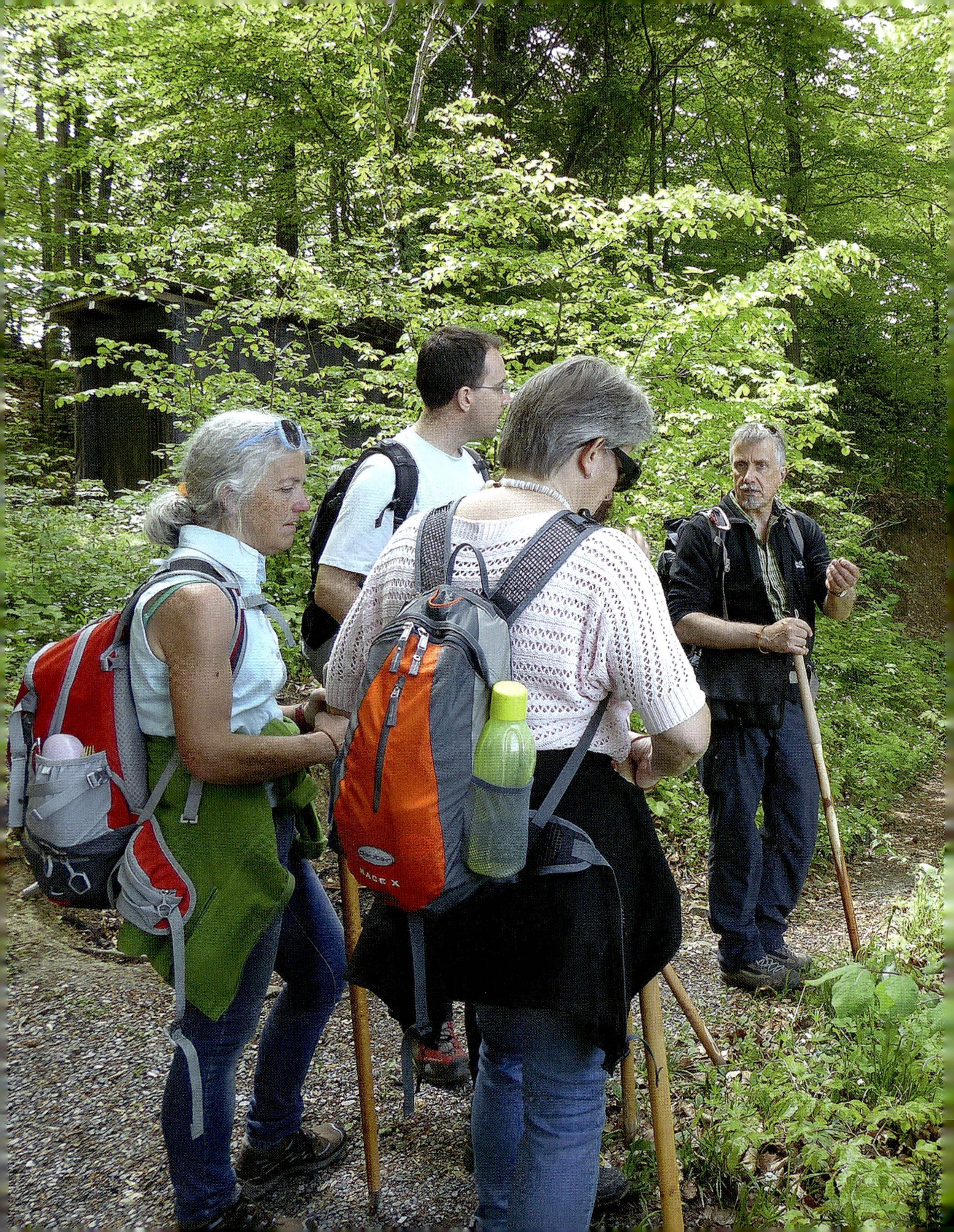
RACE X

Teil VI Ausflüge in die Natur

In der Gartenagogik können Ausflüge in die Natur als Abwechslung die Arbeit im Garten ergänzen. Einfach zu organisieren sind Spaziergänge im Garten oder in der weiteren Umgebung, sei es mit einzelnen Klient:innen oder einer Gruppe. Dabei können je nach Jahreszeit und Umgebung ein oder mehrere Themen im Zentrum stehen. So oder so begegnet man auf Spaziergängen vielen Pflanzen und Tieren und kommt ins Gespräch. Die Gartenagogin oder der Gartenagoge können mit ihrem Wissen und ihrer Erfahrung auf spezielle Pflanzen und ihre Eigenarten aufmerksam machen.

Für größere Ausflüge stehen vielfältige Landschaften und Lebensräume zur Verfügung. Je nach Höhenstufe sind ganz spezifische Pflanzengemeinschaften zu beobachten. Für die Gartenagogik sind die kolline, montane und subalpine Stufe geeignet, während die alpine und nivale Stufe den geübten Berggänger:innen vorbehalten bleibt. In der Natur zeigen sich viele verschiedene Lebensräume, die erkundet werden können: Gewässer, Ufer und Feuchtgebiete, Grünland, Gebüsche und Wälder, Ruderalflächen oder Äcker.

Exkursionen und Pflanzenwanderungen verlangen eine gute Vorbereitung durch erfahrene Leitungspersonen wie z. B. Wanderleiter:innen. Route und Thema müssen ausgewählt werden; die Witterung muss beachtet werden; eine vollständige Ausrüstung ist sehr wichtig.

Als Themen stehen für Exkursionen alle Gebiete der Pflanzenkunde zur Verfügung. Ein besonders interessantes Thema sind essbare Pflanzen, die für die Küche verwendet werden können. Neben den Pflanzen können auf Exkursionen die verschiedensten Tiere beobachtet werden, darunter Säugetiere, Vögel, Amphibien, Reptilien, Fische, Insekten und Nutztiere.

Ausflüge bieten die Möglichkeit, Pflanzen zu fotografieren, sowohl mit gängigen Smartphones als auch mit modernen Digitalkameras. Letztere bieten natürlich viel mehr Möglichkeiten für eine individuelle Bildgestaltung.

Neben Spaziergängen, Exkursionen und Wanderungen gibt es weitere spezifische Methoden, um Menschen in der Natur zu begleiten, z. B. Natur-Coaching und Waldbaden (siehe Teil VII – Praxisbeispiele).

Spaziergänge im Garten

Ein Garten bietet dem Gartenagogen oder der Gartenagogin vielfältige Möglichkeiten für geführte Spaziergänge. Der Begriff kommt vom italienischen Wort «spaziare», was wörtlich «sich räumlich ausbreiten» bedeutet. Früher war diese Beschäftigung auf höher gestellte Personen beschränkt und kam erst im 18. Jahrhundert bei den normalen Bürger:innen in Mode. Spazieren ist eine langsame Gangart, ohne dass man dabei ins Schwitzen kommt. Spaziergänge sind auch ideal für Unterhaltungen zu zweit oder in kleinen Gruppen. Im Gegensatz zu Wanderungen haben Spaziergänge oft kein spezifisches Ziel und können auch mehrmals am selben Ort vorbeiführen. Spazieren ist gerade für Menschen, die in einer Institution leben, sei dies ein Alterszentrum oder eine Einrichtung für Menschen mit Behinderungen, eine wichtige Tätigkeit. Ein geeigneter Garten mit Wegen und Sitzplätzen ist dazu ideal. Duftende Sträucher, blühende Stauden oder leckere Beeren locken die Bewohner:innen in den Garten und ermöglichen ihnen, sinnliche Erfahrungen zu machen.

Dazu müssen die klimatischen Gegebenheiten vorhanden sein: angenehme Witterung und weder zu kalte noch zu heiße Temperaturen. Mit geeigneter Kleidung kann man mit gewissen Klient:innen auch im Winter oder bei Regen einen Spaziergang unternehmen.

Spazieren im Garten

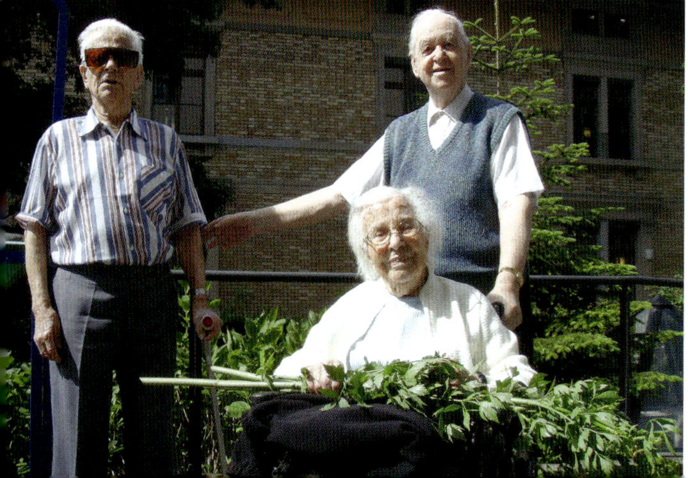

Sehr beliebt sind begleitete Spaziergänge im Garten. Der Gartenagoge oder die Gartenagogin nimmt sich 20 oder 30 Minuten Zeit, um mit einer Bewohnerin oder einem Bewohner einen Rundgang im Garten zu unternehmen. Dabei bleibt man bei interessanten Pflanzen oder Tieren stehen und kommt so ins Gespräch. Das eine oder andere Blättchen kann zum Berühren und Riechen gereicht werden. Vielleicht kann man zusammen sogar einen Blumenstrauß pflücken.

Der Spaziergang kann auch mit einer Gruppe durchgeführt werden. Dann müssen genügend Begleitpersonen mitkommen, deren Anzahl sich nach der Art der Beeinträchtigungen bei den Teilnehmenden richtet.

Am besten nimmt man sich für einen Spaziergang ein geeignetes Thema vor, angepasst an die Jahreszeit und die aktuellen Gegebenheiten im Garten. Als Beispiel wird im Folgenden das Thema «Salbei» in einer Gartengruppe mit Senior:innen vorgestellt.

DIE WUNDERBARE SALBEI

Vor langer Zeit herrschte ein berühmter Kaiser über das Deutsche Reich. Er sorgte sich über die mangelnde Gesundheit seiner Untergebenen, die vor allem in der Winterzeit an Erkältungen und Halsweh litten und kaum wussten, was man dagegen tun konnte. So beauftragte der Kaiser eine kleine Gruppe mit den besten Ärzten, über die Alpen ins Mittelmeergebiet zu reisen und sich dort nach heilsamen Pflanzen zu erkundigen. Nach einer langen und beschwerlichen Reise erreichten die drei Ärzte Italien und trafen zwei heilkundige Kollegen in der Stadt Parma. Diese führten sie in die nahe liegenden Berge und zeigten ihnen mehrere Kräuter, die sie bei Erkältungen und Halsschmerzen erfolgreich bei ihren Patientinnen und Patienten anwendeten. Besonders erfolgreich sei ein Kraut mit grünlichgrauen, großen Blättern. Die drei Ärzte nahmen je ein Blatt und rochen interessiert daran. So etwas in dieser Art hatten sie noch nie gesehen. Der italienische Arzt, der sie begleitete, regte an, das Blatt im Mund zu kauen. Die drei Ärzte verzogen ihr Gesicht, da die Blätter ziemlich bitter schmeckten und das

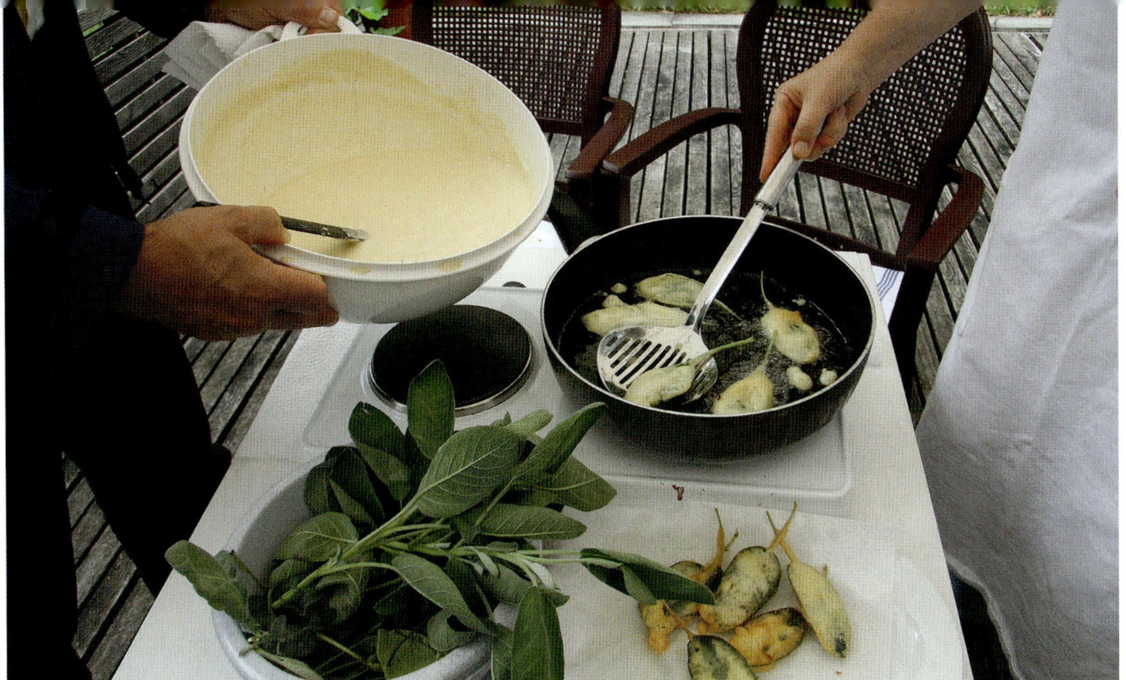

Salbeimäuschen

Zahnfleisch sich zusammenzog. Genau das, erklärte der Italiener, seien zwei wichtige Eigenschaften dieser Pflanze. Sie sei auch ein treffliches Mittel bei Halsschmerzen. Nach einer langen Wanderung erreichten alle zusammen wieder Padua. Von dort führte sie die Reise noch zu anderen Orten in Italien. Überall lernten sie neue Heilpflanzen kennen. Am Schluss ihrer Reise luden sie von mehr als einem Dutzend Heilpflanzen mehrere Töpfe auf ihre Lasttiere und machten sich auf den Heimweg in ihre Heimat. Dort angekommen, berichteten die drei Ärzte dem Kaiser über ihre Reise. Voller Stolz präsentierten sie ihm die gesammelten Pflanzen und hoben eine besonders hervor, die bei Halsschmerzen fast wie ein Wundermittel wirke.

Der Kaiser mit der Vorliebe zu Heilpflanzen heißt Karl der Große. Eine Statue von ihm sitzt auf einem der Türme des Großmünsters in Zürich. Nach der Rückkehr der drei Ärzte aus Italien erließ Kaiser Karl ein Gesetz, das den Anbau dieser Kräuter in den Gütern und Klöstern des Kaiserreiches vorschrieb. Dazu mussten sie natürlich noch entsprechend vermehrt und verteilt werden. Neben den Kräutern wurden im Gesetz des Kaisers auch viele Nahrungsmittel aufgeführt, die ebenfalls in jedem Gutsbetrieb angebaut werden mussten. So leistete Karl der Große einen großen Beitrag zur Ernährung und Gesundheit seiner Untergebenen.

Alle acht Gartenclubmitglieder machen sich nun auf den Weg in den Garten. Neben mir sind noch die Aktivierungsfachfrau sowie zwei Freiwillige dabei. Vor dem großen Salbeistock versammelt sich die Gruppe und jede:r bekommt ein Blatt zum Berühren und daran Riechen. Alle erkennen den speziellen Geruch des Salbeiblatts. Eine Seniorin erzählt, wie sie ihn jeweils für die Zubereitung von feinen Fleischspeisen verwendet habe. Dann nehmen alle ein Salbeiblatt in den Mund und bemerken den bitteren Geschmack auf der Zunge. Während sich die eine Hälfte auf den Weg zum Minzenbeet macht, schneiden die anderen unter Mithilfe einer Freiwilligen einen Korb Salbeiblätter ab. Alle haben danach ganz klebrige und nach Salbei riechende Finger. Um 15 Uhr treffen sich dann alle wieder im Aktivierungsraum. Die eine Gruppe legt die geernteten Minzenblätter zum Trocknen auf Tücher aus und bereitet einen feinen Tee zu, während sich die andere Gruppe in die Küche begibt, um für die Pause «Salbeimäuschen» zu backen. Das sind in einem Bierteig ausgebackene Salbeiblätter.

Literaturtipp

Konrad Lauber, Gerhart Wagner & Andreas Gygax (2018): Flora Helvetica – Illustrierte Flora der Schweiz. Haupt Verlag (6. Auflage).

Der schwergewichtige Klassiker mit allen in der Schweiz wild wachsenden Blüten- und Farnpflanzen

Landschaften und Lebensräume

Der Mensch liebt schöne und abwechslungsreiche Landschaften. Sie bieten sich für Ausflüge, Exkursionen, Wanderungen usw. an. Die folgenden Informationen geben eine Orientierung in der Vielfalt der Landschaften und Lebensräume und sollen zu Ausflügen anregen.

Höhenstufen

Die Landschaften können nach Höhenstufen unterteilt werden, die durch das Vorkommen spezifischer Pflanzen charakterisiert werden.

Die kolline Stufe oder Hügelstufe ist durch das Vorkommen der Eiche charakterisiert und wird von sommergrünen Laubwäldern dominiert. Der häufigste Baum ist die Buche *(Fagus sylvatica)*; in den Zentralalpen ist es die Wald-Föhre *(Pinus sylvatica)*.

Die montane Stufe oder Bergstufe wird durch Laubmischwälder dominiert. Buchen und andere Laubbäume wachsen zusammen mit Tanne *(Abies alba)* und Fichte *(Picea abies)*.

Die subalpine Stufe oder Gebirgsstufe wird oben begrenzt durch die Baumgrenze. Die natürliche Vegetation besteht hier aus Nadelwäldern, wobei die Fichte am häufigsten vorkommt. In den Zentralalpen kommen in höheren Lagen die Lärche *(Larix decidua)* und die Arve *(Pinus cembra)* dazu.

Oberhalb der Waldgrenze folgt die alpine Stufe oder Rasenstufe. Wie der Name sagt, besteht sie aus niederwüchsigen Wiesen und reicht bis zur Vegetationsgrenze.

Zuoberst kommt die nivale Stufe oder Schneestufe. Hier gibt es keine geschlossene Vegetation mehr, sondern nur noch einzelne Blütenpflanzen sowie Moose, Algen und Flechten.

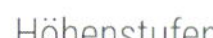

Höhenstufen

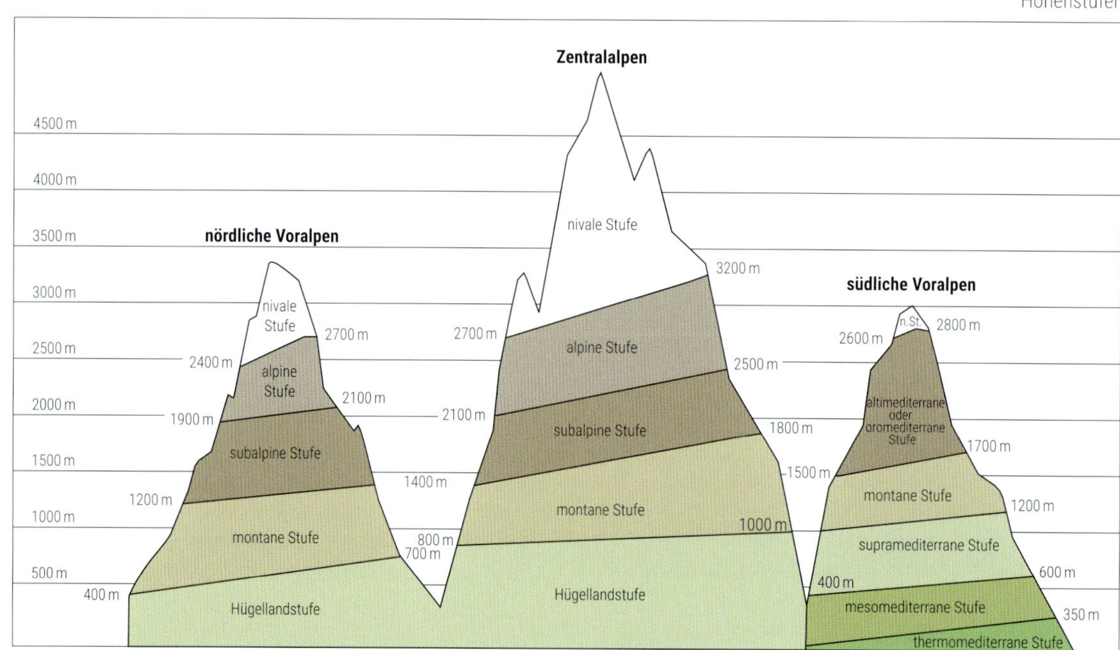

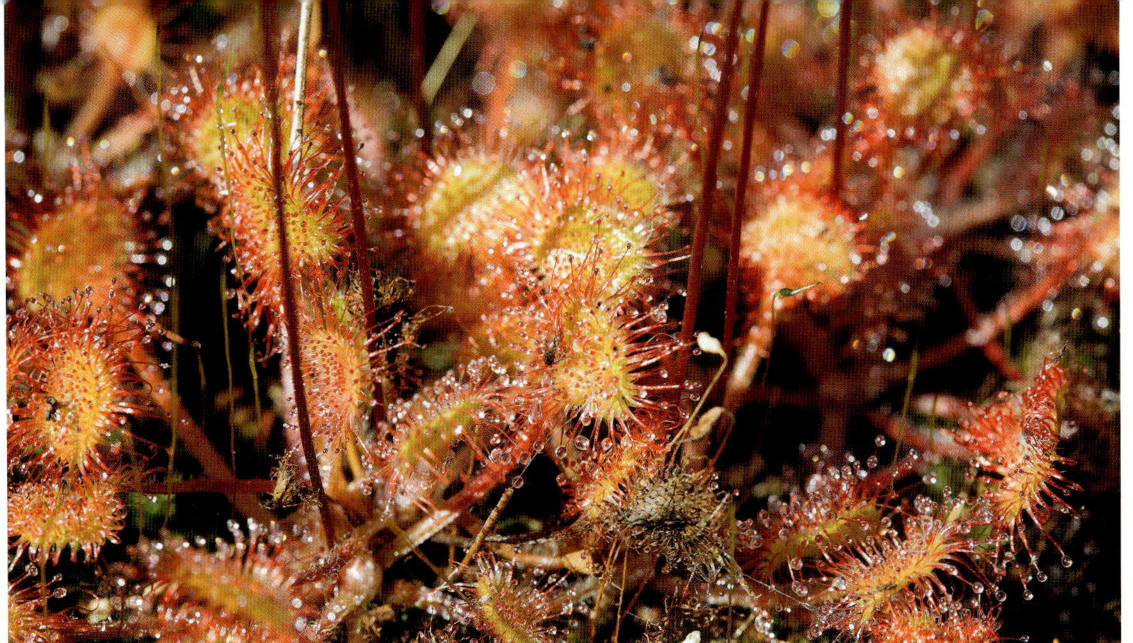

Sonnentau mit Fliegen

In der Gartenagogik sind Ausflüge in den untersten drei Höhenstufen gut möglich, wenn das Gelände nicht zu steil ist. Die alpine Stufe oberhalb der Waldgrenze ist auf einfachen Bergwanderwegen ebenfalls gut zu erreichen. Die nivale Stufe ist den Bergsteiger:innen vorbehalten.

Lebensräume

nach Delarze et al. (2015): Lebensräume der Schweiz.

Bei Ausflügen und Exkursionen erlebt man oft mehrere Lebensräume. Man kann in der Gartenagogik seinen Klient:innen auch gezielt den einen oder anderen Lebensraum vorstellen.

Die im Folgenden beschriebenen Lebensräume und ihre typischen Pflanzen gelten für die Schweiz, können aber im Allgemeinen auch auf die anderen Gebiete von Mitteleuropa übertragen werden.

Gewässer

Es kann zwischen stehenden Gewässern wie Seen, Teichen und Tümpeln sowie fließenden Gewässern wie Flüssen und Bächen unterschieden werden. In den Gewässern leben vor allem Algen und Wasserpflanzen. Besonders eindrücklich sind die Seerosen mit ihren großen farbigen Blüten.

In Quellen und Quellfluren, wo unterirdische Wasservorkommen an die Erdoberfläche treten, finden sich viele wasserliebende Moosarten und niederwüchsige Pflanzen, die gut dauernde Feuchtigkeit ertragen. Seggen *(Carex)*, bestimmte Weidenröschen-Arten *(Epilobium)* und die fleischfressenden Fettblätter *(Pinguicula)* sind hier häufig anzutreffen. Letztere sind besonders interessant, bleiben doch auf den Blättern kleine Insekten kleben, die vom Fettblatt verdaut werden. So gelangt die Pflanze zu lebenswichtigem Stickstoff, der an den feuchten Quellfluren kaum vorhanden ist.

Ufer und Feuchtgebiete

Ufer von Flüssen und Seen sind besonders interessant, weil hier im Schilfgebiet viele Wasservögel brüten und beobachtet werden können. Bei den Pflanzen sind die Schwertlilien *(Iris)* mit ihrer gelben oder blauen Farbe besonders eindrücklich. Rohrkolben *(Typha)* sind auch typische Wasserpflanzen.

Auf Flachmooren, die dauerhaft vernässt sind, kann z. B. der Fieberklee *(Menyanthes trifoliata)* mit den eindrücklichen Blüten beobachtet werden. Verschiedene Sauergräser wie Binsen *(Juncus)* und Seggen *(Carex)* sind typisch. Mit etwas Glück findet man die Wasser-Minze *(Mentha aquatica)*.

Feuchtwiesen sind selten geworden, da viele von ihnen im Rahmen von Meliorationen trockengelegt wurden. Gelb blühen dort die Sumpf-Dotterblume *(Caltha palustris)* oder die Trollblume *(Trollius europaeus)*. Auf Feuchtwiesen wachsen auch besonders viele heimische Orchideen – allein in der Schweiz gibt es über 50 Arten.

Hochmoore sind in der Schweiz geschützt. Hier wächst neben dem Torfmoos der seltene Sonnentau *(Drosera)*, der wie das oben erwähnte Fettblatt zu den fleischfressenden Pflanzen gehört.

Gletscher, Fels, Schutt und Geröll

Da sich diese Lebensräume normalerweise nicht für gartenagogische Ausflüge und Exkursionen eignen, werden sie hier nicht näher vorgestellt. Im unten erwähnten Buch «Im Gebirge» finden sich viele nützliche Hinweise.

Grünland

Unter dem Begriff «Grünland» sind Naturrasen, Wiesen und Weiden zusammengefasst. In den unteren Höhenstufen sind vor allem Fettwiesen und -weiden anzutreffen. Diese werden intensiv genutzt, mehrmals geschnitten oder abgeweidet und gedüngt. Das fördert vor allem gewisse Gräser, während viele Blütenpflanzen bei dieser Bewirtschaftung nicht (mehr) vorkommen. Mit gezielten Flächenbeiträgen versucht man in der Schweiz, artenreiche Blumenwiesen zu erhalten und zu fördern. Hier kommen u. a. folgende schöne Blütenpflanzen vor wie Schafgarbe *(Achillea)*, Flockenblume *(Centaurea)*, Witwenblume *(Knautia)*, Margerite *(Leucanthemum)*, Labkraut *(Galium)* oder Bärenklau *(Heracleum)*.

In höheren Lagen kommen artenreichere Mager- oder Trockenrasen vor. Hier sind u. a. zu finden: Wundklee *(Anthyllis)*, Kugelblume *(Globularia)*, Lein *(Linum)*, Orchideen wie z. B. das Knabenkraut *(Orchis)* oder das Männertreu *(Nigritella)*, Wiesenknopf *(Sanguisorba)*, Brunelle *(Prunella)* oder Thymian *(Thymus)*.

Krautsäume, Hochstaudenfluren und Gebüsche

Am Rand von Wäldern sind diese drei Pflanzengesellschaften anzutreffen. Hier wachsen die Pflanzen höher, weil sie vom Wald geschützt sind. In Krautsäumen sind u. a. Wirbeldost *(Clinopodium)*, Wasserdost *(Eupatorium)*, Nelkenwurz *(Geum)*, Kälberkropf *(Chaerophyllum)*, Schöllkraut *(Chelidonium)* anzutreffen.

In der subalpinen Zone sind Hochstaudenflure anzutreffen. Hier werden die Pflanzen bis über 1 m hoch. Anzutreffen sind hier z. B. der Blaue Eisenhut *(Aconitum napellus)* – eine der giftigsten Pflanzen Europas – sowie Milchlattich *(Cicerbita)*, Wald-Weidenröschen *(Epilobium angustifolium)*, Hasenlattich *(Prenanthes purpurea)* und die echte Goldrute *(Solidago virgaurea)*.

In *Gebüschen* wachsen Sträucher von 3–5 m Höhe. Sie sind wichtige Lebensräume für viele Insekten, Vögel und Säugetiere.

Wälder

Wälder sind sehr vielfältige Lebensräume, die von Bäumen geprägt werden. Ganz grob kann man zwischen Laub- und Nadelwäldern sowie Mischwäldern unterscheiden.

Auenwälder werden regelmäßig von nahe liegenden Bächen oder Flüssen überflutet. Hier sind vor allem Erlen *(Alnus)* und einige Weiden-Arten *(Salix)* anzutreffen. Der vom Bier bekannte Hopfen *(Humulus lupulus)* klettert hier die Bäume hoch.

Weitverbreitet in Mitteleuropa sind Buchenwälder. Der vorherrschende Baum ist die Buche *(Fagus sylvatica)*, die in der kollinen und montanen Höhenstufe wächst. Am Boden von Buchenwäldern wachsen vor allem Pflanzen, die früh wachsen und blühen, weil nach dem Austreiben der Buchenblätter kaum mehr Licht auf den Waldboden fällt. Typisch sind u. a. Bärlauch *(Allium ursinum)*, Busch-Windröschen *(Anemone nemorosa)*, verschiedene Farne, Waldmeister *(Galium odoratum)*, Bingelkraut *(Mercurialis perennis)*, Einbeere *(Paris quadrifolia)*, Rapunzeln (*Phyteuma* spec.) und Weißwurze (*Polygonatum* spec.).

Rechte Seite, oben: Hochstaudenflur,
unten: Ruderalfläche mit Steinklee

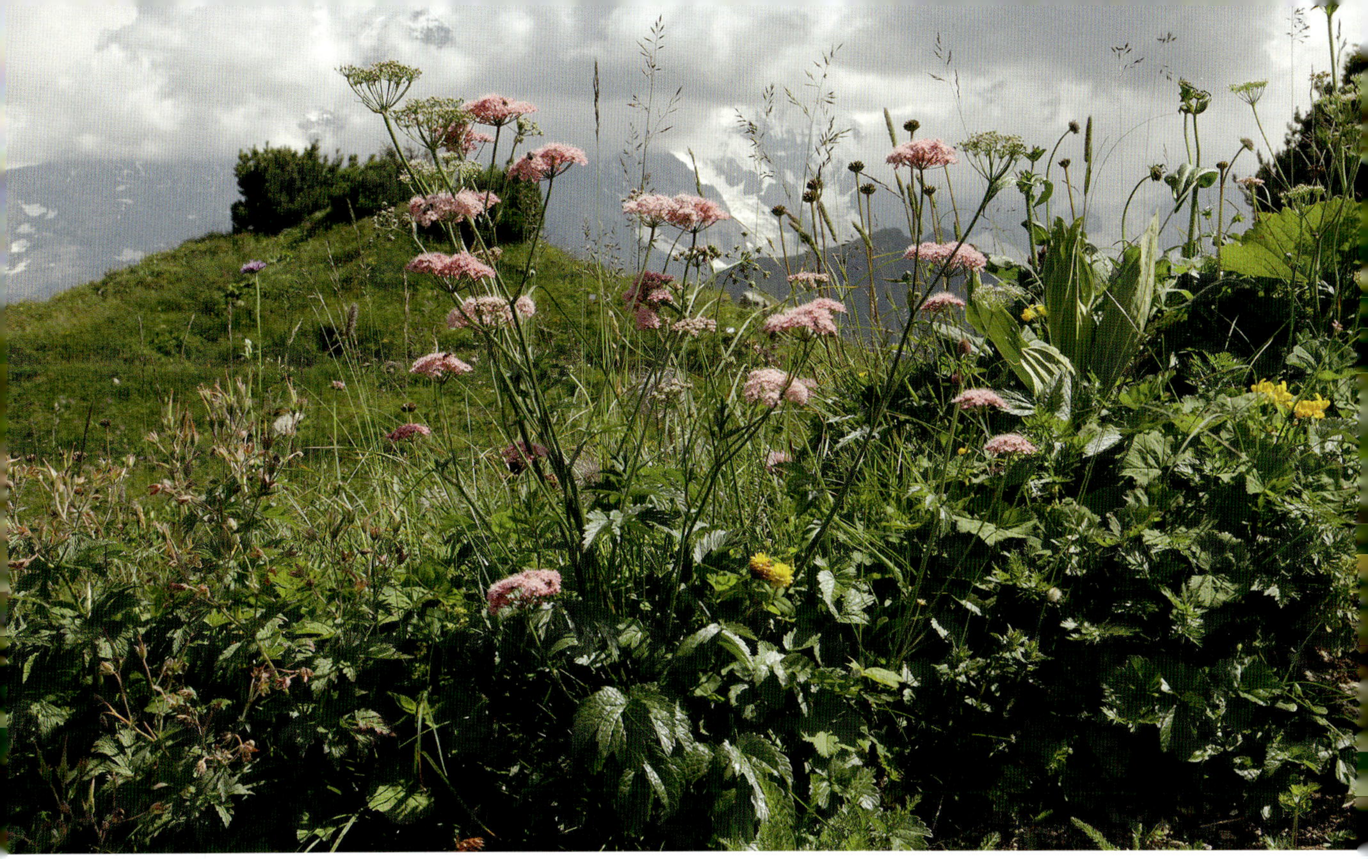

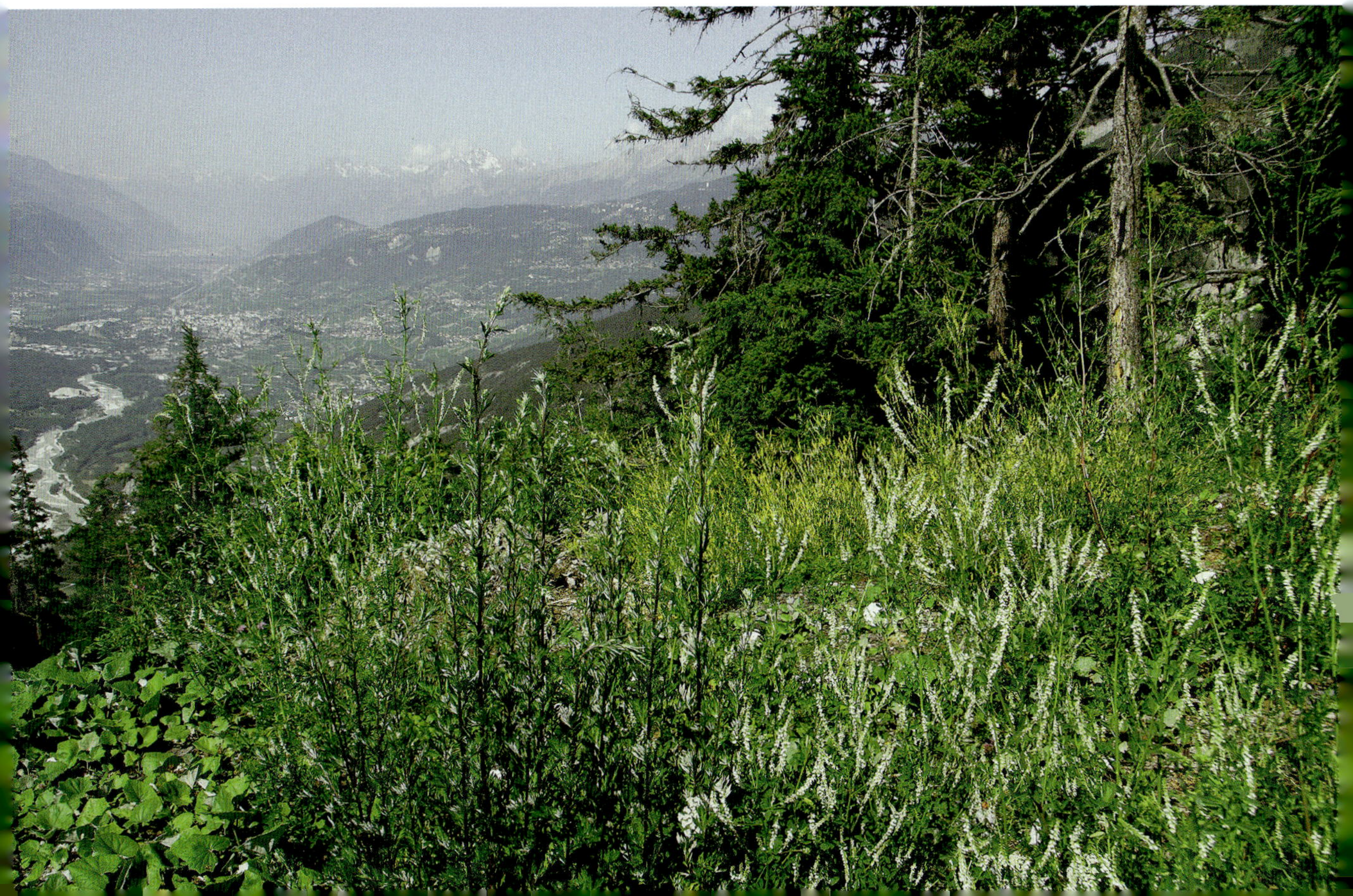

In anderen Laubwäldern sind je nach Typ die folgenden Bäume prägend: Ahorn *(Acer)*, Linden *(Tilia)*, Eichen *(Quercus)* und Hainbuchen *(Carpinus betulus)*, Kastanien *(Castanea sativa)*, Robinie *(Robinia pseudoacacia)*, Föhren *(Pinus sylvestris)*.

Auf Hochmooren sind oft Birken- oder Föhrenwälder zu finden.

In höheren Lagen der subalpinen Höhenzone sind oft Fichtenwälder anzutreffen. Noch etwas höher – gegen die Waldgrenze hin – sind Lärchen-Arven-Wälder zu finden. In derselben Höhe gibt es an steilen Hängen oft auch Bergföhrenwälder.

Waldspaziergänge sind besonders erholsam und werden in Japan unter der Bezeichnung «Waldbaden» (Shinrin Yoku) als therapeutisches Mittel eingesetzt. In der Pädagogik wird der Wald z. B. mit Waldschulen, Waldspielgruppen oder Waldkindergärten genutzt. Weitere Informationen dazu finden sich in Teil VII – Praxisbeispiele.

Ruderalflächen

Als Ruderalflächen werden Standorte bezeichnet, die nicht regelmäßig bewirtschaftet und gepflegt werden. Das sind z. B. Schuttplätze oder Lägerfluren, wo Tiere regelmäßig ruhen. Diese Flächen tendieren dazu, von Gebüschen besiedelt zu werden. Ruderalflächen sind spannende Orte, wo z. B. folgenden Pflanzen anzutreffen sind: Amaranth *(Amaranthus)*, Gänsefuß *(Chenopodium)*, Wilde Möhre *(Daucus carota)*, Steinklee *(Melilotus)*, Knöterich *(Polygonum)*, Wilder Wau *(Reseda)*. Viele dieser sogenannten «Unkräuter» sind essbar.

Warum nicht einmal eine Exkursion in eine Kiesgrube durchführen? An diesem Ruderalstandort trifft man neben interessanten Pflanzen auch das eine oder andere Tier, z. B. Frösche und Lurche.

Pflanzungen, Äcker und Kulturen

Neben Gärten gibt es in diesem Standorttyp Äcker, Weinberge und Obstgärten. Diese bieten vielfältige Möglichkeiten für Ausflüge und Exkursionen. Neben den kultivierten Pflanzen sind, vor allem bei einer naturnahen Bewirtschaftung, auch viele Wildkräuter und Tiere zu entdecken. Bei weniger intensiv bearbeiteten Äckern gibt es die sogenannte Ackerbegleitflora, z. B. mit Hirtentäschel *(Capsella bursa-pastoris)*, Ackerwinde *(Convolvulus arvensis)*, Kamille *(Matricaria chamomilla)*, Mohn *(Papaver)*, Senf *(Sinapis)*, Nachtschatten *(Solanum)* oder Acker-Veilchen *(Viola arvensis)*.

Literaturtipps

In der Reihe «Natur erleben – beobachten – verstehen» im Haupt Verlag sind fünf schön illustrierte und nützliche Führer erschienen:

Im Wald, Jaun & Joss (2011)
Auf der Wiese, Jaun & Joss (2011)
Im Gebirge, Joss (2012)
An Fluss und See, Jaun (2011)
Im Moor und auf der Heide, Kremer et al. (2013)

Alle Bände sind auch als E-Book erhältlich.

Kamille

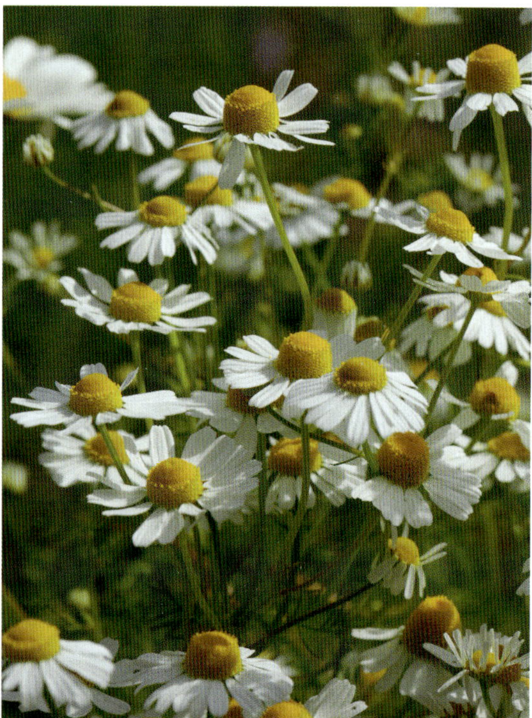

Exkursionen und Pflanzenwanderungen

Anders als bei Gartenspaziergängen, die man auch spontan durchführen kann, müssen Exkursionen und Pflanzenwanderungen gründlich vorbereitet werden.

Zielgruppe

Der Gartenagoge resp. die Gartenagogin überlegt sich zuerst, für welche Zielgruppe die Exkursion organisiert wird. Das kann evtl. eine einzelne Klientin oder ein einzelner Klient sein, normalerweise wird es aber eine kleine Gruppe sein. Die Strecke muss von Beginn weg für die schwächsten Teilnehmenden ausgelegt sein. Ist also z. B. ein:e Klient:in im Rollstuhl dabei, können nur Wege mit festem Belag gewählt werden, die zudem keine Steigungen über 5 % aufweisen. Die Länge der Strecke muss so gewählt werden, dass sie vom schwächsten Gruppenmitglied ohne Probleme gemeistert werden kann. Bei einer Person mit spastischen Lähmungen sind u. U. schon 500 m mehr als genug. Bei allen Teilnehmenden muss bekannt sein, wie weit sie gehen können und wie sie Hitze oder Kälte ertragen. Zudem müssen auch unbedingt Informationen zu Allergien vorliegen.

Route und Thema

Am häufigsten wird eine Route ausgewählt, die am Wohnort der Klient:innen startet. So können alle Mitglieder der Gruppe am Wohnort ausgerüstet werden und kennen die Route eventuell schon von früheren Exkursionen. Wenn die Gruppe konstant bleibt, kann die Strecke mit der Zeit verlängert werden.

Wenn der Ausgangsort nicht der Wohnort ist, muss der Transport an den Start organisiert werden, entweder mit dem Privatauto oder mit dem öffentlichen Verkehr.

Die Route muss dem Leiter oder der Leiterin unbedingt gut bekannt sein – d.h., eine vorherige Besichtigung (Rekognoszieren) ist unbedingt nötig. So kann man Notizen und Fotos zu Pflanzen und anderen sehenswerten Dingen machen. Normalerweise finden Exkursionen und Wanderungen entlang markierter Routen statt. Wegloses Gelände wird nur für ganz spezielle

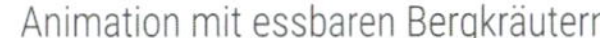

Animation mit essbaren Bergkräutern

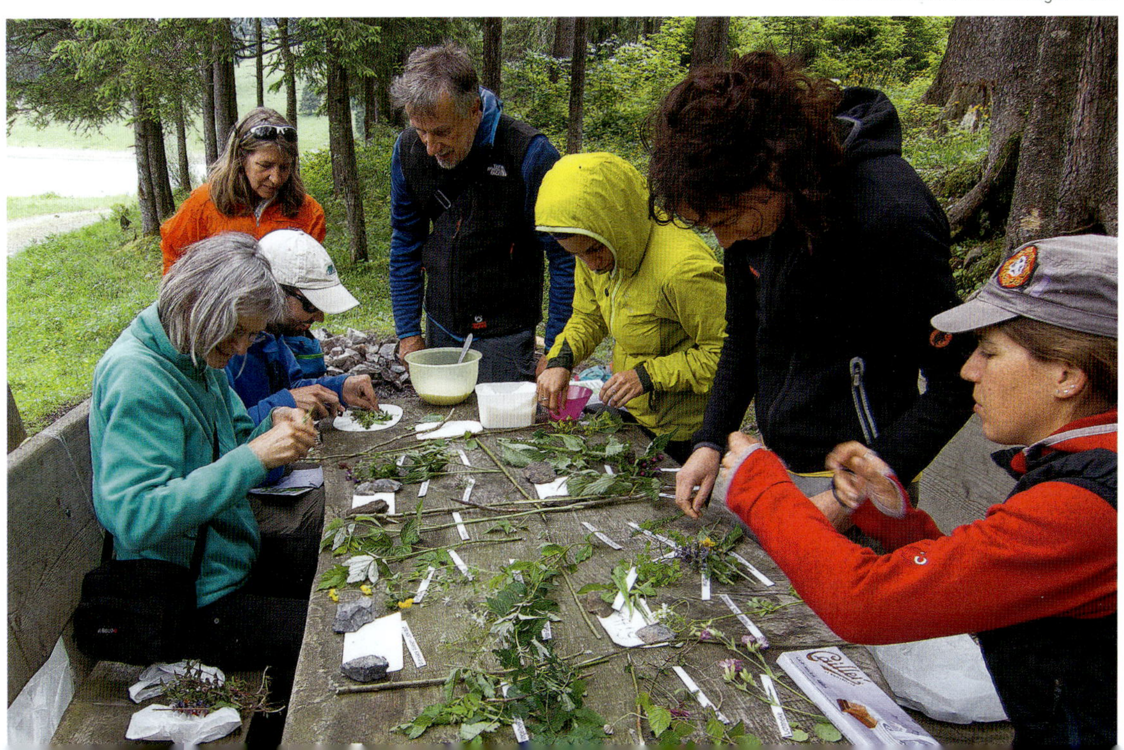

Ausflüge mit dafür geeigneten Klient:innen im Rahmen von erlebnispädagogischen Aktivitäten benutzt.

Auf der Route müssen für Pausen geeignete Plätze mit Sitzmöglichkeiten rekognosziert werden. Auch Toiletten müssen auf der Route in angemessenen Abständen verfügbar sein. Nur im Notfall soll die Notdurft im Wald verrichtet werden. Toilettenpapier gehört auf alle Fälle zur Ausrüstung. Es sollte anschließend entweder mitgenommen oder verbrannt werden.

Die Gartenagogin oder der Gartenagoge wählt das Thema der Exkursion aus – angepasst an die Klient:innen und ihre Erfahrungen. Das Thema muss nicht spektakulär sein, es reicht z. B. das Thema «Wald», vielleicht noch mit dem Schwerpunkt auf eine Baumart. Sehr interessant ist z. B. die Eibe *(Taxus baccata)*, wo viel Interessantes über Botanik, Vorkommen und Verwendung erzählt werden kann. Zum Schluss kann man noch ein Bogenschießen organisieren – schließlich sind die Eiben in Europa fast ausgerottet worden, weil ihr Holz für die Konstruktion von Bogen verwendet wurde. Ein anderes interessantes Thema sind die heimischen Orchideen. Wenn sich in der Nähe ein Feuchtgebiet befindet, kann man dort schöne Exemplare besichtigen. Eine Lupe zum Betrachten der Blüten ist hilfreich.

Wichtig für erfolgreiche Exkursionen ist, dass man zum Thema nicht nur viel erzählen kann, sondern den Teilnehmenden spannende Erlebnisse ermöglicht – eben z. B. ein Bogenschießen. Die Animationen, wie man die Erlebnisse im Fachjargon nennt, werden von der Gartenagogin oder dem Gartenagogen auf der gesamten Route eingeplant und vorbereitet. Es sollten nicht zu viele Animationen sein – höchstens 3–4 pro Stunde.

Viele weitere Themen und Ideen finden sich in Teil II – Praktische Pflanzenkunde.

Witterung

Mit den heutigen Hilfsmitteln über das Smartphone lassen sich die Witterungsbedingungen meistens sehr gut voraussehen. Sehr tiefe Temperaturen verkürzen die Routenlänge, weil auch mit guter Bekleidung die Kälte sonst gefährlich werden kann. Fast noch gefährlicher sind hohe Temperaturen, die im schlimmsten Fall zu lebensbedrohlichen Erkrankungen wie Hitzschlag oder Ohnmacht führen können. Bei Temperaturen um den Gefrierpunkt ist Eisglätte sehr gefährlich. Es macht absolut keinen Sinn, Exkursionen mit Klient:innen im Winter bei Eisglätte durchzuführen. Ein kurzer Spaziergang im Garten bei Schnee kann allerdings sehr erlebnisreich sein. Starker Wind kann Exkursionen und Wanderungen unmöglich machen. Aufgewirbelter Staub, Sturzgefahr und abbrechende Äste im Wald sind sehr gefährlich. Bei tieferen Temperaturen kühlt der Wind stark aus. Schon eine Windstärke von 20 bis 30 km pro Stunde kühlt auch bei guter Kleidung schnell aus. Schließlich muss vor Exkursionen und Wanderungen immer abgeklärt werden, ob Regen zu erwarten ist. Im Zweifelsfalle sollten die Ausflüge immer verschoben werden.

Leitung und Begleitpersonen

Die Leitung einer Exkursion oder Wanderung gehört in die Hände einer erfahrenen Person. Die Erfahrung muss sich auf Exkursionen und Wanderungen, auf die Thematik und auf die Kenntnisse über die Teilnehmenden beziehen.

Die Anzahl der Begleitpersonen hängt von der Art und Schwere der Beeinträchtigungen der Klient:innen ab. Bei Menschen mit starken Behinderungen braucht man u. U. für jede:n Teilnehmende:n eine Begleitperson. Die Größe der Gruppe sollte inkl. Leitung und Begleitung nicht größer als 10 Personen sein. Bei größeren Zahlen wird die Gruppe aufgeteilt, wobei bei jeder Untergruppe eine geeignete Leitungsperson dabei sein muss.

Ausrüstung

Sehr wichtig für jede Exkursion ist eine vollständige Ausrüstung. Hier eine Liste mit den Dingen, die bei jeder Exkursion dabei sein müssen:

Im Rucksack der Leitung

- Vollständige Taschenapotheke (Details siehe Teil III – Agogisches Arbeiten im Garten)
- Nötige Medikamente für Teilnehmende
- Rettungsdecke (Silberfolie)
- Sonnencreme
- Ersatz-Sonnenbrille und Ersatz-Hut

- Taschenlampe
- Smartphone mit Lademöglichkeit
- Karten (Papier oder elektronisch)
- Notproviant (Traubenzucker, Studentenfutter, Energieriegel)
- Toilettenpapier
- Papier-Taschentücher
- Reparaturset mit Schnur und Klebeband
- Taschenmesser
- Nötige Geldbeträge, Kreditkarten und Ausweise
- Schreibzeug, Notizbuch mit Vorbereitungsunterlagen
- Pflanzenbuch oder App
- Wanderstock
- Liste mit allen Teilnehmenden und Notfallnummern
- Fotoapparat
- Fernglas
- Lupe

Im Rucksack der Teilnehmenden und aller Begleitpersonen

- Regenjacke und evtl. Schirm
- Pullover oder Fleece-Jacke
- Sonnenhut
- Sonnenbrille
- Gefüllte Trinkflasche
- Verpflegung
- Smartphone

Für kurze Exkursionen und Wanderungen bis 2 Stunden reicht eine Trinkflasche mit 1 Liter Inhalt. Bei längeren Ausflügen sollten mindestens 2 Liter Getränke mitgenommen werden. Die Leitung sollte wissen, wo die Trinkflaschen mit frischem Wasser aufgefüllt werden können.

Wichtig für Exkursionen und Wanderungen sind geeignete Kleidung sowie gute, der Route entsprechendes Schuhwerk. Bei unerfahrenen Teilnehmenden muss dabei die nötige Beratung und Unterstützung gewährleistet sein.

Durchführung

Bei geeigneter Witterung versammeln sich die Teilnehmenden am abgemachten Ort und werden dort von der Leitung begrüßt. Danach wird kontrolliert, ob alle Teilnehmenden die geforderte Ausrüstung bei sich haben. Sodann wird geprüft, ob alle den nötigen Sonnenschutz installiert haben (Sonnenhut, Sonnenbrille, Sonnencreme). Schließlich wird das Thema der Exkursion oder Wanderung vorgestellt – nicht zu lange, aber so, dass alle wissen, worum es geht und wie die Route aussieht.

Nun folgt die erste Etappe. Sehr wichtig ist ein den Teilnehmenden angemessenes Tempo. Wenn die Voraussetzungen der Teilnehmenden sehr unterschiedlich sind, kann u. U. eine Einteilung in eine schnelle und eine langsame Gruppe gemacht werden. Natürlich brauchen beide Gruppen genügend Leitungspersonen und es wird abgemacht, wo man sich trifft. In regelmäßigen Abständen von 15 bis 20 Minuten gibt es eine Animation, d. h. einen thematischen Stopp, wo etwas erklärt wird und die Teilnehmenden etwas praktisch erleben können. Diese Stopps ersetzen aber nicht längere Pausen zum Trinken und Essen. Bei Animationen muss unbedingt darauf geachtet werden, dass alle Teilnehmenden aufmerksam dabei sind. Im «Notfall» muss auch einmal eine unaufmerksame Person gemahnt werden. Vermieden werden sollten lange theoretische Ausführungen. Vielmehr sollten kurze spannende Informationen und anregende Sinneserlebnisse vermittelt werden.

Ausgerüsteter Wanderer

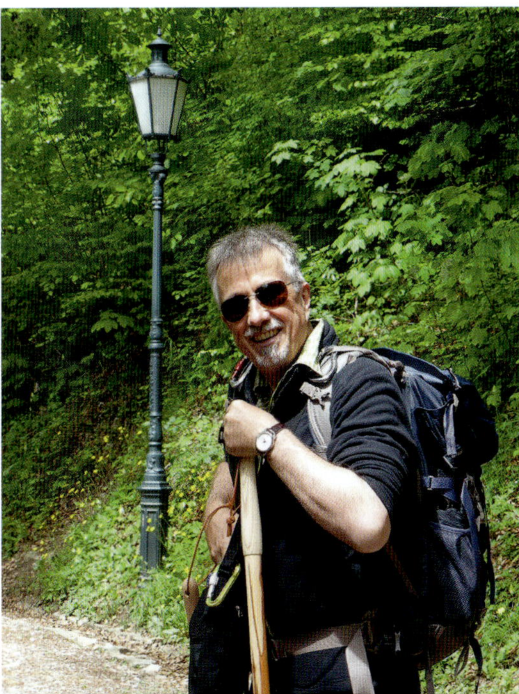

Themensammlung für Exkursionen

Die möglichen Themen für eine Exkursion in die Natur sind fast unendlich. Je nach Teilnehmenden kann es ein sehr spezielles Thema sein wie z. B. die Orchideen im nahe gelegenen Moorgebiet oder auch ein sehr allgemeines wie Wald oder Wiesen. Am besten wird das Thema der Exkursion in einer vorangehenden Sequenz den Teilnehmenden bereits vorgestellt. So sammelt man im Garten schon einmal essbare Kräuter und sucht dann auf der Exkursion nach weiteren Leckerbissen.

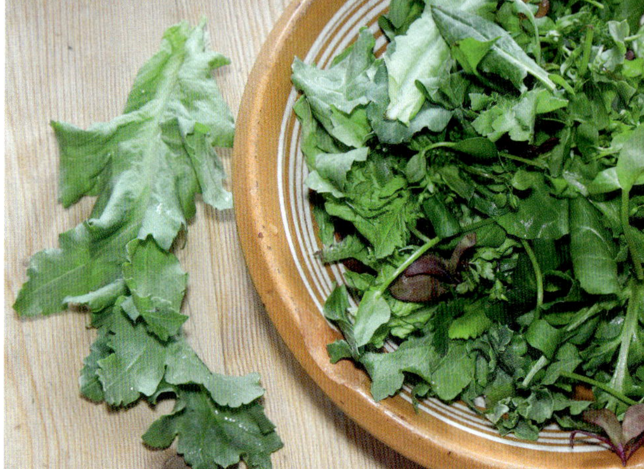

Essbare Kräuter gesammelt

Ideen für thematische Exkursionen von A bis Z

Abend

- Im Sommer die kühleren Abendstunden ausnützen
- Beobachten von Tieren in der Dämmerung, z. B. Fledermäuse
- Nachtwanderung mit Stirnlampen

Bäume

- Baumart herausfinden
- Alter der Bäume anhand der Jahresringe bestimmen
- Größe schätzen
- Blätter sammeln, evtl. pressen
- Eine Baumschule besuchen

Chlorophyll

- An grünen Blättern die Fotosynthese erklären
- Die Bedeutung der Pflanzen für das Weltklima erläutern

Dornen

- Unterschied Dornen und Stacheln erklären
- Wehrhafte Pflanzen vorführen, z. B. Brennhaare bei Brennnesseln zeigen

Essbares

- Essbare Kräuter sammeln
- Wildfrüchte sammeln, z. B. Schwarzdorn oder Heidelbeeren
- Samen mit der Becherlupe betrachten

Flechten

- Lebensgemeinschaft von Pilzen und Algen erläutern
- Flechten auf Steinen fotografieren
- Flechten an Bäumen beobachten, z. B. Bartflechten

Gesteine

- Gesteine bestimmen
- Herkunft der Gesteine erläutern
- Entstehung der Alpen erklären

Hecken

- Sträucher in Hecken bestimmen
- Auf Blüten, Früchte, Dornen hinweisen
- Vögel in Hecken beobachten
- Bedeutung von Hecken erklären

Insekten

- Insekten auf Blüten beobachten und fotografieren
- Die Bedeutung von Insekten für die Pflanzen erklären
- Schmetterlinge und ihre Wirtspflanzen
- Nützliche und schädliche Insekten

Jahreszeiten

- Im Frühling Zwiebelpflanzen studieren
- Im Sommer Wildkräuter für Teemischungen sammeln
- Im Herbst die Verfärbung von Blättern erklären
- Im Winter blühende und fruchtende Sträucher zeigen

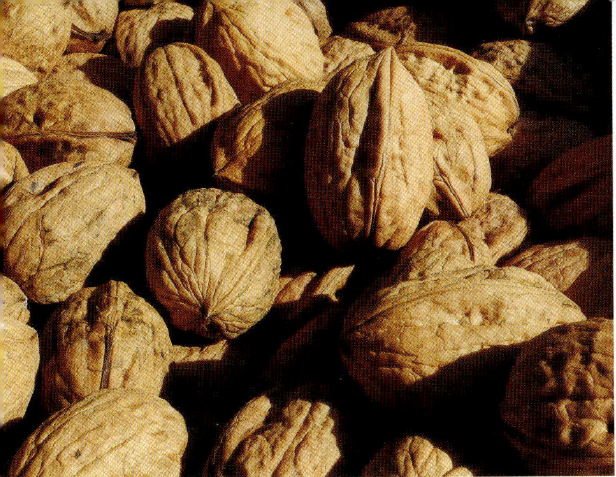

Walnüsse

Kletterpflanzen
- Die Bedeutung von Efeu für die Insekten erklären
- Hopfen zeigen, der die Bäume hochklettert
- Waldrebe (*Clematis*) mit ihren Früchten zeigen

Linné
- Die Bedeutung des Botanikers Carl von Linné beschreiben
- Einige botanische Namen lernen
- Volkstümliche Namen erklären, z. B. vom Löwenzahn

Moore
- Die Entstehung von Mooren erläutern
- Spezielle Pflanzen wie Sonnentau *(Drosera)* oder Birke *(Betula)* zeigen
- Entstehung von Torf erklären

Nüsse
- Die Bedeutung der Haselnuss für Mensch und Tier erläutern
- Walnüsse sammeln und einen Nocino (Nussschnaps) herstellen
- Bucheckern sammeln und kosten

Orchideen
- Eine Magerwiese mit Orchideen besuchen
- Auf den Schutz von Orchideen hinweisen
- Die speziellen Blüten mit der Lupe studieren

Pilze
- Die Bedeutung der Pilze erläutern
- Essbare Pilze sammeln und zubereiten
- Mykorrhiza-Pilze an Wurzeln zeigen

Quelle
- Eine Quelle besuchen
- Das frische Wasser probieren
- Die Pflanzen der Umgebung studieren

Ranken
- Pflanzen mit Ranken zeigen, z. B. Wicken
- Schauen, in welche Richtung sie sich ranken
- Ranken von Klammerwurzeln (Efeu) unterscheiden

Schmarotzer
- Prinzip von Schmarotzern und Halbschmarotzern erklären
- Teufelszwirn *(Cuscuta)*, Mistel *(Viscum)*, Klappertopf *(Rhinanthus)* usw. zeigen

Transpiration
- Spaltöffnungen an Blättern mit der Lupe zeigen
- Die Verdunstung erklären
- Wasserkreislauf in der Natur erläutern

Uhrzeit
- Pflanzen und ihr Blühen je nach Uhrzeit erläutern
- Am frühen Morgen Vögel beobachten

Vogelgehölze
- Weißdorn *(Crataegus)* und Schwarzdorn *(Prunus spinosa)* zeigen
- Für uns giftige, für Vögel essbare Beeren zeigen, z. B. Hartriegel *(Cornus sanguinea)*
- Nistplätze von Vögeln beobachten

Wetter
- Das Ziehen der Wolken beobachten
- Eine Wetterprognose wagen
- Die Bedeutung von Regen aufzeigen

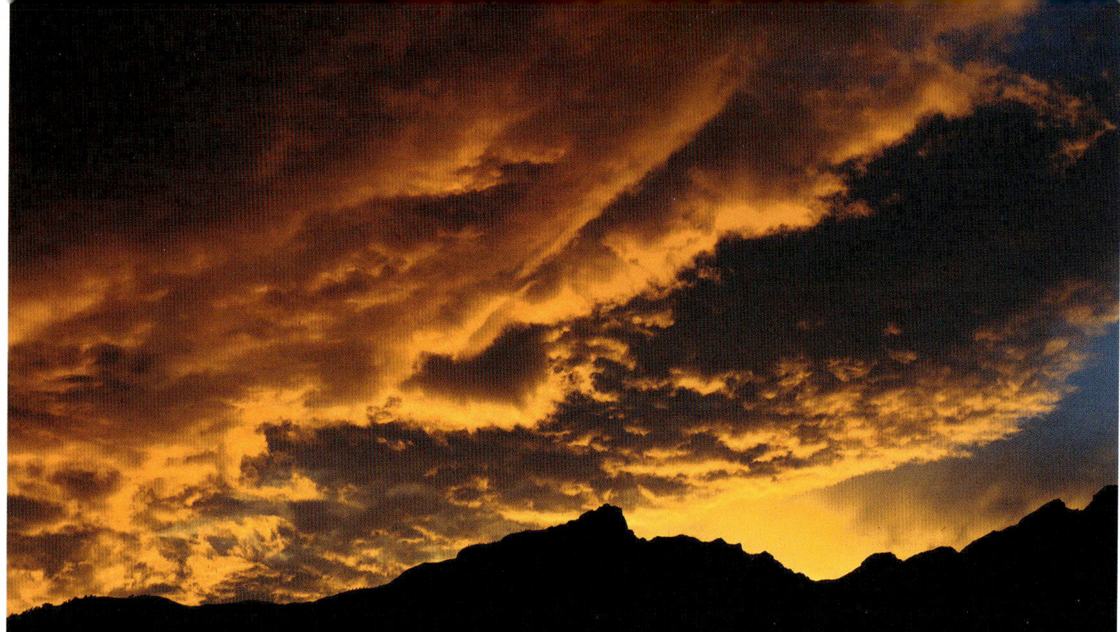

Schöne Wolken

Xeromorphie

- Erklären, dass es sich dabei um die Anpassung von Pflanzen an die Trockenheit handelt: kleine, hartlaubige Blätter; dicke Haut; starke Behaarung

Y-Chromosom

- Erklären, was Chromosomen sind
- Y-Chromosom als Merkmal männlicher Wesen erläutern

Zapfen

- Zeigen, wie sich Tanne und Fichte bei den Zapfen unterscheiden
- Zapfen sammeln und den Bäumen zuordnen
- Die Früchte von Arvenzapfen kosten

Literaturtipp

Marc Giraud (2018): Natur am Wegesrand. Haupt Verlag.

Ein reich bebilderter Führer mit vielen Informationen und Tipps

Weitere Fachgebiete für Exkursionen

In einer umfassenden Wanderleitungs-Ausbildung stehen neben Botanik und Zoologie folgende weitere Fachgebiete auf dem Lehrplan:

- Animation und Didaktik
- Astronomie
- Biwakieren
- Buchhaltung und Betriebsführung
- Ernährung
- Erste Hilfe
- Fremdsprachen
- Geologie und Hydrologie (Wasserkunde)
- Geschichte und Volkskunde
- Kommunikation und Marketing
- Landwirtschaft
- Meteorologie (Wetterkunde)
- Natur und Kultur
- Ökologie
- Orientierung und Kartenlesen
- Sicherheit und Routenplanung
- Tourismus

Kenntnisse und Wissen aus diesen und weiteren Gebieten können auf Exkursionen und Wanderungen für Animationen angewendet werden. Besser als Kenntnisse in einem einzigen Spezialgebiet sind allgemeine Erfahrungen zu verschiedenen Themen. Kundig machen kann man sich dazu im Internet oder in der Fachliteratur; noch besser sind Kurse und Exkursionen, die man selbst als Teilnehmende:r erlebt hat.

Essbare Pflanzen für die Küche

Ein dankbares Thema für eine Exkursion sind essbare Pflanzen. Da denkt man zuerst an leckere Früchte und Beeren von Bäumen und Sträuchern. Obwohl es nur wenig giftige Früchte gibt, ist doch die nötige Vorsicht geboten. Die Leitung muss die Früchte gut kennen und sie einwandfrei identifizieren können. Nur dann darf sie diese für die Teilnehmenden zum Sammeln und Essen freigeben. Beim Pflücken von Brombeeren, Schwarzdorn-Beeren und anderen Früchten mit Stacheln oder Dornen kann man sich erheblich verletzen. Für das Sammeln von Wildfrüchten in größeren Mengen muss man sich erkundigen, ob das im entsprechenden Gebiet erlaubt ist.

Die meisten der heimischen Wildpflanzen und Kräuter sind essbar. Sehr interessant ist es, den Teilnehmenden einer Exkursion in die Berge die Anpassung der Gebirgspflanzen an das raue Klima zu zeigen. Mit Zwergwuchs, langen Wurzeln, dicken Blättern, Behaarung und besonderen Fortpflanzungsarten können die Kräuter die langen Winter und Frostperioden überleben. Findet man am Weg ein Kraut in genügender Anzahl, kann man den Anwesenden einzelne Blättchen oder Blüten verteilen. Zuerst werden sie betrachtet. Dann reibt man vorsichtig an ihnen und entdeckt den Geruch, bevor man sie dann vorsichtig degustiert. Roh und ohne Beigaben schmecken die Kräuter oft sehr intensiv und werden im «Notfall» wieder ausgespuckt. Möchte man für die Küche von den gefundenen Pflanzen sammeln, schneidet man ein paar junge Triebe vorsichtig mit einer Schere oder einem Messer ab und gibt sie in ein mit Haushaltspapier ausgekleidetes Plastikgefäß. Die einzelnen Arten werden getrennt in die Plastikbox eingefüllt, damit man sie zu Hause nochmals sortieren und überprüfen kann. Ab und zu ein Spritzer Wasser über die Kräuter und ein Deckel darauf helfen, sie frisch zu halten. Man sollte darauf achten, keine verschmutzten Kräuter zu ernten. Beim Pflücken in steilem Gelände muss man zudem aufpassen, dass man nicht ausrutscht.

Die gesammelten Bergkräuter können in der Küche als aromatische Beigabe und Würzmittel verwendet werden. Vor der Zubereitung werden die Kräuter auf einem sauberen Tuch ausgebreitet und kontrolliert. Nicht bekannte Pflanzen(teile) und Verschmutzungen werden entfernt. Nun werden die entsprechenden Kräuter den Rezepten zugeordnet.

Literaturtipps

Steffen Guido Fleischhauer et al. (2013). Enzyklopädie Essbare Wildpflanzen – 2000 Pflanzen Mitteleuropas: Bestimmung, Sammeltipps, Inhaltsstoffe, Heilwirkung, Verwendung in der Küche. AT Verlag.

Das umfassendste Werk zu essbaren Wildpflanzen!

Thomas Pfister & Fides Auf der Maur (2017): Aromatische Bergkräuter – für die Naturküche sammeln und zubereiten. Haupt Verlag.

Gehört in jeden Rucksack bei Ausflügen und Wanderungen in die Berge. Dort findet sich eine Auswahl an häufig vorkommenden und kaum verwechselbaren Wildkräutern in den Bergen. Enthalten sind auch 50 Rezepte nach 10 Kategorien gegliedert: Vorspeisen, Suppen, Salate, Nudel-/Getreidegerichte, Fleischgerichte, Gemüsegerichte, Eierspeisen, Milch-/Käsespeisen, Desserts, Spezielles.

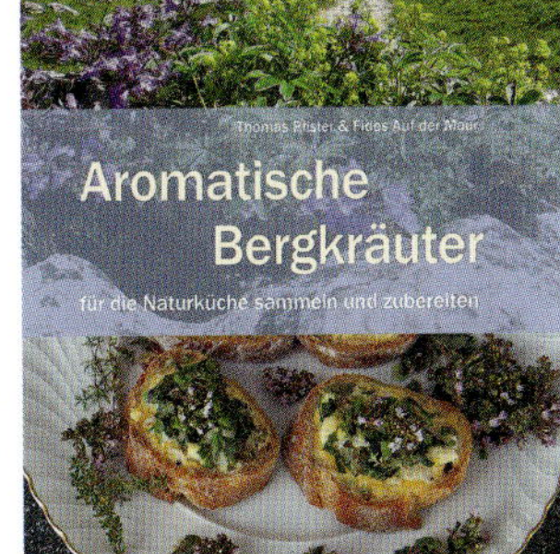

Cover «Aromatische Bergkräuter»

Tiere beobachten

Auf Exkursionen und Wanderungen gibt es das eine oder andere Tier zu beobachten. Die meisten Tiere sind eher scheu. Sie verschwinden garantiert, wenn eine laut johlende Gruppe sich nähert. Will man also Tiere in der Natur beobachten, gilt es, ganz ruhig zu sein und sich langsam und geordnet zu bewegen. Die Leitungsperson geht an erster Stelle, die anderen folgen in angemessenem Abstand. Kinder kann man ermuntern, sich wie Indianer auf der Jagd zu bewegen. Die Leitungsperson gibt ein vereinbartes Zeichen, hebt also z. B. den Arm, wenn sie ein Tier entdeckt hat. Anstatt zu rufen und mit Erklärungen zu beginnen, zeigt sie ganz einfach in die Richtung, wo sie das Tier entdeckt hat. Die Erklärungen folgen dann später, wenn das Tier wieder verschwunden ist.

Zum Entdecken von größeren Tieren ist ein Fernglas sehr nützlich. Zum Einfangen und Betrachten von Insekten dient eine Becherlupe.

Sowohl im Sommer als auch im Winter lassen sich mit etwas Übung Spuren von Tieren beobachten. Das können Fußabdrücke sein, aber auch Fraßspuren oder Kot. Sind die Spuren noch frisch, hat man u. U. die Chance, das entsprechende Tier anzutreffen.

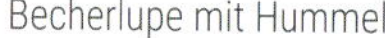

Becherlupe mit Hummel

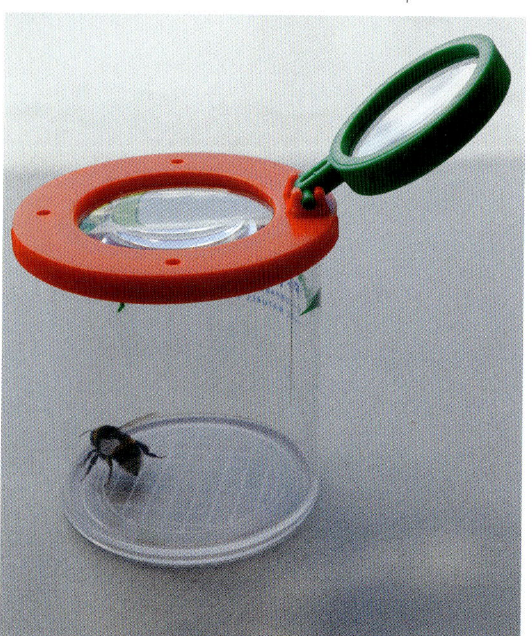

Literaturtipps

Allgemein

Bruno P. Kremer & Klaus Richarz (2022): Tiere in meinem Garten – Wertvolle Lebensräume für Vögel, Insekten und andere Wildtiere gestalten. Haupt Verlag (2. Auflage).

Ein schön illustriertes und bebildertes Handbuch für alle Garten- und Tierliebhaber:innen

Margot & Roland Spohn (2020): Blumen und ihre Bewohner – Der Naturführer zum reichen Leben an Garten- und Wildpflanzen. Haupt Verlag (2. Auflage).

Pflanzen als Lebensraum für Käfer, Schmetterlinge, Wanzen, Pilze und andere Bewohner

Marc Giraud (2018): Natur am Wegesrand. Haupt Verlag.

Ein reich bebilderter Führer mit vielen Informationen und Tipps

Andreas Meyer et al. (2009): Auf Schlangenspuren und Krötenpfaden – Amphibien und Reptilien der Schweiz. Haupt Verlag.

Schön illustrierter Band mit allen in der Schweiz vorkommenden Amphibien und Reptilien

Stefan Munzinger & Gaby Schulemann-Maier (2022): Praxisbuch Naturgucken – Informationen, Tipps und Tricks für Naturbegeisterte. Haupt Verlag.

Michael Stocker & Sebastian Meyer (2012): Wildtiere – Hausfreunde oder Störenfriede. Haupt Verlag.

Informationen zu Tieren auf Dach und Dachboden, an Fenster, Balkon und Fassade und in Innenräumen und Kellern

Jacques Gilliéron & Claude Morerod (2005): Tiere der Alpen – Die Wirbeltiere. Verlag des SAC.

Führer zu den 300 Arten in den Alpen

Vögel

Carl'Antonio Balzari & Andreas Gygax (2019): Vogelarten der Schweiz – der Bestimmungsführer. Haupt Verlag (2. Auflage).

Mit guten Fotos und informativen Texten werden alle 238 Arten vorgestellt, die in der Schweiz regelmäßig zu beobachten sind.

Reptilien

Wolf Richard Günzel (2014): Ein Garten für Eidechsen – Lebensräume schaffen im naturnahen Garten – Beobachten – Gestalten – Bauen. Pala Verlag.

Ein schön illustriertes Büchlein mit unzähligen Tipps für naturnahe Gärten

Andreas Meyer et al. (2009): Auf Schlangenspuren und Krötenpfaden – Amphibien und Reptilien der Schweiz. Haupt Verlag.

Schön illustrierter Band mit allen in der Schweiz vorkommenden Amphibien und Reptilien

Insekten

Margot & Roland Spohn (2020): Blumen und ihre Bewohner – Der Naturführer zum reichen Leben an Garten- und Wildpflanzen. Haupt Verlag (2. Auflage).

80 einheimische Pflanzen werden als Lebensraum für Käfer, Schmetterlinge, Wanzen, Pilze und andere vorgestellt.

Bruno P. Kremer (2018): Mein Garten – ein Bienenparadies – Die 200 besten Bienenpflanzen. Haupt Verlag (2. Auflage).

Felix Amiet & Albert Krebs (2019): Bienen Mitteleuropas – Gattungen, Lebensweise, Beobachtung. Haupt Verlag (3. Auflage).

Thomas Bühler-Cortesi (2012): Schmetterlinge – Tagfalter der Schweiz. Haupt Verlag (2. Auflage).

Über 200 heimische Schmetterlinge werden in diesem handlichen Führer mit detailgetreuen Farbzeichnungen und informativen Texten vorgestellt.

Karl Wilhelm Harde et al. (2021): Der Kosmos Käferführer. Kosmos Verlag.

Ein Exkursionsführer mit Zeichnungen und Beschreibungen von über 1000 Käfern

Bertrand Baur et al. (2006): Die Heuschrecken der Schweiz. Haupt Verlag.

Hier sind auch rund 90 % der Heuschrecken Deutschlands und 75 % derjenigen Österreichs enthalten.

Spinnentiere

Barbara & Martin Baehr (2020): Welche Spinne ist das? Die bekanntesten Arten Mitteleuropas. Kosmos Verlag (3. Auflage).

Weichtiere

Cristina Boschi (2011): Die Schneckenfauna der Schweiz. Haupt Verlag

Ein umfassendes Bild- und Bestimmungsbuch

Säugetiere

Reh und **Rothirsch** sind im Wald häufig anzutreffen, vor allem in den frühen Morgenstunden und in der Dämmerung. Das Reh ist kleiner als der Rothirsch und erreicht eine Widerristhöhe von 60 bis 85 cm, während der Rothirsch 100–150 cm aufweist. Am Hinterteil weisen die Rehe den typischen Spiegel auf – einen weißen Fleck, der bei fliehenden Tieren gut zu sehen ist. Nur die Männchen beider Arten haben ein Geweih, besonders eindrücklich ist dies beim Rothirsch ausgebildet. Das Geweih wird bei beiden Arten einmal im Jahr abgestoßen. Während bei den Rehen die Muttertiere mit ihren Jungen zu beobachten sind, schließen sich die Rothirsche zu geschlechtergetrennten Rudeln zusammen. Besonders eindrücklich sind die Rothirsche in der Brunft ab Anfang Oktober zu beobachten, wenn sich die Männchen in lauten Kämpfen messen und laute röhrende Rufe zu hören sind. Die Rehböcke zeigen in der sommerlichen Brunft ein heiseres Bellen, mit dem sie ihr Revier markieren und mit den Weibchen kommunizieren. Diese antworten in der Brunft mit einem Fiepen. Beide Arten fressen vor allem Gras sowie Blätter und Knospen von Bäumen.

In höheren Lagen – im Sommer meistens oberhalb der Waldgrenze – leben **Gämse** und **Steinbock**. Während die Gämsen sehr scheu und oft nur von Weitem zu beobachten sind, sind Steinböcke in gewissen Gebieten und außerhalb der Jagdzeit sehr zutraulich und können

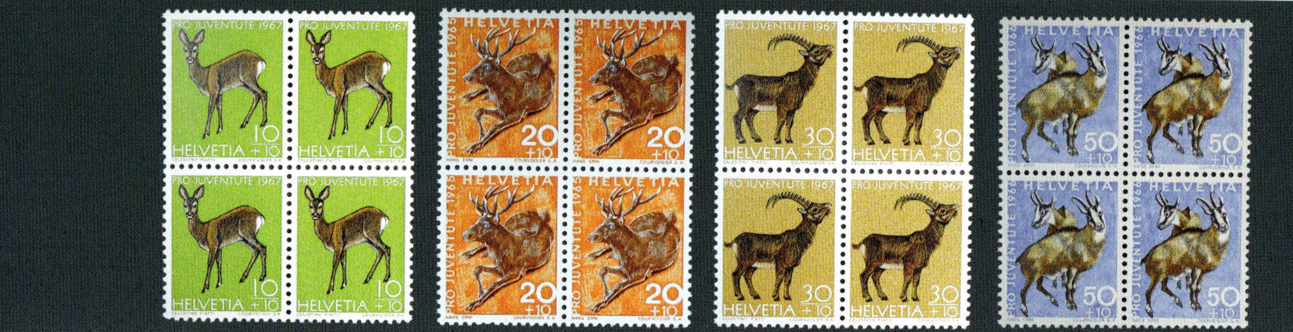

Reh, Rothirsch, Steinbock, Gämse

einem sogar den Weg versperren. Der Steinbock wurde durch übermäßige Jagd in den Alpen fast ausgerottet. 1809 wurde in der Schweiz das letzte Tier geschossen. Nur in Italien überlebten ganz wenige Steinböcke. Ab 1911 wurde er in der Schweiz wieder angesiedelt und ist heute im ganzen Alpengebiet anzutreffen. Eindrücklich sind die großen Hörner der älteren Männchen – die Weibchen haben eher kleinere. Beide Arten sind exzellente Kletterer, die sich auch in sehr steilem Gelände sicher bewegen. Mit einem Fernglas oder Fernrohr lassen sich Gämsen und Steinböcke gut beobachten. Bei den Gämsen sind die Weibchen von den Männchen dank ihrer weniger zurückgebogenen Hörner zu unterscheiden. Im Winter haben Weibchen und ihre Jungen ein deutlich helleres Fell als die Männchen. Die Gämsen leben in Rudeln, die bis zu 50 Tiere umfassen können. Bei Gefahr stoßen Steinböcke und Gämsen ein kurzes schrilles Pfeifen aus.

Selten am Tag anzutreffen ist das **Wildschwein**. Wegen der großen Schäden, die es an Pflanzungen anrichtet, ist es bei Landwirt:innen nicht beliebt. Wildschweine sind meistens nachts und oft in großen Rotten (Rudeln) auf der Nahrungssuche. Man hört sie von Weitem und sollte sich dann ruhig und vorsichtig verhalten. Wildschweine können recht aggressiv sein und sogar Menschen angreifen – vor allem wenn sie Junge haben.

Feldhasen sind in Mitteleuropa selten geworden, da sie bei intensiver Landwirtschaft kaum überleben können. Da sie zudem sehr scheu sind, ist es ein Glücksfall, einem von ihnen zu begegnen. Sie gebären während der Fortpflanzungszeit von Januar bis Oktober 3- bis 4-mal je 1–5 Junge. Ähnlich wie die Feldhasen sehen im Sommer die **Schneehasen** aus, die etwas pummeliger sind und kürzere Ohren haben. Im Winter sind sie dann mit ihrem weißen Fell eindeutig zu erkennen. Sie leben im Gebirge bis auf 3500 m ü. M. Nur im Winter steigen sie in die subalpine Zone mit lichten Wäldern herunter. Sie bringen nur zweimal pro Jahr Junge zur Welt.

Auch aus der Ordnung der Nagetiere gibt es einige Arten zu entdecken. Am häufigsten sind verschiedene Vertreter:innen von **Mäusen** anzutreffen. Insbesondere Wühlmäuse sind nicht gerade beliebt, da sie in Massen auftreten und in Wiesen großen Schaden anrichten können. Sie sind aber eine wichtige Nahrungsquelle für verschiedene Raubtiere wie z. B. Fuchs und Greifvögel. Etwas größer als die Mäuse ist der Siebenschläfer, der oft auch in Dachstöcken anzutreffen ist. Der verwandte **Gartenschläfer** wurde von pro natura Schweiz 2022 zum Tier des Jahres gewählt. Das 12–15 cm große scheue Nagetier lebt als Allesfresser in Wäldern und Gärten auf 1000–1800 m Höhe und schätzt felsige Gebiete, Totholz und Baumhöhlen. Wie alle Vertreter der Schläfer oder Bilche macht er von November bis März einen Winterschlaf.

Beliebt sind die putzigen **Eichhörnchen**. Sie sind häufig in Wäldern anzutreffen und klettern geschickt und schnell herum. Dabei benutzen sie den Schwanz als Gleichgewichtshilfe. Sie ernähren sich hauptsächlich von

Föhrennüsschen, Haselnüssen, Bucheckern, Eicheln und Tannensamen. Daneben verschmähen sie auch Knospen, Pilze, Rinde, Insekten und Vogeleier nicht. Einen Teil davon vergraben sie als Wintervorrat meistens am Fuß von Bäumen. Da sie nicht alle Vorräte wiederfinden, tragen sie so zur Verbreitung der Samen bei. Sie legen in feinen Ästen ein kugeliges Nest an, das sie neben der Aufzucht der Jungen auch zum Schlafen benutzen.

Ein weiteres beliebtes Nagetier ist das **Alpenmurmeltier**, das nur oberhalb der Waldgrenze anzutreffen ist. Mit bis 60 cm Körperlänge ist es das größte Nagetier bei uns. Mit einem guten Fernglas kann man die Murmeltiere im Sommer auf den Alpwiesen und Geröllhalden gut beobachten. Bei Gefahr geben die Wächter:innen laute Warnrufe ab, worauf alle Murmeltiere in ihren Erdlöchern verschwinden. Das Murmeltier ernährt sich von krautigen Pflanzen. Gegen Ende des Sommers frisst es sich einen Vorrat an und überlebt den Winter in Gruppen in den langen Erdhöhlen, die mit Gras weich ausgepolstert sind. Im Frühling kommen die Tiere nach der Schneeschmelze wieder hervor und bringen nach einer Tragzeit von rund einem Monat 2–6 Junge zur Welt. Erst im Alter von 40 Tagen kommen sie aus der Höhle heraus und sind dann bei ihren Spielen rundherum schön zu beobachten.

Ein weiteres Säugetier, das sich auch in Gärten aufhält, ist der **Igel**. Er ist ganz nützlich, da er in der Nacht viele Insektenlarven und Schnecken vertilgt. Bei Gefahr rollt er sich ein und ist dank seiner vielen Stacheln gegen Fressfeinde gut geschützt. Einmal pro Jahr bringen die Weibchen im Durchschnitt 4–5 Junge zur Welt. Im Winter hält der Igel Winterschlaf in Ast- oder Laubhaufen. Will man Igel im Garten haben, sollten solche Asthaufen liegen gelassen werden.

Ein weiteres nachtaktives Säugetier ist die **Fledermaus**. Weltweit gibt es rund 1000 Arten, womit sie rund ein Sechstel aller Säugetierarten ausmachen. In Mitteleuropa sind rund 30 Arten zu Hause. Fledermäuse sind nützliche Tiere, die viele Insekten, darunter auch lästige Stechmücken, fressen. Von ihren Rufen im Ultraschallbereich hören wir nichts außer einem feinen Klicken, wenn sie in der Nähe herumfliegen. Sie können mit ihrer Ultraschallortung Insekten punktgenau orten. Gewisse Fledermäuse sind das ganze Jahr über bei uns und halten im Winter von November bis April Winterschlaf in frostfreien Höhen oder Dachstöcken. Andere Fledermäuse verbringen den Winter im warmen Süden.

Von den heimischen Raubtieren kann der **Fuchs** am häufigsten beobachtet werden. Während er in der freien Wildbahn eher scheu ist, nähert er sich in Städten dem Menschen bis auf wenige Meter. Man sollte ihn auf keinen Fall füttern oder berühren. Füchse sind nützliche Tiere, da ihre Hauptnahrung aus Mäusen besteht. Daneben fressen sie auch Vögel und andere Tiere, wobei sie dabei nur junge oder kranke Tiere erwischen. Füchse sind auch in den Bergen bis auf eine Höhe von 3000 m anzutreffen. Nach einer Tragzeit von 50 Tagen bringt die Füchsin im April oder Mai 3–8 Junge auf die Welt. Beide Eltern kümmern sich um die Jungen, die schon nach 4 Wochen beim Spielen und Herumtoben neben dem Bau zu beobachten sind. Schon im Alter von 7 Wochen sind sie selbstständig und verlassen den Bau.

Ebenfalls nicht selten bei uns sind **Marder**, und zwar Baummarder und Steinmarder. Letzterer kann mit seinem weißen Brustlatz vom Baummarder unterschieden werden, dessen Latz gelblich orange ist. Der Steinmarder, ursprünglich in Laubwäldern zu Hause, kann oft in Siedlungen angetroffen werden, wo er in Dachböden sein «Unwesen» treibt. In der Nacht rennen die Tiere wild herum und nisten oft auch im Dach, am liebsten in Isoliermaterial. Der Baummarder ist nur im Wald anzutreffen und dort nur während der Nacht. Er jagt mit Vorliebe Mäuse und Ratten, verschmäht aber auch Vögel oder

Igel

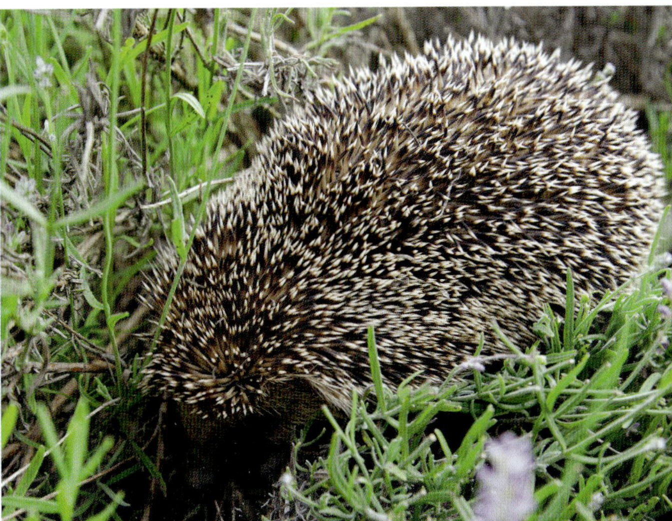

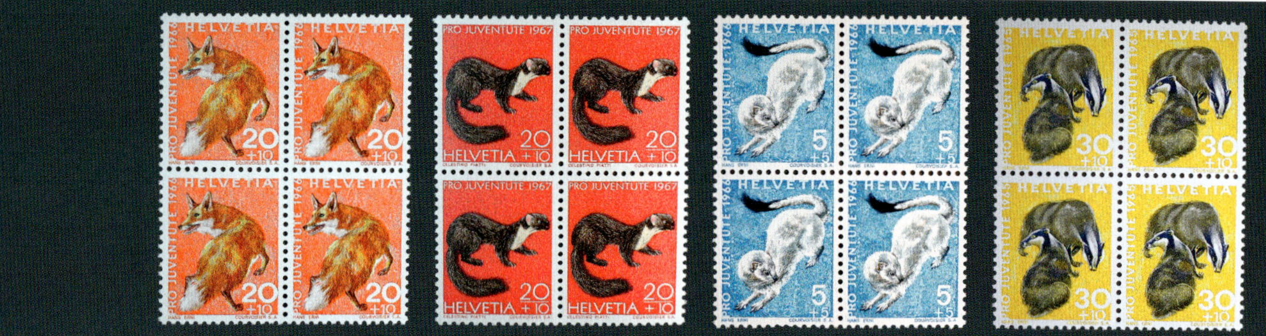

Fuchs, Baummarder, Hermelin, Dachs

Eichhörnchen nicht. Sogar Beeren und andere Früchte frisst er, wie auch Regenwürmer.

Selten trifft man auf Exkursionen das **Mauswiesel** an, etwas häufiger das sehr ähnlich aussehende **Hermelin**. Beide sind am Bauch weiß und auf dem Rücken braun gefärbt. Beide fressen fast ausschließlich Wühlmäuse. Im Winter sind beide ganz weiß gefärbt und so im Schnee kaum zu erkennen. Mit der schwarzen Schwanzspitze unterscheidet sich das Hermelin vom ganz weißen Mauswiesel. Früher waren Wiesel und Hermelin auch auf Wiesen und Feldern anzutreffen. Von dort sind sie wegen der intensiven Landwirtschaft fast verschwunden und nur noch in den Bergen mit viel Glück zu beobachten. Zum Glück für uns sind sie tagaktiv!

Gar nicht so selten ist bei uns der **Dachs**. Er ist aber nachtaktiv und am ehesten beim nächtlichen Überqueren einer Straße zu sehen. Mit seinen schwarz-weißen Streifen am Kopf ist er nicht zu verwechseln mit anderen Tieren. Der Dachs lebt im Wald und gräbt sich dort eine große Wohnhöhle, die eine Fläche von rund 300 m^2 und über ein Dutzend Ein- und Ausgänge umfassen kann. Dachse sind gesellige Tiere, die in Clans oder kleinen Familien leben. Im Frühling kommen im Durchschnitt drei Junge zur Welt. Dachse sind Allesfresser, wobei Pflanzen und Pilze rund zwei Drittel der Nahrung ausmachen. Daneben frisst er Schnecken, Lurche, kleine Nager und Regenwürmer, selten Vögel und deren Eier.

Andere Raubtiere wurden in Mitteleuropa durch den Menschen fast ausgerottet und kehren allmählich durch Wiederansiedlungsprojekte und Unterschutzstellung zurück, z. B. die Wildkatze, der Luchs oder der Wolf.

Vögel

Vögel sind in der Natur häufig anzutreffen, vor allem am frühen Morgen und in der Brutzeit, die je nach Art von April bis August dauert. Einige Arten sind auch im Garten regelmäßig zu sehen und zu hören, u. a. Amsel, Meise, Buchfink und Sperling. Für ein reichhaltiges Vogelleben im Garten sind besonders wichtig:

- Heimische, obsttragende Sträucher
- Beerentragende Kletterpflanzen (z. B. Efeu, *Hedera helix*)
- Alte Obstbäume mit natürlichen Höhlen
- Blumenwiesen

Es gibt auch verschiedene Apps für das Smartphone, wo Vögel mit Bild und Ton vorgestellt werden. Für Exkursionen zum Thema Vögel können Feldornitholog:innen beigezogen werden. Diese speziell ausgebildeten Fachpersonen können viele interessante Vögel zeigen. Im Folgenden werden zu den fünf Kategorien die wichtigsten Arten kurz vorgestellt, denen man auf Exkursionen und Wanderungen häufig begegnet. Unbedingt ins Gepäck gehört bei jeder Vogelexkursion ein gutes Fernglas.

Singvögel

Jede Vogelart hat ihre charakteristischen Rufe. Besonders beeindruckend sind die Gesänge der Männchen in der Brutzeit, wobei es hier vor allem um die Abgrenzung des eigenen Reviers geht.

Rabenvögel: Weil sie wenig scheu und zudem groß sind, können Rabenvögel häufig beobachtet werden. Zu ihnen gehören Eichelhäher, Elster, Tannenhäher, Alpendohle, Saatkrähe und der Kolkrabe, der mit bis 150 cm Spannweite der größte Vertreter ist.

Meisen: Von diesen bunten Vögeln sind die Kohlmeise und die Blaumeise am häufigsten anzutreffen, seltener Schwanzmeise, Haubenmeise und Tannenmeise.

Schwalben und Segler: Zur Sommerzeit sind häufig Mehlschwalben und Rauchschwalben in den Lüften unterwegs. Die größeren Mauersegler und Alpensegler sind auch oft zu beobachten. Alle Arten ziehen im Herbst in den Süden und überwintern in den warmen Ländern Südeuropas und Afrikas. Im Mai kehren sie dann wieder zu uns zurück und künden den kommenden Sommer an.

Grasmücken: Besonders eindrücklich und melodiös ist der Gesang der Mönchsgrasmücke, die von Gärten über lichte Wälder bis in die Bergregionen häufig vertreten ist.

Drosseln: Bei dieser Familie ist die Nachtigall die auffälligste Sängerin, wobei sie aber recht selten geworden ist. Viel häufiger und fast überall anzutreffen sind der Hausrotschwanz und die Amsel. In den Bergen lassen sich Steinschmätzer und Singdrossel gut beobachten.

Zaunkönig: Dieser sehr kleine und flinke Vogel lässt sich gut am nach oben gerichteten Schwanz erkennen. Zudem ist er im Wald einer der lautesten Sänger und kann wundervolle Triller produzieren.

Sperlinge: Hier ist der Haussperling im Garten häufig anzutreffen, auf den Feldern der Feldsperling und in den Bergen der Schneesperling.

Finken: Sehr häufig und unverkennbar mit seinem charakteristischen Ruf ist der Buchfink. Auch Grünfink und Distelfink sind in naturnahen Gärten und Landschaften oft anzutreffen.

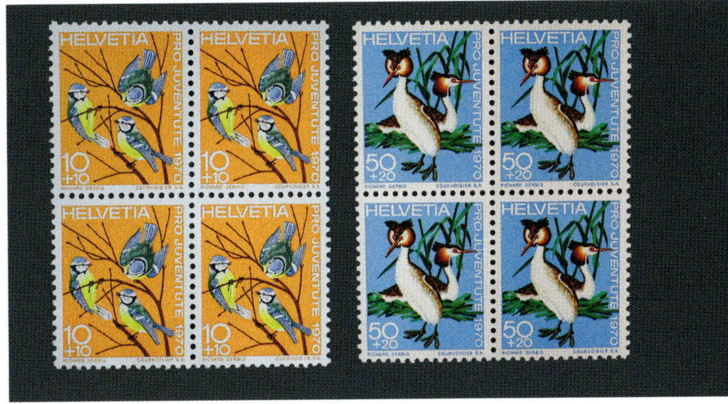

Blaumeise, Haubentaucher

Wasservögel

An Seen, Flüssen und Bächen lassen sich viele verschiedene Vögel beobachten, die in diesen Lebensräumen zu Hause sind:

Entenvögel: Höckerschwan, Stockente, Kolbenente, Reiherente

Lappentaucher: Haubentaucher

Kormoran

Reiher: Graureiher, Silberreiher

Rallen: Blesshuhn, Teichhuhn

Schnepfen: Strandläufer, Wasserläufer

Möwen: Lachmöwe, Sturmmöwe

Hühnervögel

Hühnervögel sind uns vor allem aus der Küche bekannt, sind doch Hühnchen-Gerichte bei Jung und Alt sehr beliebt. In der freien Wildbahn sind Hühnervögel mit dem Alpenschneehuhn und dem Birkhuhn vertreten, die allerdings sehr scheu und deshalb nicht leicht zu beobachten sind.

Habichtartige, Falkenartige und Eulen

Zur Familie der Habichtartigen gehören neben dem Habicht der Mäusebussard, der Rot- und der Schwarzmilan, der Sperber sowie der Steinadler und der Bartgeier. Letzterer ist mit einer Spannweite von bis zu 285 cm der größte Vogel Europas. Er wurde in vielen Ländern ausgerottet. Dank erfolgreicher Wiederansiedlungen sind derzeit wieder mehr als 200 Bartgeier in den

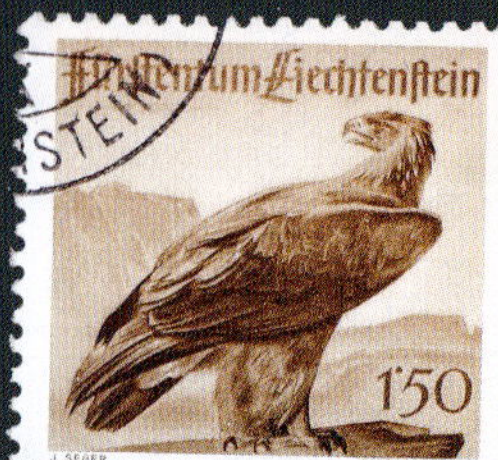

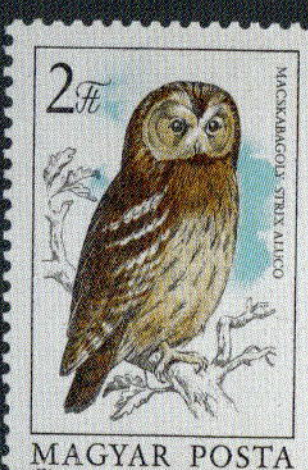

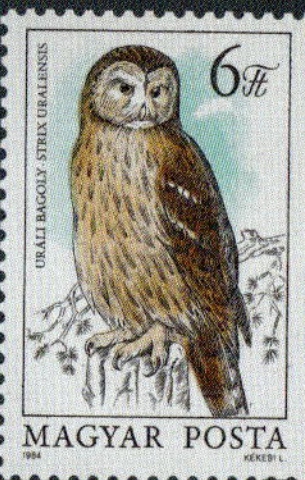

Steinadler und Eulen

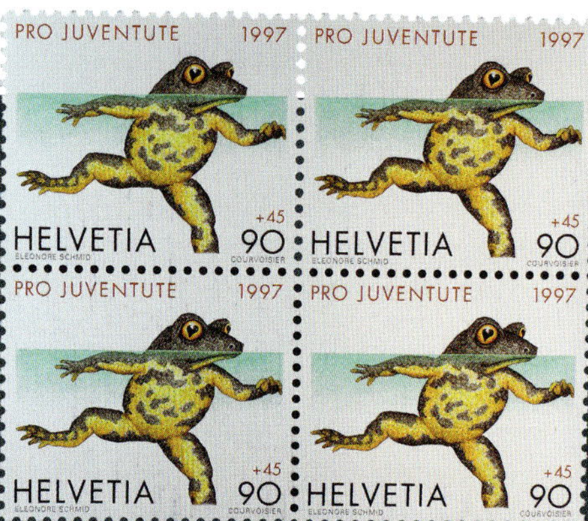

Gelbbauchunke

Alpen zu Hause. Der Bartgeier ernährt sich hauptsächlich von Knochenmark. Um zum Mark zu kommen, lässt er Knochen von toten Tieren aus großer Höhe auf Felsen herunterfallen.

Zu den Falkenartigen gehören der Turmfalke und der Wanderfalke. Sie ernähren sich vorwiegend von Vögeln, die sie im Flug erbeuten.

Zu den Eulen, die in der Nacht aktiv jagen, gehören Schleiereule, Waldkauz und Waldohreule. Ihre charakteristischen Rufe sind nachts von Weitem zu hören.

Spechte

Spechte lassen sich im Wald gut beobachten, weil sie sich durch ihre charakteristischen Klopfgeräusche verraten. Damit suchen sie in toten Bäumen einerseits Insekten und markieren andererseits ihr Revier. Am häufigsten trifft man den Buntspecht an. Der Mittelspecht und der Kleinspecht sind seltener. Der größte Specht ist mit einer Körperlänge von bis 57 cm der Schwarzspecht.

Literaturtipp

Carl'Antonio Balzari & Andreas Gygax (2019): Vogelarten der Schweiz – der Bestimmungsführer. Haupt Verlag (2. Auflage).

Mit guten Fotos und informativen Texten werden alle 238 Arten vorgestellt, die in der Schweiz regelmäßig zu beobachten sind.

Amphibien

Hat man im Garten einen Teich oder ein Biotop, siedeln sich mit großer Wahrscheinlichkeit in kürzester Zeit Amphibien an. Bereits im zeitigen Frühjahr kommen Berg- und Teichmolche, Frösche und Kröten zum Biotop, um sich zu paaren und zu laichen. Einige Frösche veranstalten dabei ein regelrechtes Konzert. Das Ergebnis sieht man dann mit den vielen Kaulquappen. Einige Zeit nach der Eiablage verlassen die Molche das Biotop und sind dann an feuchten Stellen im Garten zu finden. Nur der Teichfrosch ist während des ganzen Sommers im oder am Wasser anzutreffen.

Frösche, Molche und Kröten lassen sich auch in der freien Natur beobachten, am besten in Teichen während der Paarungszeit. Bei den Fröschen sind der Grasfrosch und der Teichfrosch am häufigsten, bei den Kröten die Erdkröte und die Wechselkröte. Mit etwas Glück trifft man eine Gelbbauchunke an, die in der Schweiz auch «Glögglifrosch» genannt wird, weil die Männchen glöckchenartige Rufe ausstoßen.

Reptilien

Ein Meteoriteneinschlag vor 65 Mio. Jahren beendete die Dominanz der Dinosaurier. Nur wenige Verwandte haben überlebt – bei uns sind es die Eidechsen. Die größte, die **Smaragdeidechse**, wird bis 36 cm lang. Sie liebt die Wärme und ist deshalb in der Schweiz nur im Wallis und Tessin an sonnigen Hängen anzutreffen. Viel häufiger und auch in Städten anzutreffen ist die **Mauer-**

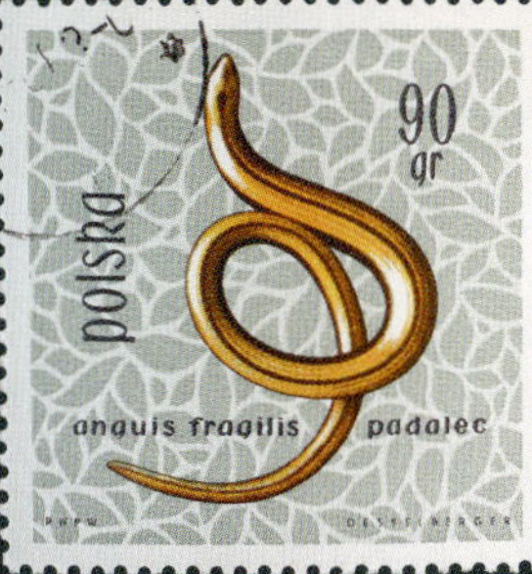

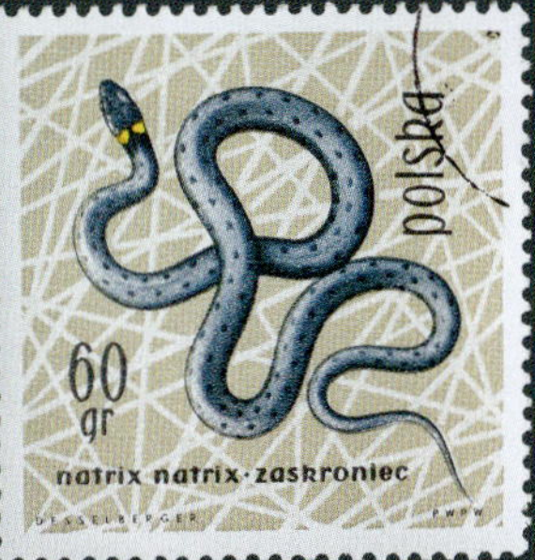

Blindschleiche und Ringelnatte

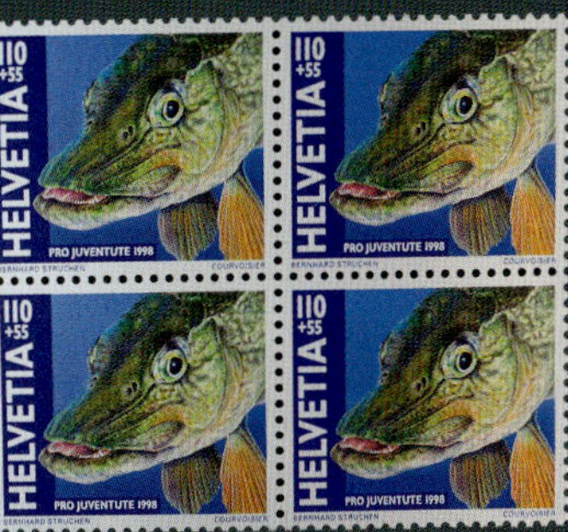

Hecht

eidechse. Ursprünglich aus Italien stammend, ist sie nun auch nördlich der Alpen häufig anzutreffen. Um sie auf einer Exkursion beobachten zu können, muss die Sonne scheinen und die Gruppe sich langsam annähern, weil die scheuen Tierchen sonst sofort verschwinden. Im Garten kann man Eidechsen mit Steinhaufen und Steinmauern anlocken und dafür sorgen, dass sie nicht von Katzen gejagt und getötet werden.

Literaturtipp

Wolf Richard Günzel (2014): Ein Garten für Eidechsen – Lebensräume schaffen im naturnahen Garten – Beobachten – Gestalten – Bauen. Pala Verlag.

Ein schön illustriertes Büchlein mit unzähligen Tipps für naturnahe Gärten

Ein weiteres Reptil ist die **Blindschleiche**, die bis 50 cm lang wird und sich gerne in Asthaufen und unter Holz- oder Steinplatten aufhält. Sie ist sehr nützlich, da ihre Hauptnahrung aus Nacktschnecken besteht. Im Gegensatz zu den meisten Eidechsen, die Eier legen, ist die Blindschleiche lebend gebärend und bringt im Sommer bis 20 Junge zur Welt. Leider werden auch Blindschleichen oft von Katzen oder durch Rasenmäher getötet.

Die Mehrheit der Teilnehmenden an Exkursionen hat noch nie eine lebende Schlange in natura gesehen. Diese interessanten Tiere sind sehr scheu und verstecken sich, wenn sich eine Gruppe von Menschen nähert. Am häufigsten ist die **Ringelnatter**, die sich gerne in der Nähe von Fließgewässern aufhält und sehr gut schwimmen kann. Sie wird bis 130 cm lang, ist ungiftig und lebt in Totholzhaufen, Misthaufen oder Kompostplätzen. Ihre Hauptnahrung sind Kaulquappen, Molche und Frösche. Gelegentlich frisst sie auch Fische, Eidechsen oder Vögel.

Literaturtipp

Andreas Meyer et al. (2014): Auf Schlangenspuren und Krötenpfaden – Amphibien und Reptilien der Schweiz. Haupt Verlag (2. Auflage).

Schön illustrierter Band mit allen in der Schweiz vorkommenden Amphibien und Reptilien

Fische

Von weltweit rund 15 000 Arten von Süßwasserfischen kommen in Mitteleuropa nur rund 50 vor. Häufig zu sehen und bekannt als Speisefisch ist der Flussbarsch. Hecht, Rotauge und Rotfeder fühlen sich in heimischen Gewässern ebenfalls wohl. Im Weiteren sind Döbel (Alet), Hasel, Schleie, Quappe (Trüsche) und Brachse (Brasse, Brachsme) häufig anzutreffen. Die bei Angler:innen und Fischer:innen beliebten Felchen und Bachforellen sind immer seltener anzutreffen.

Auf Exkursionen und Wanderungen lassen sich die oben erwähnten Fische in Seen und Bächen beobachten. Allerdings braucht es dazu Geduld und das Wissen, wo sie anzutreffen sind. Einige größere Vögel sind auf Fischfang spezialisiert: Kormoran, Graureiher und Gänsesäger sind nur drei davon. Wo man sie beobachten kann, sind Fische nicht weit weg.

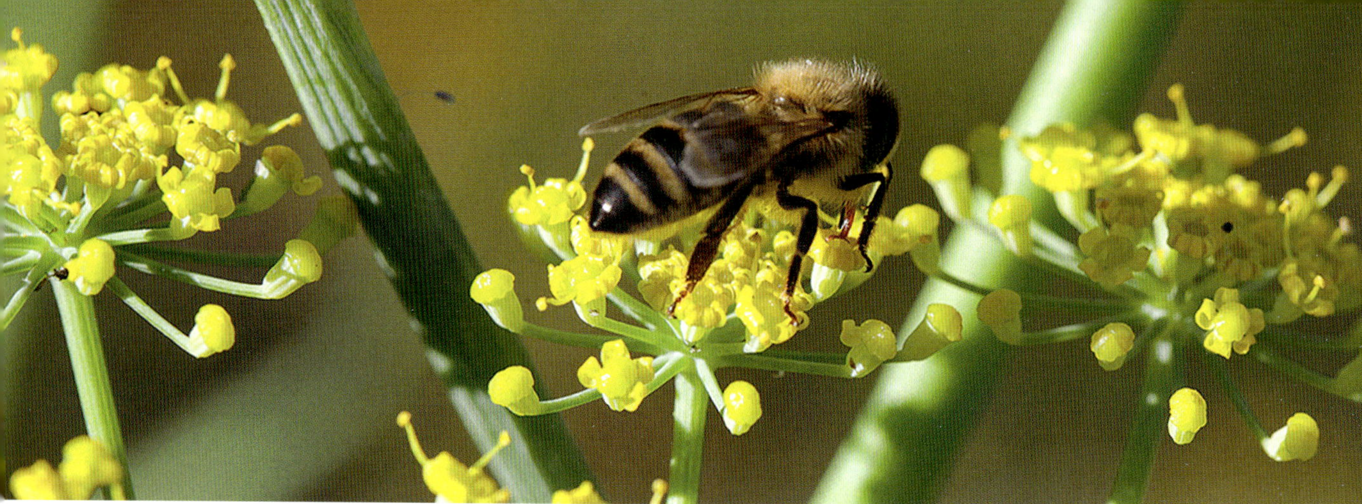

Honigbiene

Insekten

Insekten gehören zu den Gliederfüßern, die rund 80 % der bekannten Tierarten ausmachen. Sie leben seit über 500 Mio. Jahren auf der Erde und weisen eine riesige Artenvielfalt auf. So gibt es z. B. etwa 16 000 verschiedene Tausendfüßer, 100 000 Spinnentiere oder 50 000 Krebstiere auf der Erde. Den weitaus größten Teil der Gliederfüßer machen die Insekten aus. Wissenschaftler:innen haben schon fast 1 Mio. Arten bestimmt und benannt.

Wie in Teil II – Praktische Pflanzenkunde beschrieben ist, gibt es eine enge Beziehung zwischen Pflanzen und Insekten. Von der Wurzel über die Blätter bis zur Blüte bieten Pflanzen Insekten Lebensraum und Nahrung.

Literaturtipp

Margot & Roland Spohn (2020): Blumen und ihre Bewohner – Der Naturführer zum reichen Leben an Garten- und Wildpflanzen. Haupt Verlag (2. Auflage).

80 einheimische Pflanzen werden als Lebensraum für Käfer, Schmetterlinge, Wanzen, Pilze und andere vorgestellt.

Weitere Literaturtipps findet man bei den einzelnen Insekten-Kategorien.

Hautflügler

Bienen, Hummeln, Wespen und Ameisen gehören zur Insektenordnung der Hautflügler. Darin sind weltweit rund 156 000 Arten in 132 Familien beschrieben. Sie spielen bei der Bestäubung von Pflanzen eine sehr wichtige Rolle. Oft leben sie sozial in großen Insektenstaaten zusammen.

Die **Honigbiene** ist das kleinste Haustier des Menschen und wurde schon im 7. Jahrtausend vor unserer Zeitrechnung gehalten, um vom begehrten Honig zu profitieren. Die Königin mit ihren vielen Arbeiterinnen und den Drohnen lässt man sich am besten von einem Imker oder einer Imkerin zeigen. Dabei kann man die aufwendige Produktion von Honig und ihre Bedeutung für die Bestäubung der verschiedenen Obstsorten kennenlernen. Sehr interessant ist das Zusammenleben der Honigbienen in großen Staaten, die bis über 20 000 Tiere umfassen können. Auf Blüten lassen sich Bienen gut beobachten, wenn man ihnen nicht zu nahe kommt. Das Summen auf Dost, Lavendel und anderen Blumen an sonnigen Sommertagen ist ein sehr schönes Geräusch.

Ebenso wichtig für die Bestäubung von Pflanzen sind die **Wildbienen**. In Mitteleuropa kommen rund 170 Arten vor. Will man im Garten die Wildbienen fördern, kann man ihnen Nistmöglichkeiten zur Verfügung stellen. Dazu kann man ihnen ein Insektenhotel bauen. Anleitungen finden sich im Internet. Am richtigen Ort aufgestellt, wird es in kurzer Zeit von Wildbienen und auch Hummeln bewohnt, die man dann im Garten an sonnigen Tagen beobachten kann.

Literaturtipps

Bruno P. Kremer (2018): Mein Garten – ein Bienenparadies – Die 200 besten Bienenpflanzen. Haupt Verlag (2. Auflage).

Felix Amiet & Albert Krebs (2019): Bienen Mitteleuropas – Gattungen, Lebensweise, Beobachtung. Haupt Verlag (3. Auflage).

Hummeln gehören zu den echten Bienen und sind im Garten und in der Natur häufig anzutreffen. In Europa gibt es rund 70 verschiedenen Arten, die bis weit hinauf in die Berge leben. Am Mount Everest wurden Hummeln in einer Höhe von 5600 m beobachtet. Schon im zeitigen Frühling holen sich die Hummelköniginnen Pollen von früh blühenden Blumen und Sträuchern. Da sie durch Vibrationen der Brustmuskeln Wärme erzeugen, können sie schon bei einer Temperatur von 2 °C fliegen, während Bienen mindestens 10 °C benötigen. Beim kommerziellen Anbau von Obst und Gemüse werden Hummeln schon seit Jahren als Bestäuberinsekten eingesetzt.

Hummel

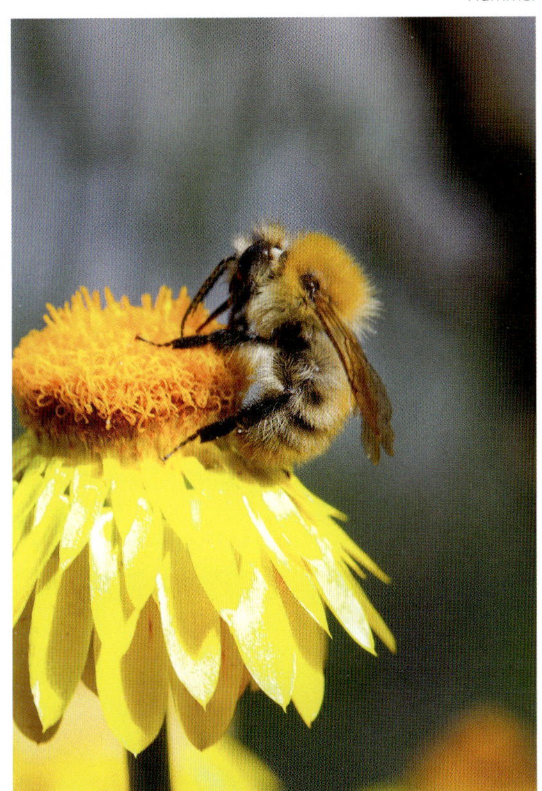

Wespen sind bei den Menschen nicht sehr beliebt, da sie im späten Sommer und Herbst wegen ihrer Angriffslust lästig werden können und ihre Nester zuweilen in Dachstöcken bauen. Nur die Deutsche Wespe und die Gemeine Wespe werden von menschlicher Nahrung wie Fleisch oder Marmelade angelockt. Wespen sind für die Natur sehr wertvoll: Sie sind Bestäuber, ziehen ihre Brut mit Insekten (Fliegen, Raupen) oder Spinnen auf und dienen verschiedenen Vogelarten als Nahrungsquelle. Zur Familie der Wespen gehört auch die **Hornisse**, die von vielen Menschen wegen ihres schmerzhaften Stiches gefürchtet wird. Sie stechen aber nur im äußersten Notfall, vor allem wenn man ihre Nester stört. Sie sind in der Natur sehr nützlich und halten die lästigen Wespen im Zaun, da sie diese jagen und fressen.

Ameisen sind ein Symbol von Fleiß, sind sie doch bei schönem Wetter den ganzen Tag damit beschäftigt, Nahrung und Baumaterial zu suchen. Weltweit sind über 13 000 verschiedene Arten beschrieben, wovon rund 200 in Europa heimisch sind. Ameisen sind eine sehr erfolgreiche Tierart, die fast überall anzutreffen ist – und das seit mehr als 100 Mio. Jahren! Sie bilden Staaten von bis zu 20 Mio. Tieren. Völker der gleichen Art schließen sich zu Kolonien zusammen. Die größte entdeckte Kolonie der Ameisenart *Linepithema humile* reicht von Norditalien bis ins spanische Galizien und erstreckt sich über eine Distanz von 6000 km. Damit handelt es sich um die größte Kolonie eines mehrzelligen Lebewesens überhaupt (Quelle: www.wikipedia.org/wiki/Ameisen). Auf Exkursionen und Wanderungen trifft man oft auf verschiedene Arten von Ameisen. Beeindruckend sie die großen Nesthaufen der Waldameisen, die eine Höhe von 2 m und einen Durchmesser von 5 m erreichen können. Sie sind meistens rund um einen morschen Baumstrunk errichtet, der dem Nest Halt gibt. Die oberste Schicht aus Pflanzenteilen schützt das Nest vor Regen und Kälte. Die Gänge reichen in vielen Etagen bis 2 m unter die Erde und beherbergen die vielen Tausend Ameisen. Sehr interessant ist das Zusammenleben der Ameisen, das man mit dem Fachwort «Kollektive Intelligenz» bezeichnen kann. Alles ist wohl organisiert und durch rege Kommunikation über Duftstoffe geregelt.

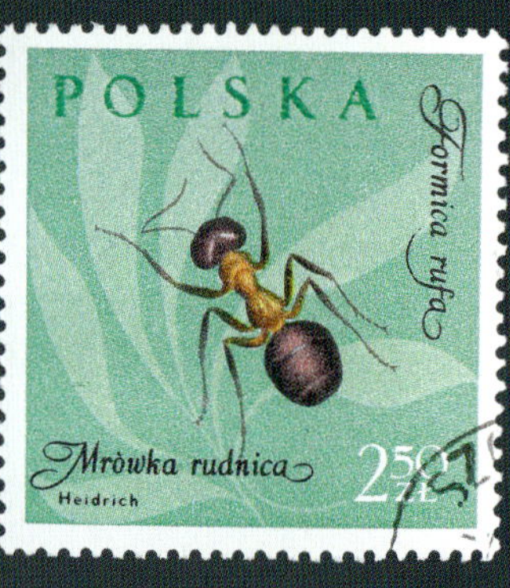

Ameise

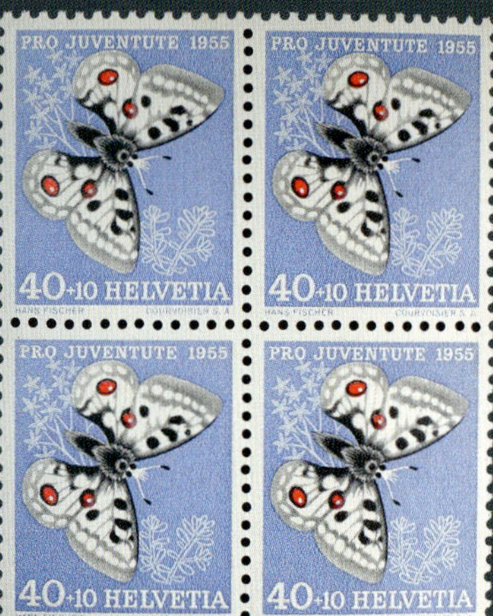

Apollofalter

Schmetterlinge

Schmetterlinge gehören zu den beliebtesten Insekten und erfreuen uns an warmen Sommertagen durch ihre Farbenpracht und ihre Flugkünste. Sie schweben von Blüte zu Blüte und tragen so zu deren Bestäubung bei. Mit rund 160 000 Arten sind die Schmetterlinge nach den Käfern die artenreichste Insektenordnung. In Mitteleuropa kommen rund 4000 Arten vor. Davon ist der überwiegende Teil in der Nacht aktiv. Tagaktiv sind rund 250 Arten. Weil bei uns Schmetterlinge nur im Sommer unterwegs sind, werden sie auch als «Sommervögel» bezeichnet. Sie sind einzigartig mit ihren prächtigen Farben und Zeichnungen, die Fressfeinde wie z. B. Vögel abschrecken sollen. Jedes Schmetterlingsweibchen legt seine Eier auf bestimmte Pflanzenarten ab, weshalb diese Pflanzen als «Futterpflanzen» bezeichnet werden. So sind die Eier und Raupen des in den Bergen heimischen **Apollofalters** auf dem Weißen Mauerpfeffer *(Sedum album)* zu finden. Weil viele der Futterpflanzen durch die intensive Landwirtschaft selten geworden oder sogar verschwunden sind, sind auch die auf sie angewiesenen Schmetterlinge nicht mehr vorhanden. Mit der zunehmenden Lichtverschmutzung sind auch verschiedene nachtaktive Schmetterlinge bedroht, weil sie vom Licht magisch angezogen werden und dort oft verenden.

Mit einem artenreichen Naturgarten können die Schmetterlinge gefördert werden. Allein auf Brennnesseln sind über 60 Schmetterlingsraupen bestimmt worden. Nur wenige Schmetterlinge überwintern als ausgewachsene Tiere an geschützten Orten. Die meisten überstehen die kalte Jahreszeit als Puppe oder Raupe und entwickeln sich im nächsten Sommer zu Schmetterlingen. Einige Schmetterlinge wie z. B. Admiral, Distelfalter und Tagpfauenauge überwintern im warmen Afrika und werden daher als «Wanderfalter» bezeichnet. Sie legen auf ihrer Reise über 2000 km zurück.

Literaturtipp

Thomas Bühler-Cortesi (2019): Schmetterlinge – Tagfalter der Schweiz. Haupt Verlag (3. Auflage).

Über 200 heimische Schmetterlinge werden in diesem handlichen Führer mit detailgetreuen Farbzeichnungen und informativen Texten vorgestellt.

Libelle

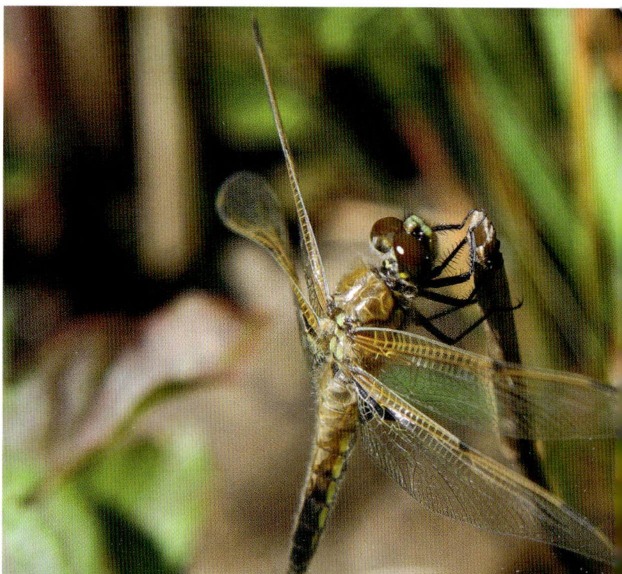

Libellen

Diese schnellen Flieger sind an Seen und Teichen häufig zu beobachten, vor allem die großen Prachtlibellen. In Mitteleuropa sind 85 Libellenarten zu Hause. Damit sich die Larven der Libellen im Wasser entwickeln können, brauchen sie natürliche Gewässer wie z. B. ein Biotop im Garten. Im Sommer kann die Paarung von Libellen beobachtet werden, wobei sich Männchen und Weibchen zu einem sogenannten Paarungsrad vereinen.

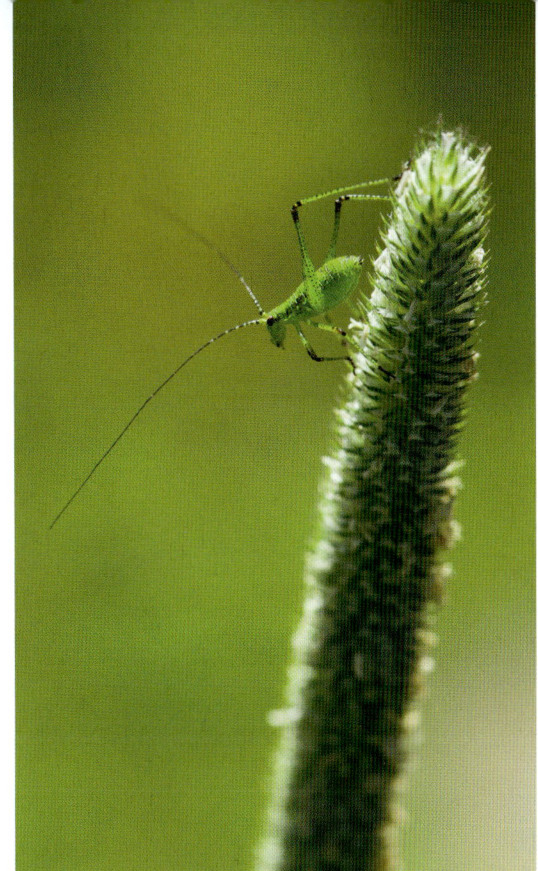

Junge Heuschrecke

Käfer

Käfer sind mit über 350 000 beschriebenen Arten die artenreichste Ordnung von Insekten. Jährlich kommen einige Hundert neu entdeckte Arten dazu. In Mitteleuropa sind rund 9000 Arten vertreten. Einige Käfer sind Winzlinge und weniger als 1 mm groß. Andere erreichen eine beachtliche Körpergröße. In Europa ist der Hirschkäfer mit 7,5 cm Körperlänge der größte.

Käfer trifft man entweder am Boden an – z. B. Laufkäfer – oder aber auf Pflanzen. Besonders beliebt sind Doldenblütler, wo sich bei warmem Wetter manchmal Dutzende von Käfern auf den größeren Dolden versammeln. Im Garten sind im Sommer die glänzend grün gefärbten Rosenkäfer anzutreffen. Käfer sind ein wichtiger Teil jedes Ökosystems, da sie einerseits Pflanzen fressen und viele aber auch Vögeln, Eidechsen, Spitzmäusen, Igeln usw. als Nahrung dienen. Die Larven einiger Käfer sind bei Gärtner:innen nicht sehr beliebt, da sie als Engerlinge die Wurzeln von Pflanzen anfressen. Bei starkem Befall kann dies dazu führen, dass die Pflanzen absterben. Bekannt sind u. a. die Maikäfer, die früher alle 3–4 Jahre in Massen ausflogen, während sie heute kaum mehr vorkommen. Auch die Rüsselkäfer können als Larven und als ausgewachsene Tiere im Garten größeren Schaden anrichten.

Ganz speziell sind Leuchtkäfer, deren Männchen in der Nacht am Hinterleib leuchten. Leider sind sie vielerorts sehr selten geworden. Dieses Schicksal haben auch viele Artgenossen erlitten. Seit einigen Jahren spricht man sogar von einem regelrechten Insektensterben, bedingt durch das Ausbringen von Giftstoffen wie z. B. Pflanzenschutzmitteln in die Natur und dem Verschwinden vieler natürlicher Lebensräume.

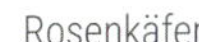

Rosenkäfer

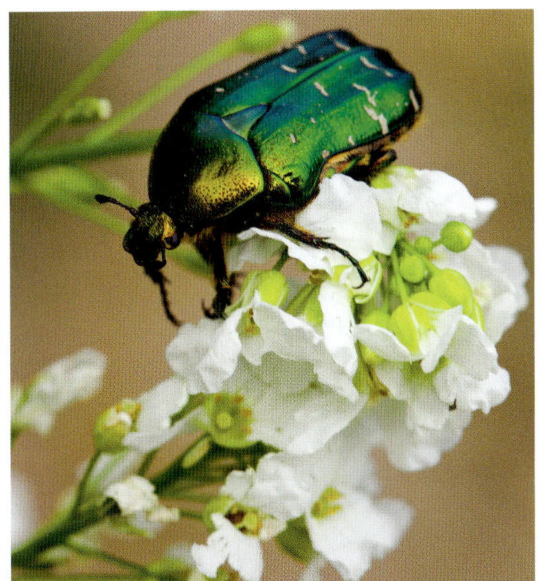

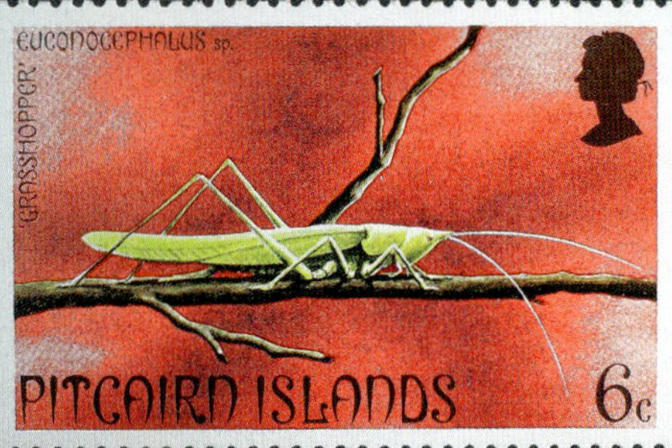

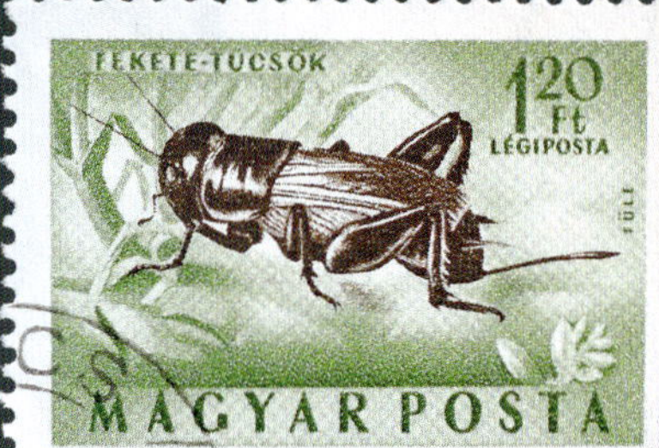

Heuschrecke und Grille; Spinne

Literaturtipp

Karl Wilhelm Harde et al. (2021): Der Kosmos Käferführer. Kosmos Verlag.

Ein Exkursionsführer mit Zeichnungen und Beschreibungen von über 1000 Käfern

Heuschrecken

Heuschrecken sind in Naturgärten und auf wenig intensiv genutzten Wiesen häufig anzutreffen. An warmen Tagen mit viel Sonnenschein veranstalten sie ein regelrechtes Konzert. Die Lauterzeugung erfolgt bei den Langfühlerschrecken, indem sie ihre Vorderflügelbasen aneinanderreiben. Die Kurzfühlerschrecken reiben die Hinterschenkel aneinander. Einige Heuschrecken können ihren Gesang sogar variieren, wie wir das von den Singvögeln kennen. Der Gesang wird meist nur von den Männchen vorgetragen und dient dem Anlocken von Weibchen. Nicht alle Heuschrecken sind Vegetarier – einige größere Arten ernähren sich von anderen Insekten. Heuschrecken sind eine beliebte Nahrung für Vögel, Spinnen und gewisse Grabwespen. Die Grillen gehören auch zu den Heuschrecken. Vor allem die Feldgrille ist in naturnahen Flächen noch recht häufig und mit ihrem ohrenbetäubenden Gesang nicht zu überhören. Er kann aus einer Distanz von über 100 m noch gehört werden.

Literaturtipp

Bertrand Baur et al. (2006): Die Heuschrecken der Schweiz. Haupt Verlag.

Hier sind auch rund 90 % der Heuschrecken Deutschlands und 75 % derjenigen Österreichs enthalten.

Spinnentiere

Spinnentiere haben im Gegensatz zu Insekten acht Beine und der Körper ist nur in zwei Teile gegliedert. Weltweit sind schon über 100 000 verschiedene Arten von Spinnentieren bestimmt worden, wovon rund 850 Arten in Mitteleuropa anzutreffen sind. Dazu gehören u. a. Milben, Skorpione und Webspinnen. Letztere lassen sich auf Wanderungen und Exkursionen mit ihren kunstvollen Netzen beobachten. Am bekanntesten ist wohl die Kreuzspinne mit ihrer charakteristischen Zeichnung auf dem Rücken. Auf Blüten sitzt die gut getarnte, gelbe Krabbenspinne und wartet auf ihre Beute. Auch hier ist eine Becherlupe nützlich, mit der man die Tiere kurz einfangen, betrachten und dann wieder freilassen kann.

Literaturtipp

Barbara & Martin Baehr (2020): Welche Spinne ist das? Die bekanntesten Arten Mitteleuropas. Kosmos Verlag (3. Auflage).

Weichtiere

Von den Weichtieren machen die Schnecken den größten Anteil der Arten aus. Weltweit wird die Anzahl je nach Einteilung auf 50 000–100 000 geschätzt. In der Schweiz sind 254 Arten heimisch. Auch Muscheln gibt es bei uns im Süßwasser, vor allem Fluss- und Teichmuscheln. Sie filtrieren das Wasser und sind damit für die Ökosysteme in Seen und Flüssen wichtig. Sehr gerne werden sie von Fischottern gefressen. Sie selbst ernähren sich von Algen.

Literaturtipp

Cristina Boschi (2011): Die Schneckenfauna der Schweiz. Haupt Verlag.

Ein umfassendes Bild- und Bestimmungsbuch

Weinbergschnecke

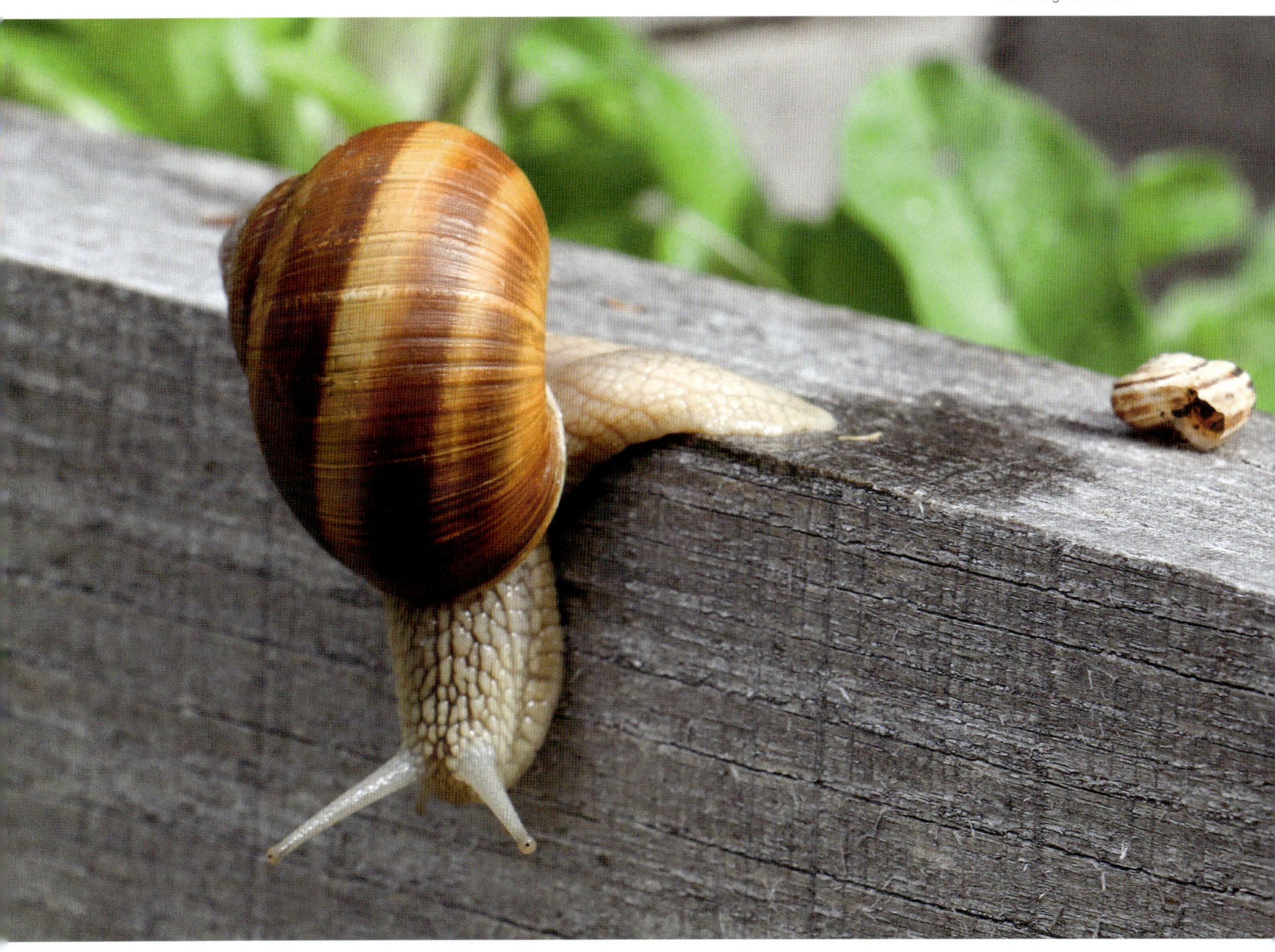

Pflanzen fotografieren

Fides Auf der Maur

Ein wirklich schönes Foto besteht aus seinem Motiv und dessen Aussage. Oft reicht es schon aus, kleine gestalterische Grundregeln zu beherzigen oder minimale Veränderungen im Ausschnitt und Blickwinkel vorzunehmen. Vor dem Fotografieren muss man überlegen, welche Aussage beim Betrachter oder bei der Betrachterin ankommen soll.

Allgemeine Tipps

Die folgenden Tipps sind sowohl beim Fotografieren mit Handys als auch mit der Digitalkamera hilfreich.

Eine geeignete Position suchen

Um ein gutes Foto zu schießen, musst man sich bewegen und möglichst viele Blickwinkel ausprobieren. Interessant sind auch ungewohnte Positionen: Warum nicht einmal bäuchlings ein Foto machen? Etwas Mut braucht es für asymmetrische und gewagte Bildausschnitte.

Bildeinteilung: der Goldene Schnitt

Für harmonische Bilder gilt der «Goldene Schnitt», welcher die Drittel-Regel beachtet: Das wichtigste Detail des Bildes soll im rechten oder linken Bilddrittel platziert werden. Fotos mit 2/3 Boden und 1/3 Himmel werden von den meisten Betrachter:innen als harmonisch und idyllisch wahrgenommen. Das Bild wirkt sehr ruhig. Auch 2/3 Himmel und nur 1/3 Boden empfinden viele Menschen als spannend und dynamisch.

Vorder- und Hintergrund

Ein geschickt gewählter Vorder- und Hintergrund verleiht dem Bild den richtigen Rahmen. Das erzeugt mehrere Ebenen und somit mehr Tiefe. Linien wie beispielsweise Schienen, Äste, Zäune usw. führen den Blick des Betrachters oder der Betrachterin in die gewünschte Richtung.

Das Motiv kann hervorgehoben werden, wenn der Hintergrund besonders unscharf und das Motiv scharf fotografiert wird. Dadurch werden Details hervorgehoben, vgl. weiter unten beim Stichwort «Schärfentiefe».

Der Lichteinfall

Wichtig ist es zu beachten, woher das Licht kommt. Auf der sicheren Seite ist, wer das Licht im Rücken hat. Aber oft wirkt ein anderer Lichteinfall für ein bestimmtes Motiv noch besser. Es braucht etwas Mut, einmal gegen das Licht zu fotografieren. Dadurch können sich sehr reizvolle Effekte ergeben.

In den Morgen- und frühen Abendstunden ist das Licht besonders interessant. Wer Landschaften fotografiert, hat den Begriff «goldene Stunde» sicher schon einmal gehört. Das ist die Zeit des Tages, kurz nach Sonnenaufgang und kurz vor dem Sonnenuntergang. Durch das warme Licht wirken die Farben besonders leuchtend und Konturen werden durch den langen Schattenwurf auf allen Objekten wesentlich besser sichtbar.

Fotografieren mit einer Digitalkamera

Mit einem modernen Smartphone lassen sich gute Bilder machen. Gerade bei Pflanzenfotos und Nahaufnahmen ist aber eine moderne Digitalkamera immer noch besser und bietet viele zusätzliche Möglichkeiten für optimale Bilder.

Die richtige Belichtungszeit

Ist das Licht spärlich und die Belichtungszeit relativ lange, so stützt man den Arm oder die Hand an einem Türbogen, auf einem Tisch, Rucksack usw. auf. Noch besser ist ein Stativ, oder man platziert die Kamera auf einem festen Untergrund und löst das Bild mit dem (erschütterungsfreien) Selbstauslöser aus. Bis 1/60 Sekunde geht es gut ohne Stativ.

Eine Verschlusszeitenreihe sieht im Display der Kamera so aus:

2000, 1000, 500, 250, 125, 60, 30, 15, 8, 4, 2, 1, 2, 4, 8 usw.

Wundklee mit Matterhorn

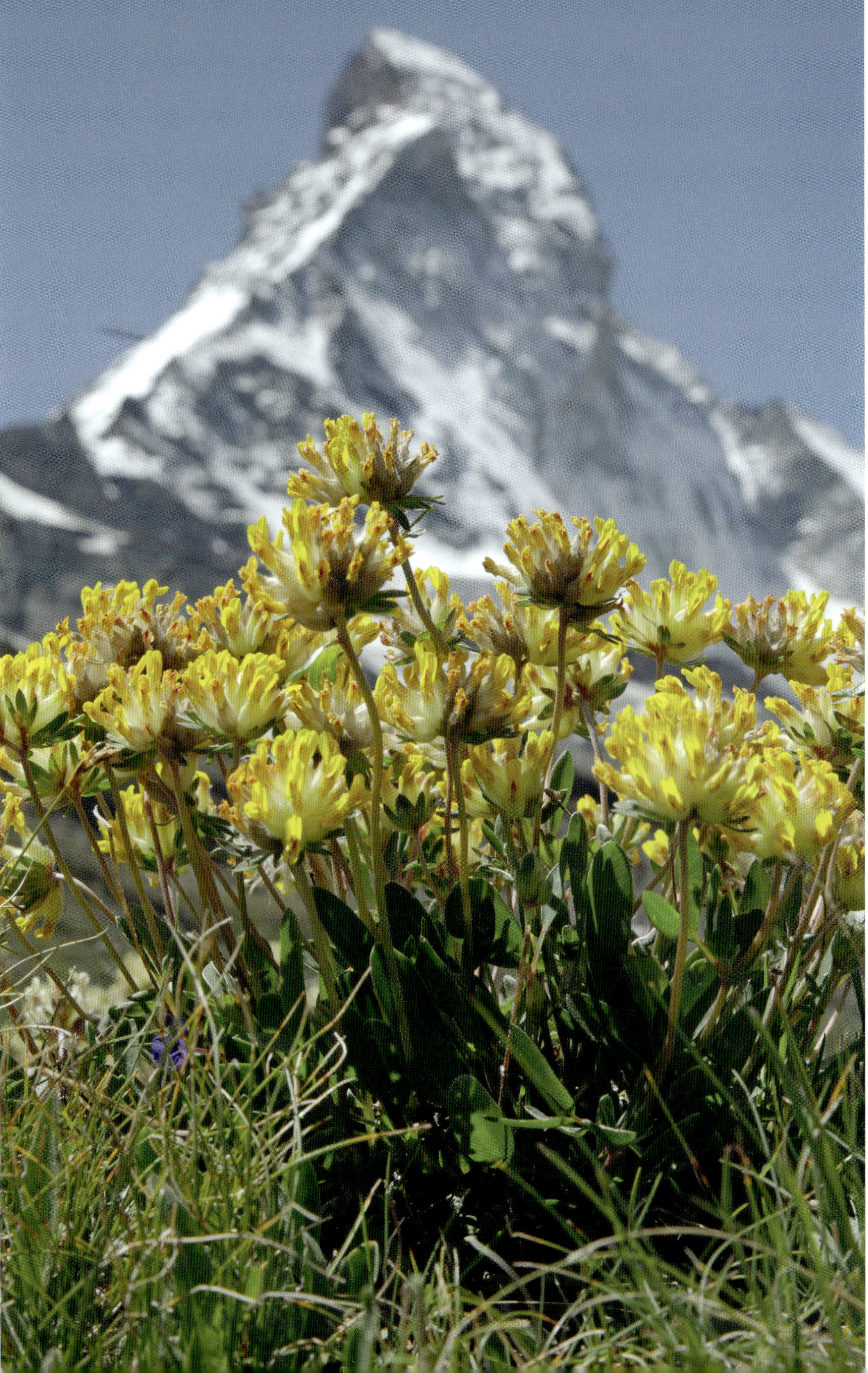

Oben: Löwenzahn im Gegenlicht
Unten: Linien akzentuieren

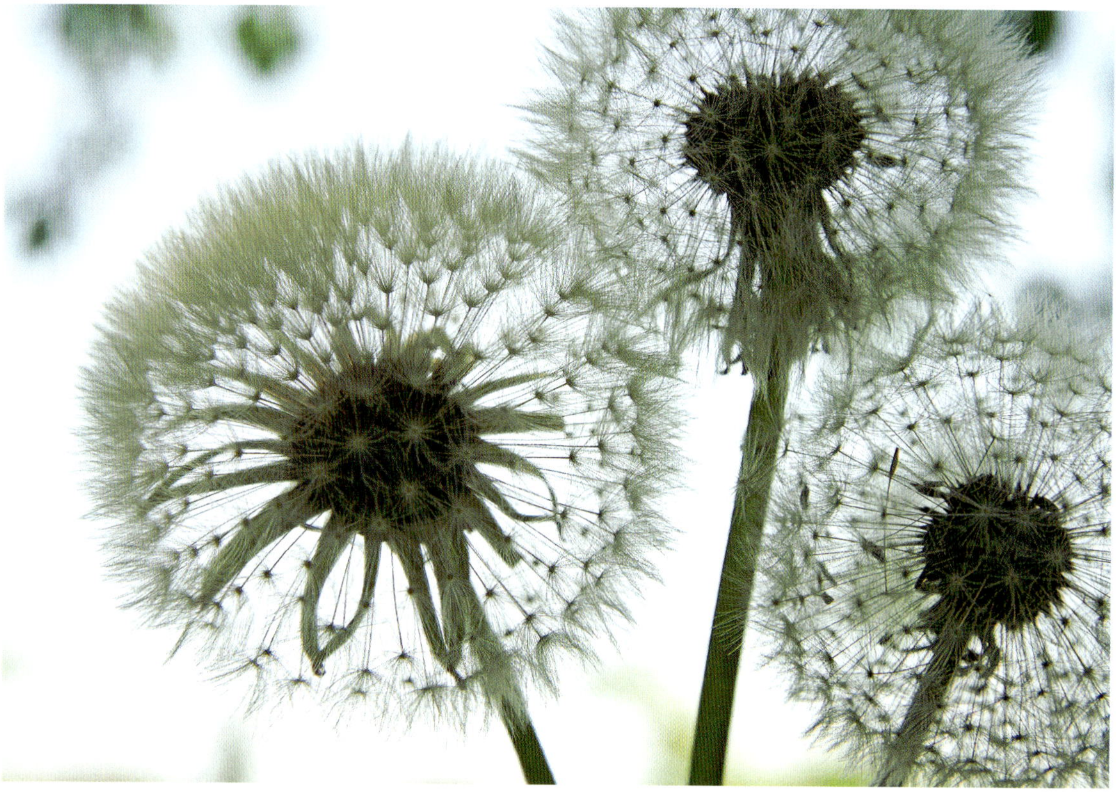

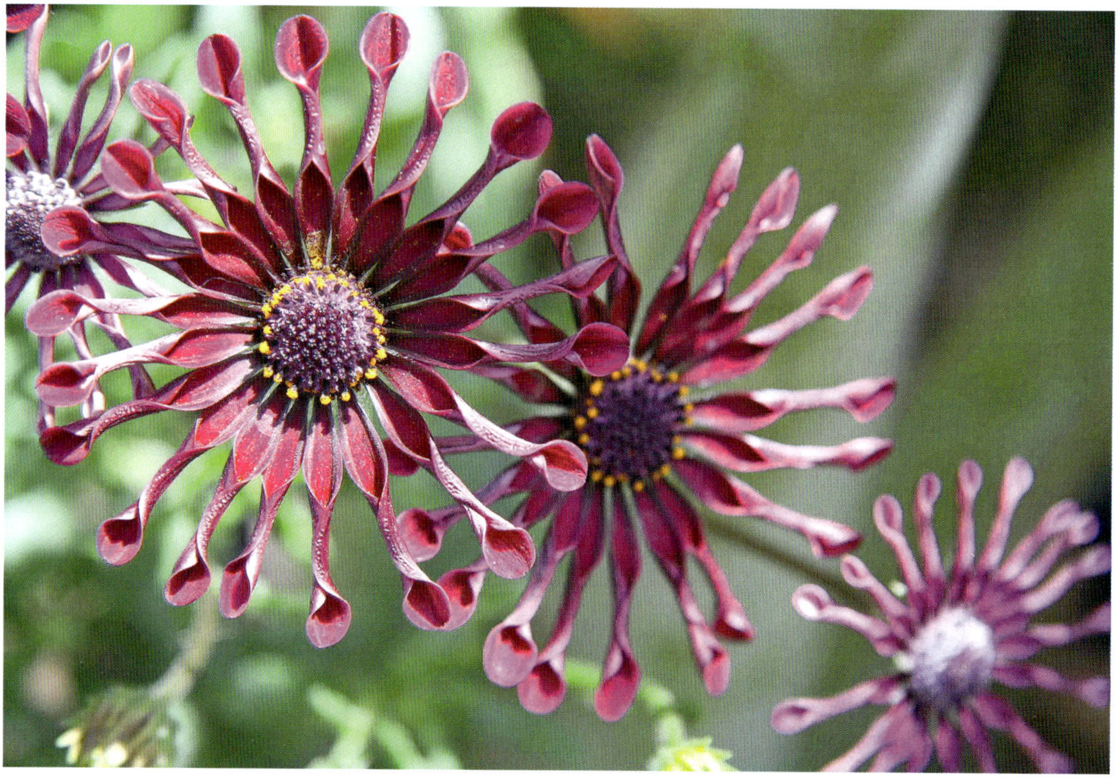

2000 bedeutet eine Belichtungszeit von 1/2000 Sekunde, 1000 bedeutet 1/1000 Sekunde usw. Ab der Zahl 1 werden die Zeiten in vollen Sekunden angeben.

Jede Halbierung der Belichtungszeit entspricht einer Verdoppelung der auf den Sensor einwirkenden Lichtmenge. Das Aufblenden um eine Stufe heißt also, dass man z. B. von einer Belichtungszeit von 1/250 auf 1/125 Sekunde geht.

Ein «Feind» beim Fotografieren von Pflanzen ist der Wind. Es passiert leider häufig, dass Bilder durch die Pflanzenbewegung verwackelt werden oder dass die Pflanze durch eine Windbewegung für einen kurzen Augenblick aus dem Schärfebereich kommt. Daher ist eine Grundregel für gute Pflanzenbilder, immer mehrere Aufnahmen vom selben Fotosujet zu machen. Eine Verschlusszeit von 1/250 Sekunde und kürzer ist ein sicherer Wert. Allerdings erreicht man diese Verschlusszeit sehr oft nicht, da wegen der notwendigen höheren Schärfentiefe eine kleinere Blende und eine längere Verschlusszeit notwendig sind.

Um trotz schlechter Lichtverhältnisse und Wind eine kurze Verschlusszeit zu garantieren, kann man die Bildempfindlichkeit (ISO) erhöhen (siehe unten).

Blendenzahlen und Schärfentiefe

Blendenzahlen mit der Abkürzung f (für Fokus) verdoppeln bzw. halbieren sich von einer Blendenzahl zur nächsten:

f2 – f2.8 – f4 – f5,6 – f8 – f11 – f16 – f22

Je kleiner die Blendenzahl ist, desto größer ist die Öffnung im Objektiv und desto mehr Licht fällt auf den Sensor.

Der Entfernungsbereich, in dem Gegenstände scharf wiedergegeben werden, nennt sich Schärfentiefe. Sie ist eines der wichtigsten Kriterien bei der Gestaltung eines Fotos. Das Wissen um die Beeinflussung der Schärfentiefe einer Aufnahme gehört zu den wirkungsreichsten Hilfsmitteln. Je größer die Blendenzahl, d. h., je kleiner die Blendenöffnung, desto größer ist die Schärfentiefe. Der Begriff Abblenden bedeutet, dass die Blendenöffnung verkleinert wird, und Aufblenden bedeutet ihre Vergrößerung.

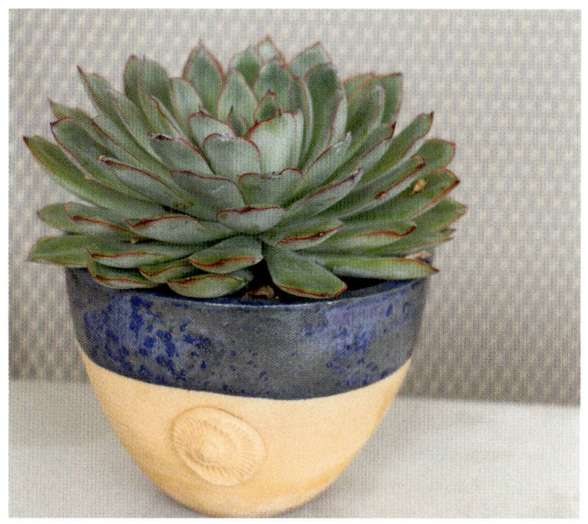

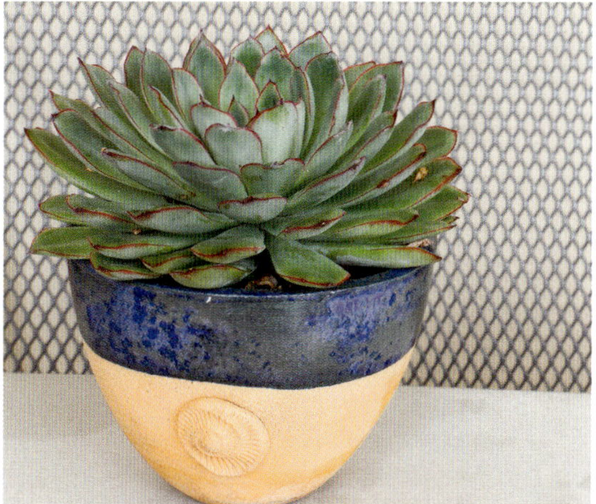

Oben: Die hinteren Blätter und der Hintergrund sind unscharf
Unten: Die hinteren Blätter und der Hintergrund sind scharf

Bei Landschafts- und Architekturaufnahmen ist eine große Schärfentiefe wichtig, um alle Details im Bild scharf abzubilden. Bei Porträts und Pflanzenaufnahmen kann man den Hintergrund mit einer kleinen Schärfentiefe mit einem kleinen Blendenwert, z. B. f4 oder f5.6, «verschwimmen» lassen. Ein unscharfer Hintergrund betont die Wirkung des Motivs besonders bei Nahaufnahmen von Pflanzen. Bei feinblättrigen Pflanzen benötigt man aber oft eine größere Schärfentiefe und damit eine kleine Blendenöffnung.

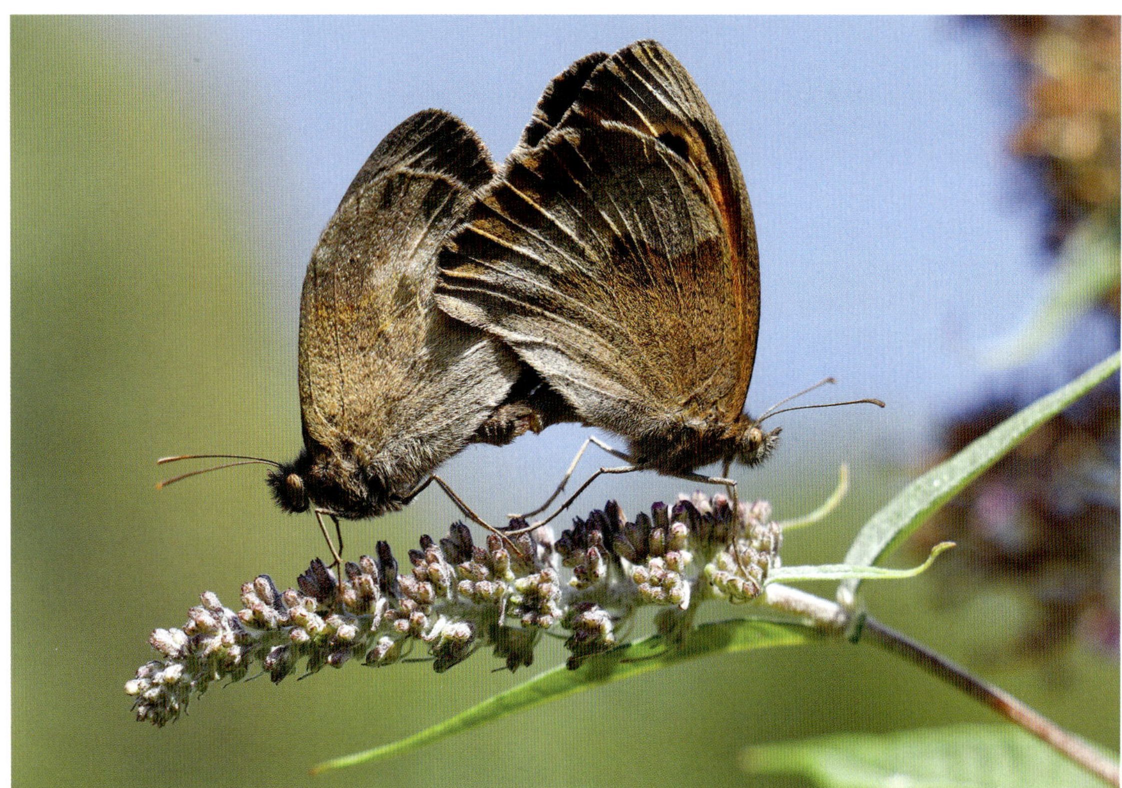

Gutes Timing

Viele Fotograf:innen vergessen schnell alles andere um sich herum, sobald sie ein schönes Motiv im Blick haben. Sie sehen nur noch das Objekt und vergessen dabei Vorder- und Hintergrund. Dabei wertet ein guter Hintergrund ein Foto auf; ein schlechter kann auch das beste Motiv uninteressant aussehen lassen.

Zeitautomatik (AV)

Die aus dem Englischen abgeleitete Abkürzung AV («Aperture Value») steht für Zeitautomatik. Damit wählt die Kamera bei einer gewünschten Blende automatisch die richtige Verschlusszeit. Bei Pflanzenaufnahmen empfiehlt es sich, bei der AV-Einstellung mehrere Fotos mit verschiedenen Blendenwerten zu machen. So erhält man Bilder mit verschieden großer Schärfentiefe. Beim Betrachten am Computer kann man dann entscheiden, welches Bild einem am besten gefällt.

Blendenautomatik (TV)

Die vom Englischen «Time Value» abgeleitete Abkürzung TV bedeutet Blendenautomatik. Damit wird bei jeder gewünschten Zeit von der Kamera die richtige Blende gewählt. Die Blendenautomatik (TV) ist die bevorzugte Betriebsart, wenn das wichtigste Kriterium die Wahl der Verschlusszeit ist, z. B. bei bewegten Motiven wie Kindern, Tieren oder Pflanzen im Wind.

Bildempfindlichkeit (ISO)

Mit der ISO-Zahl kann die Bildempfindlichkeit der Kamera eingestellt werden. Die Verdopplung der ISO-Zahl entspricht einer Blendenstufe. Mit einem Beispiel: Die Erhöhung von ISO 100 auf 200 entspricht der Vergrößerung der Blende von f16 auf f11.

Ein veränderter ISO-Wert wirkt sich nur auf die Lichtempfindlichkeit des Sensors aus und beeinflusst weder

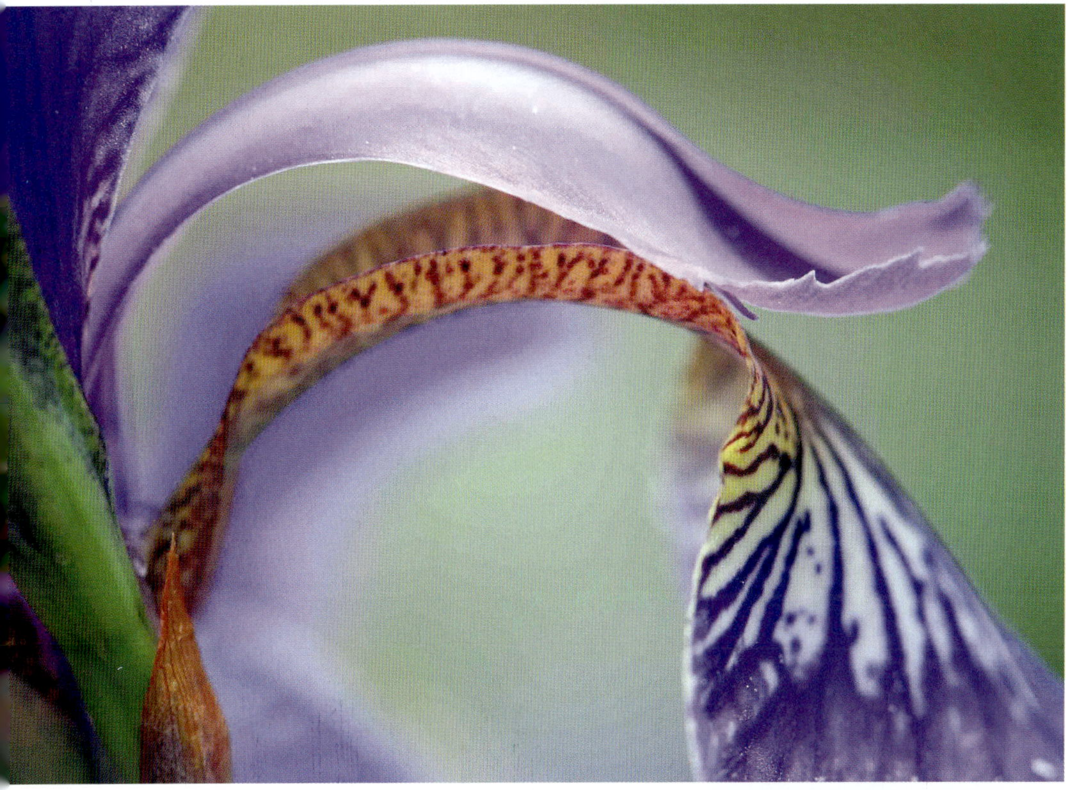

Farbspiele

die Verschlusszeit noch die Blende. Sie dient vorrangig zur Anpassung der Sensorempfindlichkeit an die Lichtverhältnisse. Bei guten Lichtverhältnissen und wenig Wind kann eine niedrige Lichtempfindlichkeit von ISO 100 gewählt werden. Bei schlechten Lichtverhältnissen, viel Wind oder schnellen Bewegungen kann der ISO-Wert auf 200, 400 oder sogar 800 erhöht werden, damit eine kürzere Verschlusszeit gewählt werden kann. Bei mehr als ISO 800 erhöht sich das sogenannte «Bildrauschen». Die Bilder wirken beim Betrachten nicht mehr so klar. Das sieht man vor allem, wenn man die Bilder vergrößert.

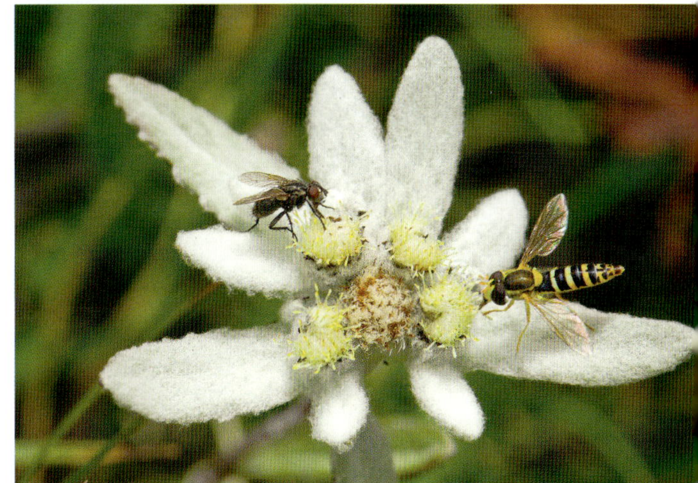

Geduld üben

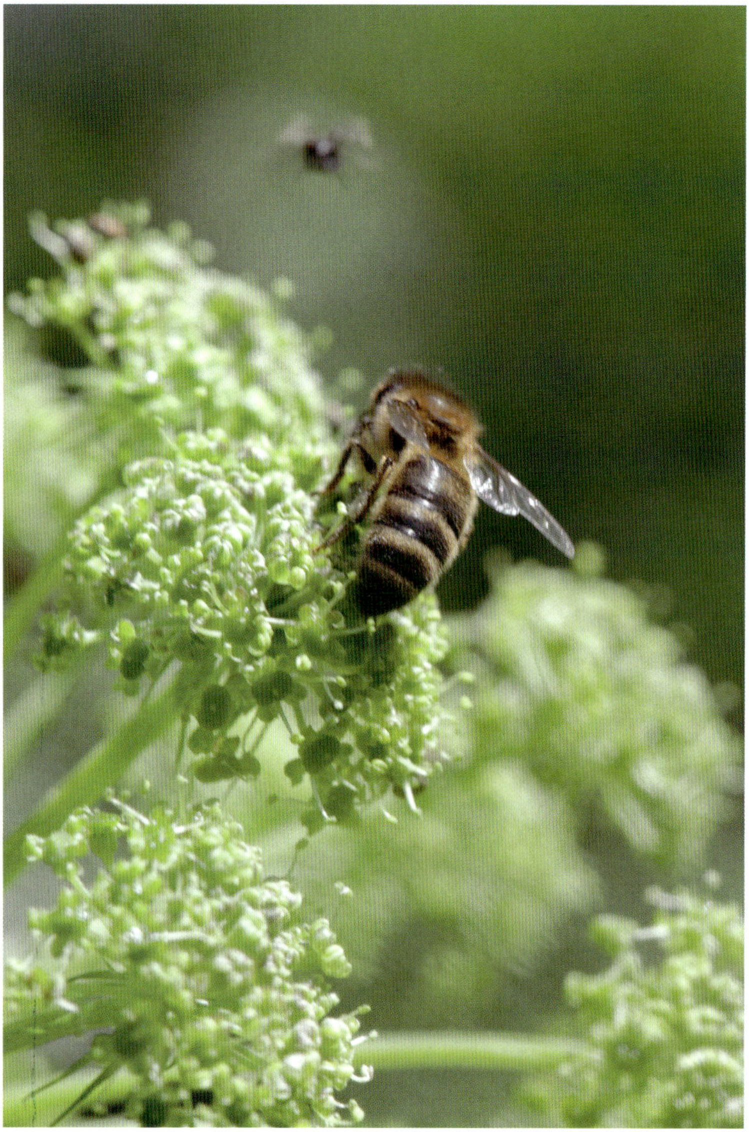

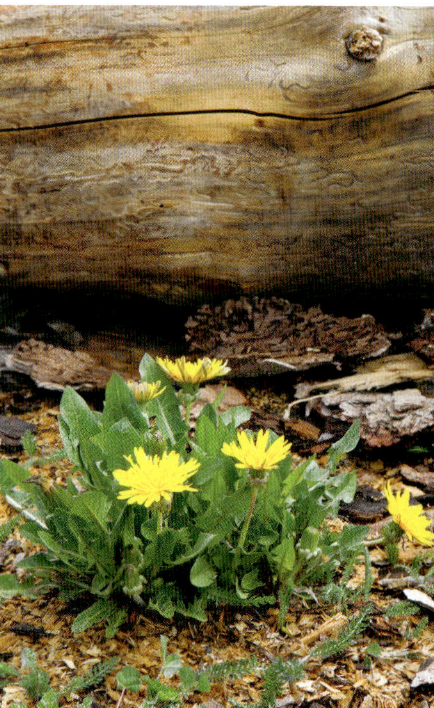

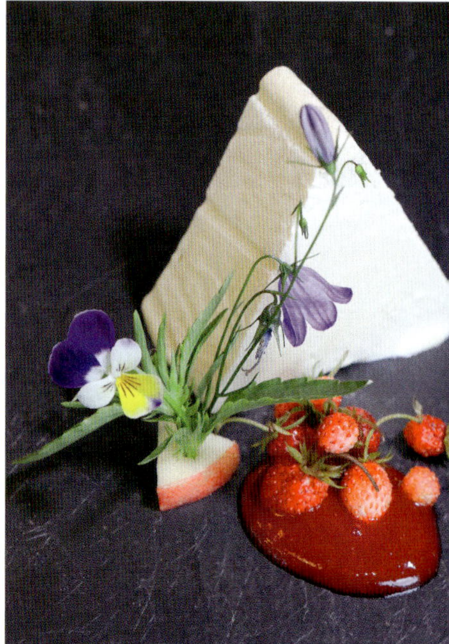

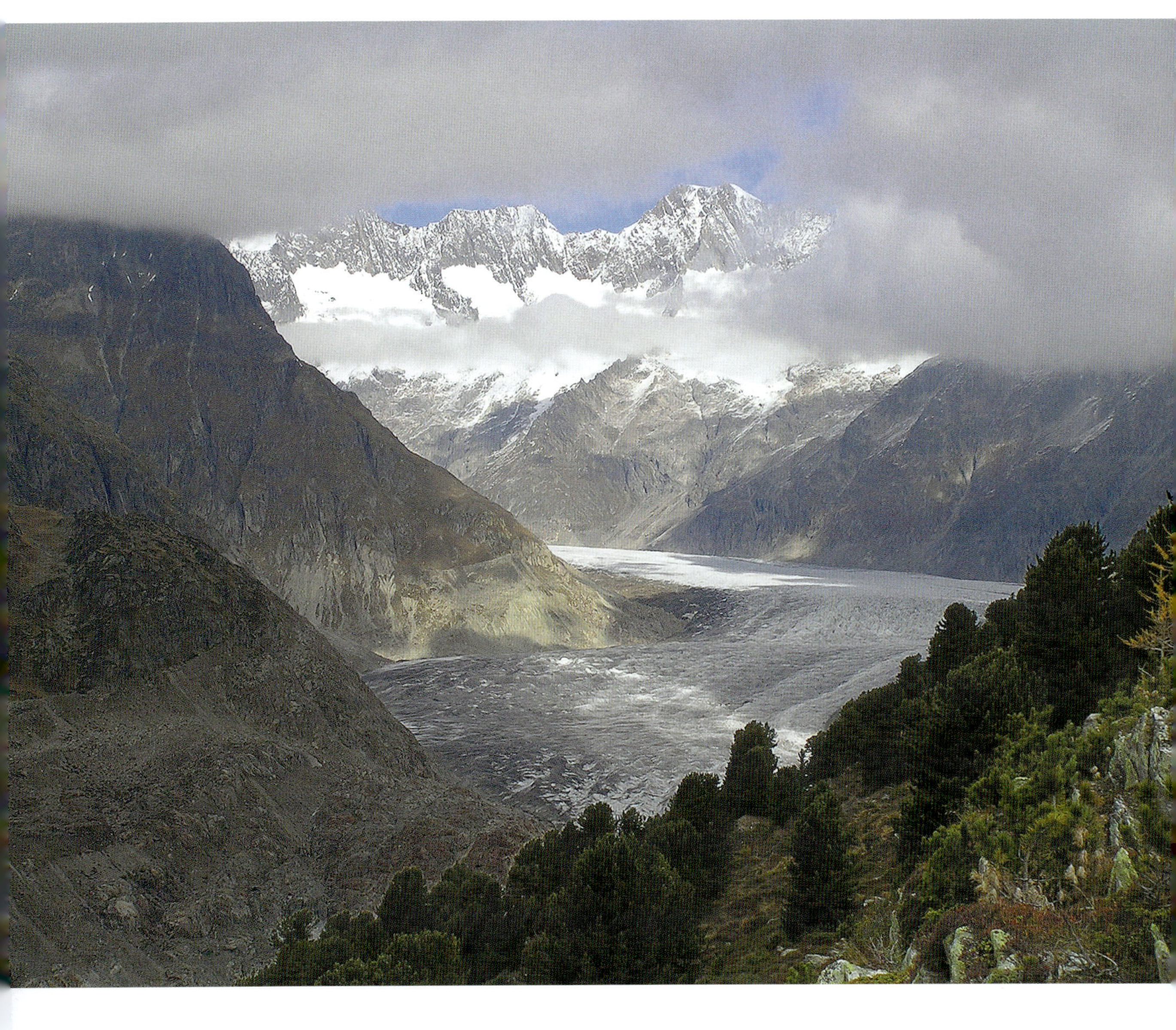

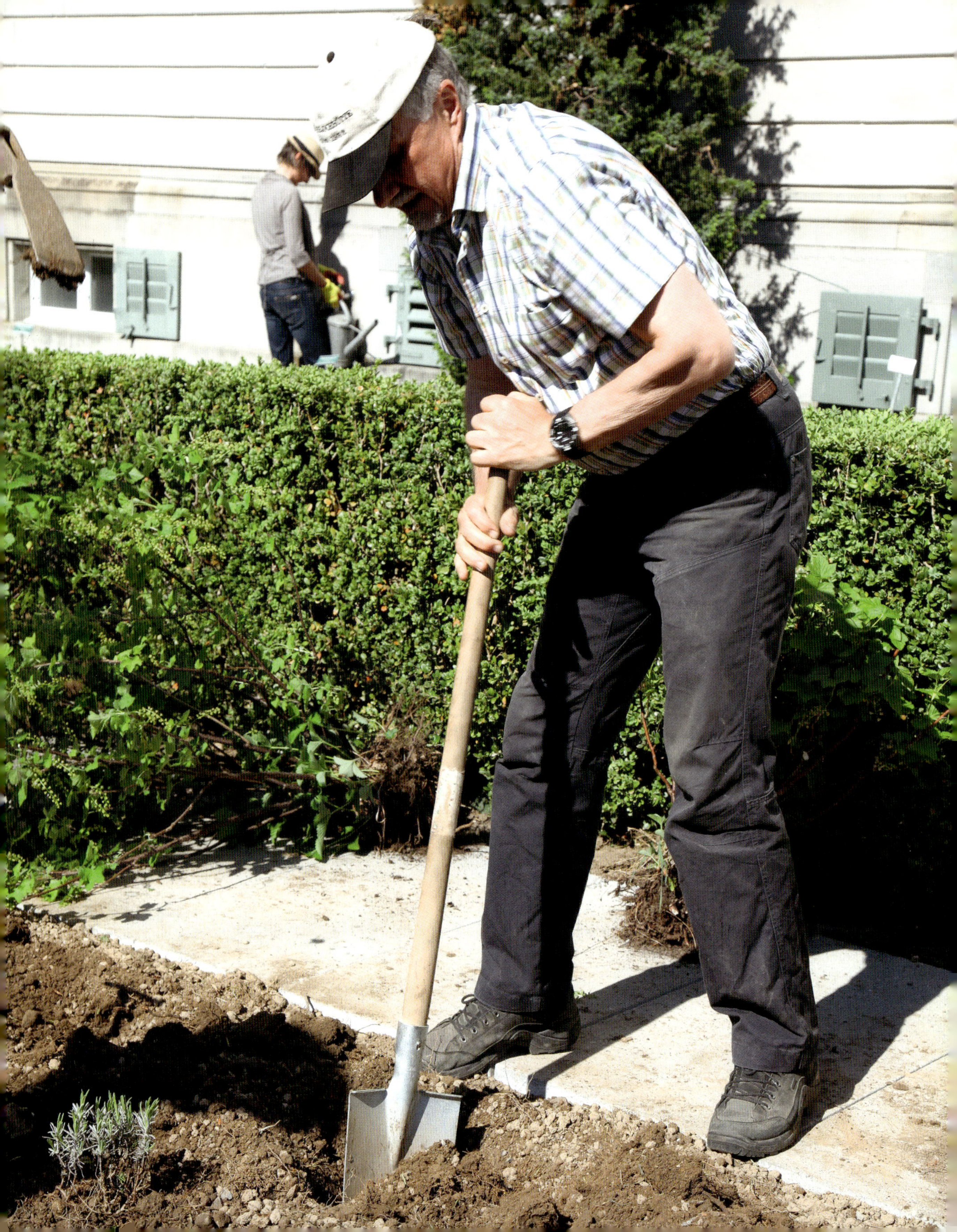

Teil VII

Praxisbeispiele

Die im unten abgebildeten Schema aufgeführten Anwendungsfelder der Gartenagogik werden von erfahrenen Gartenagog:innen beschrieben und mit Fotos illustriert. Da das Gebiet der Gartenagogik recht neu ist und hier zum ersten Mal dargestellt ist, wird es sich in den nächsten Jahren weiterentwickeln. Vielleicht kommen neue Anwendungen dazu, schließlich können Gärten und Natur auf äußerst vielfältige Art und Weise für die Begleitung von Menschen mit Beeinträchtigungen verwendet werden.

	Arbeit & Betreuung	**Hobby & Freizeit**
im Garten	Gärtnerei und Floristik Gartenbau und -unterhalt Landwirtschaft Heilpädagogik	Schülergarten Gartengruppen Interkulturelles Gärtnern Seelsorge
in der Natur	Ökologische Einsätze und Arbeiten im Forst Waldschule Natur-Coaching	Ausflüge und Exkursionen* Waldbaden Green Exercise

* Dazu gibt es in Teil VI detaillierte Informationen.

Arbeit und Betreuung im Garten

Pflanzenproduktion und Floristik *Martin Trautmann*

Wenn man den Verkaufsladen auf dem Gelände der altra-Gärtnerei Neubrunn in Schaffhausen betritt, lässt sich erahnen, wie vielseitig, kreativ und umfangreich die Teams in der Produktion und Floristik arbeiten. Man findet hier nicht nur Pflanzen in allen Formen und vielen Blühfarben, sondern auch Spielzeug, Nussknacker mit Schale und nützliche Accessoires, Kosmetik auf Naturbasis und vielerlei schöne Arrangements in Schalen oder Kränze.

Im Team der Produktion werden ein- und mehrjährige Kräuter, Stauden und spezielle Raritäten, gerade auch Kübelpflanzen, Blütenstauden, Gemüsesetzlinge, Schnittblumen und Sommerflor, angesät, angebaut, vermehrt, pikiert, ein- und umgetopft, verarbeitet – und letztendlich sogar wieder kompostiert und zu neuem Pflanzsubstrat gemacht.

Die Gruppenleiter:innen der altra-Gärtnerei arbeiten dafür meist im Tandemverfahren. Dafür braucht man zunächst eine Tüte Pflanzensamen. Von der Gruppenleiterin werden die Samen auf eine Anzuchtschale gegeben, die vorher von Klient:innen mit speziellem, aus eigener Herstellung produziertem Pflanzsubstrat gefüllt wurden. Die Schalen kommen ins sogenannte Warmhaus und werden sorgsam von Klient:innen gegossen. Die kleinen Sämlinge werden anschließend vorsichtig pikiert und vereinzelt. Diese Arbeit erfordert eine ruhige Hand und Konzentration. Nach einem weiteren mehrtägigen bis mehrwöchigen Aufenthalt im Warmhaus sind die Pflanzen bereit, umgetopft zu werden. Auch dieser Arbeitsschritt braucht Sorge und Achtsamkeit, damit das Weiterwachsen nicht gefährdet wird. Haben die Pflanzen eine robuste Größe erreicht, werden sie

Floristik

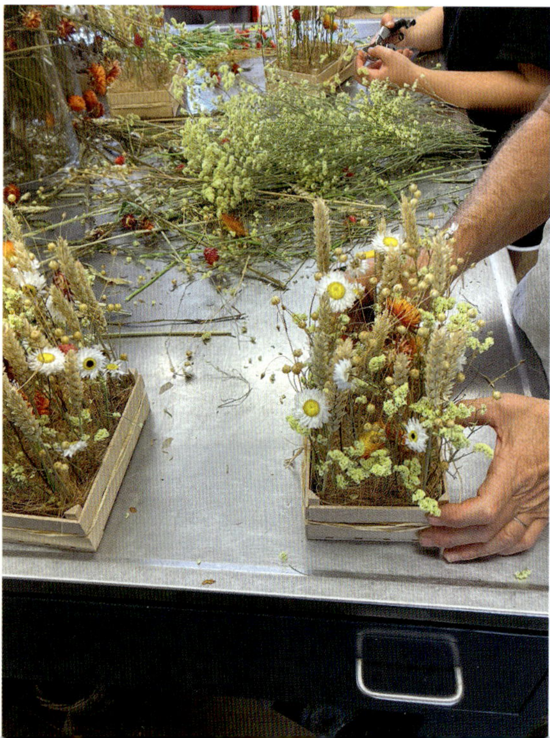

Beetflächenpflege

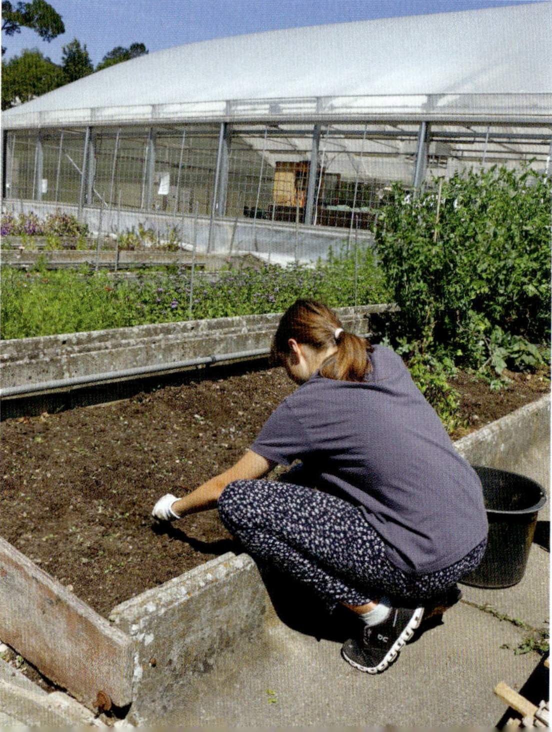

entweder im Kalthaus oder je nach Pflanze und Witterungseignung im Freiland weiter kultiviert. Auch hier sind immer die Klient:innen direkt beteiligt und führen je nach Bedarf «Beetflächen- oder Kultivierungspflege» durch – ein schöneres Wort für Unkrautzupfen und Bewässern.

Wenn die Arbeit einmal zu anspruchsvoll wird oder die eigene Befindlichkeit nicht so stimmig ist, besteht in der Gärtnerei Neubrunn immer die Rückzugsmöglichkeit in eine eigene Gartenparzelle. Das sind kleinere Freiflächen, die die Klient:innen selbstständig versorgen. Sie entscheiden selbst über die Zusammenstellung der Pflanzen und übernehmen die Verantwortung sowohl für die Hege und Pflege als auch das Abernten und Verwerten ihrer Schützlinge. Dabei stehen ihnen die Gruppenleiter:innen gerne mit Rat zur Seite, aber nicht vorgreifend und regulierend, sondern begleitend.

Winterarbeiten

Die Winterzeit wird ebenso fleißig genutzt. Bevor Mitte November schon die weihnachtliche Adventsfloristik ihren Platz einnimmt, werden im Spätherbst erste Kränze aus Rebstöcken, Waldreben oder Birkenreisig geflochten. Jetzt können auch mehrjährige Kräuter ein- und umgetopft werden. Auch Kreativität ist jetzt gefragt: Aus Weidenruten werden Skulpturen, Beetbegrenzungen oder Rankhilfen geflochten. Harthölzer aus der Umgebungspflege, vorher passend geschnitten und getrocknet, werden für Insektenhotels gebohrt und geschliffen; gesammelte und getrocknete Blüten oder Blumen werden zu Trockensträußen gebunden oder als Blütengirlanden arrangiert. Dank der Kreativität der Klient:innen und der Gruppenleiter:innen finden manch spezielle Produkte ihren Weg in den Verkaufsladen: betonierte und bepflanzte Schalen mit Schneckenmuster, Filzblumen, Vögel und Blumen aus Drahtgeflecht, Körbe aus Lavendel-Blütenstängeln oder «Zaunkucker» aus gebranntem Ton. Alle diese Produkte sind so einzigartig wie die Menschen, die sie herstellen!

Für diejenigen, die robuste Arbeiten lieber mögen, bietet sich die Herstellung der Erdsubstrate an. Hierzu wird reifer Rohkompost mit maschineller Hilfe und wei-

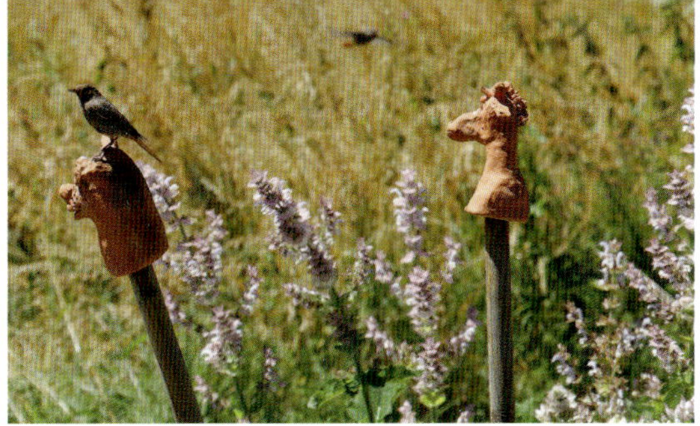

Zaunkucker

teren Zutaten wie Sand und Holzfaser zu einer hervorragenden Grundmischung verarbeitet und gedämpft. Diese wird wiederum für die Pflanzenproduktion verwendet. Trotz Maschineneinsatz bedarf es Kraft und Ausdauer an der Schaufel, bis die «Garbox» mit 8 m^3 gefüllt ist!

Herstellung von Brennholz

Beginnend mit ganzen Holzstämmen wird sorgsam und Schritt für Schritt der Lagerplatz gefüllt. Zunächst müssen die Holzstämme auf Meterstücke gesägt werden. Anschließend werden sie mit Spalthämmern und Keilen grob gespalten, zwischengelagert und dann mit der Wippkreissäge und einer hydraulischen Spaltmaschine zu passenden Brennholzscheiten verarbeitet. Das Produktionsteam ist hier sogar bei der Auslieferung und

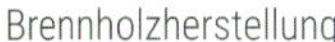

Brennholzherstellung

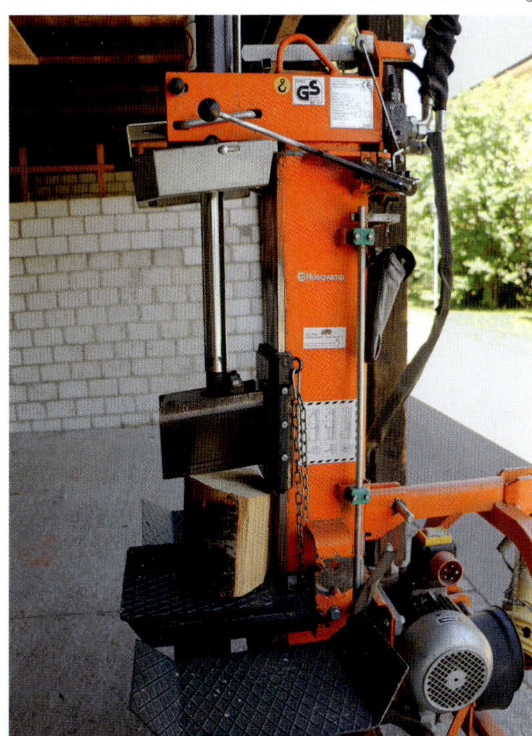

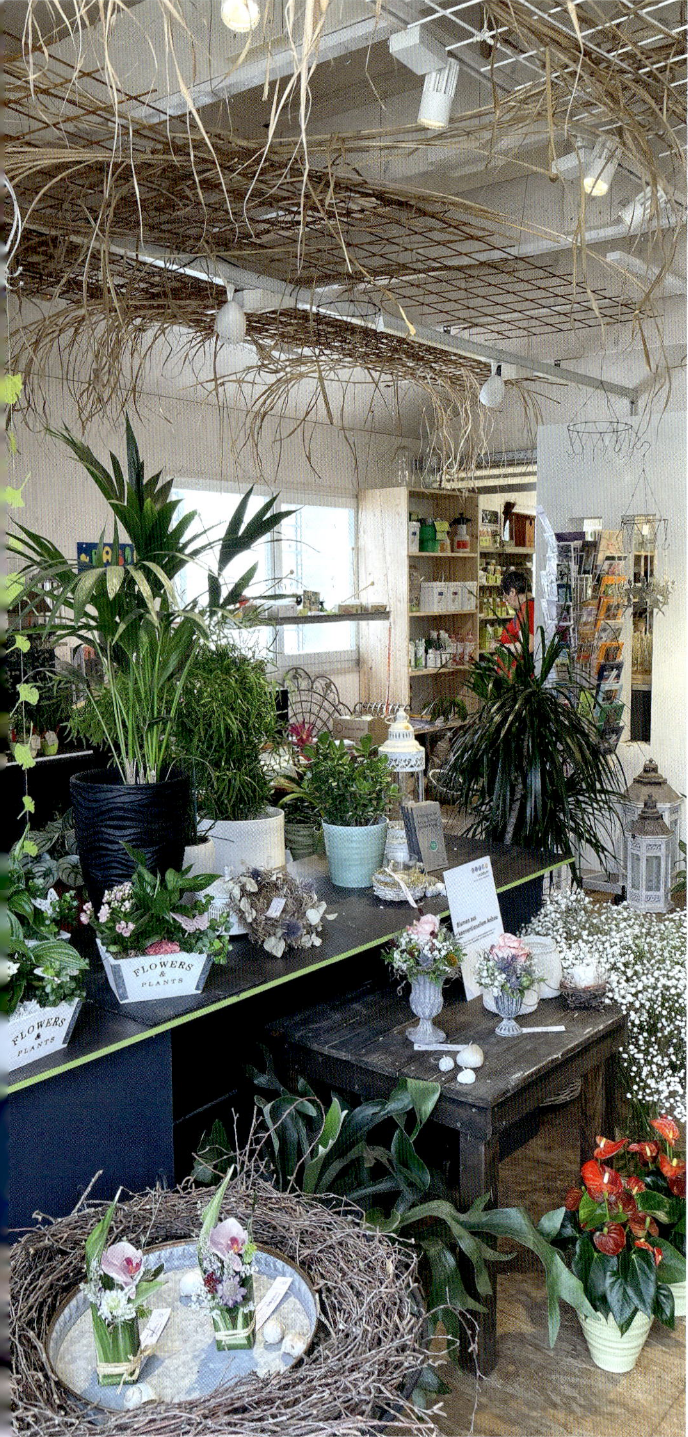

Laden

Aufschichtung dabei und kann so das Feedback der zufriedenen Kund:innen persönlich entgegennehmen.

Im Laden

Im Verkaufsladen werden nicht nur die eigenen Schnittblumen zu Blumenarrangements verarbeitet, sondern per Abonnement oder Bestellung auch ausgeliefert. Um alle Mitarbeitenden und Lernenden sinnvoll und ihren Fähigkeiten entsprechend einsetzen zu können, braucht es nicht nur ein breites handwerkliches und agogisches Wissen, sondern ebenso gute Lagerbestandsübersicht und vorausschauende Planungsfähigkeit.

Saisonale Gestecke für Feiern und Anlässe werden termingerecht gefertigt; im direkten Kund:innenkontakt werden Blumensträuße gebunden oder es wird zu Zimmerpflanzen beraten. Die engagierten Berufsbildner:innen und Gruppenleiter:innen pendeln täglich zwischen Telefon, Bildschirm und Kasse, binden gleichzeitig geschickt Blumensträuße und stehen den Mitarbeitenden und Lernenden hilfreich zur Seite. Dafür gibt es im hinteren Ladenbereich einzelne Produktionstische, die von allen Seiten «bespielt» werden können. So ist das Arbeiten in der Gruppe in Form von gegenseitigem Zeigen und Nachahmen möglich. Im vorderen Bereich des Ladens finden der Direktverkauf und die Beratung statt. Somit ist der direkte Kontakt zu den Kund:innen gegeben. Ebenso können Mitarbeitende oder Lernende, die im Beratungsgespräch mit Kund:innen sind, jederzeit auf die Hilfe der Gruppenleitung zurückgreifen. Es herrscht eine geschäftige Atmosphäre, bei der die Seriosität zusammen mit dem Spaß an der Arbeit an erster Stelle steht.

Gartenpflege und Gartenunterhalt *Silke Füge*

Die Stiftung altra Schaffhausen ist ein Unternehmen mit rund 600 Beschäftigten und untersteht den Interkantonalen Vereinbarungen für soziale Einrichtungen. Altra bietet professionelle Produktions- und Dienstleistungen an und verkauft Bioprodukte aus eigener Produktion. Mit ihren Angeboten unterstützt die Stiftung Menschen mit einer Beeinträchtigung bei der Teilnahme am Erwerbsleben.

Die altra-Bio-Gärtnerei Neubrunn bietet ihren Kund:innen neben der Pflanzenproduktion, der Floristik und dem Gartenbau auch eine professionelle Gartenpflege. Zusätzlich zum Anleiten und Begleiten der gärtnerischen Arbeit findet ein vertiefter Umgang mit der Natur statt. Beim gartenagogischen Arbeiten in der Gärtnerei ermöglicht das Personal den Mitarbeitenden, wie die Klient:innen bei altra genannt werden, das bewusste Erleben von Sinneseindrücken. Ihnen werden Zusammenhänge verständlich gemacht, mehr Zeit wird der Handhabung von Pflanzen und passenden Erklärungen gepaart mit interessantem Hintergrundwissen eingeräumt. Ist die Gruppe interessiert, können auch kleine Achtsamkeitsübungen stattfinden. Die Neugierde kann geweckt werden, verbunden mit der Vermittlung von zusätzlichem Wissen. Die agogische Herangehensweise an eine gärtnerische Arbeit kann Ressourcen der Klient:innen aufdecken. Im Folgenden wird die gartenagogische Arbeit an drei Beispielen dargestellt.

Schnittblumen

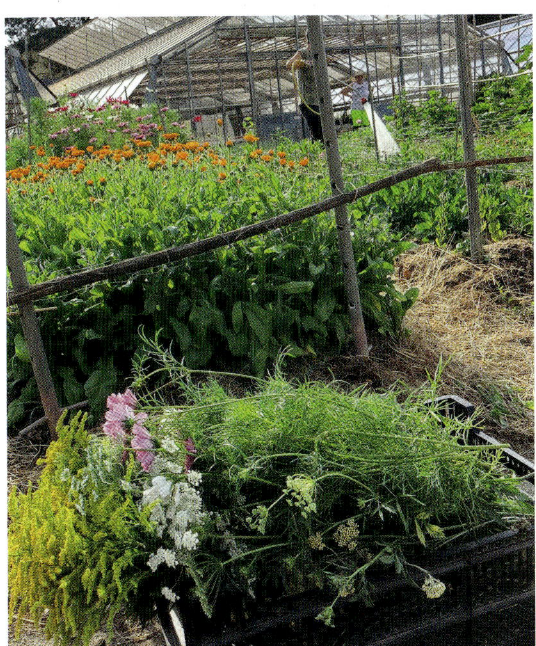

Anlage eines Schnittblumenbeets

In einem der Stationsgärten des Psychiatriezentrums Breitenau, direkt neben der Bio-Gärtnerei Neubrunn gelegen, sollte zur Erweiterung der Aktivierungstherapie ein Schnittblumenbeet angelegt werden. Vor Beginn der eigentlichen Arbeit wurde über den Nutzen und die Zielsetzung dieses Projekts informiert. Wichtig war dabei, dass es keine Vorgaben gab und eigene Ideen und Gestaltungsansätze möglich waren. In der Gruppe wurde besprochen, wie vorgegangen werden sollte. Maschinenaffine Mitarbeitende boten sich schnell an, die Bodenvorbereitung zu übernehmen, während sich andere mit Freude Gedanken zur Gestaltung machten. Auch über eine geeignete Form des Schnittblumenbeetes und über den geeigneten Standort wurde ausführlich beraten.

Als es zur Umsetzung kam, war schnell eine große Bereitschaft zu spüren, die eigene Arbeit für die Freude anderer einzusetzen. Hier konnten die Teilhabe, das «Gebrauchtwerden» und der Einsatz der fachlichen Kenntnisse im Gartenbau erlebbar gemacht werden.

Die praktische Umsetzung wurde in verschiedene, aufeinander folgende Schritte aufgeteilt. Anwesend war nicht immer die komplette Gruppe, sondern je nach Neigung einzelne Mitarbeitende. Zu den Tätigkeiten gehörten:

- Abschälen der Grasnarbe
- Oberbodenlockerung
- Aufbringen von Humus
- Planieren der Fläche
- Pflanzenauswahl – Beschaffung fehlender Pflanzen/ Bestellung
- Pflanzung
- Umrandung, Abgrenzung zum Rasen
- Installierung der Bewässerung
- Pflanzenschutz – das «Schneckenproblem»

Viele dieser Tätigkeiten waren körperlich/physisch für manche Mitarbeitende herausfordernd. Eine psychische Herausforderung waren für manche das Durchhalten und die Übernahme eines Verantwortungsbereichs – in der Planung und vereinzelt auch die Umsetzung mit Unterstützung des Teams. Die Teamfähigkeit wurde bei allen Mitarbeitenden auf die Probe gestellt.

Alle konnten profitieren, fachlich dazulernen und eigene Stärken ausloten. Das Team konnte erkennen, dass jede:r etwas beitragen kann, dass Hilfe geholt, aber auch gegeben werden kann. Die Mitarbeitenden konnten eigene Ressourcen entdecken.

Gehölz- und Heckenschnitt

Eine klassische Arbeit in der Unterhaltspflege ist der Gehölz- und Heckenschnitt. In den Wintermonaten fallen vor allem Schnittmaßnahmen, im Sommer der Heckenschnitt an. Das Team des Gartenunterhalts ist in Kundengärten und auf Firmenarealen tätig. Der notwendige Gehölzschnitt auf dem Areal der Gärtnerei Neubrunn, bei Böschungen und die Randbepflanzung des nahe gelegenen Parks bieten die notwendigen Übungsmöglichkeiten. Schnitttechniken und die Unterscheidung von einfachem Rückschnitt, Auslichtungs- und Verjüngungsschnitt und das «auf den Stock Setzen» müssen besprochen werden. Fachbegriffe wie «Lichtraumprofil» und «nicht schnittverträglich» müssen genauso besprochen werden wie die Frage nach dem richtigen Werkzeug und der entsprechenden Schutzausrüstung.

Je nach Wissensstand und Kognition der einzelnen Mitarbeitenden werden die oben genannten Lernfelder und Schnittmaßnahmen zugeteilt und trainiert.

Schneidarbeiten sind beliebte Arbeiten. Sie ermöglichen, handwerklich tätig zu sein, mit hand- oder motorbetriebenen Werkzeugen. Die Mitarbeitenden können sich dabei in Formgebung sowie in Kraft und Ausdauer trainieren.

Die Wichtigkeit dieser Tätigkeit wird schnell erkannt und deshalb sehr geschätzt. Sie wird mit denen der freien Wirtschaft verglichen. Kommt im Anschluss das Häckseln der Äste hinzu, erhöht sich die Wertigkeit.

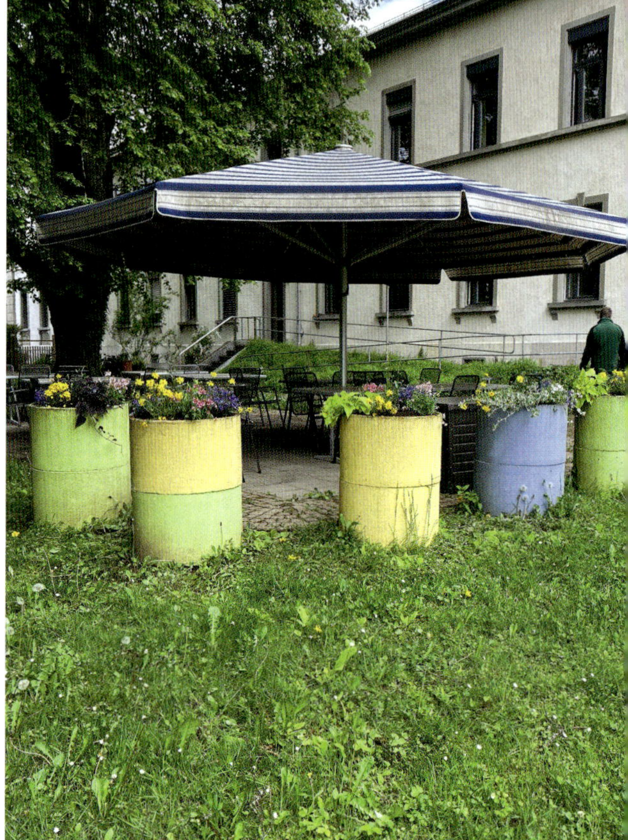

Pflanzung Sommerfloor

Schneidarbeiten bieten für viele Mitarbeitende mit ganz verschiedenen Beeinträchtigungen ein Beschäftigungsfeld. Fehlt es beim Auslichtungsschnitt an notwendigem Wissen oder dem Erkennen von ein- oder mehrjährigen Trieben, bietet vielleicht der Heckenschnitt die bessere Beschäftigungsform. Hier ist Genauigkeit in der Formgebung und zuweilen vorsichtiges Arbeiten gefragt. So findet sich meist für jede:n Mitarbeitende:n eine passende Arbeit.

Ein hierbei oft unbeachtetes Lernfeld ist das «Teamplaying». Es ist wichtig, gut mit den Teamkolleg:innen zu kommunizieren, sich abzusprechen und aufeinander zu hören. Äste fallen herab, die Maschinen sind laut – meistens tragen alle einen Gehörschutz. Das Beobachten dessen, was der Teamkollege macht, gewinnt an Bedeutung. Es müssen Absprachen getroffen werden, beim Häckseln und der Arbeit mit motorisierten Werkzeugen (Kettensäge) ist ein Hand-in-Hand-Arbeiten unbedingt notwendig, um die Sicherheit zu gewährleisten.

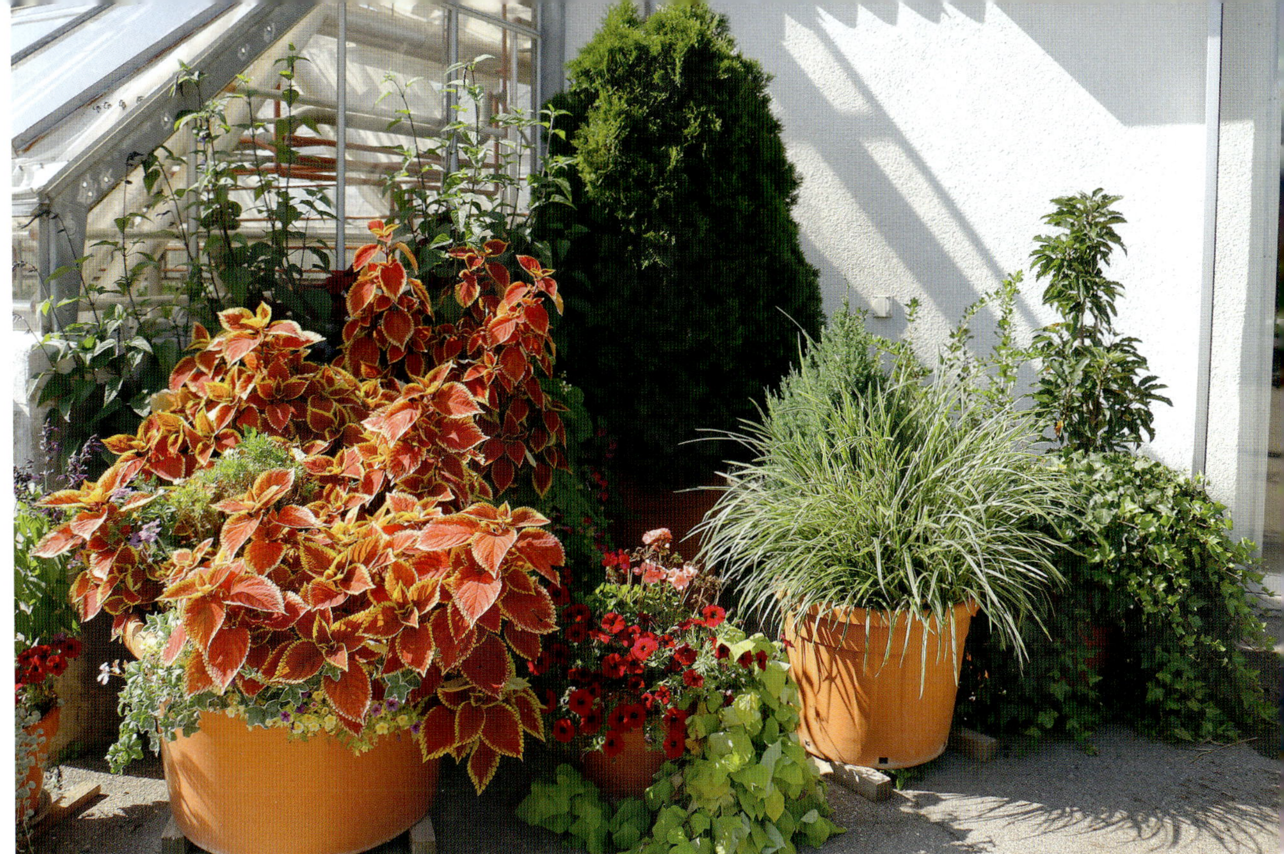

Schön bepflanzte Töpfe

Pflanzung von Sommerflor

Mitte bis Ende Mai werden verschiedene Töpfe und große Gefäße mit einjährigem Sommerflor bepflanzt. Diese Töpfe und Gefäße wurden von der Gartenagogin pflanzfertig vorbereitet, der entsprechende Sommerflor je nach Standort ausgewählt. Dann wurden die Gefäße zusammen mit den Mitarbeitenden bepflanzt. Da vorab alles Handwerkliche geklärt worden war, konnte die Arbeit korrekt umgesetzt werden. Leider fand kein Bezug zu den Pflanzen, zur Schönheit des Gemachten statt. Die Aufwertung des Areals und die damit verbundene Freude der Klinik-Patient:innen wurde gar nicht registriert. Die eigene Freude an der gelungenen Arbeit, die Gestaltung, die Gärtnern und auch Ästhetik verbindet, konnte zuerst nicht auf die Mitarbeitenden übertragen werden. Damit dies entstehen kann, müssen ein Teilhaben und ein Wissensgewinn stattfinden. Um ein Erleben von Pflanzen, Natur und das Entstehen von Schönem zu erleben, müssen Reize erzeugt und die Sinne aktiviert werden. So können Emotionen ausgelöst werden, die zu wirklicher Freude und Begeisterung führen.

Um dies zu erreichen, sollten nun alle Schritte von Beginn weg zusammen mit den Klient:innen durchgeführt werden. Das Entfernen von altem Saisonflor und das Auffüllen der Töpfe und Gefäße mit dem selbst produzierten Substrat stellten den ersten Arbeitsschritt dar. Bei dieser Tätigkeit kann sehr gut ein Bezug zum Substrat hergestellt werden. Die Wichtigkeit der zeitintensiven Pflanzvorbereitung wird mit einfachen Gleichungen erklärt, damit es für alle verständlich ist; z. B.:

- Guter Boden und gute Erde = gutes Wachstum
- Gute Nährstoffkomponenten = gesundes, anhaltendes Gedeihen

Als Nächstes wählten wir den passenden Saisonflor für die entsprechenden Standorte aus. Hierbei war es sehr interessant festzustellen, dass Dynamik und Einsatzbereitschaft deutlich zunahmen. Unterschiedliche Personen mit unterschiedlichem Geschmack bezüglich der Farbauswahl und Optik der Pflanzen begannen intensiv zu diskutieren. Bevorzugte Farbgestaltung sowie Vor- und Nachteile einer bunten Bepflanzung wurden erörtert. Damit wurde die Tätigkeit zum eigenen Projekt der Mitarbeitenden.

Bei der Pflanzung wurde mit sehr viel Sorgfalt gearbeitet, die qualitativ besten Pflanzen wurden ausgewählt. Der gleichmäßige Abstand war plötzlich wichtig, das Säubern der Topfränder nach dem Angießen ein «Muss». Man hörte viele Bemerkungen und Fragen wie: «Unsere Sommerblumen-Bepflanzung ist spannend. Wie sich die Blumen entwickeln! Können die Schnecken eigentlich alles auffressen? Wie oft muss gegossen werden? Können wir etwas tun, damit es immer Blüten gibt?»

Einzelne Aspekte und Fragen nahm das Team zum Anlass, einen Gießdienst einzurichten. Das Ausputzen, d.h. das Herausbrechen und Schneiden von Abgeblühtem, wurde als feste Tätigkeit in den Arbeitsplan aufgenommen.

Mit diesem Ansatz brauchte es manchmal mehr Zeit. Dafür konnte man die Freude bei dieser Arbeit erhöhen und die entstandene Bereitschaft, in kleinen Schritten Verantwortung zu übernehmen, steigern. Das Vertiefen von neuen Arbeiten ermöglicht mehr Selbstständigkeit und ist deshalb für die Mitarbeitenden von großer Bedeutung. Sie erfahren, dass sie Einfluss auf das Gelingen nehmen können und dass sie zu Gestalter:innen und zu «Macher:innen» werden.

ARBEITEN IN DER GARTENPFLEGE UND IM GARTENUNTERHALT

- Unterhaltsarbeiten auf Firmenarealen, im öffentlichen Raum und in Privatgärten (Kundengärten mit Dauerpflegeauftrag)
- Regulierung von Beikräutern (Jäten, Unkraut entfernen)
- Pflege von Belägen und Plätzen (Sitzplätze, Terrassen) mechanisch und thermisch; Wischen
- Schnittarbeit bei Stauden, Gehölzen und Hecken
- Neubepflanzungen von Gefäßen, Rabatten
- Ergänzungspflanzung von bestehenden Rabatten
- Mäharbeiten mit Rasen-, Balken- und Fadenmäher
- Düngung von Rasenflächen, Gehölzen und Rosen
- Abfallbewirtschaftung: Leerung von Abfallkübeln; Sammeln von liegen gelassenem Abfall

Rasenpflege

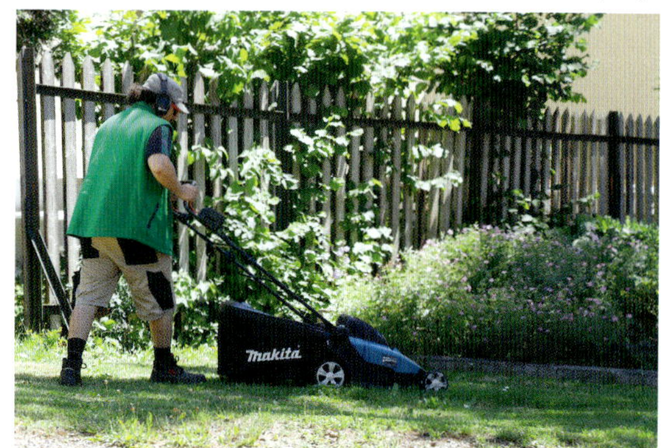

Garten- und Landschaftsbau *Martin Trautmann*

Das Ausbildungsteam Garten- und Landschaftsbau der Gärtnerei Neubrunn in Schaffhausen besteht aus agogisch geschulten Berufsbildner:innen, Gruppenleiter:innen und Lernenden der Ausbildungsstufen EBA (Eidgenössisches Berufsattest, Dauer: 2 Jahre) und EFZ (Eidgenössisches Fähigkeitszeugnis, Dauer: 3 Jahre). Zusätzlich werden mit einer praktischen Ausbildung während 2 Jahren junge Erwachsene mit einem System ausgebildet, das sich ausschließlich nach den individuellen Fähigkeiten und Bedürfnissen der lernenden Person richtet. Alle drei Ausbildungsniveaus sind von der zuständigen Invalidenversicherung (IV) begleitet.

Wie viele Liter Wasser passen in 1 m^3? Wie wird der Flächeninhalt eines Halbkreises berechnet? Wie viele Minuten sind 2,5 Stunden? Wer oder was ist *Alchemilla mollis*? Wie bediene ich einen Bagger? Was ist ergonomisches Arbeiten? Mit diesen und ähnlichen Fragen beschäftigen sich Lernende des Garten- und Landschaftsbaus. Und sie müssen die richtigen Antworten auf diese Fragen nicht nur kennen, sondern auch in die Praxis umsetzen können! Das erfordert eine breite Palette an Grundwissen und darüber hinaus handwerkliches Geschick, gute Lernstrategien, eine gute Beobachtungsgabe und einen hohen Grad an Robustheit wie auch ein gutes Körpergefühl.

Individuelle Ausbildung

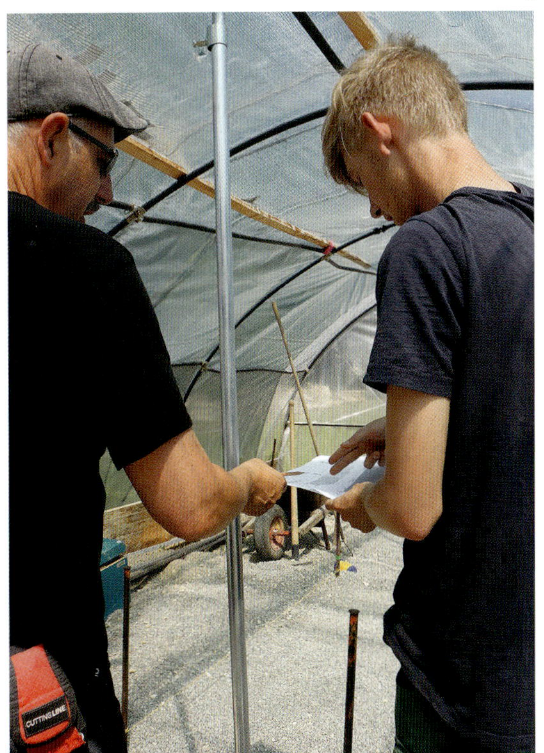

Die gartenagogische Arbeit kann in vielerlei Hinsicht Unterstützung beim Erlernen und Erleben dieser Anforderungen bieten. So werden z. B. umfassende Arbeiten im und am Garten von Privatkunden vorher durch die Gruppenleiter:innen in Teilabschnitte zerlegt. Dies ist einerseits notwendig, um einen sinnvollen Ablauf herzustellen, und andererseits auch, um die Lernenden ihren jeweiligen Fähigkeiten entsprechend einzusetzen. Die einzelnen Arbeitsschritte werden dann mit der ausführenden Person besprochen, instruiert und teilweise vorgeführt. Danach wechselt die instruierende Person in die Beobachtungsrolle und greift, wenn nötig, unterstützend und korrigierend ein. Am Ende fügen sich so die einzelnen Teilabschnitte zu einem gesamten Auftrag zusammen. Und jede beteiligte Person hat zum Gelingen beigetragen.

So lässt sich deutlich der Unterschied zum klassischen Arbeiten im sogenannten «ersten Arbeitsmarkt» beschreiben, und dennoch ergeben sich Gemeinsamkeiten. Im klassischen Garten- und Landschaftsbau arbeiten viele ausgebildete Fachkräfte gemeinsam an einem Projekt und jede:r Einzelne erledigt größtenteils selbstständig die erforderlichen Aufgaben. Mehrere ausgebildete «Expert:innen» führen Tätigkeiten aus, die lernende Person begleitet, schaut zu und kopiert die gezeigten Arbeitstechniken. Im Gegensatz dazu werden in der Gärtnerei Neubrunn die Lernenden selbst zu Expert:innen. Mehrere Lernende werden durch eine Gruppenleitung begleitet und unterstützt, führen die nötigen Arbeitsschritte mit entsprechendem Wissen aber selbstständig aus.

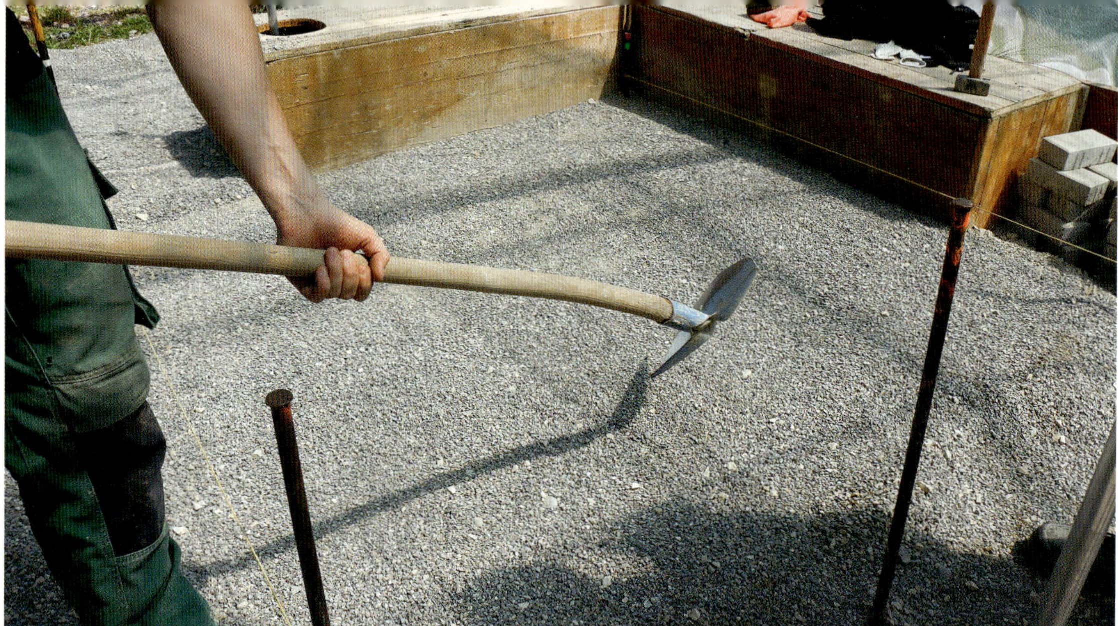

Selbstlernbaustelle

Selbstlernbaustelle

Für die Lernenden steht in der Gärtnerei Neubrunn eine «Selbstlernbaustelle» zur Verfügung. Hier können von einfachen Betonsteinplattenbelägen bis zu kleineren Treppenanlagen diejenigen Fertigkeiten trainiert werden, die dann später unter «richtigen» Praxisbedingungen, d. h. im Kund:innengarten, zum Erfolg führen. Das wichtigste Element der Selbstlernbaustelle: Hier dürfen Fehler gemacht werden! Jeder Fehler bietet nämlich die Chance, daraus zu lernen. Auch in der Selbstlernbaustelle führt die ausbildende Person anfänglich die jeweiligen Arbeitsschritte vor. Dann wird die Aufgabe an die lernende Person weitergegeben. Durch das praktische Ausführen erfolgt Erfahrung und so können Berufsbildner:in und Lernende:r sich recht schnell «auf Augenhöhe» über Arbeitstechnik, Tricks und Kniffe und noch bestehende Herausforderungen austauschen. Jeder verlegte Quadratmeter Betonsteinpflaster wird so zum Erfolg, das Ergebnis wird greifbar und sichtbar. Somit entstehen die Sicherheit und das Selbstvertrauen, diese Arbeiten zum späteren Zeitpunkt im Kund:innengarten größtenteils selbstständig ausführen zu können.

Aber nicht nur Arbeitstechniken werden in der Gärtnerei Neubrunn instruiert und erlernt. Genauso wichtig sind die sozialen Kompetenzen, die von (jungen) Erwachsenen im Arbeitsalltag erwartet werden. Pünktlichkeit, Zuverlässigkeit, Belastbarkeit und Eigenverantwortung sind nicht nur Schlagwörter im institutionellen Arbeitsalltag, sondern Lernfelder, die teilweise genauso geübt und erlernt werden müssen wie die praktischen Tätigkeiten. Deswegen sind gerade die Aufträge der privaten Kundschaft so wichtig. Termine einhalten können, Qualität in der Arbeitsausführung halten, Freundlichkeit im Kund:innengespräch sowie Teamfähigkeit und die Belastbarkeit durch schwere körperliche Arbeit und Witterungseinflüsse sind teilweise hohe Hürden, die im Lauf einer Ausbildung auf die Lernenden zukommen. Damit sie gemeistert werden können, braucht es eine positive Feedback-Kultur, eine den Klient:innen zugewandte und offene Grundhaltung, fachliches Wissen und wertschätzenden Umgang.

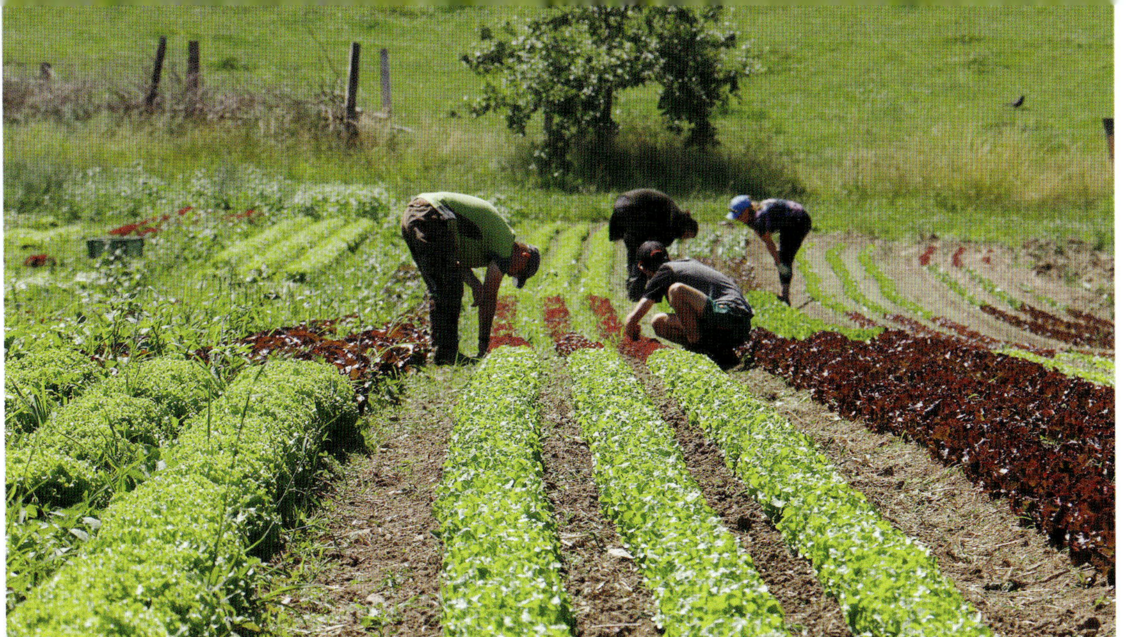

Gemüseanbau

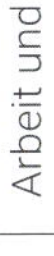

Landwirtschaft *Selia Lieberherr*

Der Bio-Bauernhof Löwenstein ist ein Arbeitszweig der Stiftung Altra Schaffhausen. Sie bezweckt Ausbildung, Eingliederung, Dauerbeschäftigung und Betreuung von Menschen mit einer Beeinträchtigung aus der Region.

Wie eine kleine grüne Oase liegt der Bio-Bauernhof Löwenstein angrenzend an die Stadt Schaffhausen und Neuhausen, oberhalb vom Schloss Charlottenfels. An diesem schönen Ort sorgt ein buntes, motiviertes Team von verschiedenen Menschen täglich dafür, dass hier wertvolle und nachhaltige Produkte entstehen können. Auf den anliegenden Feldern gedeiht eine vielfältige Palette an Gemüse. Angrenzende Weiden bieten unseren Kühen, Schafen, Hühnern und Sauen den Sommer über frisches Futter. Das Areal wird durch außerhalb liegende Flächen ergänzt, sodass wir das Grundfutter für unsere Tiere meist selbst produzieren können.

Auf dem Biohof Löwenstein arbeiten 20 Menschen mit verschiedenen Beeinträchtigungen. Der Auftrag besteht darin, sie möglichst in ihren Stärken zu fördern und ihnen durch Verantwortung zu mehr Selbstständigkeit zu verhelfen.

Im Bereich Gemüsebau werden 40 verschiedene Gemüsearten angebaut. Diese reichen von Tomaten, Zucchini (Zucchetti), Salat, Kohl bis hin zu Exoten wie Süßkartoffeln, Ingwer oder Wassermelonen. Eine Bioabokiste wird einmal wöchentlich an die Kund:innen ausgeliefert. Daneben werden im näheren Umkreis Bioläden, Küchen, Wohngemeinschaften und Kinderkrippen mit dem saisonalen Gemüseangebot beliefert. Von März bis Oktober wird das Gemüse auch auf dem lokalen Wochenmarkt angeboten.

Die Arbeit im Gemüsebau ist sehr abwechslungsreich und wird vom Jahresrhythmus bestimmt. So gibt es im Frühling Arbeit im Anzuchtshaus, bis dieses jeweils aus allen Nähten platzt. Von Februar bis September findet die Pflanzarbeit im Freiland statt. Die Pflanzen müssen auch gejätet werden. Die Ernte von Gemüse für die Kund:innen der Abokiste, für den Markt sowie für den Hofladen bereitet viel Arbeit. Intensiv ist auch die Pflegearbeit in den Gewächshäusern, da z. B. eine Tomatenpflanze bis zu 25 m lang werden kann und deshalb zwei Mal die Woche angebunden werden muss.

Der Biohof Löwenstein bietet für viele verschiedene Menschen einen Platz. Manche wollen lieber alleine arbeiten, während es anderen in einer Gruppe wohler ist. Manche interessieren sich sehr für die Pflegearbeiten, andere nur für die Tiere, und wieder andere managen lieber das Abpacken der Abokiste.

Ein ganz besonderes Projekt

Die Arbeit im Gemüsebau ist stark vorgegeben von der Natur und der Produktion des Biogemüses für unsere Kunden. Diese Arbeit bietet deshalb eher wenig Freiraum für Kreativität. Schon lange wurde mit dem Gedanken gespielt, auf dem Hof eine Fläche zu suchen, welche ganz von den Mitarbeitenden gestaltet werden kann.

Im Rahmen eines Kurses zur Gartenagogik wurde die Idee eines eigenen Gartens für die Mitarbeitenden wieder aufgenommen und ein Platz gefunden, wo er entstehen sollte. Das Ziel war, eine kleine Oase zu schaffen, die mit einer Gruppe Mitarbeitender geplant und umgesetzt wird. Die einzigen Voraussetzungen waren, es sollte möglichst naturnah sein und auch einen gemütlichen Sitzplatz beinhalten.

Nach einer kurzen Umfrage wurde eine Gruppe mit 8 Mitarbeitenden zusammengestellt, die mehr oder weniger involviert waren. Die Gruppe organisierte sich selbst und trug Ideen zusammen, wie sie vorgehen wollen.

Gartenoase

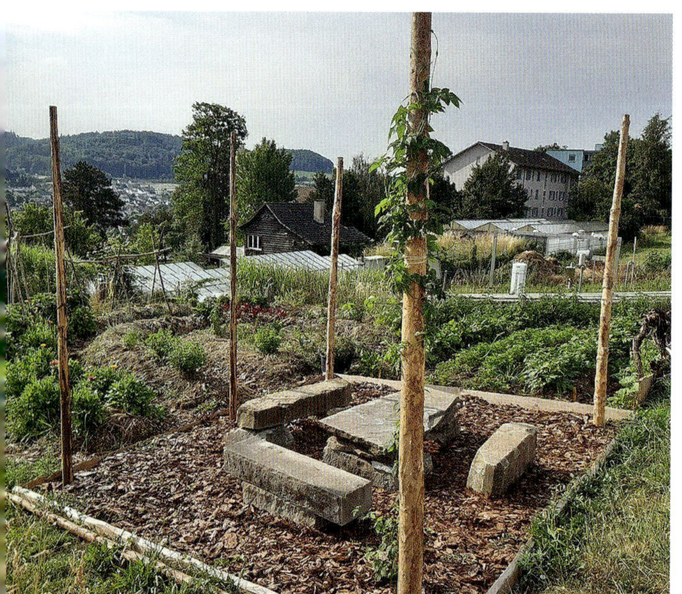

Sie äußerten den Vorschlag, eine Trockenmauer zu bauen, um das Niveau anzupassen. Die verantwortliche Arbeitsagogin war zuerst skeptisch, fand es jedoch eine schöne Idee. Es stellte sich nun die Frage, wo die nötigen Mauersteine zu bekommen sind. Als der Frühling immer näherkam und die Steine immer noch nicht da waren, wurde kurzerhand beschlossen, mit den Mitarbeitenden in den Steinbruch zu fahren und die Mauersteine auf den Traktoranhänger zu laden. Und endlich konnte der Bau beginnen. Da in der Gruppe ausgebildete Landschaftsgärtner:innen und Maurer waren, ging es sehr schnell vorwärts und schon bald konnte das langersehnte Ergebnis bestaunt werden. Jetzt musste nur noch die Erde planiert werden, damit anschließend die Pflanzung beginnen konnte.

Um ein wenig Druck zu machen, wurde ein Ausflug in die altra-eigene Gärtnerei Neubrunn gemacht. Die abgeholten Pflanzen warteten nun erwartungsvoll auf ihren Platz im neuen Beet. Im Sinne der Permakultur wurden nun Hügelbeete errichtet. Das heißt, dass die Erde hügelartig mit Holz, Rindenmulch, Rasenschnitt, Kompost und Humus aufgeschichtet wird. Spannend waren die Diskussionen, welche Form die Hügelbeete haben sollten. Die einen wollten gerade, die andern wollen runde Formen; eine Mitarbeitende hatte die Idee, ein Labyrinth zu kreieren. Am Schluss einigte man sich auf die Idee von Halbkreisen und ein paar linearen Reihen. Somit war nach 2 Tagen Schaufeln und Mulchen das Beet bereit für die Bepflanzung mit den ausgewählten Kräutern, Blumen und Gemüsepflanzen.

In einer Ecke entstand ein Platz zum Experimentieren, wie man z. B. Karotten oder Kartoffeln anbaut. Das Zentrum bildet eine Sitzecke, die zum Verweilen einladen soll. Der neu geschaffene Garten ist ein Ort zum Entspannen nach getaner Arbeit, zum Ausprobieren und auch zum Tätigsein ohne Produktionsstress. Die Mitarbeitenden sind sehr erfreut über das Ergebnis und staunen über die Pflanzen, die alle so schön wachsen.

Heilpädagogik im Garten *Julia von Berlepsch*

Manche Kinder und Jugendliche *können* aufgrund von Verhaltensauffälligkeiten bzw. Verhaltensstörungen oder geistigen, psychischen, körperlichen und sprachlichen Beeinträchtigungen nicht das reguläre Schulsetting durchlaufen. Sie werden entweder inklusiv, d.h. einzeln an der Regelschule, oder separativ, also an einer Sonderschule, heilpädagogisch betreut, begleitet und beschult.

Doch hierbei geht es um so viel mehr als um Beschulung und Betreuung. Den ganzen Menschen betrachten, mit all seinen Fähigkeiten, Problemen und Ressourcen sowie seinem Umfeld, und ihn zu gesellschaftlicher Teilhabe befähigen – das ist der Kern von Heilpädagogik. Ziel ist nicht, wie der Name vermuten lässt, die Heilung, sondern die Befähigung des Einzelnen, zu dem Maß an Selbstständigkeit und Eigenverantwortung zu gelangen, das in seinen Möglichkeiten liegt. Heilung wird also nicht im medizinischen Sinne, als die Wiederherstellung eines gesunden, beeinträchtigungsfreien Zustandes verstanden, sondern im Sinne der Ganzheitlichkeit von Körper und Geist sowie der gesellschaftlichen Integration.

Gartenagogik und Heilpädagogik gehen daher naturgemäß Hand in Hand. Was gibt es Natürlicheres, als mit Pflanzen zu begleiten, zu fördern und Teilhabe zu ermöglichen?

Gartenagogik mit verhaltensauffälligen Kindern und Jugendlichen

Kinder und Jugendliche, die bereits in ihren jungen Jahren «durchs Raster gefallen» sind, zu begleiten und ihnen eine Perspektive und einen Weg aufzuzeigen, ist eine wertvolle, aber nicht immer einfache Aufgabe. Gartenagogik kann hierbei helfen – sowohl den Betreuenden als auch den Betreuten.

In der Arbeit mit Kindern muss darauf geachtet werden, kurze Erlebnissequenzen anzubieten. Die Aufmerksamkeitsspanne ist bei beiden Klient:innengruppen oftmals sehr kurz und Erfolgserlebnisse sollten rasch erreichbar sein. Außerdem sollten die Tätigkeiten gut nachvollziehbar und schnell erlebbar sein. Lange theoretische Vorerklärungen sind hier fehl am Platz. Am besten ist es, Dinge vorzumachen und nachahmen zu lassen.

Die Ziele gartenagogischer Interventionen und Projekte in der Heilpädagogik sind vor allem folgende:

- Stärkung der Selbstwirksamkeitserwartung
- Entwicklung und Förderung sozialer und interpersoneller Beziehungen in der Gruppe
- Entwicklung von Fähigkeiten wie Befolgen einer Arbeitsanweisung, bei der Sache bleiben und Rückmeldungen annehmen und akzeptieren können
- Verantwortung übernehmen – sich regelmäßig um etwas kümmern

Beispielsweise bei der Anlage und Bewirtschaftung eines Weinberges werden darüber hinaus noch folgende Fähigkeiten und Fertigkeiten geschult:

- Vorstellungsvermögen durch Planungsaufgaben entwickeln
- Fähigkeit, verbale Anweisungen zu befolgen, verbessern
- Problemlösungskompetenz entwickeln
- Durchhaltevermögen und -willen schulen

Das Projekt «Rebberg» an einem Schul- und Erziehungsheim für Jungen

Das Projekt «Rebberg» wurde über einen Zeitraum von 7 Jahren mit wechselnden Kindern und Jugendlichen unterrichtsbegleitend und klassenübergreifend durchgeführt.

Zu Beginn musste ein Teil einer Schafweide an einem Südhang vermessen und abgesteckt werden. Hierbei konnten mathematische Kenntnisse wie der Satz des Pythagoras mit den Schülern erlebbar gemacht werden. 400 m^2 wurden so gekennzeichnet und für die Bepflanzung vorbereitet – Pflanzreihen vermessen und abgesteckt. Dann wurden 220 Löcher gegraben, Wuchshilfen gesteckt und Reben gepflanzt.

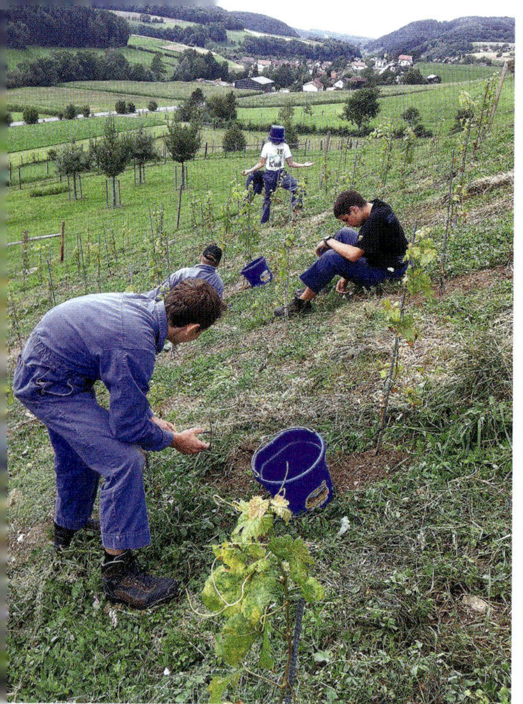

Reben pflegen

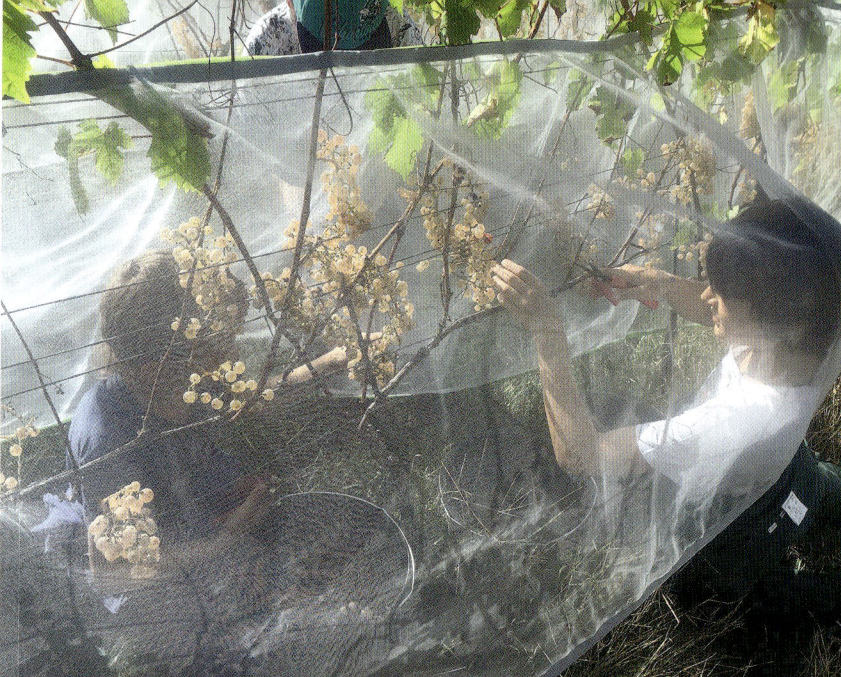

Jugendliche bei der Traubenernte

Diese Arbeiten erforderten von den Jugendlichen viel körperliche Kraft und Geschick wie auch in gewissem Maß die Fähigkeit, Anweisungen anzunehmen und umzusetzen. Es liegt auf der Hand, dass dies nicht mit jeder Klientel umsetzbar ist.

Die Pflege der jungen Reben in den ersten Standjahren des neuen Weinberges erforderte viel Durchhaltevermögen und Geduld. Die Jugendlichen beschwerten sich oftmals, dass sie all das nicht lernen wollten, weil sie niemals Weinbauer werden wollten. Aber sie blieben dennoch dabei und schulten so ihre Fähigkeit, ein großes Projekt fortzuführen und mit Rückschlägen umzugehen, z. B. wenn ein Hagel im Frühsommer die wochenlang gepflegten Pflänzchen verletzte oder einzelne der Schützlinge nicht durch den ersten Winter kamen. Sie lernten sich zu kümmern, wenn die Hanglage im Sommer regelmäßige Wassergaben erforderte, was eine ziemlich mühsame Arbeit war. Sie konnten aber auch Erfolge festzustellen, wenn die Pflanzen gut wuchsen – und da ist die Rebe zum Glück eine dankbare Pflanze, da sie in einer Saison viel Längenzuwachs zeigt. Als nach 3 Jahren die ersten Trauben geerntet wurden und so im wahrsten Sinne des Wortes die süßen Früchte der eigenen Arbeit genossen werden konnten, waren Freude und Stolz natürlich kaum zu übertreffen.

Nebenbei lernten die Kinder und Jugendlichen einige sehr weinbauspezifische Themen und Tätigkeiten. Damit ein Weinberg auch nach einem solchen aussieht, müssen die Pflanzen schließlich entsprechend behandelt und «erzogen» werden. Ebenso konnten beispielsweise Themen der Biologie und Geschichte mit dem Projekt verknüpft werden. Dass die Pflanzen eine «Erziehung» durchlaufen, um nicht wild und struppig zu wachsen und am Ende des Sommers gute und gut zu erntende Früchte tragen zu können, faszinierte die Schüler des Erziehungsheims. Sie konnten sich mit den Reben als wilde und individuelle Lebewesen mit großem Überlebenswillen identifizieren.

Einige der Schüler wollten sogar Patenschaften mit einzelnen Reben eingehen und kümmerten sich dann ganz individuell und mit Hingabe um ihren jeweiligen Schützling.

Gartenagogik mit mehrfach körperlich und geistig behinderten Kindern und Jugendlichen

Bei der Gartenagogik mit behinderten Kindern und Jugendlichen stehen vor allem Sinneseindrücke im Fokus. Aber auch das Erleben von Sinnhaftigkeit und Selbstwirksamkeit. Der Rollenwechsel – von der Person, um die sich fortwährend gekümmert wird, hin zur sich kümmernden Person – kann sehr wohltuend und heilsam sein.

Je nach Schweregrad der Behinderung(en) kann es aber auch darum gehen, Aufmerksamkeit und Wachheit durch Gerüche oder basale Tätigkeiten wie das Wühlen in Erde oder das Berühren von Pflanzen(teilen) mit besonderer Oberfläche zu provozieren.

Indoor-Gärtnern und Therapiegarten im Therapie- und Schulzentrum Münchenstein (BL)

Am Therapie- und Schulzentrum Münchenstein (TSM) wird im Alltag mit den Schüler:innen viel Wert auf den Kontakt mit der Natur gelegt. Es gibt einen Schul- und Therapiegarten und auch die Innenräumlichkeiten sind von Pflanzen belebt.

Mit weniger stark beeinträchtigten Kindern und Jugendlichen ist es durchaus möglich, gewisse Gartenarbeiten zu verrichten. Durch immer mehr Inklusion an den Schulen finden sich an derartigen Sonderschulen allerdings vermehrt die stärker eingeschränkten. Daher ist der Gartenunterhalt überwiegend Aufgabe der verantwortlichen Erwachsenen. Die Kinder und Jugendlichen so weit als möglich einzubinden, bringt vielen von ihnen Freude und gibt ihnen ein gutes Gefühl von Selbstwirksamkeit.

Was aber mit mehr oder weniger Begleitung alle Kinder und Jugendlichen am TSM können, ist beispielsweise das Säen und Ziehen von Zuckererbsen. Diese schnell wachsenden Pflanzen bringen rasche Erfolge und am Ende des Schuljahres eine leckere Belohnung der Arbeit.

Am Anfang werden die Sämlinge und kleinen Pflanzen im Klassenzimmer betreut. Hier befinden sie sich im Blickfeld der Kinder und Jugendlichen und ein Gefühl der Verantwortung kann sich über die Wochen des Sichkümmerns einstellen. Im Frühling werden die mittlerweile lang gewachsenen Pflanzen an ihren Rankhilfen ins Freiland gesetzt. Jetzt kommt noch ein Spaziergang an der frischen Luft hinzu, um sich zu kümmern. Außerdem erleben die Kinder und Jugendlichen, dass das Wetter manchmal bei der Aufzucht und Pflege von Pflanzen hilft, wenn es beispielsweise regnet oder die Pflanzen durch die direkte Sonne noch schneller und kräftiger wachsen. Die Pflegenden werden aber manchmal auch auf die Probe gestellt, wenn es z. B. lange nicht regnet und die Sonne zu stark ist, sodass kräftig gewässert werden muss.

Hierbei ist es im Vorfeld noch entscheidend, welche Kinder und Jugendlichen sich um die Pflanzen kümmern und was ihre Möglichkeiten sind. Ist man im Klassenzimmer noch flexibel in der Platzierung der kleinen Töpfchen, muss nun entschieden werden: Kommen die Pflanzen eher in ein Hochbeet? Muss dieses rollstuhlunterfahrbar sein? Ist ein Bodenbeet von den jeweiligen Kindern und Jugendlichen gut zu bewirtschaften? Sind die Wege zur Bewässerung vom Kind oder Jugendlichen bewältigbar?

Der Schul- und Therapiegarten sollte alle diese Möglichkeiten bieten und durchweg rollstuhlgerecht sein. Am TSM ist das überwiegend möglich, wobei die Gartenanlagen schon etwas in die Jahre gekommen sind und der sich veränderten Klientel angepasst werden müssen.

Aufbinden von Erbsen

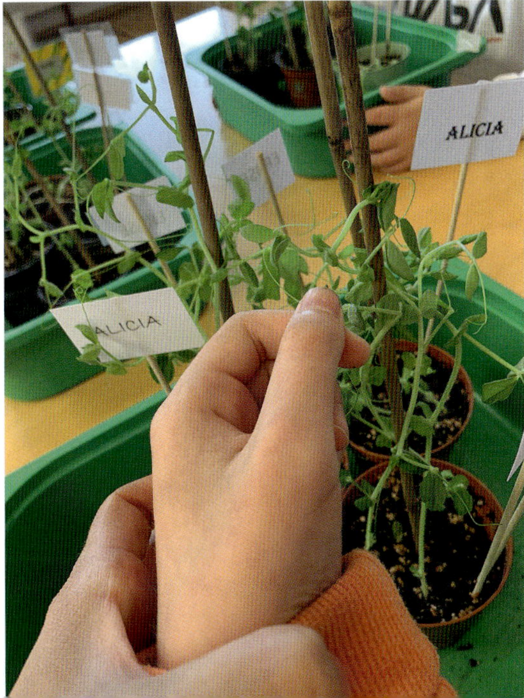

Forstarbeiten mit jungen Erwachsenen im Maßnahmenvollzug *Kevin Zindel*

Das Maßnahmenzentrum Arxhof in Niederdorf (Kanton Baselland) bietet Platz für 46 straffällige Männer zwischen 17 und 25 Jahren. Durch sozialpädagogische und therapeutische Maßnahmen werden bei den jungen Menschen die Fähigkeit zur Selbstverantwortung, zur Mitverantwortung für andere und eine deliktfreie Lebensführung vermittelt. Alle Eingewiesenen durchlaufen eine Ausbildung in den Berufen Berufsfachmann Unterhalt, Koch, Landschaftsgärtner, Maler, Metallbauer, Schreiner oder Forstwart. Im Folgenden werden zwei Einsatzgebiete im Forst beschrieben.

Weihnachtsbäume kultivieren

Die Pflanzung von Weihnachtsbäumen beinhaltet das Vorbereiten des Lochs und am Baum den sogenannten Wurzelschnitt. Für das Loch ist darauf zu achten, dass es groß und auch tief genug ist, sodass die Wurzeln nicht abgeknickt, sondern gerade ins Loch kommen. Nach der Lochung wird der Baum ins Loch gelegt und die Feinwurzeln mit feiner Erde überdeckt, um Hohlräume zu vermeiden. Danach kommt das restliche Erdmaterial ins Loch und wird schonend angedrückt. Ist die Erde komplett im Loch, kommt darauf das restliche Material, das meistens aus Laubstreu und anderem organischem Material besteht. Damit bleibt bei heißer Witterung die Feuchtigkeit im Boden und kann nicht verdunsten.

Bis die Bäume eine gewisse Größe haben, müssen sie immer wieder ausgemäht werden. Sind die Bäume komplett mit hohem Gras eingewachsen, können durch Feuchtigkeit und zu wenig Sonnenlicht Pilze wachsen, welche die Nadeln befallen und zum Absterben des Baumes führen können.

Die oben beschriebenen Arbeiten sind für die meisten Eingewiesenen sehr speziell, da sie oft wenig Bezug zur Natur und der Umgebung haben. Bei den Instruktionen beim Vorzeigen ist es wichtig, dass die jungen Männer deren Bedeutung verstehen, womit das Interesse an der Tätigkeit wächst. Auf der Fläche mit den Weihnachtsbäumen lässt sich anhand der Größe der jungen Bäume herausfinden, ob man es richtig gemacht hat. Auffällig kleine Bäumchen sind meistens ein Zeichen für Fehler beim Kultivieren und Pflegen.

Bewirtschaftung eines Waldareals im Wildenstein (Kanton Baselland)

Für die Forstarbeit besonders wertvoll sind Tätigkeiten im Zusammenhang mit dem Naturschutz und das Zusammenspiel von Bewirtschaftung und Nutzung des Waldes. Die Pflege von Eichenhainen wie im Gebiet Wildenstein wurde früher den Nutztieren, insbesondere den Schweinen überlassen.

Der Waldrand sowie die Vernetzungszonen zwischen den umliegenden Wäldern sind ebenfalls wichtige Pflegeaufgaben, um die Tierwelt sowie die Artenvielfalt der Pflanzen zu fördern und zu schützen. Die Nachpflanzungen mit Jungeichen wie auch der Schutz vor Wildverbiss ist ein wesentlicher Teil der Forstarbeit, um die Geschichte des Wildensteins zu bewahren. Es ist ein Wettlauf mit der Natur, bedingt durch den Klimawandel und das hohe Alter der Eichen, um die nächsten Generationen von Bäumen zu sichern.

Das Arbeiten mit den Lernenden braucht am Anfang viel Wissen und Zeit, damit die Lernenden verstehen, was ihre Aufgaben in der jeweiligen Funktion sind. Viele Erklärungen, wann die einzelnen Arbeiten ausgeführt werden müssen, sind nötig. Dabei geht nicht nur um die Holznutzung, sondern auch um den Erhalt und die Förderung der Lebensräume. Ziel ist es, die natürlichen

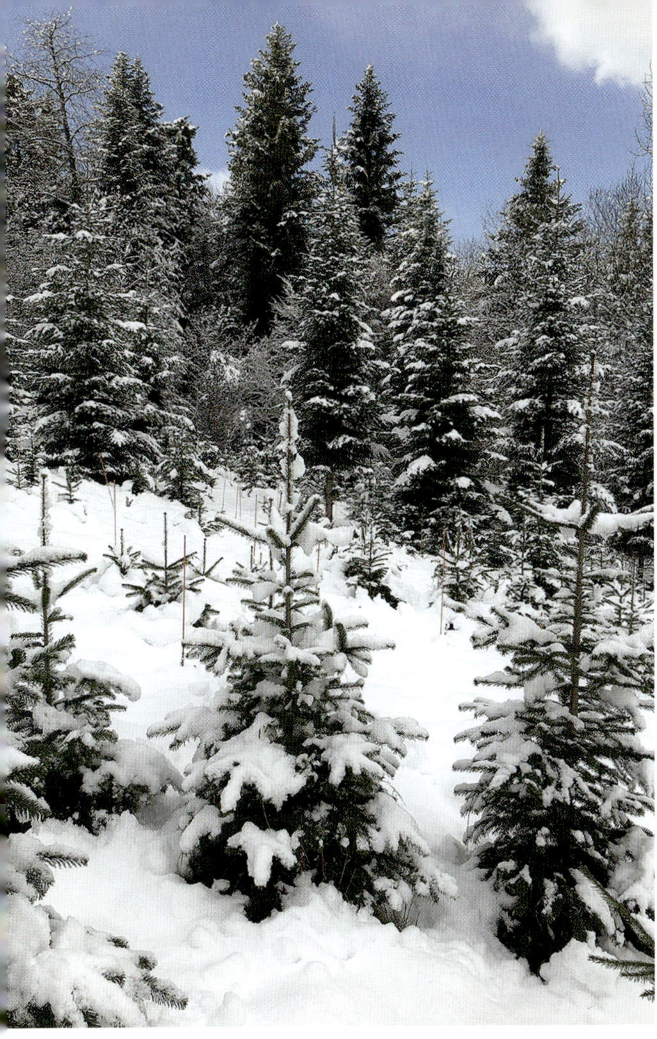

Weihnachtsbäume kultivieren

Strukturen für die ganze Biodiversität zu erhalten. Dabei können mit den Klienten pflanzenkundliche Themen angesprochen und behandelt werden. Wichtig ist es, den Lernenden zu zeigen, wie die Natur lebt und blüht und wie ein:e Forstwart:in dies fördern kann. Die Herausforderung besteht darin, bei den Lernenden, welche oft nur wenig Bezug zur Natur mitbringen, das Interesse an Pflanzen und Natur zu wecken. Nach getaner Arbeit können oft gemeinsam die kleinen Erfolge gefeiert werden.

Christbäume und Brennholz

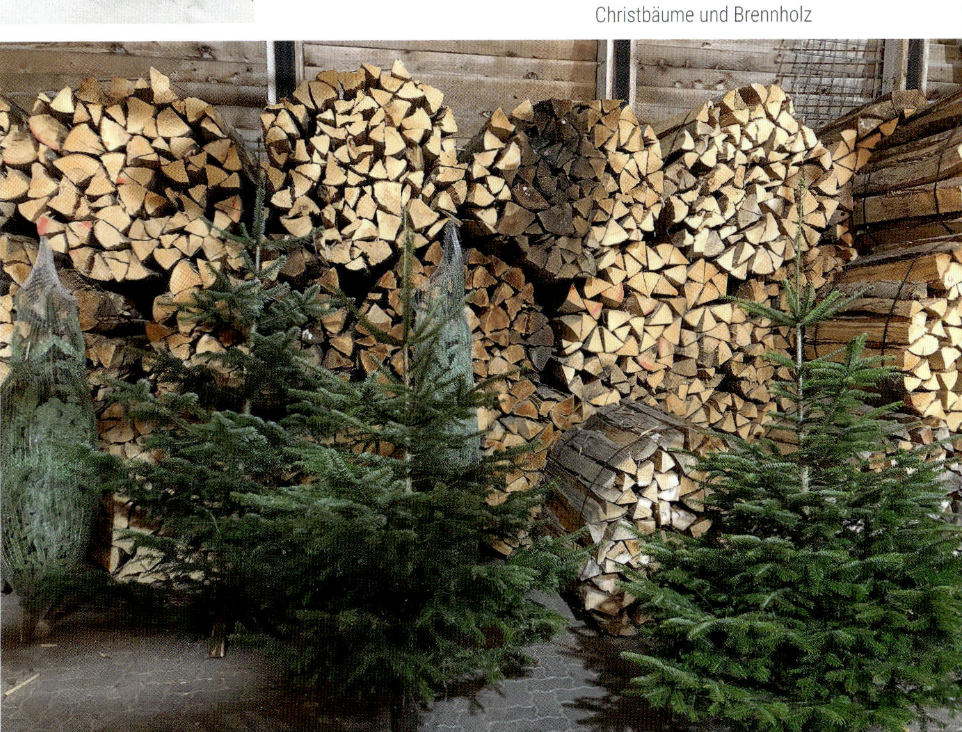

Waldschule als Umweltpädagogik *Alice Maria Zbinden*

Er-ziehen

Waldpädagogik, Naturpädagogik oder Tiergestützte Pädagogik und Erlebnispädagogik haben Hochkonjunktur. Es reicht aber nicht, ein bisschen Tiere zu streicheln, Ameisen zu zählen oder Tannenzipfel zu sezieren, Salat anzupflanzen oder ein paar Nächte mit Krabbeltieren in der Pampa auszuhalten. Das ist nicht einmal die Spitze eines Eisberges, eher ein einzelnes Eiskristall im ganzen Gefüge. Wenn es um die Natur und die Menschen in einem Zusammenhang geht, darf man diese beiden nicht mehr getrennt betrachten.

In der Waldschule denkt man immer vom werdenden Menschen aus. Die sogenannten Störungen sind lediglich Ausdruck der Unverträglichkeit des Angebotenen und oft auch laute Hilferufe der Betroffenen. Als Grundlage stehen 6 ha Wald zur Verfügung. Eine Schutzhütte, die nur zum Lagern von Material taugt, und ein großer, schöner Waldplatz um diese herum bilden den Schulraum. Diesen gilt es immer wieder neu zu gestalten, weil Altes verrottet oder von Kindern oder Jugendlichen, die keine Strukturen mehr ertragen, zerstört wird. So schaffen sie regelmäßig Platz für Neues, das dann von ihnen ist, und nicht vorgegebene Struktur, die gehütet werden muss.

Neben dem Wald sind die Schüler:innen regelmäßig auf einem Bauernhof mit zwei Therapiepferden und zwei Eseln, einem Hund und vielen Katzen. Auf einem zweiten Bauernhof sind der Schulgarten und die Schulküche, auch da ein Hund und Katzen. Seit Kurzem verfügt die Waldschule Kerbholz auch über ein Kunstatelier in einer alten Schreinerei. Diese Plätze sind dann schon mehr Infrastruktur und nicht alle Schüler:innen dürfen sie benutzen. Sie müssen erst wieder lernen, dass nichts selbstverständlich ist und dass für alles Sorge getragen werden muss. Diese Standorte liegen weit auseinander und dienen dazu, Gruppen zu teilen oder Einzelbetreuungen anzubieten, wenn die Schüler:innen zu sehr unter Druck geraten, wenn die Gruppe für sie in dieser Lebensphase nicht mehr auszuhalten ist.

Konzept der Waldschule

Seit 2001 ist es im Kanton Bern erlaubt, Kinder und Jugendliche, die den Unterricht stören, sich und andere gefährden, für die Dauer von 12 Wochen vom Unterricht auszuschließen.

In der Waldschule Kerbholz im Kanton Bern sind im Durchschnitt 9–15 dieser Schüler:innen. Seit 2004 ha-

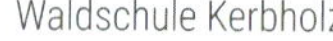
Waldschule Kerbholz

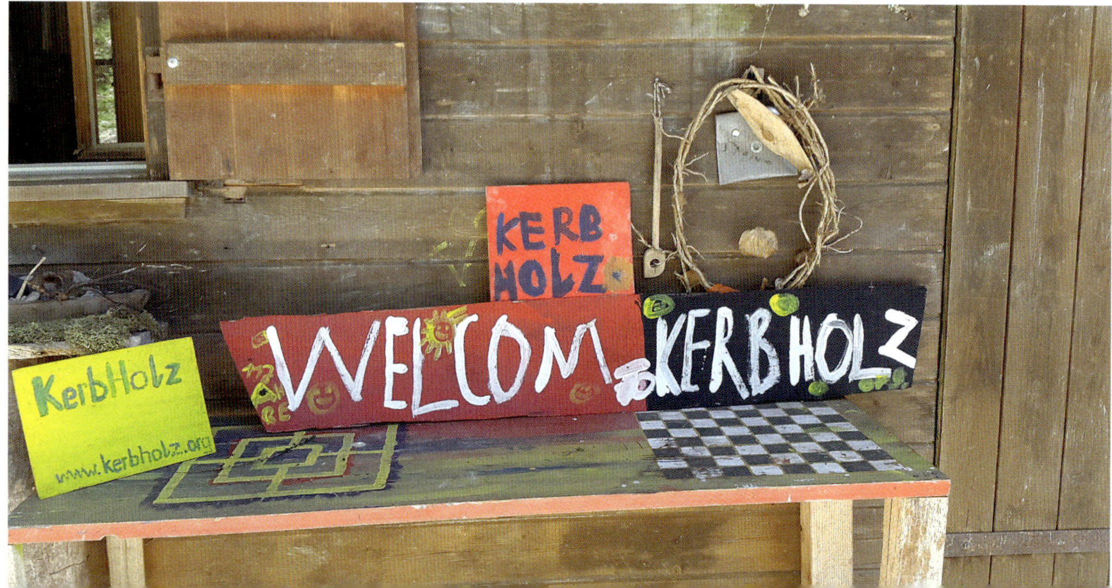

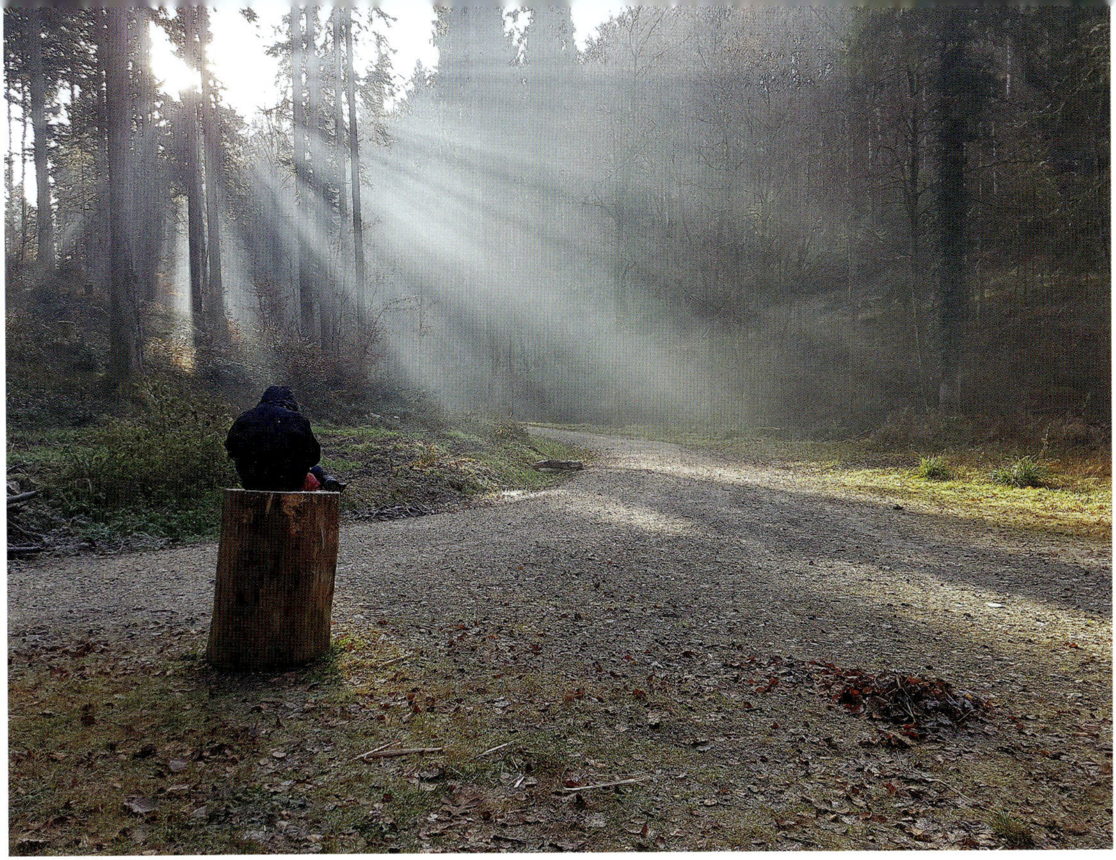

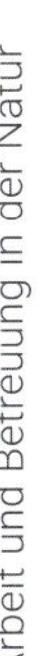

Stimmung im Wald

ben nun schon über 190 Schüler:innen die Waldschule absolviert, jede:r ein Unikat, liebenswürdig und wertvoll für die Gesellschaft; sie fordern doch jedes Mal das ganze System heraus.

Der Wald ist der Interventionsraum der Waldschule. Der einfache Waldplatz mit selbst gebautem Lehmofen, offener Küche, etwas Werkzeug und Geschirr bilden die minimale Infrastruktur. Jedes Ding ist wertvoll und bedarf besonderer Sorgfalt; der einfache Wetterschutz erfährt die notwendige Würdigung. Das Konzept ist darauf ausgerichtet, dass die Kinder und Jugendlichen im Schulausschluss genug von der Schule haben oder eine große Reizüberflutung verarbeiten müssen. Sie erhalten Raum und Zeit, ihre Ressourcen zu entdecken und Vertrauen in sich und die Welt zu gewinnen. Der Wald, die Natur bilden einen geschützten Rahmen, die Bedingungen sind für alle gleich und die alten Baumriesen wecken die Selbstheilungskräfte der jungen Menschen. Durch investigatives Lernen lernen Schüler:innen weiter ohne den gewohnten Unterrichtsstress. Sie erkennen im Verlauf der Zeit, dass sie ihr vorhandenes Wissen aus der Schule täglich anwenden und wofür sie bis jetzt gelernt haben. Dies ist eine Erkenntnis, die sie erwachen und den Sinn der Schule in einem neuen Licht sehen lässt und den Wunsch nach weiterem Lernen fördert. Sie bauen, kochen, kaufen ein, und alles ist eine Frage der Masse, der Verhältnisse, der Kräfte und des Denkens. Geschult wird die Naturwahrnehmung, das kleine Ökosystem Wald, das mit dem Globalen verbunden ist. Es braucht historische Bezüge, soziales Gespür sowie das Erleben einer Gemeinschaft, die auf den Einzelnen angewiesen ist. Diese von der Natur gegebenen Bedingungen setzen viele Fähigkeiten voraus, welche die Kinder und Jugendlichen zwar haben, derer sie sich aber noch wenig bewusst sind, oder die sie schnell erarbeiten können und meist auch wollen.

Bewegungen, äußere wie innere, werden angeregt, und verschiedene Spielplätze im Wald sind dafür geeignet, sich durch Bewegung kognitive Fähigkeiten anzueignen, die den regulären Schulunterricht wieder tragbar machen. Die Spiel- und Betätigungsfelder, die den Kindern im Wald angeboten werden, sind nach Erkenntnissen der Resilienzforschung, der Neurophysiologie und den Grundsätzen der Waldorfpädagogik eingerichtet. Die Entwicklung eines Menschen ist Gesetzmäßigkeiten unterworfen und steht in der Waldschule Kerbholz im Vordergrund. Das erlaubt den Teilnehmenden, sich ihren Fähigkeiten entsprechend zu entfalten.

1. Phase: Nach dem Ausschluss zur Ruhe kommen

Wenn über Jahre Frustrationen aufgebaut wurden, braucht die Deeskalation ebenfalls viel Zeit. Dazu braucht es vorerst keine Berichte über die Kinder und Jugendlichen: Es zeigt sich im Tun, wo die Störungen sind, und wenn das Kind sie selbst erkennt, kann es diese besser bearbeiten. Der erste Monat ist der Beobachtung gewidmet: Was kommt vom Kind und was braucht es?

2. Phase: Eigene Anteile sehen und seine Stärken zur Reintegration anbieten

Mit der Schule, Eltern und, wenn involviert, den Behörden wird die Rückkehr in die Schule vorbereitet. Die Klasse kann sich in dieser Zeit vorbereiten. In der letzten Woche ist ein Waldbesuch der ganzen Klasse wünschenswert. Hier verändert sich die Sicht auf das ausgeschlossene Kind – es kann neu «gesehen» werden. Diese Gruppenerfahrung lässt die Reintegration nachhaltig gelingen. Im dritten Monat wird die Reintegration geplant und durchgeführt.

Was braucht der Mensch für seine Entwicklung?

Die Entwicklung eines Menschen ist Gesetzmäßigkeiten unterworfen. Ein Säugling kann nichts, was ein 5-jähriges Kind kann, und ein 5-jähriges nichts, was ein 10-jähriges kann. Leider wird dieser Umstand oft vergessen und wir erwarten von 4-jährigen Kindern moralischen Anstand und Vernunft, die meist nicht einmal Erwachsene aufbringen können/wollen.

In der Waldpädagogik muss man zuerst Raum schaffen, Ruhe geben, Vertrauen aufbauen: Es gibt keine Regeln, außer sie werden selbst gemacht und gelten nur so lange, wie sie gebraucht werden. Es gibt keinen Ausschluss und auch kein Weiterreichen und Verschobenwerden. Die Schüler:innen bleiben so lange, bis sie wieder bereit sind für die Schule und die Schule für sie bereit ist. Natürlich überprüfen die jungen Teilnehmer:innen jeden Tag die Haltung der Lehrer:innen. Sie müssen nichts, sie dürfen mithelfen. Es gibt keine Strafen, nur Konsequenzen. Sie fahren mit dem Postauto bis zum Wald, und wer sich im Postauto nicht benehmen kann, geht zu Fuß. Wer zu spät kommt, der muss von Bern in den Wald ebenfalls zu Fuß gehen. Dies wird dann von den Betroffenen mit Entsetzen zur Kenntnis genommen und nach zwei Stunden genossen und nach vollendeter Wanderung als ein guter Tag bezeichnet. Gehen ist sehr heilsam. Es ist der einzige Moment, in dem wir wirklich «multitask» sind: Wir sehen die Welt und gehen, ohne auf den Tritt zu achten, wir reden dazu und denken nach. Nichts fordert unsere Synapsen und das Sinneswahrnehmungssystem mehr heraus, als wenn wir wandern. Wenn bei den Kindern gar nichts mehr geht, hilft nur noch eine schöne Wanderung. Der Blick in die Natur, die Fragen, die Erlebnisse lockern auf und ermöglichen eine Beziehung.

Für die Kinder und Jugendlichen ist es enorm wichtig, dass sie Fachleute vor sich haben. Alle haben ein fundiertes Wissen, das schätzen die Schüler:innen enorm und nehmen die Betreuungspersonen auch ernst. Es ermöglicht, den Stunden- und den Lehrplan den Schüler:innen zu überlassen. Der zu vermittelnde Stoff generiert sich durch ihre Fragen. Beobachtet man Pflanzen, ist man nicht nur in der Botanik, sondern auch in der Geometrie oder in der Mathematik. Die Natur ist die Bibliothek, und wenn eine Frage beantwortet ist, eröffnen sich Unsummen von neuen Fragen.

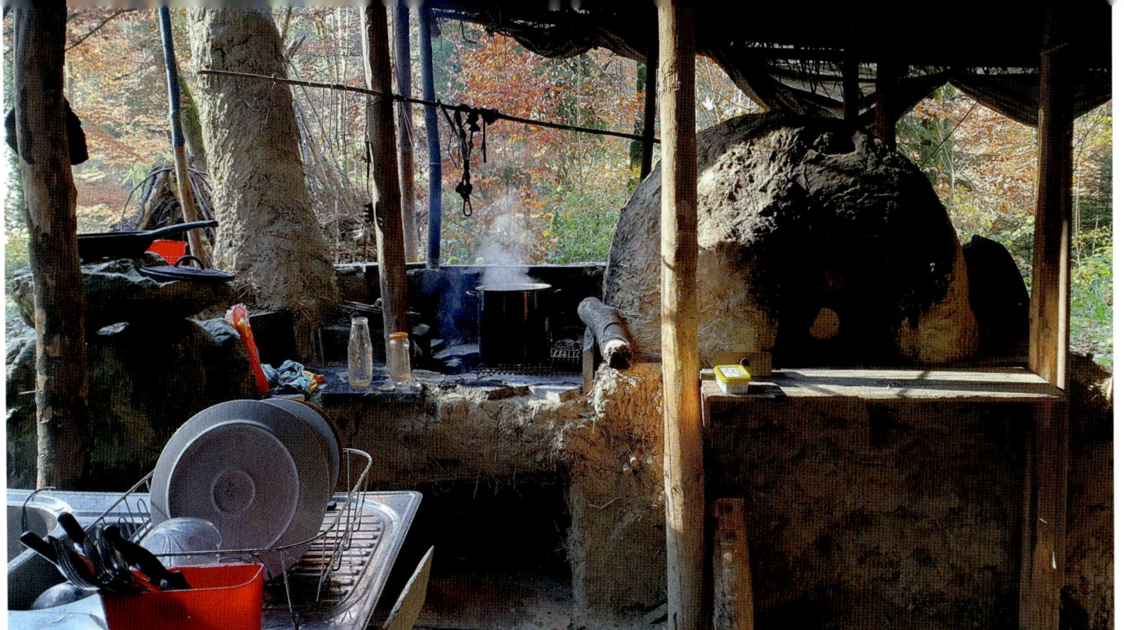

Waldküche

CHEFKOCH UND WALDVERMESSER

F. war 8 Jahre alt und hatte seit einem Jahr Gehörimplantate und konnte dementsprechend erst seit dieser Zeit sein Umfeld hören. In der Schule war er so überfordert, dass er eine Schülerin mit der Schere angriff. In der Waldschule wollte man zuerst wissen, was er gerne tun würde, und gab ihm Stifte und Papier, damit er alles aufschreiben könne. Das Schreibmaterial flog sogleich durch die Gegend. Auch beim Vorschlag, seine Wünsche zu zeichnen, zeigte es sich, dass er noch nicht so weit war, sich mit den kognitiven Seiten der Schule zu befassen. Seine Aussprache war fast nicht zu verstehen, und er fragte dauernd, was er hören würde. So lernte er immer besser sprechen und die Lehrkraft lernte, achtsamer hinzuhören.

Er liebte es, im Dorfladen einzukaufen, und fragte, wieso ich immer alle Packungen umdrehen würde. Ich erklärte ihm, dass ich lesen wolle, was alles im Essen drin sei, denn manchmal gebe es Dinge, die uns nicht guttun. «Warum sind sie dann drin?», rief er mit weit aufgerissenen Augen. Gute Frage! Ich zeigte ihm auch, was wir auf keinen Fall einkaufen würden, und die ersten Worte, die er bei mir lesen lernte, waren Nestlé und Palmöl.

F. wollte auch in der Küche sein, wusste genau, wer was gerne aß. Er wurde von der Gruppe zum Chefkoch ernannt, und die Wünsche der Kinder wurden bei ihm deponiert. Er hantierte mit Liter, Deziliter, Kilo und Gramm. Er kontrollierte, dass wir alles frisch einkauften, möglichst alles selbst machten und nichts verschwendeten.

Eines Tages stand er vor mir mit einem Metermaß, das er aufgefächert hatte, und fragte, wobei er mit dem Fächer elegant vor seinem Gesicht wedelte: «Ist das spanisch?» Ich erklärte ihm, dass man wohl Papier durchziehen könnte und er dann einen spanischen Fächer haben würde, aber ich auch schauen könne, wie groß er sei. Wir klappten das Metermaß auseinander. Dann zeigte ich ihm, wie groß er am Tor wäre, wie groß ich wäre und wie viel Platz wir benötigen würden, wenn wir auf dem Tisch lägen. Das faszinierte ihn so, dass er begann, alles zu vermessen: Bäume, Stühle, Messer, Gras, Teller. Nichts war mehr sicher vor seinem Metermaß. Er ließ sich dann auch noch die Zahlen erklären.

Dann meinte er, er müsse Papier haben. Er müsse alles aufschreiben, er könne sich nicht alles merken. Ich schenkte ihm ein Tagebuch und fertigte Kärtchen mit Zeichnungen und Wörtern an, damit er sie einkleben und dann die Größe dazuschreiben konnte. Aber er schrieb alles fein säuberlich ab, schrieb die Zahlen dazu. Er war ein halbes Jahr bei uns im Wald und lernte, ohne dass wir ihn angeleitet oder aufgefordert hatten, lesen und schreiben, den Zahlenraum bis 200, kannte die Uhr, Kilo und Liter. Sein Interesse für die Schule war geweckt und sein Einsatz für die Welt ebenfalls. Die Mutter musste den Haushalt auf Nachhaltigkeit umstellen, und die Küche übernahm er.

Natur-Coaching *Andrea Frommherz*

Coaching ist ein personenzentrierter Beratungsprozess, der Menschen dabei unterstützt, ihre individuellen Potenziale und Lösungsressourcen zu aktivieren. Ein lösungsfokussiertes Coaching konzentriert sich auf Wünsche, Ziele und Ressourcen anstatt auf Probleme und deren Entstehung. Im Coaching werden die gecoachten Personen dazu befähigt, für ihre spezifischen Themen Veränderungsstrategien zu entwickeln und diese schließlich auch eigenständig umzusetzen.

Coaching in der Natur

Natur-Coaching nutzt die Natur als Unterstützung für einen Coachingprozess. Der Arbeitsraum Natur bietet eine dynamische und vielfältige Umgebung, die viele Chancen für Veränderungsprozesse enthält, und ermöglicht ein erfahrungsbasiertes Lernen und Wachsen. Die Ebenen Geist, Emotion und Körper (Kopf, Herz und Hand) sind im Natur-Coaching einbezogen.

Die Natur ist eine kreative Unterstützerin zum Bearbeiten aktueller Fragestellungen, beim Entwirren von Gedanken, beim Treffen von Entscheidungen und Entwickeln neuer Möglichkeiten. Das ungewohnte «Setting Natur» ermöglicht oft völlig neue Erfahrungen und verankert sich im Bewusstsein der gecoachten Personen. Im Natur-Coaching arbeitet man mit Methoden, die in einem klassischen Setting (Seminarraum, Praxis usw.) nicht umsetzbar wären. Außerhalb von geschlossenen Räumen fällt es oft wesentlich leichter, stimmige Ziele und Strategien für die Bewältigung der alltäglichen Anforderungen zu entwickeln.

Naturkontakt hat eine besondere Wirkung auf die Menschen. Folgende Faktoren wirken im Natur-Coaching:

- **Zyklen und Rhythmen:** Ein Naturaufenthalt fördert das Prinzip des «Verbundenseins» mit natürlichen Kreisläufen.
- **Prinzip der Resonanz:** Die Natur ist ein Spiegel, sie bildet im Außen ab, wie es im Inneren der gecoachten Personen aussieht.
- **Unmittelbares Erleben:** Erlebnisse in und mit der Natur wirken sich positiv auf Lebenseinstellungen aus. Sie erhöhen die Selbstwirksamkeit und fördern die Eigenverantwortung. Naturerlebnisse sprechen alle Sinne an und vermitteln Vertrauen in eigene Fähigkeiten. Naturkontakt schafft einen guten Boden, auf dem Neues keimen kann.
- **Entspannung durch Bewegen:** Zahlreiche Studien zeigen auf, dass Bewegung in der Natur gesundheitsfördernd und gerade bei Stresssymptomen entspannend wirkt.

Methoden

Die Methoden in der Natur sind vielfältig. Natur-Coaching wird an ausgewählten Orten ausgeführt, sei es auf einem Spaziergang in den Bergen oder im Wald, vor Ort auf einer Waldlichtung, am Waldrand, in einem Park, am Rand einer Wiese oder im Garten.

Natur als Spiegel

Die Natur ist ein außerordentlicher Spiegel und steckt voller Metaphern. Das Dickicht einer Hecke, eine vielfarbige Blume, verschlungene Pfade, ein dorniger Strauch, ein tief verwurzelter Baum, eine hohe Felswand, ein Bachrinnsal, Weggabelungen, Berggipfel, Baumkronen usw. können als Metaphern für persönliche Probleme und mögliche Lösungen stehen. Wir finden Schutz bei einem sperrigen Baum, ruhen uns an einem Teich aus oder «verlieren» uns in der endlosen Weite eines fruchtbaren Ackers. Oder einer gecoachten Person ergeht es im Augenblick eher wie dem Schilf, das vom Wind hin- und hergeworfen wird. Oder ist sie an einem Punkt angekommen, an dem sie sich langsam und vorsichtig, wie eine frische Blütenknospe, öffnet und der Sonne entgegenstreckt? Alle diese Bilder können Sinnbilder sein für persönliche Situationen. Wörter werden dabei nicht in ihrer eigentlichen, sondern in einer übertragenen Bedeutung eingesetzt.

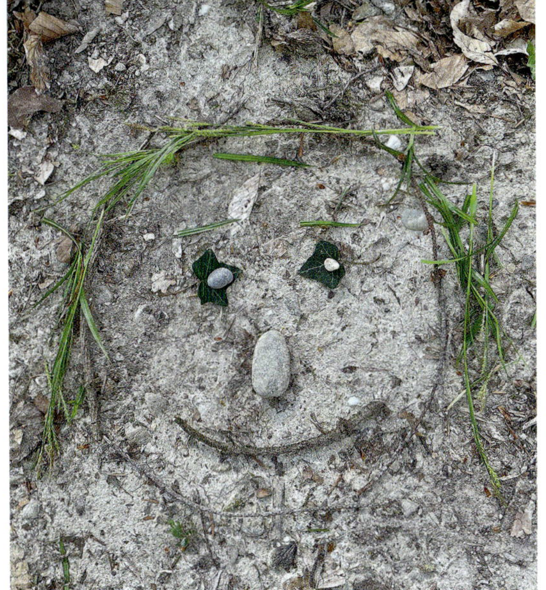

Gesicht auf dem Waldboden

AUS DER PRAXIS: SINNBILDER

Sinnbilder eignen sich gut als Einstieg oder auch als Abschluss einer Coaching-Sequenz. Der Naturcoach stellt die Aufgabe, mit Naturgegenständen ein Bild zu gestalten, dass für die gecoachte Person «Vertrauen» versinnbildlicht. Diese Aufgabe lässt sich auch auf andere Begriffe wie Ruhe, Begeisterung, Traurigkeit usw. adaptieren.

VON SMILEYS UND SPIRALEN

Ich erkläre Frau R., dass wir nun unabhängig voneinander ein Naturwerk gestalten werden, das «Vertrauen» symbolisiert. Frau R. zögert nur kurz, sucht sich sofort einen Platz und gestaltet ein Naturwerk auf dem Waldboden.

Ich suche mir an einem Baumstamm eine Halbhöhle, wo ich mit Blättern eine Spirale gestalte.

Schließlich zeigen wir einander unsere Werke und erzählen etwas dazu.

Für Frau R. bedeutet Vertrauen, in einem sicheren Rahmen zu sein. Ihr Astkreis ist geschlossen. In der Mitte hat sie ein Gesicht dargestellt.

Für mich bedeutet Vertrauen vom starken Zentrum aus spiralförmig auf die Welt zuzugehen, ohne die sichere Mitte aus den Augen zu verlieren.

Wir erfahren schon viel voneinander und ich merke deutlich, dass das «Eis» gebrochen ist. Frau R. beginnt aus ihrem Leben zu erzählen.

Mache den Ideen Beine!

> *«Allein kommt man schneller voran, zu zweit kommt man weiter.»*
>
> *(Afrikanisches Sprichwort)*

Fast alle kennen das Phänomen: Wenn wir in Bewegung sind, haben wir oft die besten Ideen. Bewegt sich der Körper, dann bewegt sich auch der Geist. Festgefahrene Gedanken beginnen sich aufzulösen, und es können neue motivierende Perspektiven gewonnen werden.

Gerade Bewegung in der freien Natur ermöglicht, ungezwungener zu denken, und wirkt inspirierend. Probleme und Gedankengänge lassen sich freier formulieren, und der Zugang zu neuen Lösungswegen lässt sich leichter finden.

AUS DER PRAXIS: WALK & TALK

Der Weg beim Gehen steht als Metapher für den Veränderungsprozess, der durch das gemeinsame Bewegen, Sprechen und Unterwegssein in Gang kommt. Zusammen mit einem Coach wird ein Stück Weg gegangen.

Die Themen, die beim «Walk & Talk» besprochen werden, sind nicht festgelegt. Der Coach hört aufmerksam zu und stellt gezielte Fragen. «Wie sehen Ihre Ziele aus?» «Welche Visionen haben Sie?» Es entstehen neue Lösungsansätze, die oft in geschlossenen Räumen so nicht zustande kommen würden. Außerdem kehrt man körperlich entspannt und gedanklich erfrischt wieder in den Alltag zurück.

Walk & Talk

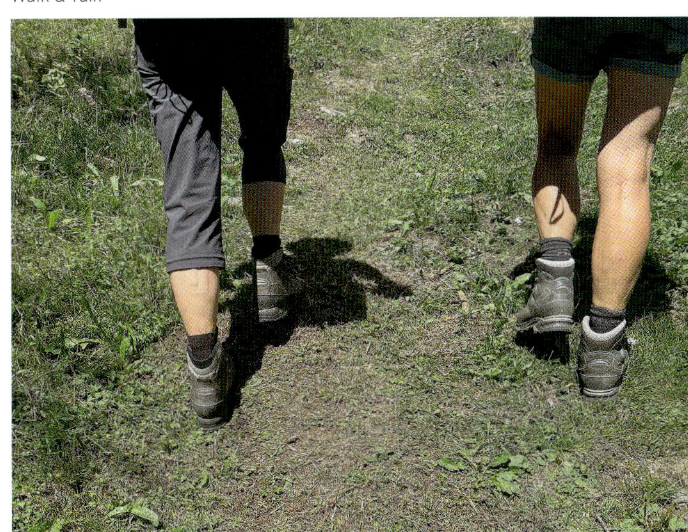

SICH ÖFFNENDE KNOSPEN

Die dauernden Konflikte mit seinem Chef und einem Kollegen belasten Herrn A. enorm. Er will unbedingt Ideen entwickeln, wie er Schritt für Schritt vorgehen kann, und möchte sowohl im Betrieb als auch zu Hause wieder mit mehr Energie und Freude anwesend sein.

Als wir im Stadtpark losmarschieren, wirkt Herr A. sehr nervös. Er erzählt ausführlich, wie die schwierige Situation zustande gekommen ist und wie sie sich auf ihn auswirkt. Ich stelle Rückfragen und nachdem ich festgestellt habe, dass das Wichtigste gesagt ist, lenke ich möglichst hin zu Zielen und Lösungen. Vor allem die «Wunderfrage» regt ihn an: «Stellen Sie sich vor, es geschieht über Nacht, während Sie fest schlafen, ein Wunder … und all das, worüber Sie gesprochen haben, ist gelöst, einfach so.» Herr A. geht plötzlich schneller; er kommt richtig in Fahrt. Er hat unzählige Ideen, wie er vorgehen will: Gespräch mit Chef und Kollegen über sinnvolle Arbeitsverteilung, Bericht für Chef fertigstellen («Eigentlich kann ich ganz gut schreiben»), Organisation der Weiterbildung für die Führungsleute, Angebot des Telefondienstes während Ferienzeit. Es wird deutlich, dass er wieder mehr an seine Handlungsfähigkeit (z. B. eigene Meinung sagen) glaubt.

Herr A. meint zum Schluss, dass er sich wie ein Ast fühlt, der nach langer Winterzeit im Frühling mit der ersten Wärme seine Knospen öffnet.

Bei unserem nächsten Treffen gewichten wir dann die Ideen und besprechen das weitere Vorgehen.

«Aufstellen» in der Natur

Die Natur fördert die assoziativen und gestalterischen Fähigkeiten, die es braucht, um Ziele sowie Lösungen zu finden und Ideen zu kreieren.

Aufstellungsarbeit bietet die Möglichkeit, eine belastende Frage oder ein persönliches Anliegen sichtbar zu machen. Diese Methode kommt aus der systemischen Beratung und ist ein effizientes methodisches Mittel, das eingesetzt werden kann. Mit Naturmaterialien lassen sich aktuelle Situationen resp. Lösungen gut visualisieren. Die Symbolkraft wirkt meist stärker als Worte.

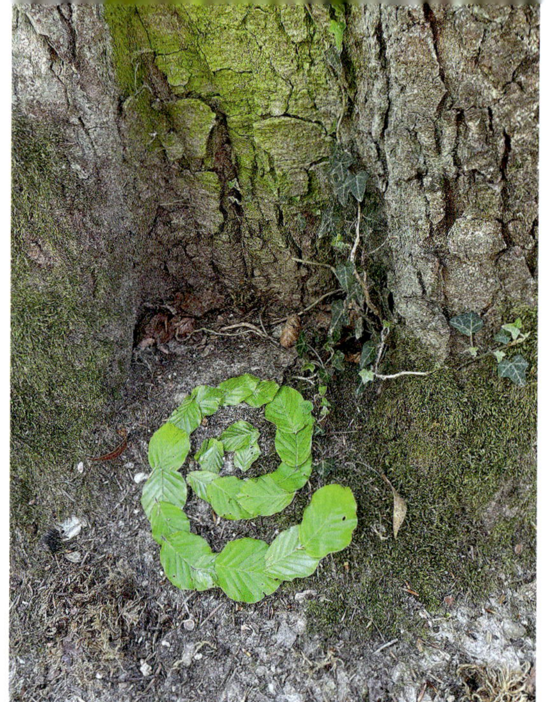

Spirale

AUS DER PRAXIS: PROBLEM- UND LÖSUNGSBILDER

Mit Elementen aus der Natur, die selbst gesammelt werden, wird ein Problem «aufgestellt». Danach wird mit diesen oder zusätzlichen Elementen und durch die Veränderung von Lage und Distanz einzelner Elemente an einer möglichen Lösung gearbeitet. Dadurch ergeben sich neue Perspektiven.

VON DORNEN UND NÜSSEN

Es ist mein Ziel, dass Frau W. sich langsam fortbewegt von den «schweren» Gedanken hin zu Lösungen.

Als ersten Schritt erhält sie den Auftrag, diverse Naturgegenstände zu sammeln. Diese Aufgabe nimmt sie mit Freude an. Der nächste Auftrag lautet, ein «Problembild» zu schaffen: «Wie fühlen Sie sich, wenn Sie an Ihre belastende Lebenssituation denken?» Ohne zu zögern, beginnt sie, ihr Problembild zu bauen. Der weitere Schritt fällt ihr wesentlich schwerer: «Wie fühlt es sich an, wenn alle Ihre Probleme gelöst sind?» Beim Kreieren dieses Lösungsbildes kommt sie nur langsam voran. Sie baut, legt wieder weg usw. Nach einigen Versuchen hat sie schließlich ihr Bild gestaltet.

AUS DER PRAXIS: LANDSCHAFTEN

Die gecoachte Person wählt eine Situation, die sie zurzeit beschäftigt, für die sie viel Energie aufwenden muss und für die sie unbedingt eine Lösung suchen will. Sie erhält zwei Aufgaben:

1. Schritt: Suche einen Ort in der Natur, der für dich die problematische Situation verkörpert. Das kann eine dornenreiche Hecke sein, eine finstere Baumgruppe usw. Setze dich an diesen Platz. Beschreibe deine ausweglose Situation. Wie fühlst du dich?
2. Schritt: Suche einen weiteren Ort, der für dich eine Lösungsmöglichkeit darstellen könnte. Lässt du dich an einem rauschenden Bach nieder? Oder auf einer Blumenwiese? Wie fühlst du dich? Vergegenwärtige dir intensiv das «Bild» und verankere dieses. Somit kannst du später dann auch wieder auf das Lösungsbild und die damit verbundenen Emotionen und Gedanken zurückgreifen.

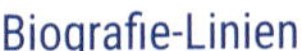

Biografie-Linien

Für die Erkundung der Persönlichkeit kann es hilfreich sein, den eigenen Werdegang anhand von sogenannten Biografie-Linien durchzugehen. Die Lebensstationen und Erfahrungen werden mit Naturmaterialien quasi «verdichtet». Diese Naturwerke machen innere Bilder sichtbar und zeigen Gefühls- und Handlungserfahrungen auf. Gleichzeitig öffnen sie Möglichkeiten für neue Perspektiven.

Die Biografie-Linien werden mithilfe der Naturmaterialien zuerst konkret «erarbeitet» und erst später versprachlicht. Steine, Blätter, Wurzeln, Blüten, Zapfen oder Gräser usw. werden verwendet. Auch Wasserrinnsale oder Strukturen in der Landschaft können mit einbezogen werden.

Die Gefühle und Bilder aus der Vergangenheit, die auftauchen, werden als Ressourcen und als Kraftquelle für die Gegenwart und Zukunft mitgenommen. Denn viele Erlebnisse und Fähigkeiten lassen sich einfach auf momentane Situationen übertragen: «Welche meiner Fähigkeiten kann ich nutzen, um eine gewünschte Lebenssituation zu erreichen?»

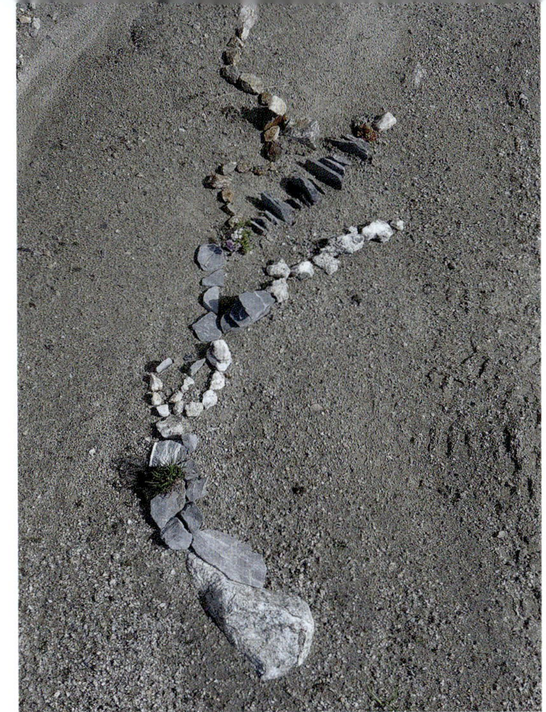

Biografie-Linien

AUS DER PRAXIS: EIN LEBENSBUCH IN DER NATUR

Die gecoachte Person erhält den Auftrag, mit Naturmaterialien die eigene Biografie zu konstruieren. Welche Lebensphase wird wie dargestellt? Die Form des Konstrukts spielt dabei keine Rolle. Von einer Spirale über eine Linie bis hin zu sonstigen Fantasiegebilden ist alles möglich. Für bedeutungsvolle bzw. prägende Lebensphasen wird ein Naturgegenstand gelegt.
Beginn ist die Geburt. «Wo komme ich her? Wo stehe ich jetzt? Welche Ressourcen kann ich mitnehmen? Was habe ich bisher gelernt? Wie geht es weiter? Was wünsche ich mir für die Zukunft?» Tritt im Prozessverlauf beim Positionieren der Gegenstände Überraschendes auf? Erhält der kleine grüne Trieb im Ast plötzlich eine wichtige Bedeutung? Was bedeutet der feine Riss im großen Stein?

VON FARBEN UND FORMEN

Frau K. hat den Auftrag, ihre Biografie mit Naturmaterialien darzustellen.

Zuerst sucht sie verschiedenes Material und legt ein «Materialdepot» an.

Ihre Kindheit und ihr junges Erwachsenenleben als Mutter zeichnet sie düster. Erst im Laufe des Lebens wird es etwas farbiger und es zeigen sich grüne Blätter. Schließlich legt sie ein großes Rindenstück, in dem sie die aktuellen «Gaben» darstellt. Sie erzählt mir viel über diese Ressourcen, die sie nun unbedingt noch ausbauen will. Sie wählt zwei Ideen aus, die auf dem «Rindenstück» liegen und die sie nun unbedingt im Alltag umsetzen will.

Frau K. hat sich intensiv mit ihrer Biografie auseinandergesetzt. Sie fühlt sich nach der Arbeit ziemlich müde, aber neugierig, wohin ihre Lebensfäden sie wohl führen werden. Sie nimmt das Rindenstück mit den «Ressourcen/Ideen» nach Hause und will damit täglich an ihre positiven, zuversichtlichen Gefühle erinnert werden.

Visuelle Anker: Bilder sagen mehr als tausend Worte

Eine Assoziation ist eine Verknüpfung zweier Erlebnisse resp. Vorstellungen. Ein bestimmtes Bild löst eine Erinnerung aus, die in irgendeiner Weise mit dem ursprünglichen Bild eines Ereignisses in Zusammenhang steht. Diesen Vorgang des Erinnerns und Verknüpfens im Gedächtnis machen wir uns auch immer wieder in der Arbeit in der Natur zunutze.

Visuelle Anker sind ein gutes Instrument, um einen Entwicklungsprozess zu unterstützen. Beim Ankern können alle Sinne beteiligt sein. Eine bestimmte Emotion (positiv wie negativ) wird mit einem Bild verknüpft, eben geankert. Durch diese Sichtbarmachung wird der Bewusstwerdungsprozess aktiviert. Wird ein Bild, eine Situation mit einer bestimmten Vorstellung verbunden, kann es gedanklich später wieder hervorgerufen werden. Auch Ideen und Lösungen werden dadurch sichtbar.

AUS DER PRAXIS: FUNDSTÜCKE

Die gecoachte Person sucht einen Naturgegenstand, der sie besonders anspricht. Ziel ist es, ein Symbol zu finden, das als Erinnerung an die «Arbeit» in der Natur fungiert. «Was empfindest du dabei? Womit verbindest du einen dornigen Stiel, einen knorrigen Ast, einen rauschenden Bach oder eine farbige Blume?»

Dieser Auftrag eignet sich sehr gut als Abschluss eines Natur-Coachings.

Quellen und Literaturtipp

Arbeitsraum Natur: Handbuch für Coaches, Therapeuten, Trainer und Organisationen, Carsten Gans, Katja Dienemann, Springer 2020.

Netzwerk Natur-Coaching: www.natur-coaching.org

Hobby und Freizeit im Garten

Gartenkind *Wanda Keller*

Bioterra

Bioterra ist die führende Organisation für den Bio- und Naturgarten in der Schweiz und setzt sich seit 75 Jahren für den biologischen Anbau ein. Das Engagement gilt der Förderung und dem Erhalt der einheimischen Tier- und Pflanzenwelt. Rund 16 000 Mitglieder sind Teil der Community und kommen in den Genuss der 7-mal jährlich erscheinenden Zeitschrift «Bioterra». Dazu veröffentlicht Bioterra auf verschiedenen Kanälen laufend Fachwissen zur Praxis des Bio- und Naturgartens. Sehr aktiver Teil der Gemeinschaft sind die 30, vorwiegend in der deutschsprachigen Schweiz angesiedelten Regionalgruppen, die jährlich etwa 250 Gartenkurse zu den unterschiedlichsten Themen anbieten. Zudem sind gut 150 Biogärtnereien und Gartenbaubetriebe Bioterra angeschlossen und profitieren damit von Austauschgefäßen und einem gemeinsamen Auftritt als Bioterra-zertifizierte Betriebe. Dieses Label garantiert der Kundschaft nebst einem vielfältigen Angebot an Pflanzen in Bioqualität und der Verwendung von Betriebsmitteln nach der Liste des FiBL (Forschungsinstitut für biologischen Landbau) eine kompetente Fachberatung speziell für naturnahes und biologisches Gärtnern. Auch Privatgärten von Mitgliedern dürfen – sofern bestimmte Kriterien, z. B. die konsequente Nichtverwendung von synthetischen Düngern und Pestiziden, erfüllt sind – mit einer Bioterra-Plakette geschmückt werden, welche die Sichtbarkeit von Bio- und Naturgärten nach außen hin erhöht.

Projekt Gartenkind

Seit 2016 engagiert sich der Verein Bioterra in der Schweiz mit dem Projekt Gartenkind für die zukünftigen

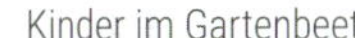

Kinder im Gartenbeet

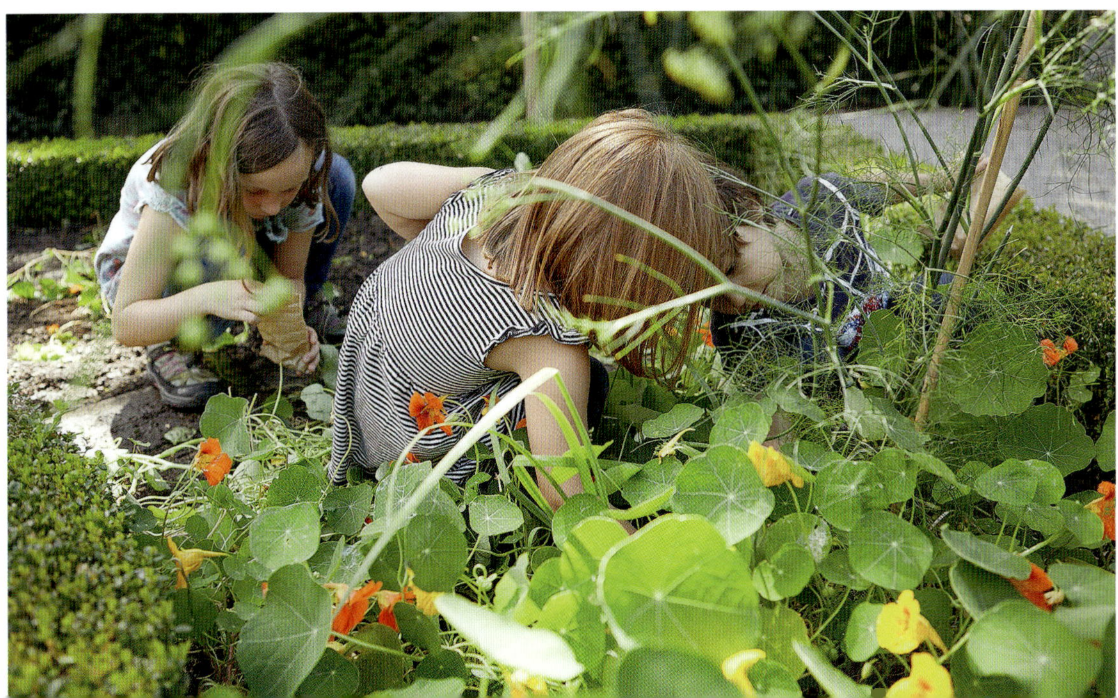

Generationen: Es ermöglicht Kindern in der ganzen Schweiz den aktiven Zugang zur Natur im Biogarten, um sich als Teil der lebendigen Umwelt zu erfahren und sie mit allen Sinnen wahrzunehmen. Sie werden befähigt, genießbare Pflanzen zu kultivieren, und gestalten somit ihren Lebensraum und ihre Ernährung mit, was sich durchaus positiv auf das spätere Umweltbewusstsein und den Umgang mit Lebensmitteln auswirken kann. Die verschiedenen Zweige von Gartenkind erreichen jährlich rund 5000 Kinder und deren Bezugspersonen sowie über 50 Lehrkräfte der Volksschule. Die Aktivitäten finden vorwiegend im Freizeitbereich statt.

Saisonkurse

An rund 50 Standorten in der ganzen Schweiz finden über 60 Saisonkurse statt, in denen die Kinder lernen, von Grund auf ihr eigenes Gartenbeet pflanzfertig vorzubereiten und zu pflegen, samt Werkzeugkunde und ein paar Regeln zum sicheren Arbeiten. Sie pflanzen, säen, gießen, jäten, mulchen und ernten schließlich ihr eigenes Gemüse, u. a. Salate, Karotten, Kartoffeln, Bohnen, Mais und Kürbis, je nach Beet- und Gartengröße und den geschmacklichen Vorlieben. Es steht jedoch nicht nur das biologische Gärtnern im Fokus. Auch die naturnahe und biodivers gestaltete Umgebung lädt zu vielen Naturbeobachtungen und informellem Lernen ein. So begegnen die Kinder vielen Tieren und Pflanzen, beobachten und erforschen deren Interaktionen und Wechselwirkungen. Ebenso sind Stoffkreisläufe direkt erlebbar: Durch das Kompostieren von organischem Material sind die Kinder hautnah am chemischen und mikrobiellen Prozess der Umwandlung von Pflanzenresten zu wertvollem Dünger dabei. Sie können wahrnehmen, wie wichtig gesunde und fruchtbare Böden für das Gedeihen von Pflanzen sind.

Die Kurse haben verbindlichen Charakter und richten sich an Kinder im Primarschulalter. Sie dauern eine Saison lang von etwa Anfang April bis Mitte Oktober und finden außer in den Schulferien einmal wöchentlich in der Freizeit statt. Die Kinder erhalten Unterstützung und Anleitung von erfahrenen Fachpersonen, vorwiegend Frauen, mit gärtnerischem und pädagogischem Know-how. Die Gärten sind sehr unterschiedlich in ihrer Größe und Anlage. Teilweise werden sie von Privatpersonen zur Verfügung gestellt, oft sind sie Teil der Schulhausumgebung, manche haben eine Gartenlaube, andere nicht. Gemeinsam ist den Saisongärten die biologische Bewirtschaftung und die naturnahe Gartengestaltung wie auch das hohe freiwillige Engagement der Gartenleitenden, das oft über das eigentliche Gärtnern hinausgeht und Basteln mit Naturmaterialien, Herstellen von Ringelblumensalbe, Kräutersalz o. Ä. mit einbezieht. Die entstehenden Materialkosten sind durch Bioterra gedeckt, das Saatgut erhalten die Gartenleitenden zugeschickt. Bei Bedarf stellt Bioterra Werkzeug zur Verfügung. Einmal pro Jahr haben die Fachpersonen die Möglichkeit, bei Bioterra eine eintägige, praxisorientierte Weiterbildung zu einem Thema (z. B. Achtsamkeit in der Natur) rund um das Gärtnern mit Kindern zu besuchen und sich untereinander mit Tipps und Tricks zu versorgen.

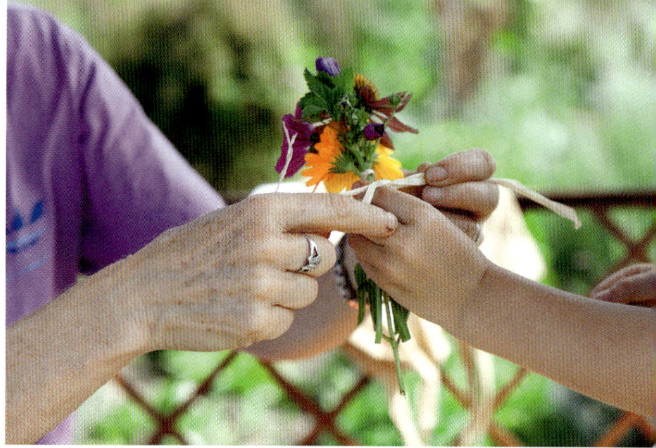

Gartenfreuden

Offene Nachmittage in den Schaugärten

Um Kindern und deren Bezugspersonen während ihrer Freizeit den Zugang zu einem Garten und einer naturnahen, biodiversen Grünfläche möglichst niederschwellig zu erlauben, ist vor einigen Jahren das Format der offenen Nachmittage in Form von Gartenanimationen entstanden. Mittlerweile öffnen mehr als 5 Gärten in der Schweiz (Bern, Zürich, Gudo, Luzern, Basel, St. Gallen), betrieben von mehr als 20 Gartenfachpersonen, regelmäßig ihre Tore, um Kindern mit ihren Familien das Schnuppern von Gartenluft und eine aktive Beteiligung zu ermöglichen. Die offenen Nachmittage sind kostenlos und ohne Anmeldung zugänglich und können der grünen Soziokulturellen Animation zugeordnet werden, welche sich durch Niederschwelligkeit und gemeinsames Tun auszeichnet. Die Aktivitäten reichen von Karotten ansäen, jäten, Tomaten ernten bis hin zu Kürbissuppe kochen und Kräutersträußchen binden und richten sich nach der Saison und danach, was es im Garten gerade zu tun gibt. Das «Gurtengärtli», der älteste und beliebteste Schaugarten auf dem Stadtberner Hausberg, ist integriert in das beliebte Naherholungsgebiet und hat sich mittlerweile nebst den aktivierenden Animationen zu einer naturnahen Oase und Inspirations- und Ideenquelle für naturnahe und biodiverse Umgebungsgestaltung entwickelt.

Kartoffelkurse

Das kompakte Kursformat für Schulklassen kann in den Stundenplan integriert werden und besteht aus 9 Doppellektionen, die zwischen März und Sommerferien stattfinden. Der Gartenunterricht findet in Halbklassen in einem bestehenden Schulgarten in der unmittelbaren Umgebung des Schulhauses statt und wird von einer «Härdöpfellehrer:in» (Gartenfachperson) geleitet. Ziel des Kurses ist es, dass die Kinder lernen, dass Pommes frites nicht in Plastikbeuteln am Baum wachsen. Sprich: Sie erleben die tolle Knolle in drei Varietäten (gelb, rosafarben, blau) vom Pflanzen bis zum Verzehr, von der Bodenvorbereitung bis zur Ernte. Die Kinder haben alleine oder zu zweit ein Kartoffelbeet von mindestens 1 m^2 und sind dafür selber verantwortlich. Bleibt nach der Pflege noch Zeit, so erkundet die Gartenfachperson mit den Kindern ihre Schulhausumgebung mit einem besonderen Augenmerk auf Pflanzen. Die Lehrpersonen versorgen die Schüler:innen parallel zu den Lektionen mit botanischen Fakten und kulturgeschichtlichen Aspekten.

Ausbildung «Das Gartenjahr mit Kindern»

Jährlich findet an verschiedenen Standorten in der Schweiz der Ausbildungskurs, aufgeteilt in 4 halbe Tage, statt. Der Einführungskurs vermittelt die Kompetenzen, die nötig sind, um eine Gartensaison für Kinder zu leiten. Der Kurs ist so aufgebaut, dass gärtnerisches und pädagogisches Fachwissen in Praxis und Theorie einfließen und jedes Modul eine Vorbereitung für die nächsten Arbeiten im Garten ist. Gartenvorwissen ist keine Voraussetzung – die Freude am Gärtnern mit Kindern steht im Vordergrund. Für diejenigen, die erstmals einen Saisonkurs aufbauen möchten, ist der Kurs kostenlos und obligatorisch. Vermehrt melden sich jedoch auch Lehrpersonen an, die sich auf niederschwellige Art mit dem nötigen Wissen bereichern möchten, um mit den Schüler:innen zu gärtnern.

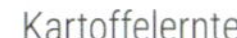

Kartoffelernte

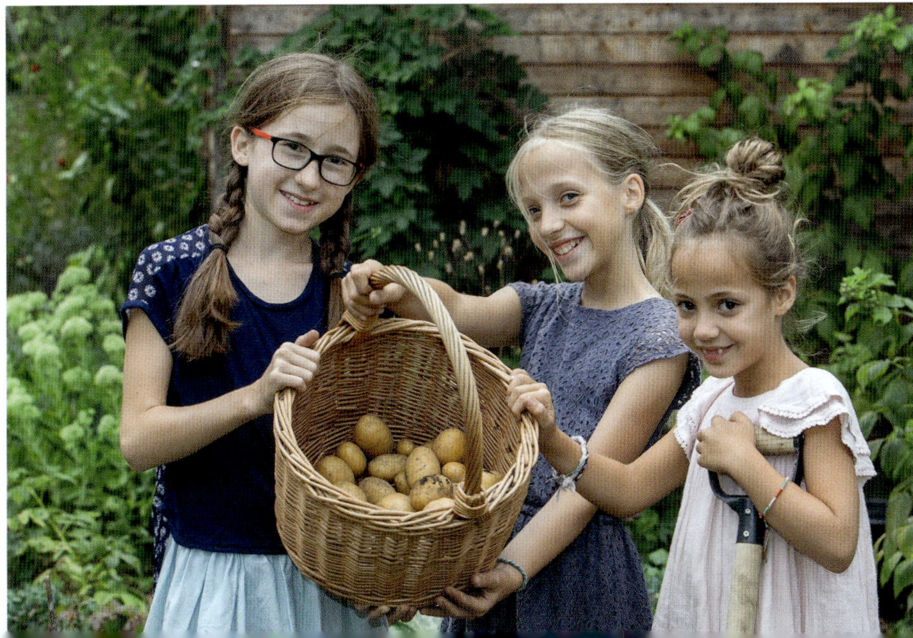

Gartenclubs in Alterszentren *Thomas Pfister*

Im Rahmen der Weiterbildung «Gärten helfen Leben» in der Nähe von Köln entwickelte ich die Idee von Gartenclubs in Alterszentren. Die Grundidee besteht darin, dass sich 8–10 Bewohner:innen eines Alterszentrums jede Woche für rund zwei Stunden treffen, um im Garten verschiedene einfache gärtnerische Tätigkeiten zu praktizieren. Die Bezeichnung «Gartenclub» wurde gewählt, um die feste Zusammensetzung der Gartengruppe zu unterstreichen. Alle Clubmitglieder verpflichteten sich zu einer regelmäßigen Teilnahme, konnten sich aber natürlich wegen wichtiger anderer Verpflichtungen auch einmal abmelden.

Der erste Gartenclub entstand 2007 im Alterszentrum Grünau am Westrand von Zürich. Hier leben rund 80 Senior:innen mit einem Durchschnittsalter von rund 85 Jahren. Viele von ihnen haben in ihrem früheren Leben einen eigenen Garten bewirtschaftet. Das Gartenclub-Projekt wurde den Bewohner:innen bei einer Versammlung präsentiert – und innerhalb von 2 Wochen meldeten sich 10 Pensionär:innen für den Gartenclub an.

Beet vorbereiten

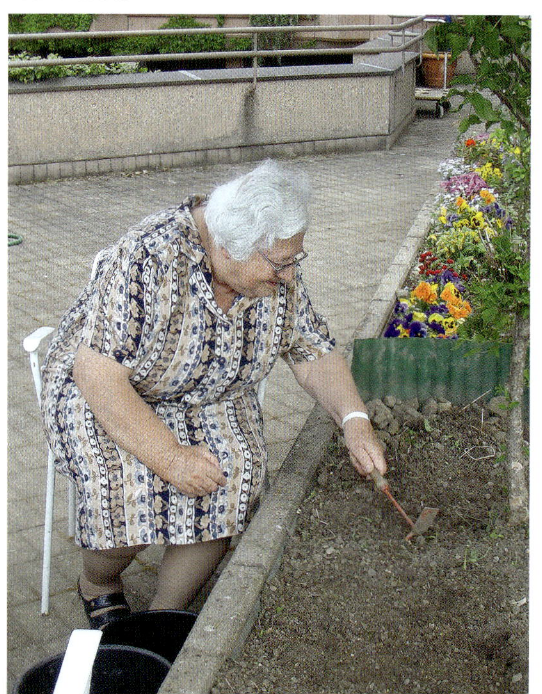

Ein Nachmittag in einem Gartenclub besteht aus einem standardisierten Ablauf aus vier Teilen: Pflanzenkunde – erster Teil im Garten – Pause – zweiter Teil im Garten und Abschluss.

Pflanzenkunde

Der Einstieg mit einem an die Saison angepassten Thema zur Pflanzenkunde hat sich bewährt. Das kann z. B. ein Strauß gepflückter Wildkräuter sein, die von allen begutachtet und bestimmt werden. Damit ergeben sich gute Anknüpfungspunkte und Gespräche an die Erfahrungen und das Wissen der Teilnehmenden.

Meist nimmt der Einstieg mit der Pflanzenkunde bereits Bezug zum Thema des Nachmittags. Ist dies z. B. die Salbei, wird diese interessante Pflanze den Gartenclubmitgliedern mit allen Sinnen erlebbar gemacht. So können die ledrigen Blätter befühlt, Geruch und Geschmack festgestellt und die schönen blauen Blüten betrachtet werden. Daneben werden ein paar spannende Informationen zur Herkunft der Pflanze aus dem Mittelmeerraum vermittelt. Auch die Heilwirkung der Salbei kann bei der Pflanzenkunde erklärt werden. Bekannterweise kann sie bei Halsschmerzen und Zahnfleischproblemen erfolgreich eingesetzt werden und ist ein probates Mittel bei übermäßigem Schwitzen in der Nacht.

Arbeiten im Garten

Wenn das Wetter es zulässt, gibt es nach der Pflanzenkunde einen Teil mit Arbeiten im Garten. Zuerst werden noch im Arbeitsraum die Aufgaben verteilt und die Gruppen gebildet. Bewährt haben sich sogenannte Tandems, d. h. Zweiergruppen, die mit Begleitung des Gartenagogen oder der Gartenagogin, der Aktivierungsfachperson oder einer Freiwilligen bestimmte Aufträge im Garten erledigen. Fast alle in Teil III – Agogisches Arbeiten im Garten vorgestellten Programme können auch in einem Gartenclub umgesetzt werden. Als «Standardprogramme» herausgestellt haben sich u. a. folgende Tätigkeiten:

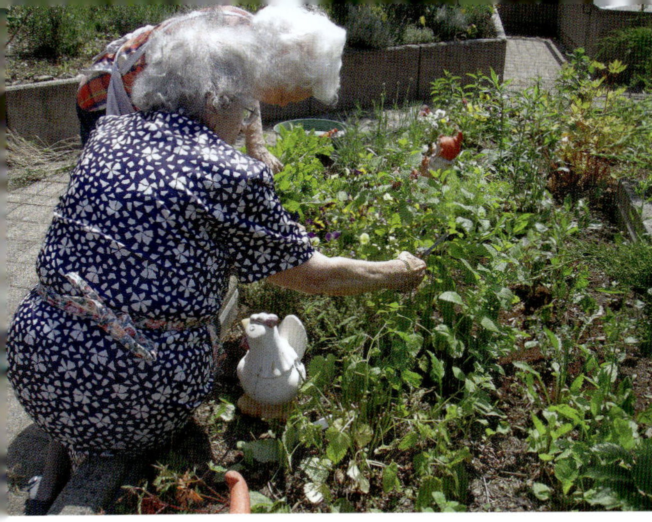

Teamwork

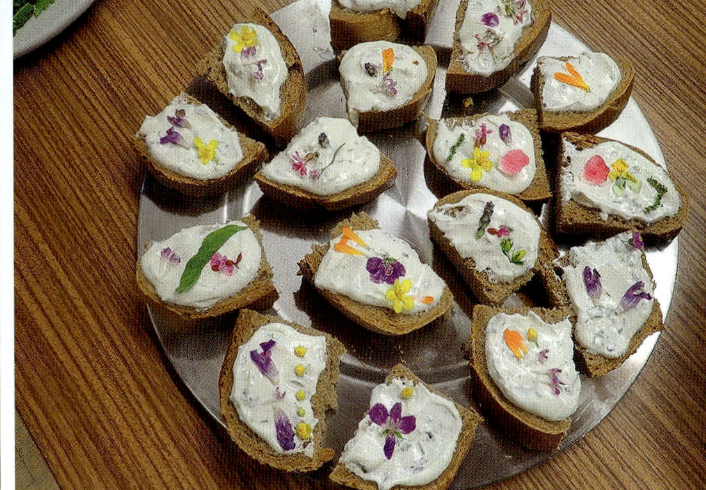

Leckere Zwischenverpflegung

- Jäten und Harken/Hacken
- Bewässern
- Zupfen von verwelkten Blüten
- Ernten von Kräutern, Gemüse und Beeren
- Herstellen von Kräutersalz, Kräutertee und Kräutersirup
- Produktion einer Ringelblumensalbe
- Herstellen von Duftkissen

Ein Tandem im Gartenclub ist für die Zubereitung der Pausenverpflegung zuständig. Bevorzugt werden dabei Produkte aus dem eigenen Garten verwendet, z. B.:

- Kräuter für einen gesunden Tee
- Küchenkräuter für einen Brotaufstrich
- Kräutersirup mit Melissen, Minzen usw.
- frisch geerntete Beeren und Früchte
- Tomaten, Gurken und andere Gemüse

Pause mit Verpflegung

Je nach Möglichkeiten und Voraussetzungen der Teilnehmenden müssen die Sequenzen im Garten auf 20 bis 30 Minuten beschränkt werden. Besonders bei heißem Wetter gilt es, die nötigen Vorsichtsmaßnahmen zu beachten.

Zum abgemachten Zeitpunkt trifft sich der Gartenclub zur wohlverdienten Pause; bei gutem Wetter natürlich im Garten, bei schlechtem im Arbeitsraum. Stolz berichten die einen über die geleistete Arbeit, während die anderen vielleicht einfach den Schatten und das Sitzen genießen. Man probiert die selbst hergestellten Getränke und Köstlichkeiten.

Gegen Ende der Pause wird abgeklärt, wer für eine zweite Runde im Garten noch genug Energie hat. Man darf sich auch schon jetzt verabschieden, wenn die Kraftreserven aufgebraucht sind. Diesen Personen wird gedankt und sie werden auf den nächsten Gartenclubtermin aufmerksam gemacht.

Zweite Gartenrunde und Abschluss

Ein zweiter, oft etwas kürzerer Garteneinsatz ist vor allem bei gutem Wetter möglich. Die vor der Pause angefangenen Arbeiten werden weitergeführt und fertiggestellt. Zum Schluss wird aufgeräumt. Nach der Verabschiedung der Teilnehmenden trifft sich das Leitungsteam zu einer kurzen Auswertung, wobei die Erfahrungen am besten in einem Gartentagebuch festgehalten werden. Am Ende wird noch kurz über den nächsten Gartenclub und das entsprechende Thema informiert.

Erfolgreiche Gartenclubs

Gartenclubs wurden in verschiedenen Alterszentren der Stadt Zürich eingeführt. Die zuständige Stadtbehörde unterstützte das Projekt während mehrerer Jahre. Einige Gärten von Alterszentren konnten im Rahmen von Gartenclubs zu agogischen Gärten ausgebaut werden – vgl. das Beispiel Alterszentrum Pfrundhaus in Teil IV – Gärten und Gartengestaltung.

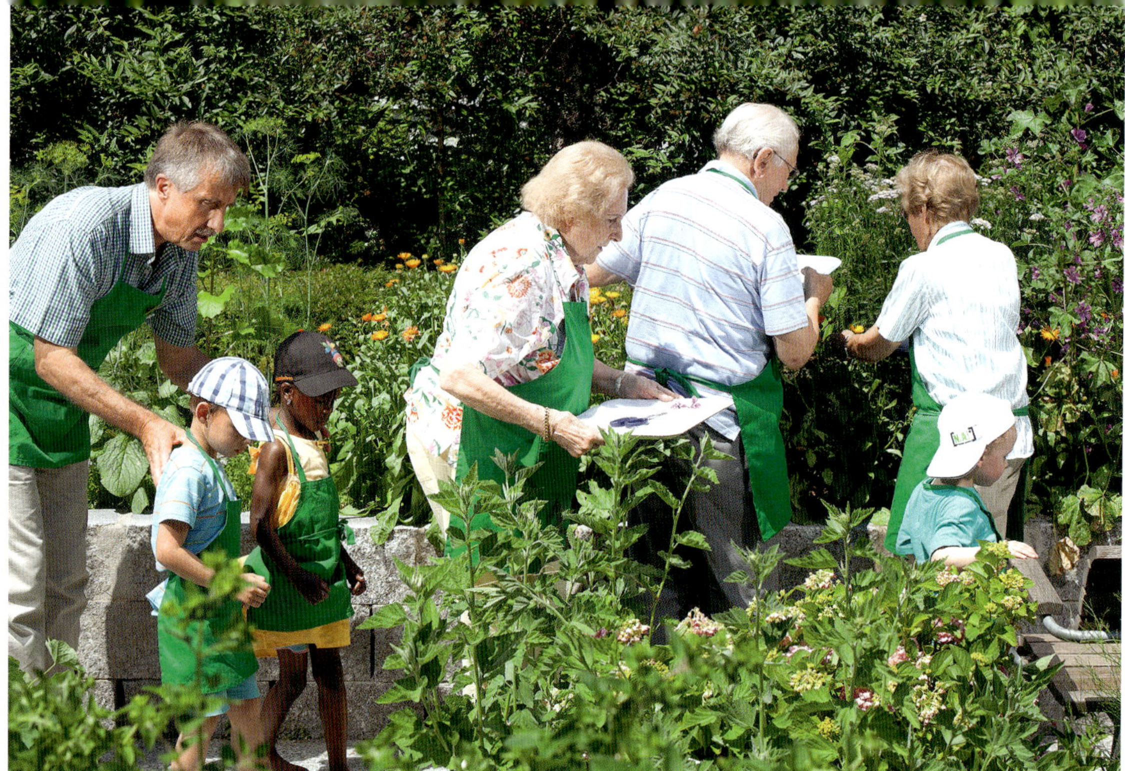

Jung und Alt im Garten

Es sollte eigentlich im Rahmen der Aktivierung (in Deutschland und Österreich als Ergotherapie bezeichnet) ganz normal werden, gartenagogische Angebote in jedem Alterszentrum zu installieren. Neben kreativen und körperbezogenen Angeboten bietet der Garten unzählige Möglichkeiten für eine vielfältige Aktivierung der Bewohner:innen.

Gemischter Gartenclub

Ein ganz besonderer Gartenclub wurde im Alterszentrum Herzogenmühle am Nordrand von Zürich gegründet. Die Leitung des Pflegedienstes hatte die Idee, ein paar Kinder der benachbarten Kindertagesstätte in den Gartenclub zu integrieren. Das klappte wunderbar und war eine sehr gute Erfahrung. Mithilfe der Age-Stiftung konnte der Garten mit zwei großen Hochbeeten ergänzt werden.

Im Film «Heilende Gärten» (siehe Medienverzeichnis) sind Ausschnitte aus dem Gartenclub Herzogenmühle dargestellt.

Villa Blankenstein *Beate Eisele*

Die Tagesstruktur ohne Lohn (TSoL) der Stiftung altra Schaffhausen bietet erwachsenen Menschen mit psychischer Beeinträchtigung eine Tagesstruktur in einem geschützten Rahmen, in dem sie einer sinnvollen, individuell angepassten Tätigkeit nachgehen können.

Die Teilnehmenden

Die Teilnehmenden des Projekts sind Erwachsene mit psychischer Beeinträchtigung, die eine Invaliden-Rente beziehen und sich nicht in der Lage fühlen, einer Tagesstruktur mit Lohn an einem geschützten Arbeitsplatz nachzugehen. Andere erhalten ergänzend zur Tagesstruktur mit Lohn einen Ausgleich. Für die älteren Teilnehmenden geht es darum, Ressourcen zu erhalten und zu stabilisieren. Für die jüngeren Teilnehmenden ist es ein wichtiges Ziel, die Arbeitsfähigkeit und Belastbarkeit schrittweise zu erhöhen und so die Möglichkeit zu haben, in eine geschützte Werkstätte zu wechseln. Das Angebot ist sehr niedrigschwellig und den Bedürfnissen der Teilnehmenden angepasst. Von einem halben Tag bis zu einer 5-Tage-Woche können die Zeiten individuell angepasst werden, und jede:r kann sich immer wieder neu entscheiden, womit er/sie sich beschäftigen möchte.

Villa Blankenstein

Seit Sommer 2021 befindet sich TSoL in der Villa Blankenstein, einer alten Villa mit großem Garten. Durch die angrenzenden Parks ist die Lage ruhig und sehr idyllisch. Der Bahnhof von Schaffhausen ist in wenigen Minuten zu Fuß erreichbar.

In einer angenehmen, einladenden Atmosphäre können die Teilnehmenden sich als Teil einer Gemeinschaft erleben, soziale Kontakte knüpfen und ihren Sozialraum erweitern.

Verschiedene Atelier- und Aufenthaltsräume sowie der große Garten ermöglichen es den Teilnehmenden, Raum zu haben zum Begegnen, Gestalten und Erleben. Kunstatelier, Kreativraum, Nähzimmer, Töpferraum und Holzwerkstatt laden dazu ein, vorhandene Ressourcen zu nutzen oder Neues auszuprobieren. Zusätzlich bieten

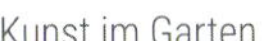

Kunst im Garten

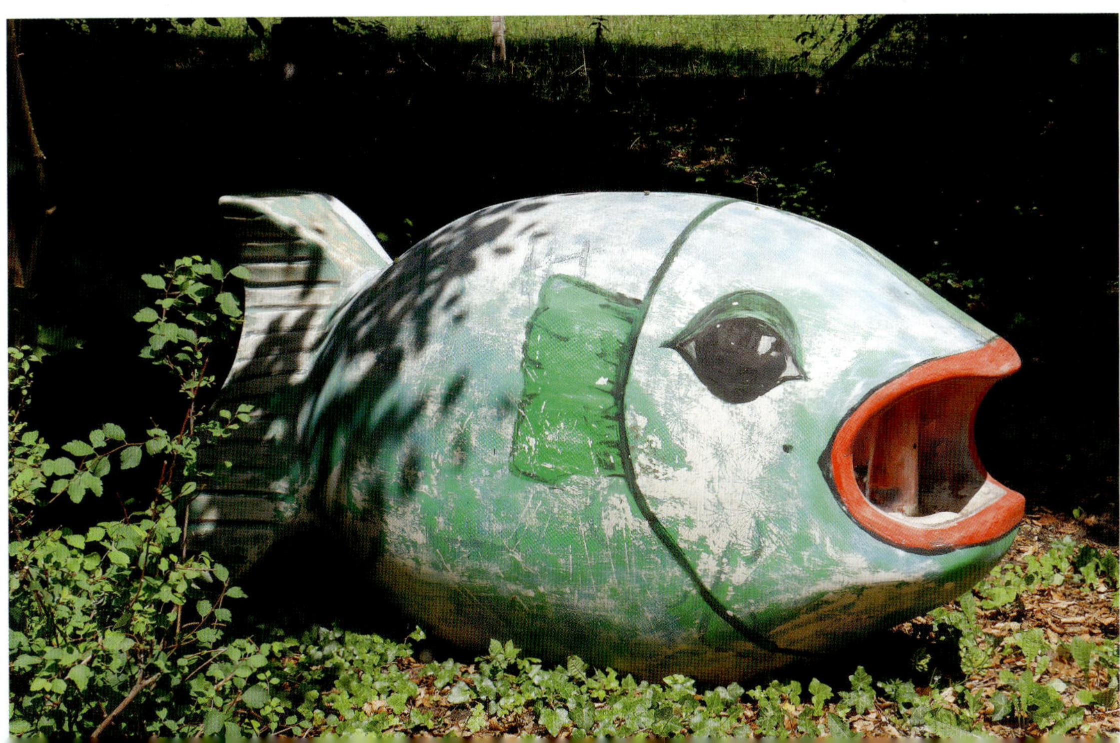

der Aufenthaltsraum, ein kleiner Wintergarten, der Garten und gemeinsames Kochen und Essen viele Möglichkeiten für soziale Kontakte.

Der Garten

Der Garten ist 2500 m^2 groß. Bisher handelte es sich dabei vor allem um eine Wiesenfläche mit einer schönen alten Solitärbuche, einem beschatteten Bereich mit angrenzendem Schuppen zur Aufbewahrung von Gartenmöbeln, Gartenzubehör und Werkzeugen. Ein Teil des Gartens ist abgetrennt für ein Tiergehege mit Ziegen, Enten, Hühnern und Hasen, die von einem Verein betreut werden. Eine Wiese am Hang mit einigen alten Streuobstbäumen wird ab und zu von einer kleinen Schafherde abgeweidet.

Nach dem Einzug in die Villa Blankenstein war schnell klar, dass der Garten als ein wichtiger Bereich der TSoL genutzt werden soll, um bei gutem Wetter möglichst viel draußen sein zu können. Es ist viel Platz für Begegnungen mit anderen Teilnehmenden, Betreuenden und den Tieren; hier kann gegessen, gespielt, entspannt oder auch gearbeitet werden. Neue Erfahrungen im Umgang mit Gartenarbeit können gemacht, vorhandenes Wissen kann umgesetzt oder aufgefrischt werden. Zusammen mit den Gärtner:innen der altra Biogärtnerei Neubrunn entstand die Idee, ein gemeinsames Gartenprojekt durchzuführen.

Das Gartenprojekt

Ein wichtiges Prinzip in der Villa Blankenstein ist es, die Teilnehmenden in möglichst viele Entscheidungen miteinzubinden. Deshalb war es sehr wichtig, sie von Anfang an in die Planung und Umgestaltung einzubeziehen.

An einem ersten Nachmittag für alle interessierten Teilnehmenden der Villa Blankenstein ging es darum, das Gartenprojekt vorzustellen und gemeinsam Ideen zu sammeln. Es nahmen 8 Interessierte teil, die eifrig mitdiskutierten, Wünsche und Ideen einbrachten und gemeinsam durch den Garten gingen.

Die Bedürfnisse der Benutzer:innen der TSoL wurden in einer Brainstorming-Liste wie folgt zusammengetragen:

- Draußen essen und grillen können
- Plätze für kreatives Arbeiten
- Nischen und Rückzugsorte
- Sport: Federball, Tischtennis usw.
- Natur genießen
- Garten haben mit Nutzpflanzen, Kräutern, Blumen usw.
- Etwas aussäen können, Setzlinge pflanzen
- Hochbeete einrichten
- Feuerstelle
- Hängematte
- Bank unter Buche mit Blick in Krone
- Insektenhotel herstellen und aufstellen
- Vogelfutterstellen
- Platz für Raucherzone und Fahrradunterstand

Bei anschließendem Kaffee und Kuchen kamen noch andere Teilnehmende dazu, die sich zwar nicht am Workshop beteiligen wollten, aber dennoch neugierig waren, was besprochen wurde.

Gartengruppe oder offener Gartentreff?

Angestrebt war die Gründung einer Projektgruppe von allen Garteninteressierten der TSoL. Diese Gruppe sollte sich am Anfang aktiv und regelmäßig treffen und den Garten planen. Da viele der Teilnehmenden jedoch Mühe mit Verbindlichkeiten haben, wurde beschlossen, anstelle einer Gartengruppe an regelmäßig festgelegten Terminen Gartenangebote für alle Interessierten durchzuführen. Auf diese Art können auch Teilnehmende, die Mühe haben, sich auf längere Zeit für eine Sache festzulegen, zumindest ab und zu dabei sein.

Einige Teilnehmende sind an den dafür vorgesehenen Nachmittagen nicht anwesend oder haben Mühe, sich auf eine Gruppe einzulassen. Deshalb besteht zusätzlich zu den festen Terminen im Laufe der Woche immer wieder die Möglichkeit, sich am Gartenprojekt zu beteiligen, z. B. beim Gießen, Umtopfen oder Laubrechen.

Bisherige Aktivitäten

Auf der Basis der Ideen des Brainstormings wurden in den ersten Monaten die folgenden Tätigkeiten ausgeübt:

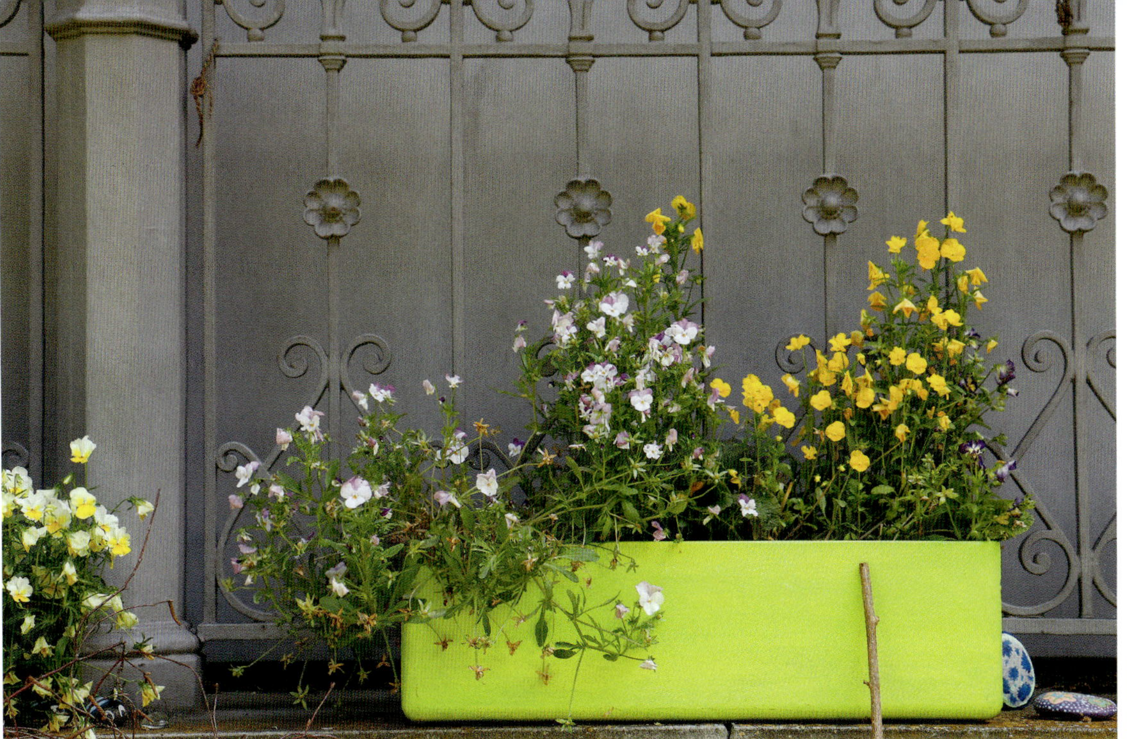

Erfolgreich umgetopft

- Aufräumarbeiten, Laub rechen
- Holzschuppen aufräumen
- Samen aussäen, Setzlinge pikieren und eintopfen
- Hochbeet: Materialeinkauf, Hölzer lasieren, austüfteln, wie es zusammengebaut werden muss, aufstellen
- Vogelfutter in Kokosnussschalen einfüllen, aufhängen und immer wieder nachfüllen
- Birkenreisig-Kränze binden
- Besuch des Biodiversitätsrundgangs der altra-Biogärtnerei Neubrunn

Höhen und Tiefen, Erfolge und Erfahrungen

Einige Teilnehmende starteten mit viel Elan und verloren dann schnell das Interesse. Andere, die zuerst gar nicht einsteigen wollten, wurden unerwartet aktiv und hatten Spaß an der Gartenarbeit oder einzelnen Aufgaben. Vor allem Pflanzen gießen und beobachten, wie sie wachsen, wird von verschiedenen Teilnehmenden sehr gerne gemacht.

Bei den körperlichen Aufgaben war zu beobachten, dass viele Teilnehmende sehr schnell an ihre Grenzen kamen und schon nach kurzem Einsatz Pausen brauchten. Auch das Wetter machte eine vorherige Planung manchmal schwierig. War es zu heiß, zu kalt oder regnete es, sprangen einige schnell einmal ab.

Die gepflanzten Sonnenblumen wurden leider sehr schnell von den Ziegen gefressen. Dafür wuchsen die ausgesäten Tomaten so gut, dass wir sogar einige verschenken konnten. Und auch die ersten geernteten Radieschen aus dem Garten wurden mit Genuss verspeist – dieses Mal zum Glück nicht von den Ziegen.

Der Hochbeetbau startete mit viel Elan und Tempo, wurde dann jedoch immer wieder ausgebremst, weil z. B. das Holz nicht geliefert wurde oder die Gärtner:innen der altra keine Zeit hatten.

Alles in allem ist das Gartenprojekt eine gute Sache. Es erfordert immer wieder neue Anpassungen, Flexibilität und Ausdauer, aber es macht auch viel Freude. Der Garten ist ein Ort zum Begegnen, Gestalten und Erleben, der noch ganz viele Möglichkeiten für die Zukunft offenlässt.

Interkulturelles Gärtnern *Adelheid Karli Christinger*

Migrant:innen leiden häufig unter ihrer Entwurzelung mit all deren physischen und psychischen Folgen. Viele sind arbeitslos oder «Working Poor» und leben mit oder ohne Familien isoliert in oft engen Wohnverhältnissen. Ihnen fehlt die soziale Vernetzung, was die Integration in den gesellschaftlichen Alltag erschwert. Oft kommen gesundheitliche Probleme hinzu. Migrant:innen brauchen deshalb eine Möglichkeit, am öffentlichen Leben teilzunehmen, sich regelmäßig zu treffen, eigenständig zu beschäftigen, Deutsch zu sprechen und Wissen auszutauschen. Hier setzt das Gartenprojekt «HEKS Neue Gärten» an. Denn der Garten ist nicht nur ein Ort für den Gemüseanbau, sondern zugleich ein sozialer Treffpunkt. Die Teilnehmenden kommen in den Garten zum Lernen und zum Sprechen der lokalen Landessprache. Während der gemeinsamen Gartenarbeit erlernen sie den naturnahen Gartenbau und geben ihre Kenntnisse weiter. Sie organisieren und koordinieren ihre Arbeiten selbstständig und stärken so das Vertrauen in ihre eigenen Fähigkeiten.

Voraussetzung für die Teilnahme am Projekt ist die Bereitschaft, sich für eine Gartensaison auf die gemeinsame und kontinuierliche Zusammenarbeit einzulassen. Diese umfasst die regelmäßige Bewirtschaftung der eigenen Fläche, die Teilnahme an Gemeinschaftsarbeiten, das Einhalten der Regeln, den Erfahrungsaustausch und die Teilnahme an Bildungssequenzen vor Ort.

Wenn die Teilnehmenden ausreichende Gartenkenntnisse haben, genügend die lokale Sprache sprechen und über ein soziales Netzwerk verfügen, werden sie beim nächsten Schritt, eigenständig Gartenparzellen zu pachten, begleitet.

Ursprung der interkulturellen Gärten

Anfang der 1980er-Jahre haben sich «International Community Gardens» parallel in mehreren großen Städten der Welt entwickelt, so in Buenos Aires, New York City und Toronto. In Deutschland wurde 1996 der erste Prototyp eines interkulturellen Gartens im Flüchtlingszentrum in Göttingen erstellt. In der Schweiz entstand 2004 der erste HEKS-Garten in der Region Basel.

Die interkulturellen Gartenprojekte verbinden Konzepte

- des interkulturellen Lernens,
- der Völkerverständigung und sozialen Friedensförderung,
- der Integration,
- der Zwischennutzung von Brachland,
- der Natur in der Stadt für die Bewohner:innen,
- der Subsistenzwirtschaft,
- der Persönlichkeitsentwicklung,
- der Therapie und Traumaverarbeitung.

In einem interkulturellen Garten bauen Migrant:innen gemeinsam mit Menschen aus der Aufnahmegesellschaft Gemüse und andere Kulturen an, tauschen Saatgut und Ideen aus, betätigen sich handwerklich und handeln dabei im Einklang mit der Umwelt.

Gärtnern und Freizeitaktivitäten in interkulturellen Gärten stellen den sozialen Kontakt zwischen Migrant:innen und Einheimischen her. Sie fördern dadurch die Verständigung zwischen Menschen aus unterschiedlichen Kulturen, die Integration von Migrant:innen sowie die Erhaltung und Nutzung der Kulturpflanzenvielfalt.

HEKS Neue Gärten: Geschichte

Seit 2004 führt HEKS, das Hilfswerk der Evangelisch-reformierten Kirche Schweiz, das Projekt «Neue Gärten» in verschiedenen Regionen der Schweiz durch. Der erste Standort entstand in Basel. In einer ersten Phase konzentrierte sich das Projekt nur auf Flüchtlingsfrauen. Die Zahl der Standorte wuchs kontinuierlich, unter anderem wegen der zunehmenden Zuwanderung in die Schweiz. Die «Neuen Gärten» sind inzwischen für politische Gemeinden und Kirchgemeinden ein wichtiger Baustein für die soziale Integration der Zugewanderten.

Gartentreffen

Neben dem Bereitstellen der Infrastruktur und der Öffentlichkeitsarbeit sind die Gartentreffen ein wichtiges Handlungsfeld für die Projektmitarbeitenden. Einmal pro Woche treffen sich die Teilnehmenden. Diese Treffen beinhalten die individuelle Begleitung, Gemeinschaftsarbeiten, Bildungssequenzen, die Kontaktpflege mit Nachbarn und den gegenseitigen Austausch. Gemeinsam wird besprochen, welche Arbeiten anstehen, wie mit Schädlingen oder Pflanzenkrankheiten umgegangen und was gesät oder gepflanzt werden kann. Die verschiedenen Erfahrungen der Teilnehmenden ermöglichen einen regen Austausch über die landestypischen Kulturpflanzen und Anbaumethoden.

Gemeinschaftliche Arbeiten wie das Jäten der gemeinsamen Kräuter- und Blumenbeete, die Pflege der Werkzeuge oder das Bauen von Tomatendächern stärken die Gemeinschaft.

Die Bildungssequenzen umfassen biologisches Grundwissen (Mischkulturen, Kräuterjauche, Kompost, Samenanbau usw.), an den Garten anknüpfende Themen wie das Konservieren und Verwenden von Gemüse und Kräutern sowie Alltagsthemen und Exkursionen.

Öffentlichkeitsarbeit

Integration braucht das Engagement sowohl der Zugewanderten wie auch der Einheimischen. In der Begegnung kann Verständnis entstehen für die verschiedenen Werte und Normen. Dies ist die Basis für die Entwicklung von Gemeinschaft. Öffentliche Veranstaltungen wie Gartenfeste, Workshops, Märkte, Mittagstische, Führungen und vieles mehr im Garten fördern die Begegnung und den Austausch mit der einheimischen Bevölkerung.

Wie findet Integration in den Gärten statt?

Mitarbeitende und Freiwillige schaffen Räume der Begegnung für den interkulturellen Austausch. Ressourcen und Fähigkeiten der Teilnehmenden werden aufgenommen und gefördert. Der Austausch untereinander erfolgt in der lokalen Sprache. Die sprachlichen Möglichkeiten wachsen und es entstehen soziale Vernetzungen in der Gruppe, innerhalb der Gärten und über diese hinaus.

Interkulturelle Zusammenarbeit

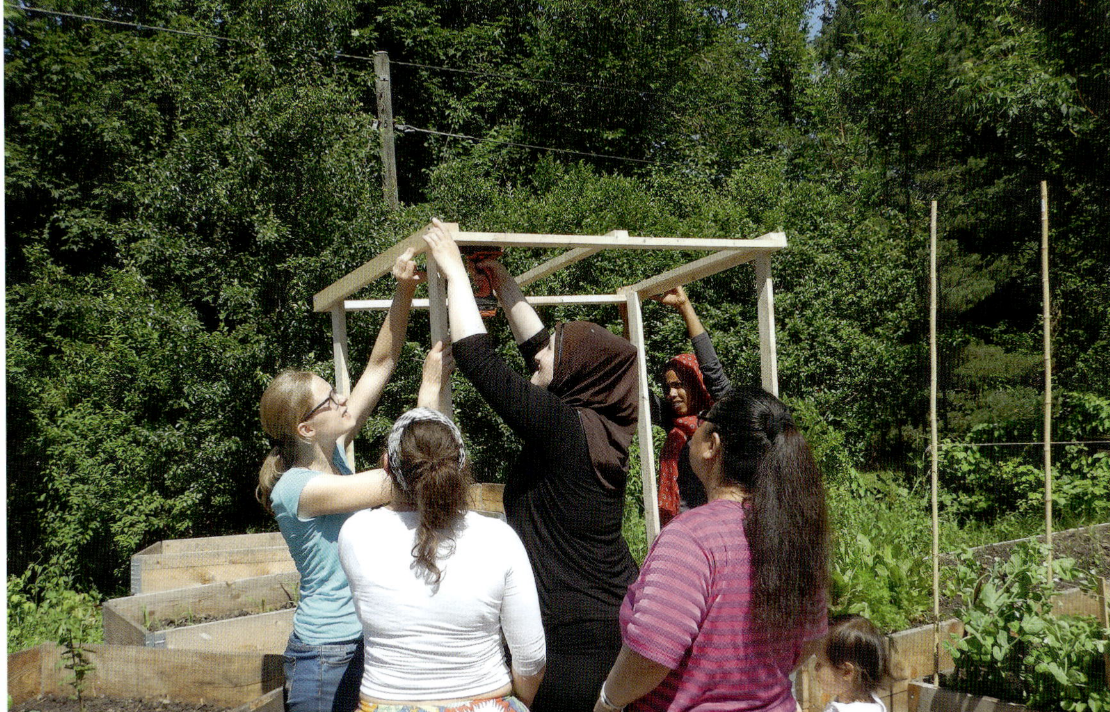

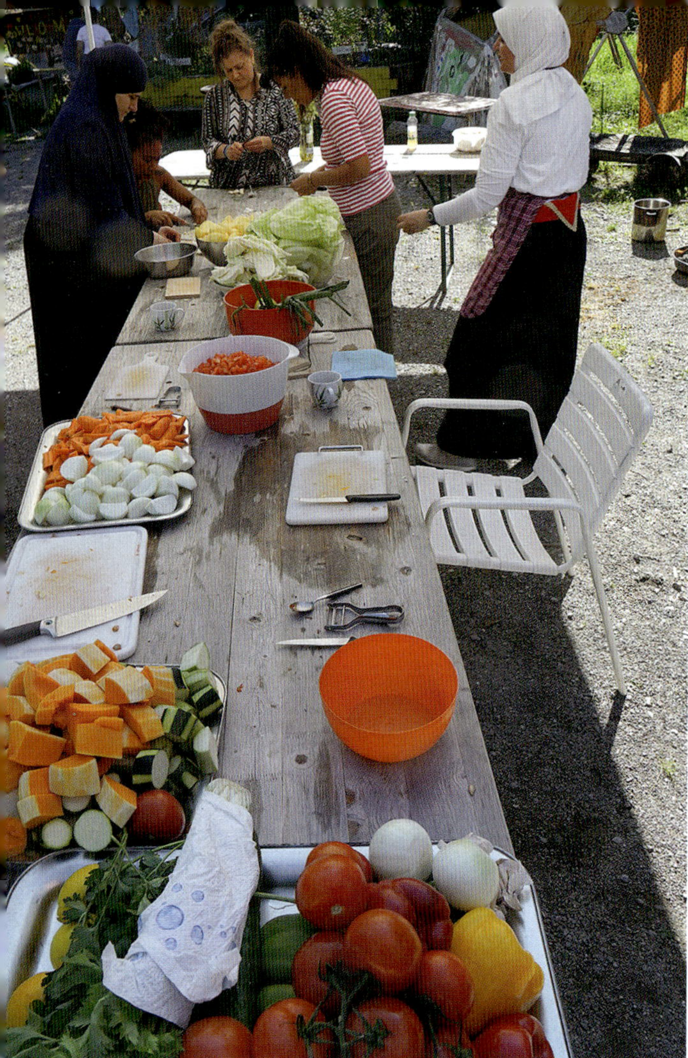

Mittagstisch im Garten

Die Integrationsziele «soziale Integration und Vernetzung», «Empowerment der Teilnehmenden», «Förderung der Sprachkompetenz» und «Gesundheitsförderung» werden auf mehrere Arten erreicht.

Tätig sein im öffentlichen Raum

Für viele Teilnehmende bieten die neuen Gärten eine der wenigen Möglichkeiten, den öffentlichen Raum zu nutzen und Partizipation zu erleben. Der eigene Garten ermöglicht den Anbau von Gemüse für die Selbstversorgung und der Überschuss aus der Ernte kann getauscht oder verschenkt werden. Der in Aussicht stehende Ertrag ist eine große Motivation. Viele Migrant:innen können sich während der Sommermonate zu einem großen Teil mit Gemüse selbst versorgen. Die Tätigkeit im Garten ist unmittelbar sinnstiftend. Die Migrant:innen kommen oft täglich in den Garten, um zu arbeiten, zu beobachten oder um sich zu entspannen und einander zu treffen.

Begegnung

Die Migrant:innen vernetzen sich untereinander und mit den Gartennachbar:innen. Sie tauschen Pflanzen, Samen und Erntegut, holen sich Hilfe, geben ihr Wissen weiter, beraten sich gegenseitig bei Alltagsproblemen oder feiern zusammen ein Fest. Auch über den Gartenzaun hinaus unterstützen sie sich gegenseitig, etwa beim Fahrradfahren oder beim Schwimmenlernen. Gemeinschaft wird erlebt mit Menschen in einer ähnlichen Lebenssituation. In Gärten mit bis zu 20 Nationen ist das gemeinsame Gärtnern nicht immer konfliktfrei. Gemeinsam werden jedoch immer wieder neue Wege zum Miteinander gefunden.

Lernen

Die unterschiedlichen Muttersprachen erfordern den gemeinsamen Gebrauch der lokalen Sprache. Das übergeordnete Thema Garten mit vorhandenem Anschauungsmaterial wie Pflanzen und Werkzeuge erlaubt eine Kommunikation auch mit wenigen Sprachkenntnissen.

Das Gärtnern bietet eine Fülle an Möglichkeiten, um die kulturellen und klimatischen Gegebenheiten eines Landes kennenzulernen. Die Auseinandersetzung mit dem Klima (z. B.: Welche Gemüse wachsen in der Schweiz und wann können sie angebaut werden?), mit einheimischen Tieren wie Schnecken sowie der Bodenbeschaffenheit fördert das Wurzelnschlagen in der neuen Heimat. Auch Alltagswissen wie die Anwendung von Heilkräutern, die Abfalltrennung und andere Umweltthemen können am Beispiel des Gartens thematisiert werden. Die so gewonnenen Kenntnisse über Land und Kultur vereinfachen den Zugang zur Gesellschaft.

Lebensqualität

Teilhabe, Kontakt, produktiv sein, sinnvolle Arbeit, eigene Ressourcen einbringen, Erfolgserlebnisse durch die Ernte – all dies stärkt das psychische Gleichgewicht und das Selbstvertrauen der Migrant:innen. Im Garten können sie Abstand gewinnen von zu Hause und von Alltagsproblemen, sei es beim Arbeiten, Entspannen oder beim gemeinsamen Feiern. Dies belegen zahlreiche Aussagen von Teilnehmenden, wie z. B.: «Wenn ich im Garten bin, verfliegen Müdigkeit und Stress. Ich kann abschalten.»

Pflanzen aus der Heimat, auf der eigenen Gartenparzelle angepflanzt, erfreuen die Migrant:innen zusätzlich und unterstützen sie darin, in ihrer neuen Umgebung anzukommen. Die körperliche Arbeit und der Aufenthalt im Freien wirken sich ebenfalls positiv aus. Viele Teilnehmende berichten davon, dass sie körperlich fitter und weniger krank seien, seit sie ihren Garten haben. Insbesondere die Kinder, die oft in beengten räumlichen Verhältnissen leben, genießen die Bewegung und das Spiel im Garten.

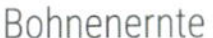

Bohnenernte

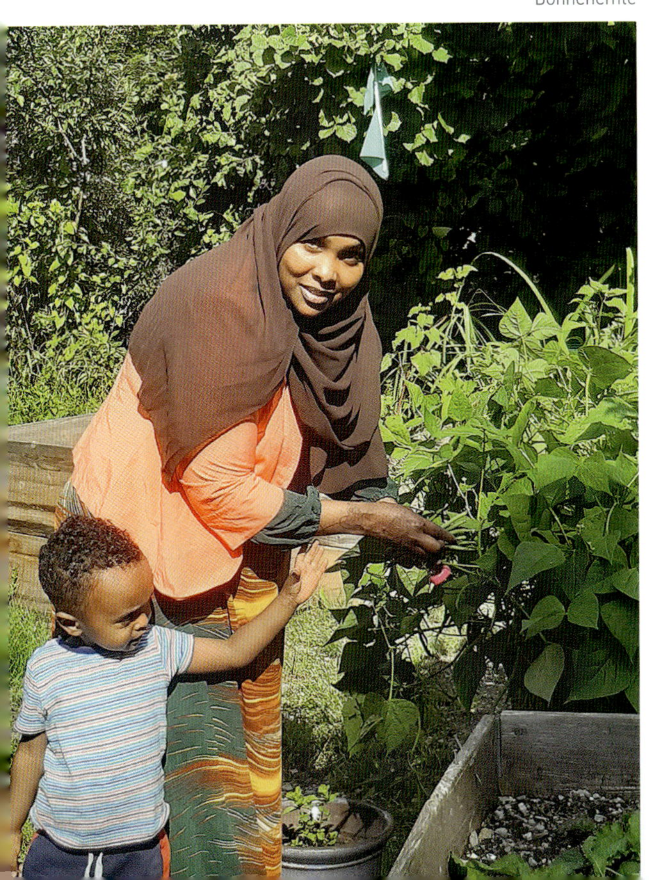

Gartengestaltung, Standort

Idealerweise liegt der Garten zentral oder eingebettet in einem Stadtviertel und gut erreichbar mit öffentlichen Verkehrsmitteln. Ein wichtiger Teil des Gartens ist eine Gemeinschaftsfläche, die zum Spielen, Feiern, Essen und für Veranstaltungen genutzt werden kann. Weitere wichtige Elemente der Gartengestaltung sind:

- Raum für Material und Werkzeug (Kiste, Gartenhaus, Bauwagen)
- Sonnen- und regengeschützte Pausen- und Arbeitsfläche
- Waschstelle
- Kochstelle / Feuer
- Toilette (z. B. Komposttoilette)
- Folienhaus für Pflanzen wie Tomate/Aubergine
- Kompostplatz
- gemeinsame Flächen für Blumen, Kräuter, Beeren, Samenanbau, Bienenweide
- «Schauflächen»: unbekanntes Gemüse, Mischkultur usw.
- Asthaufen, Steinhaufen, Wildbienenhotel usw.

Die neuen Gärten haben zahlreiche positive Effekte auf den urbanen Raum, wie z. B. das Schaffen von grünen Oasen der Begegnung und Umweltbildung. Die Integrationsarbeit ist eng verwoben mit der Sensibilisierung der Projektteilnehmenden und der Öffentlichkeit für Themen wie Ökologie, Biodiversität, Samenvielfalt und Ernährungssouveränität.

> *«Wenn ich zu Hause Probleme habe, gehe ich in den Garten und die Probleme sind weg.»*
>
> *«Im Garten sind alle gleich.»*
>
> Aussagen von Projektteilnehmenden

Literaturtipp

Christa Müller (2018). Interkulturelle Gärten: Einblicke in eine transkulturelle Projektinnovation aus Deutschland.

Ein Garten für Asylsuchende *Erika Basin*

Es ist anspruchsvoll, Veranstaltungen für und mit Asylsuchenden durchzuführen, die tatsächlich integrierend und nachhaltig wirken. Die vom Stadthaus Bremgarten (AG) veranstalteten Begrüßungsapéros und Grillabende verzeichneten jeweils eine rege Teilnahme und wurden entsprechend geschätzt. Doch es entstand der Eindruck, dass die Asylsuchenden ihre Abhängigkeit und den Erwartungsdruck von außen wahrnahmen und in ihrer situationsbedingten Verunsicherung stets bemüht waren, sich von der besten Seite zu zeigen. Mit der Flucht aus ihrem Heimatland hatten sie sinngemäß den eigenen Boden unter den Füßen verloren. So entstand die Idee für ein Gartenprojekt mit dem Ziel, eine bodenständige, gemeinsame Basis und längerfristige Aktivitäten zu schaffen.

Ein Stück Land für den Garten zu finden war einfach: Die Pfarrerin der reformierten Kirche in Bremgarten bot eine große Rasenfläche hinter dem Kirchgemeindehaus an. Menschen zu finden, die diese Fläche umgraben und mit Kompost verbessern wollten, war schwieriger. Mit viel Eigeninitiative und Empathie gelang es, junge afghanische Männer unter den Asylsuchenden für ein solches Projekt zu mobilisieren. Entscheidend dabei war die eigene Begeisterung für das Gartenprojekt und das Eingehen auf ihre individuellen Bedürfnisse und Wünsche.

Unterdessen werden zwei große Gemüsebeete mit einer Fläche von 70 m^2, ein Hochbeet und einige Beerensträucher nach biologisch-ökologischen Grundsätzen bewirtschaftet. Neben dem festen Termin jeweils am Mittwochnachmittag kommen die Asylsuchenden auch zwischendurch in den Garten, etwa um Wasser zu geben oder nach Schnecken Ausschau zu halten. Im eigens eingerichteten Gartenchat können alle wichtigen Informationen ausgetauscht werden.

Für einen älteren Asylsuchenden aus Syrien ist es jedes Mal eine besondere Ehre, mitgebrachten Kaffee, Tee und Gebäck für alle zu offerieren. So entstehen gute Gespräche und eine heitere, entspannte Atmosphäre. Dann erzählt manch einer, so gut es sein Deutsch erlaubt, von zu Hause und seiner Familie, was ansonsten selten der Fall ist.

Über 3 Jahre lang ist das Gartenprojekt mit allen Beteiligten ein voller Erfolg. Zu Beginn schenkten Private zahlreiche Gartenwerkzeuge. Immer wieder helfen zeitweise einige Freiwillige tatkräftig im Garten mit, insbesondere eine Kollegin mit einer Weiterbildung in Gartentherapie und nicht zuletzt der neue Pfarrer der reformierten Kirchgemeinde.

Voraussetzung für das gute Gelingen und die Konstanz des Projekts sind eine sorgfältige Koordination und Planung aller Einsätze. Sehr wichtig für ein gutes Miteinander ist es, bestehende Mentalitätsunterschiede –

Gemüsekiste

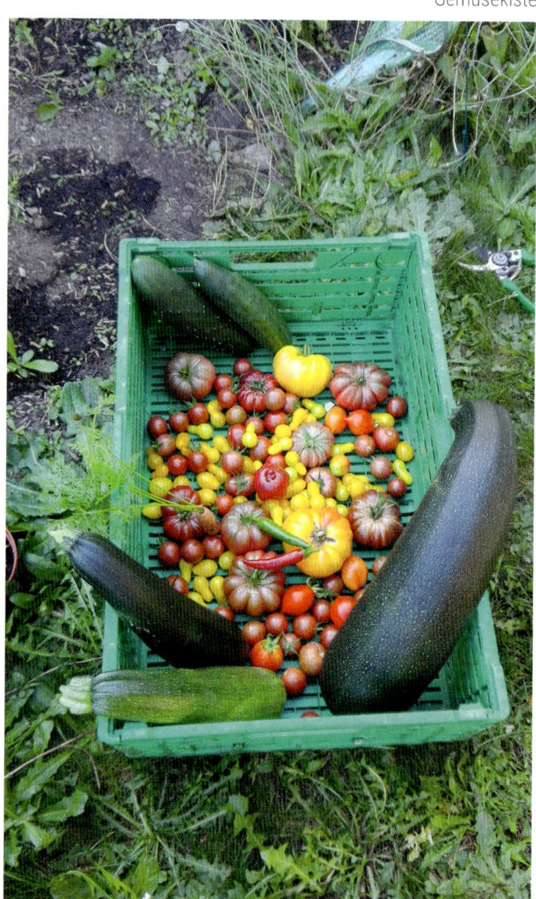

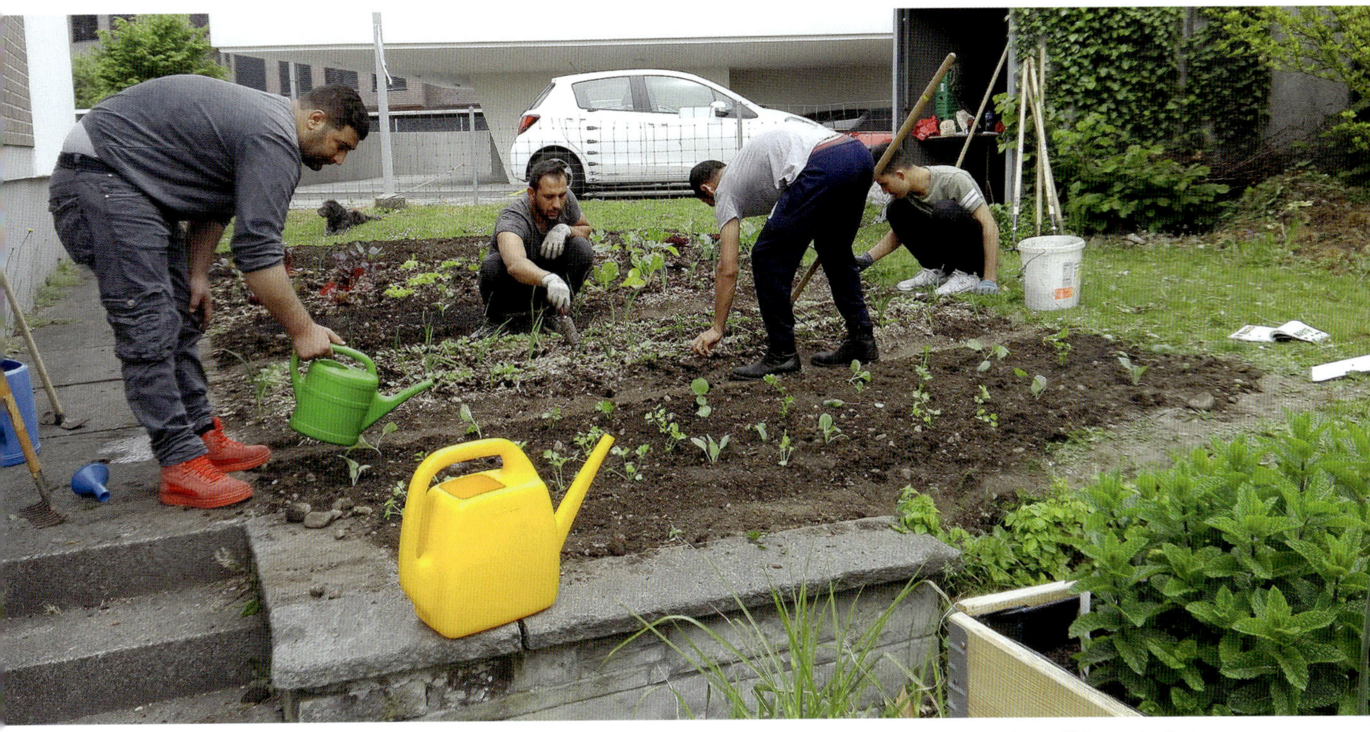

Junge Afghanen im Garten

z. B. hinsichtlich Pünktlichkeit und Zuverlässigkeit – zu realisieren und entsprechend zu reagieren. Bei einem bevorstehenden wichtigen Termin müssen jeweils alle wiederholt und deutlich daran erinnert werden. Zur Überraschung wird dies nicht als anmaßend empfunden, sondern grundsätzlich positiv, sogar dankbar aufgenommen. Viele Asylsuchende sind es nicht gewohnt, eine eigene Agenda zu führen, und so werden Termine regelmäßig nicht eingehalten.

Im bereits 4. Gartenjahr sind inzwischen verschiedene Veränderungen spürbar. Die jungen Afghanen haben ihre Lehre oder Ausbildung erfolgreich abgeschlossen, sind Vollzeit berufstätig und sprechen gut Deutsch. Einige sind inzwischen aus dem Asylheim in der Bremgarter Altstadt in eine eigene Mietwohnung gezogen. Was einerseits als voller Erfolg hinsichtlich der Bestrebungen zur Integration gewertet werden kann, ist andererseits für den Garten ein Verlust: Wer voll berufstätig ist, hat zum Gärtnern kaum mehr Zeit. Durch die wechselnde Zahl der Teilnehmenden unterliegt das Gartenprojekt immer wieder Schwankungen. Es gilt, darauf flexibel und mit einer Portion Zuversicht zu reagieren. Denn, wie ein Zitat sagt: «Der Garten ist der letzte Luxus unserer Tage, denn er fordert das, was in unserer Gesellschaft am kostbarsten geworden ist: Zeit, Zuwendung und Raum.»

Gartenagogik und Seelsorge *Sigrid Blank*

In der Arbeit mit Menschen im Garten stößt man immer wieder auch auf die «Seelennöte» dieser Menschen. Ein Garten, die Natur, berührt, unter anderem, das Innere unseres Wesens und kann dabei verborgene Ängste und Gefühle aufdecken. In der Natur tauchen vielleicht auch Fragen nach einem Schöpfer auf, die beantwortet werden wollen.

Die Vorstellung, dass einem Menschen eine Seele innewohnt, gibt es schon sehr lange. Dabei geht es nicht so sehr darum, ob man einer Konfession angehört, ob man gläubig ist oder nicht. Seelsorge bedeutet, mit einem Menschen unterwegs zu sein. Menschen haben Fragen. Sie erleben Zeiten, in denen es ihnen nicht gut geht. Sie leiden, sie trauern, ihre Seele ist verletzt. Sie stellen die Sinnfrage des Lebens und denken über das Woher und Wohin nach. Mit Seelsorge und Gartenagogik begleitet man sie dabei und bietet persönliche Hilfe und Beratung unter geistlichen Gesichtspunkten im Garten und in der Natur an. Gartenagogische Interventionen und Naturbetrachtungen können dabei hilfreich sein.

Ein Beispiel einer Naturbeobachtung

Beim Arbeiten im Garten fiel ein Apfelbaum auf, der im Frühjahr jedes Jahr wieder aufs Neue blüht und Früchte hervorbringt. Das Besondere an diesem Baum ist, dass er auf der Wiese lag und nicht aufrecht stand. Er musste irgendwann einmal durch ein Gewitter oder Ähnliches verletzt worden und umgestürzt sein. Diese Verletzung hielt den Baum jedoch nicht davon ab, im Frühling immer wieder zu blühen und im Herbst Früchte zu bringen. Er wollte sich seinem Schicksal als verletzter Baum nicht ergeben. Nein, er besaß trotz allem Lebenskraft!

Diese Botschaft, sich nicht unterkriegen zu lassen, auch wenn man verletzt wird, und das unbeschreibliche Lebensgefühl, welches dieser Baum vermittelt, hat schon viele Menschen angesprochen und berührt.

Auch beim Arbeiten im Garten tauchen oft Beispiele auf, die auf unser Leben übertragen werden können. Sie verändern unsere Blickwinkel und manchmal werden auch Lösungen sichtbar. Dies dürfen die Ratsuchenden immer wieder selbst erleben, wenn sie im Garten arbeiten und Anleitung erhalten, die Natur bewusst wahrzunehmen.

Beim Bearbeiten des Gartenbodens kamen viele Steine zum Vorschein. Hier kann der Vergleich zu den Steinen im eigenen Leben angeschaut werden. Welches sind die Steine, die ich in meinem Leben ausräumen möchte? Und welche Pflanzen möchte ich stattdessen einpflanzen?

Pflanzen, die auf die Seele wirken

Neben den Aktivitäten im Garten gibt es auch Heilkräuter, die unserer Seele guttun, die über den Körper auf unsere Seele einwirken. Das Johanniskraut *(Hypericum perforatum)* z. B. ist ein bekanntes und viel genutztes Kraut bei depressiven Verstimmungen. Die Melisse *(Melissa officinalis)* wirkt beruhigend und schlaffördernd. Baldrian *(Valeriana officinalis)*, Hopfen *(Humulus lupulus)*, Lavendel *(Lavandula)* und Passionsblume *(Passiflora)* finden ihre Anwendung bei Angststörungen, um nur ein paar Beispiele zu nennen.

Diese können als Kräuterkissen, Tee, Tinkturen oder Salben verarbeitet und angewendet werden. So haben auch Kräuterführungen und die Verarbeitung der Kräuter ihren Platz in der Seelensorge/-pflege und Gartenagogik. Dadurch werden Körper, Geist und Seele gleichermaßen miteinbezogen.

Etwas selbst herzustellen aus Kräutern, die man selbst gesammelt hat, bestärkt das Selbstvertrauen in eigene Fähigkeiten. Auch Männer können dem etwas abgewinnen, wenn sie z. B. eine Sportsalbe kreieren, die bei Muskelverspannungen hilft.

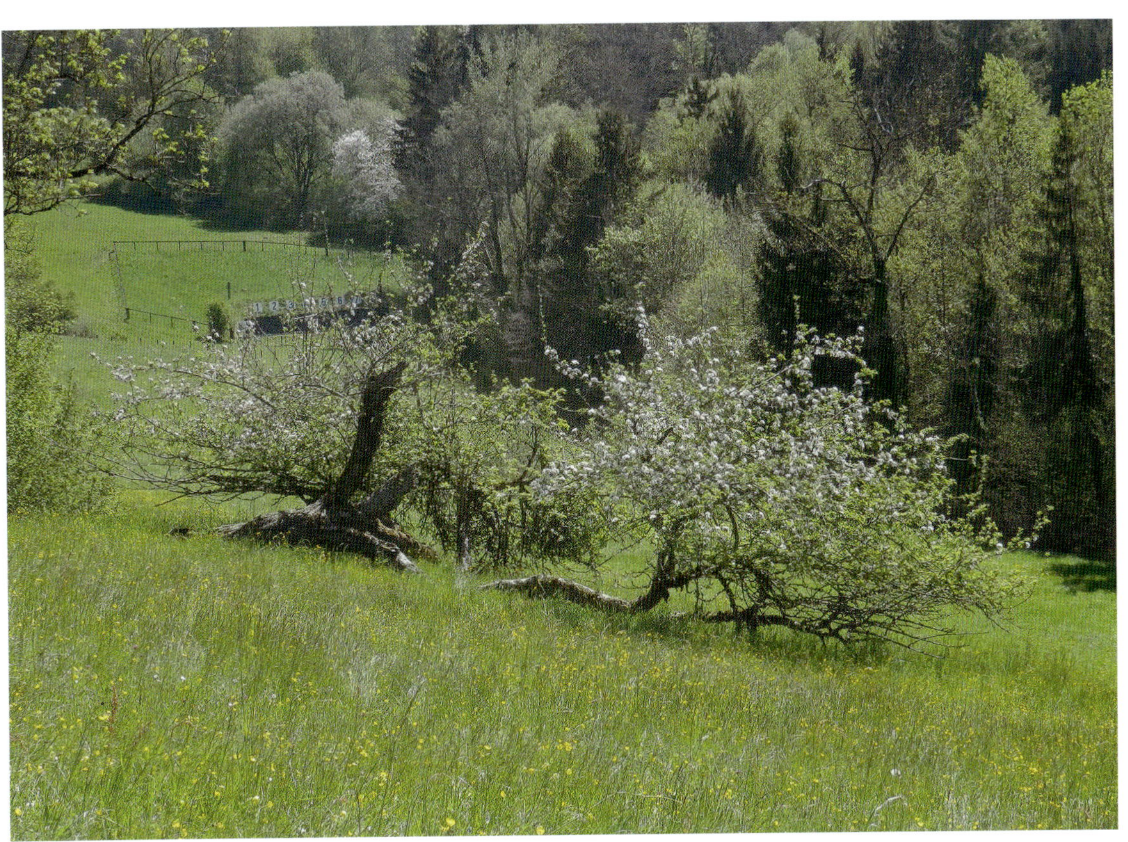

Hoffnungsbaum

Manchmal fängt die Seelsorge in einem Gespräch an und führt zur Aktivität im Garten, oder eine Aktivität im Garten führt zu einem seelsorgerlichen Gespräch. Auf jeden Fall helfen Tätigkeiten im Garten und der Natur bei der Seelenpflege. Gartenagogik und Seelsorge werden so automatisch miteinander verknüpft. So ist es eine logische Schlussfolgerung, Seelsorge und Gartenagogik miteinander zu kombinieren.

Nicht immer geschehen sofort Veränderungen. Manchmal braucht es auch Zeit, damit sich ein Mensch wieder erholt. Dabei ist es ein großes Anliegen, den Menschen eine Möglichkeit aufzuzeigen, sich selbst zu helfen. Dies erleben sie oft während der Gartenarbeit oder in der Natur.

Heilsames Waldbaden *Thomas Pfister*

Der Begriff «Shinrin Yoku» wurde 1982 vom japanischen Förster Tomohide Akiyama erfunden. Wörtlich übersetzt bedeutet es «Waldbaden» – analog zum Sonnenbaden. Vereinfacht geht man beim Waldbaden im Wald spazieren. Wichtig ist eine gewisse Dauer und Ruhe. Einige Forschungen bestätigen die positiven körperlichen und psychischen Wirkungen des Waldbadens auf die Gesundheit und das Wohlbefinden des Menschen.

Heilsame Natur

Gerade heute, in einer stressgeprägten Gesellschaft, findet die Hinwendung zur Natur und speziell zum Wald große Beachtung. Waldbaden kann nicht nur therapeutisch, sondern auch präventiv und zur Förderung der Gesundheit eingesetzt werden. Das sympathische Nervensystem, das bei Gefahr zu Kampf- oder Fluchtreaktionen mobilisiert, kann durch Dauerstress übererregt werden. Ebenso das parasympathische Nervensystem, das den Körper wieder zur Ruhe führen sollte. Die vom Wald vorgegebenen Rhythmen werden mit den körpereigenen synchronisiert, was zu Wohlbefinden führt.

Aktivitäten im Wald

Neben dem Spazieren gibt es beim Waldbaden eine ganze Reihe weiterer Aktivitäten. Meditation und Yoga sind in einer naturnahen Umgebung – am besten in einem ruhigen Wald – noch wirksamer als in einem geschlossenen Raum. Auch eine Hängematte kann man im Wald aufspannen oder sich einfach eine Zeit lang auf den Waldboden legen. Die Geräusche im Wald wie z. B. Vogelstimmen, das Rauschen des Windes in den Bäumen oder der Klang von Wasser wirken ebenfalls beruhigend. Sport und Bewegung im Wald sind sehr beliebt. Die Vitaparcours in der Schweiz nehmen diese Idee auf und bieten den Teilnehmenden ein ganzes Programm an Bewegungs-, Dehnungs- und Kraftübungen. Nordic Walking oder Jogging im Wald sind weitere Aktivitäten, welche in Maßen ausgeführt die Gesundheit und das Wohlbefinden stärken.

Begegnungen mit Bäumen

Bäume sind ganz besondere Lebewesen, die oft viel älter und größer werden als die Menschen. Sie verwurzeln im Boden, wachsen und gedeihen bei jeder Witterung und strahlen im Alter eine Art Persönlichkeit aus. Beim Waldbaden werden die Teilnehmenden eingeladen, solche alten und mächtigen Bäume zu berühren und zu umarmen. So wird eine enge Beziehung zur Natur hergestellt.

Die Luft in Wäldern ist besser als in verkehrsgeplagten Städten und der Sauerstoffgehalt deutlich höher. Die Temperaturen sind gerade im Sommer niedriger und der Schatten begehrt. Wälder prägen auch ganze Landschaften und dienen den Tourist:innen als Fotomotive. Der Wald bietet auch intensive Dufterlebnisse, z. B. mit dem Duft von feuchtem Moos oder den ätherischen Ölen der Baumharze.

Erleben der Jahreszeiten

Wälder bieten in allen Jahreszeiten viele Erlebnisse. Im Frühling sprießen die jungen Blätter der Laubbäume in herrlichem Grün und die Keimlinge wachsen auf dem Waldboden. Im Sommer spendet der Wald Schatten und Kühle. Im Herbst verfärben sich viele Wälder in bunte Farben. Im Winter sind Wälder dank des Schnees noch ruhiger als im Sommer und hinterlassen eindrückliche Erinnerungen. Jede Jahreszeit überrascht auch mit den gerade blühenden Pflanzen im Wald. Mit etwas Glück begegnet man im Wald allerlei Tieren wie z. B. Fuchs, Eichhörnchen oder Hirsch.

Ein achtsamer Waldspaziergang

«Spüren Sie, wie Ihre Füße den Boden berühren. Die Bewegungen der Muskeln. Das konstante Balancieren und Neubalancieren des Körpers. Spüren Sie nach, ob sich irgendetwas im Körper steif oder schmerzhaft anfühlt, und versuchen Sie, diese Bereiche bewusst zu entspannen. (...)

Machen Sie sich Ihre Lage im Raum bewusst, die Geräusche um sich herum, die Temperatur der Luft. Seien Sie ganz beim Gehen und bleiben Sie mit Ihrer Aufmerksamkeit bei dieser Erfahrung.

Machen Sie sich Anfang, Mitte und Ende Ihrer Schritte bewusst. Gehen Sie so leise als möglich.»

Quelle: Yoshifumi Miyazaki (2018): Heilsames Waldbaden. Irisiana Verlag, S. 78.

Waldidylle

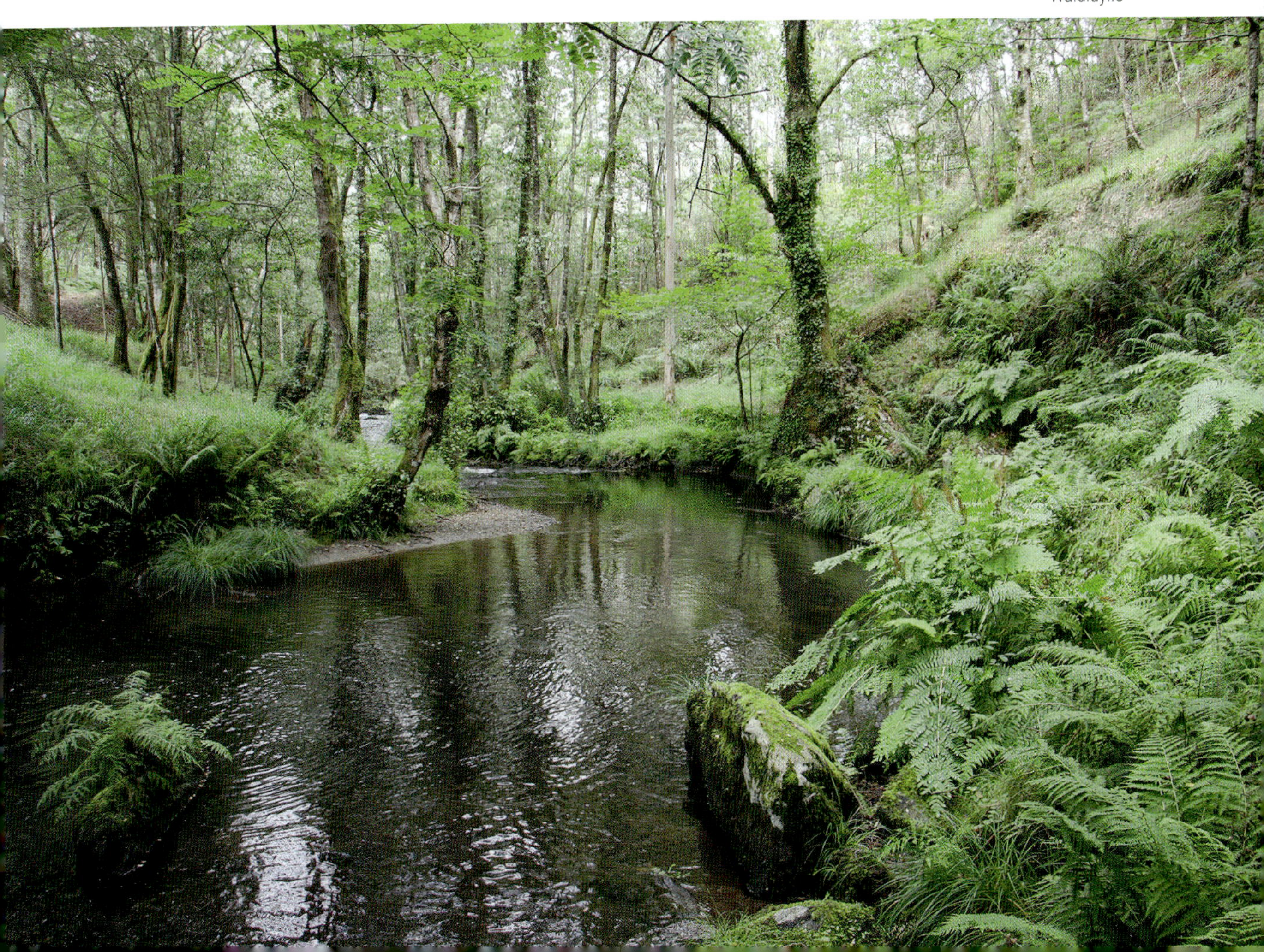

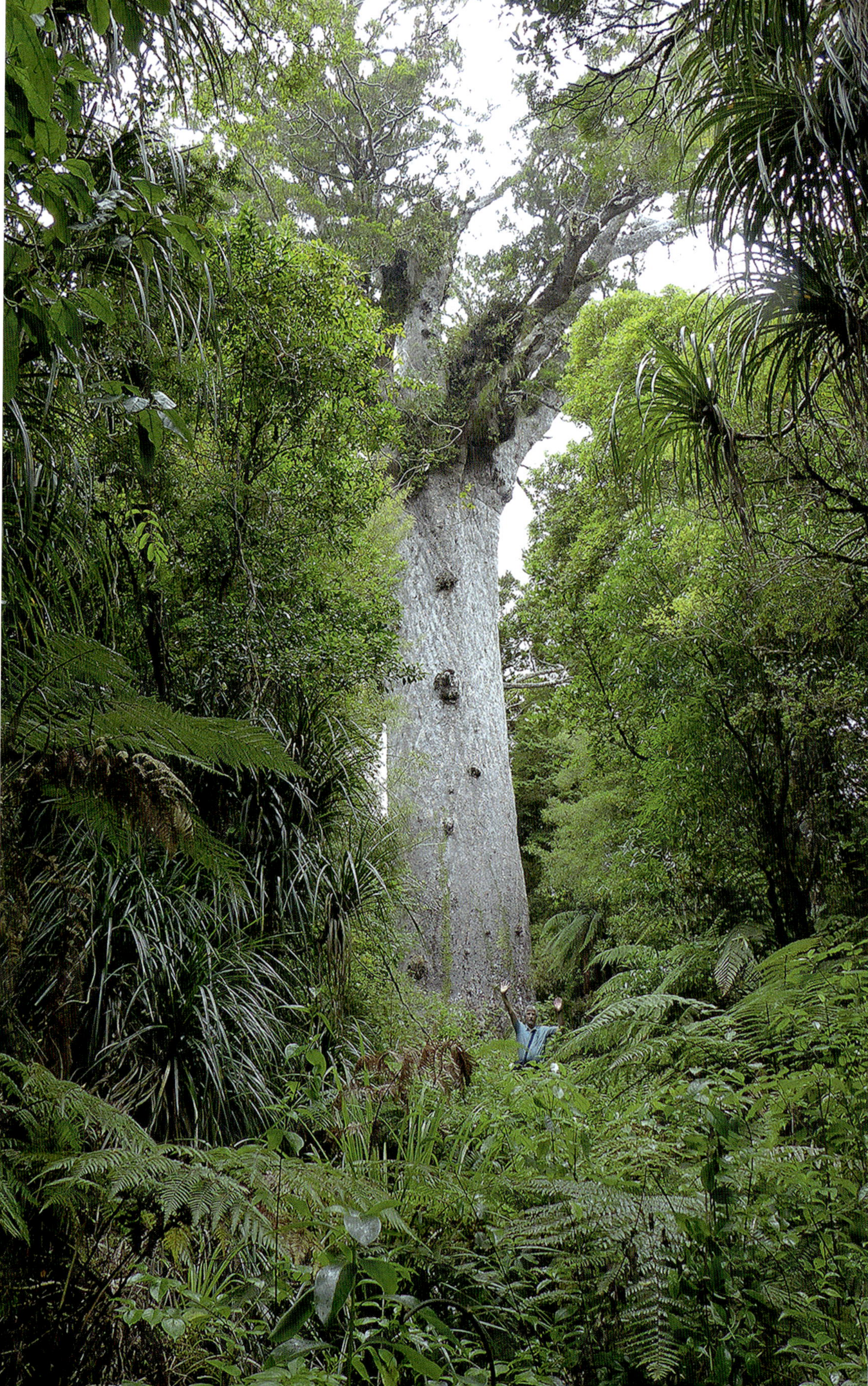

Green Exercise *Thomas Pfister*

Dieser relativ neue Fachbegriff fasst alle physischen Aktivitäten zusammen, die in der «freien» Natur stattfinden und nicht im Fitnessstudio oder in einer Turnhalle. Das unter den Oberbegriff «Gartenagogik» zu nehmen, tönt etwas verwegen. Im vorliegenden Teil wurde aber hoffentlich klar, dass man in der Gartenagogik den Garten durchaus verlassen und Klient:innen in der umgebenden Natur begleiten kann. Es geht hier nicht um «normale» Trainingseinheiten von Sportgruppen auf der Wiese oder im Wald, sondern um die achtsame Begleitung von Menschen mit Beeinträchtigungen bei sportlichen Aktivitäten in der Natur.

Zusätzlich zu den positiven Effekten von Bewegung und Sport fördert eine natürliche Umgebung die Gesundheit durch die frische Luft und motiviert die Teilnehmenden. Es geht hier nicht um Wettbewerb und Leistung, sondern vor allem um Fitness und Vergnügen. Oft findet Green Exercise in Gruppen statt.

Als positive Effekte wurden u. a. Stressreduktion, Verminderung von Müdigkeit und Verbesserung der Konzentration beobachtet. Bei Erwachsenen wurden in einer Studie mit über 1000 Teilnehmenden eine Erhöhung des Selbstbewusstseins und eine Verbesserung der Stimmung durch Green Exercise gemessen.

Green Exercise trägt auch dazu bei, dass die Teilnehmenden die Natur mit anderen Augen wahrnehmen, besser schätzen und so zum Naturschutz motiviert werden. Eine ganz besondere Form von Green Exercise ist Barfußlaufen. Dazu gibt es in verschiedenen Ländern sogenannte Barfußpfade, die speziell markiert sind. Durch das Barfußlaufen wird ein besonders intensiver Kontakt mit dem natürlichen Boden gefördert. Bekannt ist Barfußlaufen auch während Aufenthalten am Meer mit Spaziergängen im Sand. Das Barfußlaufen trainiert die natürliche Lauftechnik, weil der Fuß häufiger mit dem vorderen Teil aufgesetzt wird.

Linke Seite: Baumriese in Neuseeland

Bei Green Exercise wird durch die Trainer:innen neben der körperlichen Fitness auch die Kommunikation in der Gruppe gefördert (s. auch Kapitel «Natur-Coaching» mit der Methode «Walk & Talk» in Teil VII – Praxisbeispiele).

Ausflug in die Natur

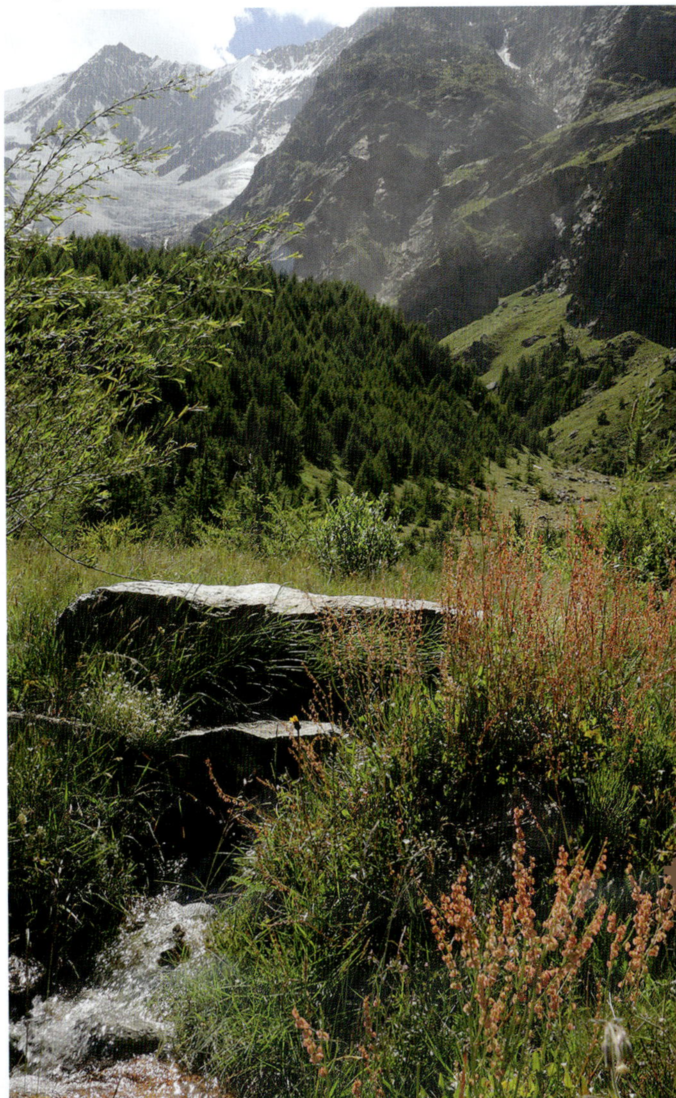

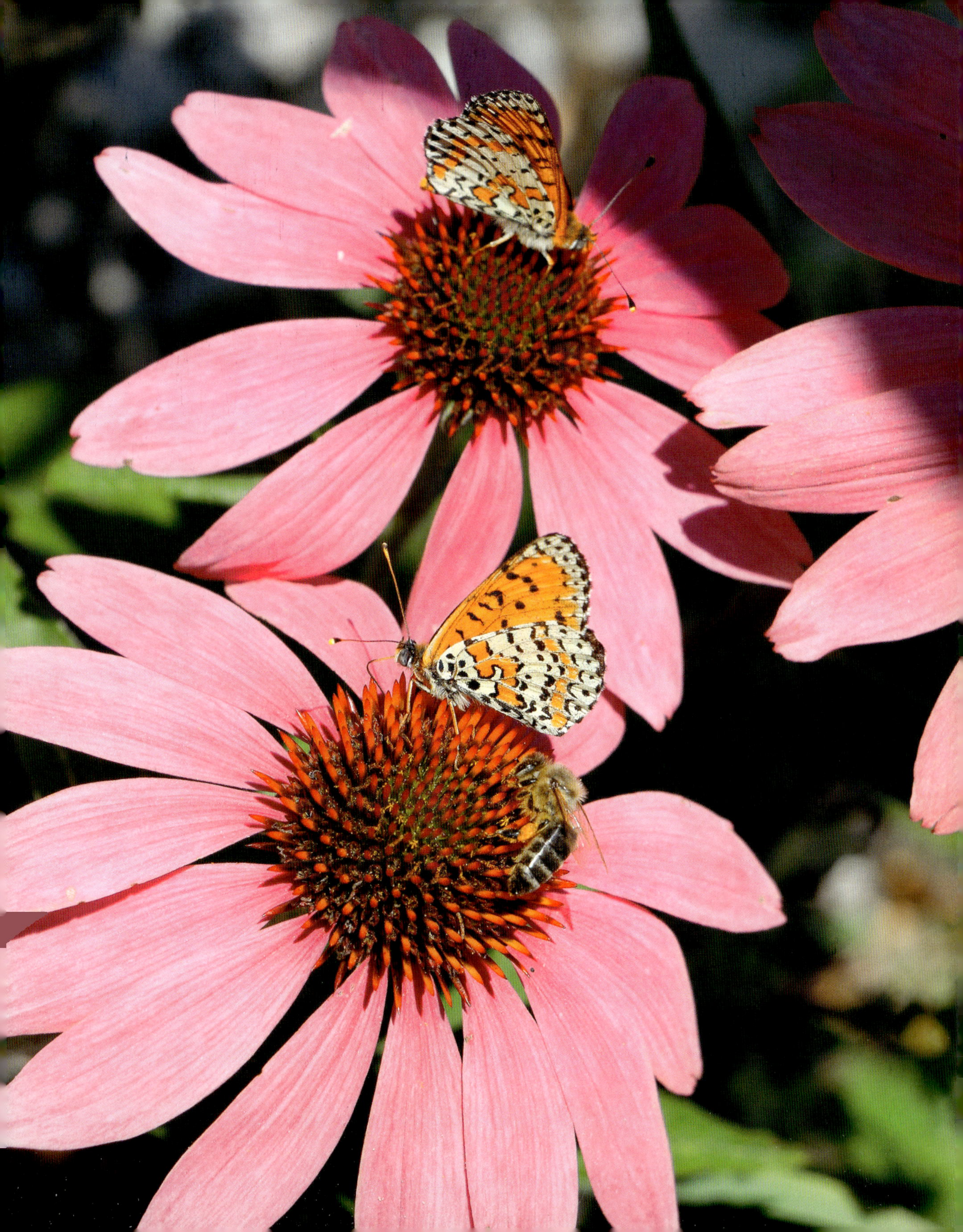

Anhang

Die Autorinnen und Autoren

Autor

Thomas Pfister

Oberstufenlehrer und Psychologe lic. phil. mit langjähriger Tätigkeit in der Gesundheitsförderung und Prävention. Weiterbildungen in Gerontopsychologie, Supervision und Coaching, Phytotherapie, Ethnobotanik und Ethnomedizin sowie Wanderleitung. Seit 2010 mit eigener Firma selbstständige Tätigkeit im Bereich Gartenagogik und Kräuterkunde mit Fortbildungen und Seminaren. Betrieb eines Seminar-Hotels und eines Heilkräutergartens im Wallis. Autor von Fachbüchern zu Gartenagogik und Kräuterkunde. Nebenamtlicher Laienrichter am Regionalgericht Oberland in Thun.

www.gartenagogik.ch

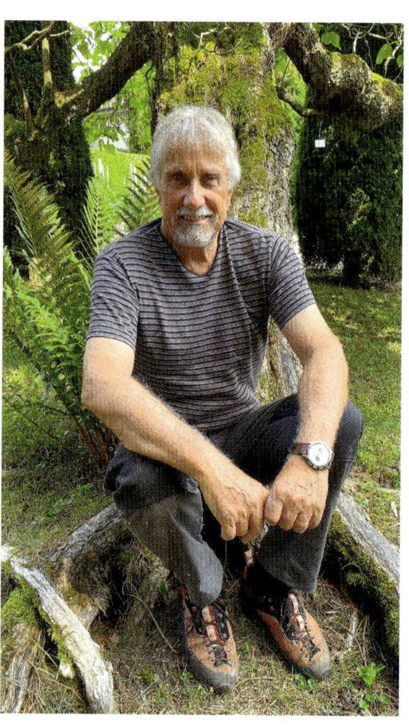

Fotografin

Fides Auf der Maur

Musikerin mit vielseitiger Konzerttätigkeit als Klarinettistin in den Sparten Klassik und Klezmer. Während 25 Jahren Lehrerin am Konservatorium Zürich.

Fotografin mit Schwerpunkt Pflanzenfotografie. Weiterbildungen bei namhaften Fotograf:innen. Fotografien in mehreren Büchern von Thomas Pfister: «Praxisbuch Gartentherapie», «Heilkräuter im Garten», «Aromatische Bergkräuter».

Eine große Leidenschaft ist seit über 20 Jahren das Arbeiten mit Ton. Im Atelier AUF DER MAUR in Hünibach bei Thun führt sie Musik, Töpferei und Fotografie zu einer Einheit zusammen.

www.fidesaufdermaur.ch

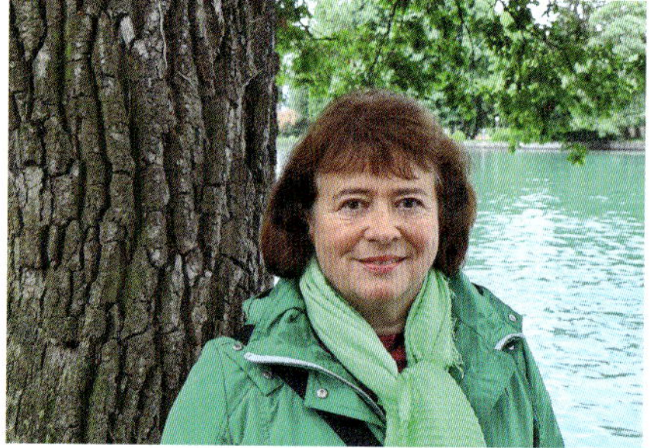

Gastautor:innen Teil VII – Praxisbeispiele

Erika Basin
Landschaftsarchitektin BSLA, Gartentherapeutin. Gestaltung von Therapiegärten. Leitung eines Gartens für Asylsuchende in Bremgarten (AG)

Sigrid Blank
Pflegefachfrau, Seelsorgerin, Weiterbildung in Gartenbau, Gartentherapeutin. Selbstständige Tätigkeit im Bereich naturgestützte Beratung, Kräuterführungen und Kurse
www.wurzelarbeit.ch

Beate Eisele
Sozialarbeiterin. Betreut ehrenamtlich in der Tagesstruktur bei altra Schaffhausen Menschen mit psychischen Beeinträchtigungen
www.altra-sh.ch

Andrea Frommherz
Heilpädagogin, Coach, Umweltberaterin, Berufsberaterin. Beratung von Menschen in Veränderungsprozessen, Entwicklung von Konzepten zur Umweltpädagogik und Buchautorin
https://andreafrommherz-crea.ch

Silke Füge
Gärtnermeisterin, Weiterbildung in Gartentherapie. Gruppenleiterin in der Gärtnerei Neubrunn bei altra Schaffhausen
www.altra-sh.ch

Adelheid Karli Christinger
Sozialpädagogin FH, Gartenagogin und Projektleiterin bei «HEKS Neue Gärten» Ostschweiz, wo sie mit Migrant:innen arbeitet. Gartenprojekte mit Kindern, Jugendlichen und Menschen mit einer Beeinträchtigung
www.heks.ch/was-wir-tun/unsere-schwerpunkte/soziale-integration/heks-neue-gaerten

Wanda Keller
Gartenbauingenieurin und Sozialarbeiterin. Gründerin von Gemeinschaftsgärten, Kursleiterin, Gärtnern mit Kindern, in der Soziokultur tätig
www.bioterra.ch/angebote-engagement/gartenkind

Selia Lieberherr
Arbeitsagogin. Gruppenleiterin im Bio-Bauernhof Löwenstein bei altra Schaffhausen
www.altra-sh.ch

Martin Trautmann
Gärtnermeister im Garten- und Landschaftsbau, staatlich geprüfter Wirtschafter. Ausbildner und Abteilungsleiter der Gärtnerei Neubrunn bei altra Schaffhausen
www.altra-sh.ch

Julia von Berlepsch
Heilpädagogin, Lehrerin und Gartenagogin. Arbeitet im heilpädagogischen und gartenagogischen Bereich mit Kinder mit geistiger und körperlicher Beeinträchtigung

Alice Zbinden
Bäuerin und Landschaftsgärtnerin, Master in Pädagogik. Schul- und Geschäftsleitung der Waldschule KerbHolz28 im Kanton Bern
www.kerbholz.org

Kevin Zindel
Berufsbildner Forst im ARXHOF, Maßnahmenzentrum für junge Erwachsene, Kanton Basel-Landschaft
www.baselland.ch/politik-und-behorden/direktionen/sicherheitsdirektion/arxhof

Quellen und Medienverzeichnis

Bei Büchern, die für Gartenagog:innen besonders geeignet sind, ist in kursiver Schrift ein kurzer Kommentar eingefügt. Viele davon sind im Buch unter der Rubrik «Literaturtipps» zu finden.

Corinne **Aeschlimann** (2010): Stärkung von Ressourcen zur Stabilisierung der individuellen Lebensqualität im Alter am Beispiel eines Gartenclubs. Psychologisches Institut der Universität Zürich (nicht veröffentlichte Lizentiatsarbeit).

Felix **Amiet** & Albert Krebs (2019): Bienen Mitteleuropas – Gattungen, Lebensweise, Beobachtung. Haupt Verlag (3. Auflage).

Christoph **Bachmann**, Eva Bührer & Kurt Forster (2022): Permakultur – Grundlagen und Praxisbeispiele für nachhaltiges Gärtnern. Haupt Verlag (2. Auflage).

Mark **Bachofer** & Joachim Mayer (2021): Der Kosmos-Baumführer – 370 Bäume und Sträucher Mitteleuropas. Kosmos Verlag (4. Auflage).

Vincent **Badeau** et al. (2020): Pflanzen im Rhythmus der Jahreszeiten beobachten – Der phänologischer Naturführer. Haupt Verlag.

60 ausgewählte Pflanzen in allen Entwicklungsstadien und Jahreszeiten mit vielen Bildern

Barbara & Martin **Baehr** (2020): Welche Spinne ist das? Die bekanntesten Arten Mitteleuropas. Kosmos Verlag (3. Auflage).

Carl'Antonio **Balzari** & Andreas Gygax (2019): Vogelarten der Schweiz – der Bestimmungsführer. Haupt Verlag (2. Auflage).

Mit guten Fotos und informativen Texten werden alle 238 Arten vorgestellt, die in der Schweiz regelmäßig zu beobachten sind.

Andreas **Barlage** (2017): Quickfinder Gartenjahr – Der beste Zeitpunkt für jede Gartenarbeit. Gräfe und Unzer Verlag.

Bertrand **Baur** et al. (2006): Die Heuschrecken der Schweiz. Haupt Verlag (nur noch als E-Book verfügbar).

Heiko **Bellmann,** Margot Spohn, Roland Spohn (2018): Faszinierende Pflanzengallen – Entdecken – Bestimmen – Verstehen. Quelle & Meyer Verlag.

Rudolf **Bendlage** et al. (2009). Gärten für Menschen mit Demenz – Ideen und Planungsempfehlungen. Ulmer Verlag.

Christa **Berting-Hüneke** et al. (2016): Gartentherapie. Schulz-Kirchner Verlag (2. Auflage).

Cristina **Boschi** (2011): Die Schneckenfauna der Schweiz – Ein umfassendes Bild- und Bestimmungsbuch. Haupt Verlag.

♥ Brunhilde **Bross-Burkhardt** (2017): Das Bodenbuch – Grundlagen und Tipps für den naturnahen Gartenboden. Haupt Verlag.

Viele interessante Hinweise zur Bedeutung des Bodens für die Pflanzen und Menschen

♥ Michael **Brunner** (2009): Baumriesen der Schweiz. Werd Verlag.

Sehr spannendes und schön gestaltetes Buch mit den größten Bäumen der Schweiz

Thomas **Bühler**-Cortesi (2019): Schmetterlinge – Tagfalter der Schweiz. Haupt Verlag (3. Auflage).

Bundesamt für Umwelt **BAFU** (2017): Auf gutem Grund – Natürliche Ressourcen in der Schweiz. BAFU; Download unter https://www.bafu.admin.ch/bafu/de/home/themen/boden/dossiers/magazin2017-4.html

Bundeszentrale für gesundheitliche Aufklärung **BZgA** (1999): Leitbegriffe der Gesundheitsförderung – Glossar zu Konzepten, Strategien und Methoden in der Gesundheitsförderung. Verlag Peter Sabo (vergriffen, aber auf www.leitbegriffe.bzga.de verfügbar).

Maja **Dal Cero** (2004): Pflanzen für die Gesundheit – Botanik in der Praxis. hep Verlag (vergriffen, über www.krautverlag.ch verfügbar).

Marcus Tullius **Cicero** (62–45 v. Chr.): Ad Familiares (Briefe an Freunde) IX, Brief IV an Varro.

Martin **Degen** & Karl Schrader (2014): Grundwissen für Gärtner. Ulmer Verlag (3. Auflage).

Raymond **Delarze** et al. (2015): Lebensräume der Schweiz – Ökologie – Gefährdung – Kennarten. Ott Verlage (3. Auflage).

♥ Ruprecht **Düll** & Herfried Kutzelnigg (2022): Die Wild- und Nutzpflanzen Deutschlands – Vorkommen, Ökologie, Verwendung. Quelle & Meyer Verlag.

Handlicher Führer mit vielen Informationen für Pflanzen-Exkursionen und -Wanderungen

Stefan **Eggenberg** & Adrian Möhl (2020): Flora Vegetativa – Ein Bestimmungsbuch für Pflanzen der Schweiz im blütenlosen Zustand. Haupt Verlag (4. Auflage).

Stephen **Emmott** (2013): Zehn Milliarden. Suhrkamp Verlag.

Steffen Guido **Fleischhauer** et al. (2013). Enzyklopädie Essbare Wildpflanzen – 2000 Pflanzen Mitteleuropas: Bestimmung, Sammeltipps, Inhaltsstoffe, Heilwirkung, Verwendung in der Küche. AT Verlag.

Das umfassendste Werk zu essbaren Wildpflanzen

♥ Yann **Fragnière** et al. (2020): Botanische Grundkenntnisse auf einen Blick – 40 mitteleuropäische Pflanzenfamilien. Haupt Verlag (2. Auflage).

Die wichtigsten Pflanzenfamilien mit guten Beschreibungen und vielen Fotos

Wolfgang **Funke** (2009): Das Anti-Schneckenbuch. Österreichischer Agrarverlag.

Gartendenkmalpflege der Stadt Zürich (2014): Gärten des Pfrundhaus und des Bürgerasyls, Zürich – Parkpflegewerk. Nicht veröffentlicher Bericht.

Carsten **Gans** & Katja Dienemann (2020): Arbeitsraum Natur: Handbuch für Coaches, Therapeuten, Trainer und Organisationen. Springer Verlag.

Leonore **Geisselbrecht** (2009): Die Kräuter-Detektive – von Brennnessel bis Zitronenmelisse den Kinderkräutern auf der Spur. Ökotopia Verlag.

♥ Jacques **Gilliéron** & Claude Morerod (2005): Tiere der Alpen – Die Wirbeltiere. Verlag des SAC.

Führer zu den 300 Arten in den Alpen

♥ Marc **Giraud** (2018): Natur am Wegesrand. Haupt Verlag.

Ein reich bebilderter Führer mit vielen Informationen und Tipps

Jean-Denis **Godet** (2020): Knospen und Zweige – Einheimische Baum- und Straucharten. Thalacker Medien (2. Auflage).

♥ Dave **Goulson** (2020): Wildlife Gardening – Die Kunst, im eigenen Garten die Welt zu retten. Ullstein Verlag.

Viele Hinweise auf ein Gärtnern zusammen mit der Natur

♥ Norbert **Griebl** (2020): Kosmos Naturführer Neophyten – alle Arten im deutschsprachigen Raum. Kosmos Verlag.

Umfassendes Bestimmungsbuch zu allen bei uns vorkommenden Neophyten

♥ Wolf Richard **Günzel** (2014): Ein Garten für Eidechsen – Lebensräume schaffen im naturnahen Garten – Beobachten – Gestalten – Bauen. Pala Verlag.

Ein schön illustriertes Büchlein mit unzähligen Tipps für naturnahe Gärten

Nico **Gutmann** & Thomas Pfister (2013): Heilende Gärten – von der gartentherapeutischen Arbeit im gerontologischen Bereich. DVD. Unico Film.

Martin **Haberer** (2011): Zimmerpflanzen – 350 Pflanzen für Wohnraum und Wintergarten. Ulmer Verlag (nur noch als E-Book erhältlich).

♥ Yuval Noah **Harari** (2013): Eine kurze Geschichte der Menschheit. Deutsche Verlagsanstalt.

Weltbestseller zur Frage, ob wir die Krone der Schöpfung oder der Schrecken des Ökosystems sind.

Yuval Noah **Harari** (2017): Homo Deus – Eine Geschichte von Morgen. C.H. Beck Verlag.

Yuval Noah **Harari** (2018): 21 Lektionen für das 21. Jahrhundert. C.H. Beck Verlag.

Hennig **Haeuptler** & Thomas Muer (2007): Bildatlas der Farn und Blütenpflanzen Deutschlands – alle 4200 Pflanzen in Text und Bild. Ulmer Verlag.

Katrin und Frank **Hecker** (2012): Mit Binokular und Lupe – Der Natur auf der Spur. Haupt Verlag.

Andrea **Heistinger** (2021): Handbuch Samengärtnerei – Sorten erhalten. Vielfalt vermehren. Gemüse genießen. Löwenzahn Verlag (11. Auflage).

Kej **Hielscher** & Renate Hücking (2004): Pflanzenjäger – in fernen Welten auf der Suche nach dem Paradies. Piper Verlag.

♥ Geoff **Hodge** (2015): Botanik für Gärtner. DuMont Verlag.

Schön gestaltetes und gut strukturiertes Handbuch zur Pflanzenkunde

♥ Stefan **Ineichen**, Max Ruckstuhl & Stefan Hose (2022): Neue Stadtfauna – 700 Tierarten der Stadt Zürich. Haupt Verlag.

Ein Bestimmungsführer mit schönen Farbfotos und Kurzbeschreibungen

♥ Andreas **Jaun** (2011): An Fluss und See – Natur erleben, beobachten, verstehen. Haupt Verlag.

Viele nützliche Informationen für Ausflüge an Seen und Bäche

♥ Andreas **Jaun** & Sabine Joss (2011): Auf der Wiese – Natur erleben, beobachten, verstehen. Haupt Verlag.

Viele nützliche Informationen für Spaziergänge und Ausflüge durch die Wiesen

♥ Andreas **Jaun** & Sabine Joss (2011): Im Wald – Natur erleben, beobachten, verstehen. Haupt Verlag.

Viele nützliche Informationen für Ausflüge in den Wald

Hans **Jessen** & Helmut Schulze (2012): Botanisches Wörterbuch für Gärtner und Floristen. Verlag M. & L. Schaper (25. Auflage).

♥ Sabine **Joss** (2012): Im Gebirge – Natur erleben, beobachten, verstehen. Haupt Verlag.

Viele nützliche Informationen für Ausflüge in die Berge

Wolfgang & Marco **Kawollek** (2011): Nachwuchs im Garten – Pflanzen vermehren leicht gemacht. Ulmer Verlag.

Brigitte **Kleinod** (2015): Das Hochbeet – Vielfältige Gestaltungsideen für Gemüse-, Kräuter- und Blumengärten; Planen, Bauen, Bepflanzen. Pala Verlag (6. Auflage).

♥ Bruno P. **Kremer** et al. (2013): Im Moor und auf der Heide – Natur erleben, beobachten, verstehen. Haupt Verlag.

Viele nützliche Informationen für Ausflüge in Moorlandschaften

Bruno P. **Kremer** (2017): Hecke, Gartenweg und Blumenwiese – Lebensräume im Naturgarten passend bepflanzen. Haupt Verlag.

♥ Bruno P. **Kremer** (2018): Mein Garten – ein Bienenparadies – Die 200 besten Bienenpflanzen. Haupt Verlag (2. Auflage).

Ein schön illustriertes Buch für alle Naturgartenfreund:innen

♥ Bruno P. **Kremer** (2013): Blütengeheimnisse – wie Blumen locken, werben und verführen. Haupt Verlag.

Großformatiger Fotoband mit vielen Infos zur Vielfalt der Blüten

♥ Bruno P. **Kremer** & Klaus Richarz (2022): Tiere in meinem Garten – Wertvolle Lebensräume für Vögel, Insekten und andere Wildtiere gestalten. Haupt Verlag (2. Auflage).

Ein schön illustriertes und bebildertes Handbuch für alle Garten- und Tierliebhaber/innen

Ulrike **Kreuer** (2020): Gartengestaltung für Menschen mit Demenz – ein Praxisbuch für den Alltag. Haupt Verlag.

Johann **Künzle** (1972): Chrut und Uchrut. Leider nicht mehr neu erhältlich – aber in einer aktualisierten Auflage von Peter Oppliger im AT Verlag verfügbar.

Lore **Kutschera** et al. (2009): Wurzelatlas – der Kulturpflanzen gemäßigter Gebiete mit Arten des Feldgemüses. DLG Verlag (das ist der 7. Band einer ganzen Reihe von Bänden; allerdings ist daneben nur noch der Band «Wurzelatlas mitteleuropäischer Waldbäume und Sträucher» erhältlich – die übrigen evtl. antiquarisch).

Joy **Larkcom** (2017): Der Salat-Garten – Anbau und Ernte. Haupt Verlag.

♥ Konrad **Lauber**, Gerhart Wagner & Andreas Gygax (2018): Flora Helvetica – Illustrierte Flora der Schweiz. Haupt Verlag (6. Auflage).

Der schwergewichtige Klassiker mit allen in der Schweiz wild wachsenden Blüten- und Farnpflanzen

Wolfgang **Licht** (2022): Zeigerpflanzen – erkennen und bewerten. Quelle & Meyer Verlag.

♥ Rita **Lüder** (2019): Bäume bestimmen – Knospen, Blüten, Blätter, Früchte – Der Naturführer für alle Jahreszeiten. Haupt Verlag (2. Auflage).

Ein wertvolles Bestimmungsbuch für 179 einheimische Bäume und Sträucher

♥ Rita **Lüder** (2022): Grundlagen der Feldbotanik – Familien und Gattungen einheimischer Pflanzen. Haupt Verlag (2. Auflage).

Das Lehrbuch zu den viel besuchten Feldbotanik-Kursen

Erica **Matile** & Sabine Reber (2014): Fortpflanzen! 1000 Tipps, damit es im Garten wirklich klappt. Landverlag.

♥ Andreas **Meyer** et al. (2014): Auf Schlangenspuren und Krötenpfaden – Amphibien und Reptilien der Schweiz. Haupt Verlag (2. Auflage).

Schön illustrierter Band mit allen in der Schweiz vorkommenden Amphibien und Reptilien

Christa **Müller** (2018): Interkulturelle Gärten: Einblicke in eine transkulturelle Projektinnovation aus Deutschland. https://doi.org/10.4000/insitu.19213

Stefan **Munzinger** & Gaby Schulemann-Maier (2022): Praxisbuch Naturgucken – Informationen, Tipps und Tricks für Naturbegeisterte. Haupt Verlag.

Jennie **Naidoo** & Jane Wills (2019): Lehrbuch Gesundheitsförderung. Hogrefe Verlag (3. Auflage).

Wolfgang **Oschmann** (2021): Evolution der Erde. Haupt Verlag (3. Auflage).

Thomas **Pfister** (2007): Gartenclub Grünau – Projektarbeit im Rahmen der Weiterbildung «Gärten helfen Leben» der Caritas Köln 2006–2008. Unveröffentlichter Projektbericht.

Thomas **Pfister** et al. (2010): Praxisbuch Gartentherapie. Schulz-Kirchner Verlag (vergriffen).

♥ Thomas **Pfister**, Reinhard Saller, Fides Auf der Maur et al. (2014): Heilkräuter im Garten – pflanzen, ernten, anwenden. Haupt Verlag.

Das Standardwerk zu Botanik, Anbau und Verwendung von 75 Heilpflanzen

Thomas **Pfister** (2015): Ausgewählte Forschungsresultate zur Wirkung von Gartentherapie. Skript im Praxiskurs Gartentherapie (unveröffentlicht).

♥ Thomas **Pfister** & Fides Auf der Maur (2017): Aromatische Bergkräuter – für die Naturküche sammeln und zubereiten. Haupt Verlag.

Gehört in jeden Rucksack bei Ausflügen und Wanderungen in die Berge

♥ Peter **Richard** (2021): Wege zum Naturgarten – Gärten umgestalten und bepflanzen. Haupt Verlag.

Schön gestaltetes Buch mit unzähligen Ideen für eine naturnahe Gartengestaltung

Jean-Jacques **Rousseau** (1755): Abhandlung über den Ursprung und die Grundlagen der Ungleichheit unter den Menschen. Verlag Marc-Michel Rey.

♥ Thomas **Schauer**, Claus & Stefan Caspari (2012): Die Pflanzen Mitteleuropas – über 1500 Arten. blv Verlag.

Klassiker unter den Bestimmungsbüchern, mit sehr schönen Farbzeichnungen

Renata **Schneiter** et al. (2020): Lehrbuch Gartentherapie. Hogrefe Verlag (2. Auflage).

♥ Ingrid & Peter **Schönfelder** (2019): Der Kosmos-Heilpflanzenführer – Über 600 Heil- und Giftpflanzen Europas. Kosmos Verlag (4. Auflage).

Das umfassende Bestimmungsbuch für die europäischen Heilpflanzen

♥ Siegmund **Seybold** (2005): Die wissenschaftlichen Namen der Pflanzen und was sie bedeuten. Eugen Ulmer Verlag.

Nachschlagewerk mit über 8500 Artennamen, die übersetzt und erklärt werden.

Ingrid **Sitzenstuhl** et al. (2007): Hand- und Arbeitsbuch Agogik – Ein mehrdimensionales Denk- und Handlungsmodell. Eigenverlag des Deutschen Vereins für öffentliche und private Fürsorge (nur noch als E-Books erhältlich).

♥ Margot **Spohn** (2021): Was blüht denn da – Original. Kosmos Verlag.

Der Klassiker mit dem einfachen Bestimmungsschlüssel nach Farben und Blüten der Pflanzen

♥ Margot & Roland **Spohn** (2020): Blumen und ihre Bewohner – Der Naturführer zum reichen Leben an Garten- und Wildpflanzen. Haupt Verlag (2. Auflage).

Pflanzen als Lebensraum für Käfer, Schmetterlinge, Wanzen, Pilze und andere Bewohner

Margot & Roland **Spohn** (2016): Bäume und ihre Bewohner – Der Naturführer zum reichen Leben an Bäumen und Sträuchern. Haupt Verlag.

- ♥ Siegfried **Stein** & Gernot Kosok (2016): Hochbeete – Selber bauen und bepflanzen. blv Verlag.

Das kleine Büchlein gibt viele wertvolle Hinweise zu Hochbeeten.

- ♥ Michael **Stocker** & Sebastian Meyer (2012): Wildtiere – Hausfreunde oder Störenfriede. Haupt Verlag.

Informationen zu Tieren auf Dach und Dachboden, an Fenster, Balkon und Fassade und in Innenräumen und Kellern

- ♥ Ute **Studer** (2016): Mein Garten – biologisch und naturnah. Bioterra (3. Auflage).

Handliches, gut illustriertes Buch zu allen Fragen des biologischen Gartenbaus

Maya **Thüler** (2013): Wohltuende Wickel – Wickel und Kompressen in der Gesundheits- und Krankenpflege. Verlag Thüler.

- ♥ Dario **Togni-Wetzel** (2016): Arbeitsagogik: Grundlagen des professionellen Handelns – Das Modell Dual- und Kernauftrag. Haupt Verlag.

Ein umfassendes Arbeitsbuch mit vielen praktischen Beispielen

- ♥ Jochen **Veser** (2012): Pflanzenkrankheiten – erkennen und behandeln. Ulmer Verlag.

Ein handliches Buch, das alle wichtigen Pflanzenkrankheiten und ihre Behandlung erklärt.

Berndt **Vogel** (2017): Grün für die Seele – Menschen aufblühen lassen. Hogrefe Verlag.

Ewald **Weber** (2013): Invasive Pflanzen der Schweiz – erkennen und bekämpfen. Haupt Verlag.

Ernst F. **Welle** (2006): Kleines Repetitorium der Botanik. Nikol Verlag.

WHO (1986)**:** Ottawa-Charta zur Gesundheitsförderung. WHO Genf (https://www.intranet.euro.who.int/__data/assets/pdf_file/0006/129534/Ottawa_Charter_G.pdf)

WHO (2005): Internationale Klassifikation der Funktionsfähigkeit, Behinderung und Gesundheit. WHO Genf (https://www.dimdi.de/dynamic/de/klassifikationen/downloads/?dir=icf)

Richard **Wilford** (2020): Zwiebelpflanzen & Knollenblumen – pflanzen, pflegen, vermehren. Haupt Verlag.

Angela **Wilkes** (2008): Kinder-Ideen-Werkstatt: Gärtnern. Dorling Kindersley Verlag (nur noch antiquarisch erhältlich).

Reinhard **Witt** (1995): Wildsträucher und Wildrosen. Kosmos Verlag.

Internet

Quellen

www.altra-sh.ch/gruenbereich/bio-bauernhof-loewenstein

www.dieprojektmanager.com

www.gartenagogik.ch

www.gartentherapie.ch

www.iggt.eu

www.infoflora.ch

www.gesundheitsfoerderung-zh.ch/ihr-projekt/formulare-und-hilfsdokumente

www.natur-coaching.org

www.wikipedia.org/wiki/Ameisen

Weitere Internet-Links

Da Internet-Links schnell veralten oder sogar nicht mehr existieren, wird den Leser:innen empfohlen, sich mit den Begriffen des Sachregisters oder des Inhaltsverzeichnisses selber auf die Suche nach zusätzlichen Informationen im Internet zu machen.

Auf Videokanälen wie z. B. Youtube oder auf Social Media wie z. B. Instagram, Facebook usw. gibt es ebenfalls Informationen zu Pflanzen- und Naturthemen.

Im Gegensatz zu den im Medienverzeichnis aufgeführten Titeln muss bei Beiträgen im Internet oder auf Social Media von den Lesenden selber evaluiert werden, ob die Beiträge seriös und fundiert sind.

Zier-Lauch

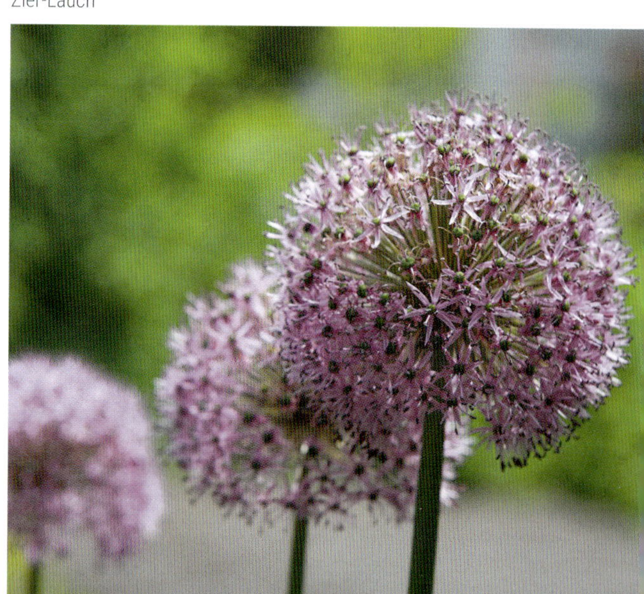

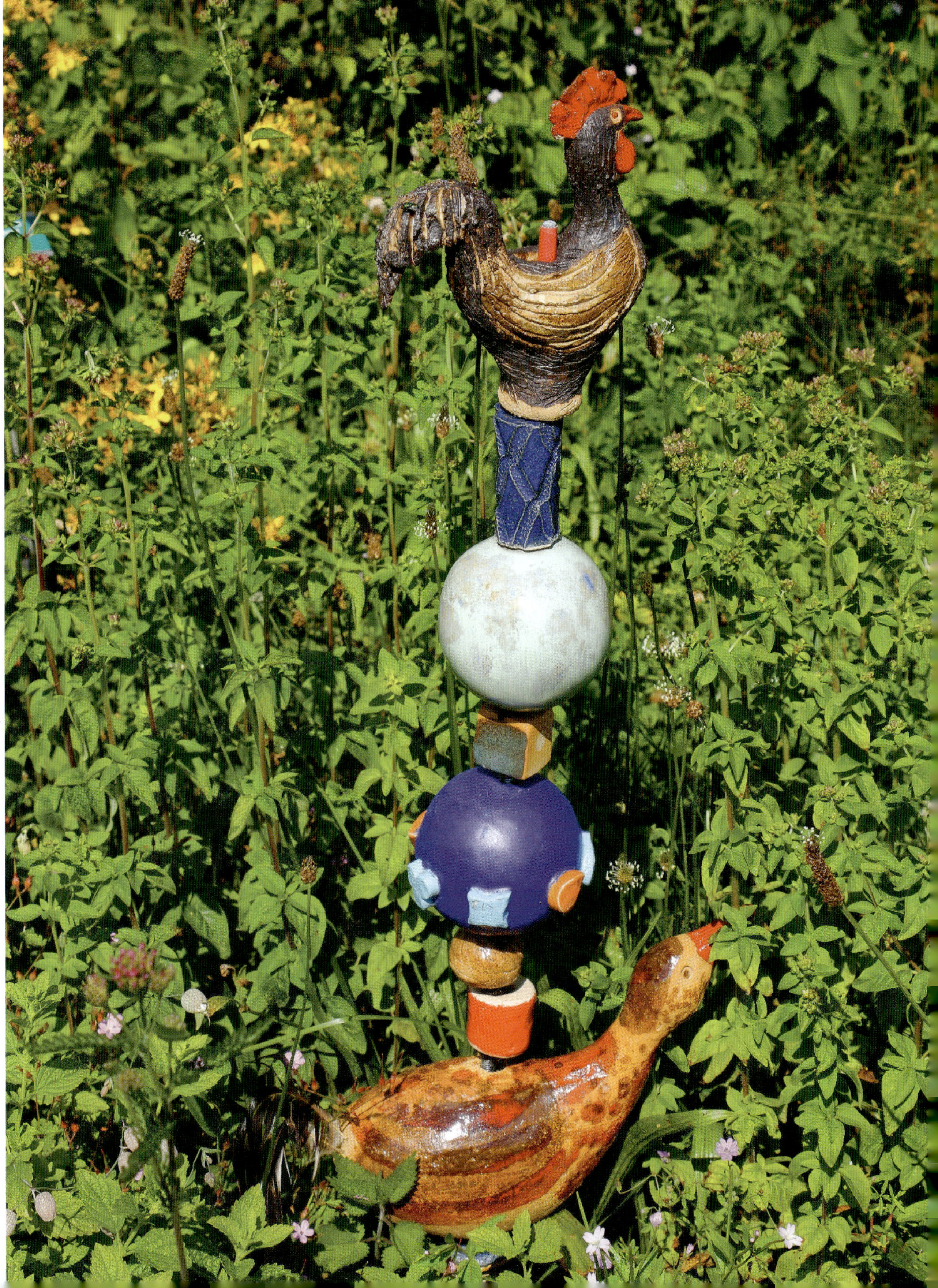

Bildnachweis

Fides Auf der Maur: Umschlag vorne (beide), 13, 14, 16, 17, 18, 19, 20, 21, 27, 28, 30, 33, 35, 36, 37, 39, 44, 46, 47, 50 (beide), 52, 56, 58, 61, 63, 64, 65, 67, 69, 74 links, 76, 80, 81, 82, 83, 84 (beide), 85 (beide), 86, 87, 88, 90, 91, 92, 94, 95, 96, 97, 98, 99, 102, 104, 105 (beide), 106 (alle), 107, 108, 109, 110 (beide), 112, 113 links, 114, 117, 119, 120, 121, 123, 124 links, 126, 127, 128, 129, 130, 133, 134, 135, 136, 137, 138, 139 links, 140 (beide), 141 (beide), 143, 144, 145, 146, 147, 152, 153, 155, 158, 159 (beide), 160, 161, 162, 163, 165, 167, 168, 169, 170, 172, 173 (beide), 175 (beide), 176, 177, 178, 179, 180 (beide), 181, 182 (beide), 183 (beide), 184 (beide), 185, 186, 187, 189, 190, 191, 194, 195, 197 (beide), 198, 199 (beide), 200 (beide), 201, 202, 203 (beide), 204, 205, 207 (alle), 208 (beide), 209 rechts & unten, 211, 213 (beide), 214, 216, 230, 233, 239, 242, 244, 247, 248, 251, 253, 255 (beide), 256, 257, 259, 260, 261, 262, 263, 264, 266, 267, 268–271 (alle), 272, 273, 274 (alle), 275 (beide), 276, 277, 279–285 (alle), 286, 288 rechts, 289 oben, 293, 294, 295, 296, 297, 317 rechts, 319, 321, 331, 332, 333, 334, 336 links, 342–348 (alle), Umschlag hinten (beide links)

Erika Basin: 326, 327
Sigrid Blank: 329
Flickr, Harry Rose, CC-BY-2.0: 73
Andrea Frommherz: 309 (beide), 310, 311
Silke Füge/altra Schaffhausen: 291, 292
Patrick Gutenberg: 22, 26, 45, 48, 318
Adelheid Karli Christinger/HEKS: 323, 325
Konrad Lauber: 78, 89, 93, 113 Mitte und rechts
Selina Lieberherr/altra Schaffhausen: 298
Michele Mettler/HEKS: 324
Katharina Nüesch/Bioterra: 314, 315

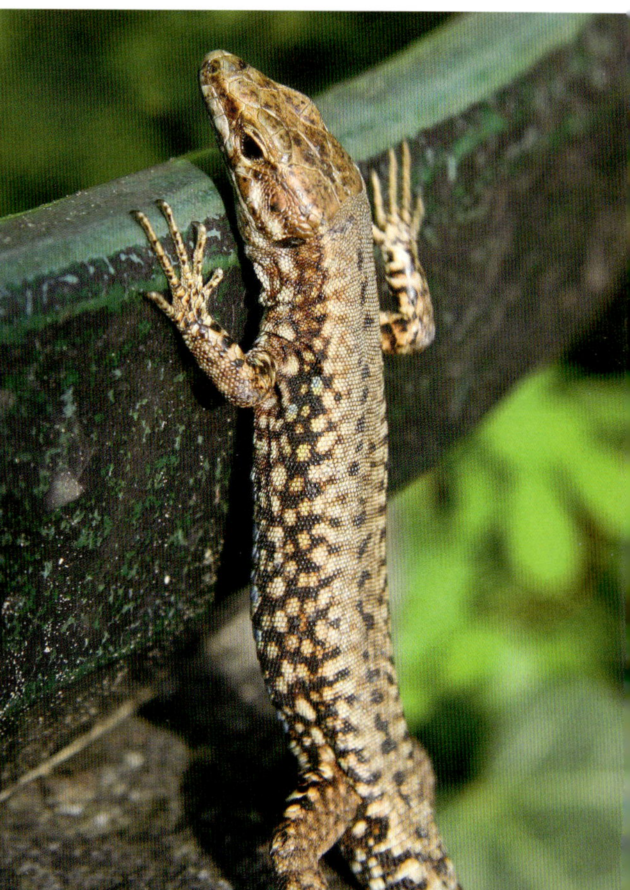

Thomas Pfister: 10, 24, 32, 41, 42, 43 (beide), 49, 54, 66, 71, 74 rechts, 101, 139 beide rechts, 150, 193, 209 links & Mitte, 210, 212, 218, 220, 221, 223, 224, 226, 228, 235 (beide), 237, 238, 245, 250, 316, 317 links, 336 rechts, Umschlag hinten (beide rechts)
Natascha Salamin/Bioterra: 313
Martin Trautmann/altra Schaffhausen: 124 rechts, 148, 288 links, 289 unten, 290
Julia von Berlepsch: 300 (beide), 301
Wikimedia Commons, ©2021 Neanderthal-Museum, Mettmann/Holger Neumann, CC-BY-SA-4.0: 12
Wikimedia Commons, Entomology, CSIRO, CC-BY-3.0: 122
Wikimedia Commons, Pethrus; derivated work: Axel.Mauruszat, CC-BY-SA-3.0: 252
Alice Maria Zbinden: 304, 305, 307
Kevin Zindel: 303 (beide)
Schweizer Briefmarken/Pro Juventute Schweiz: 13, 266, 268–271, 274

Bildbearbeitung: Fides Auf der Maur
Illustrationen: Fides Auf der Maur

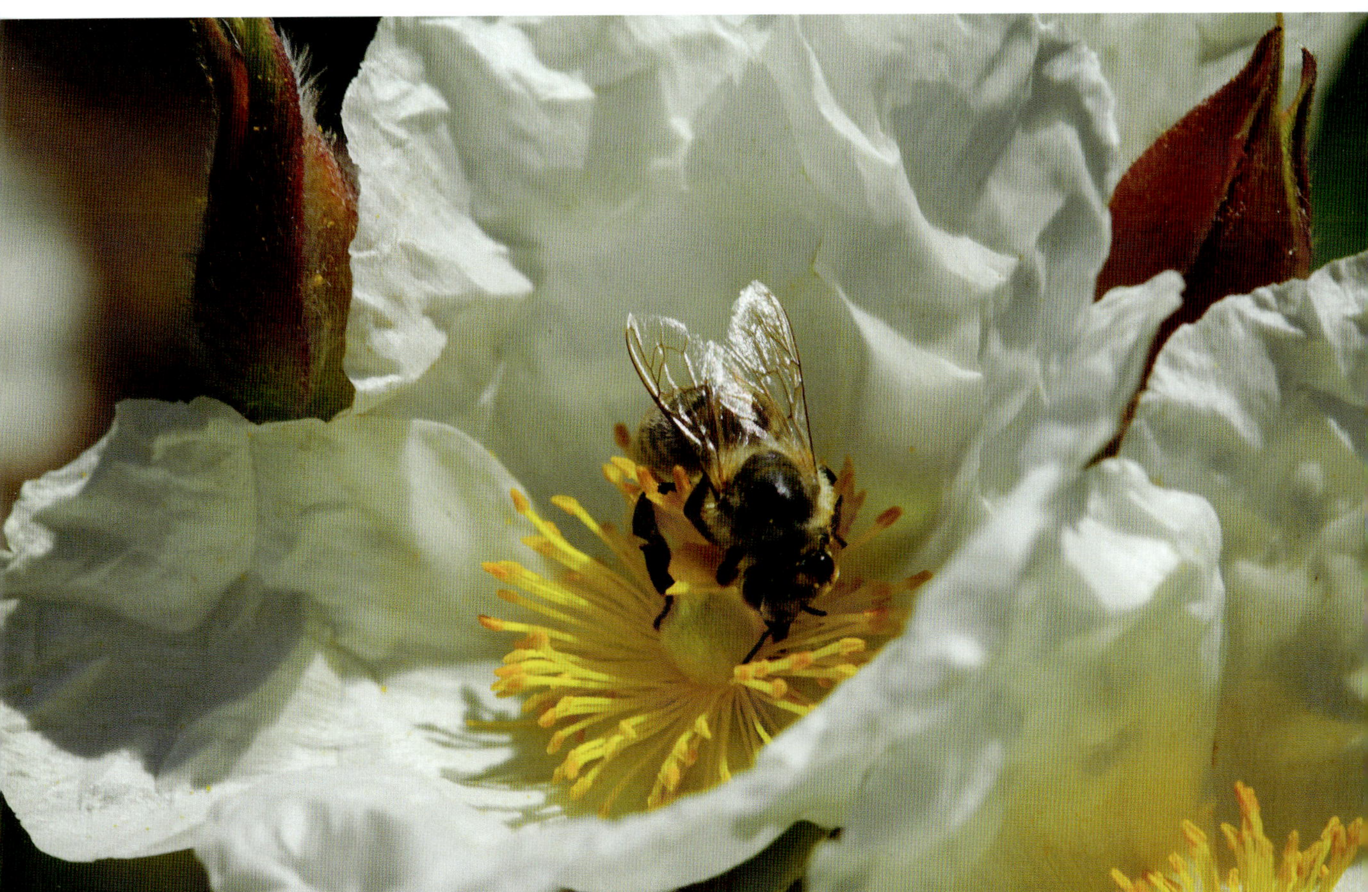

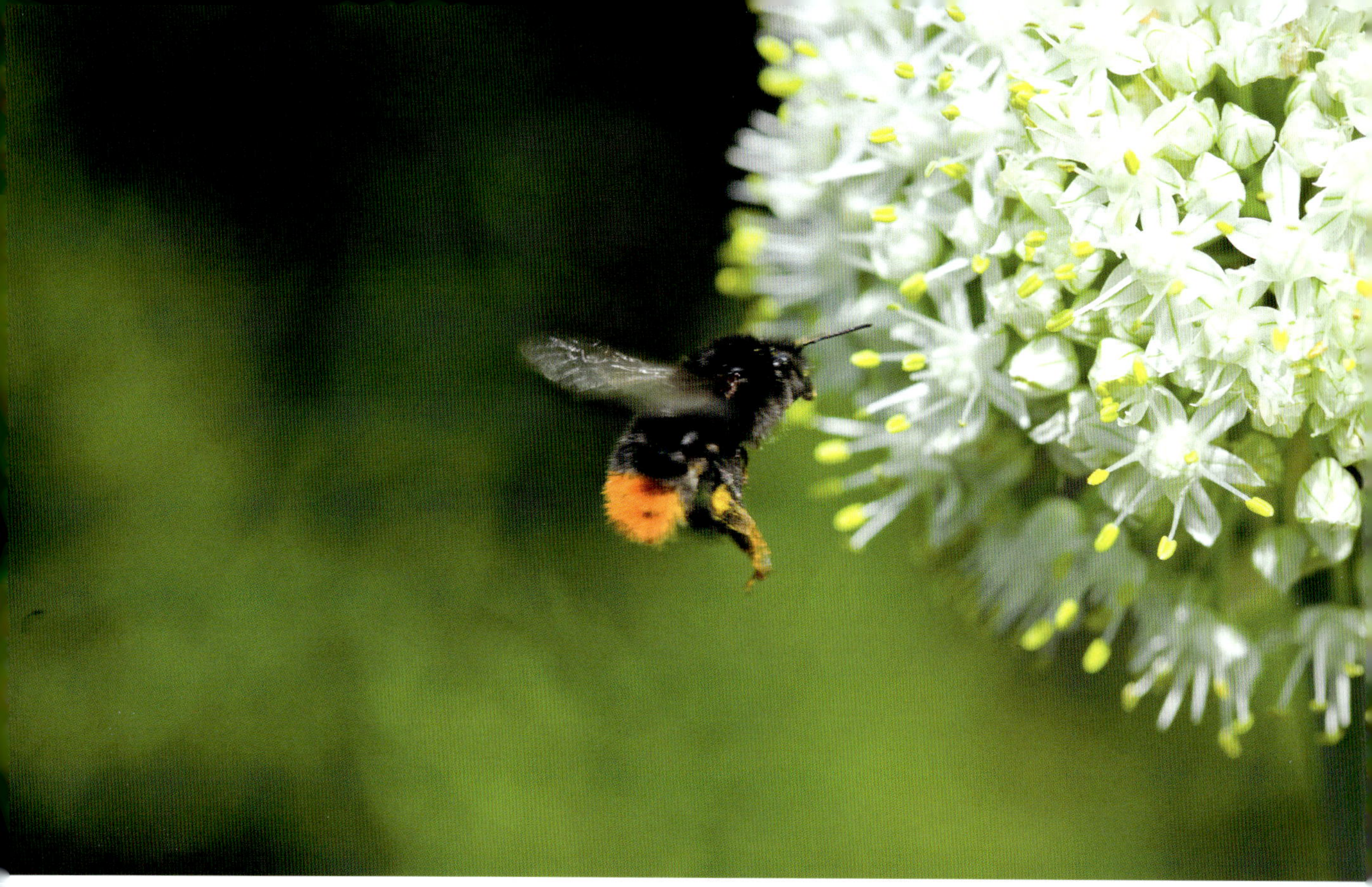

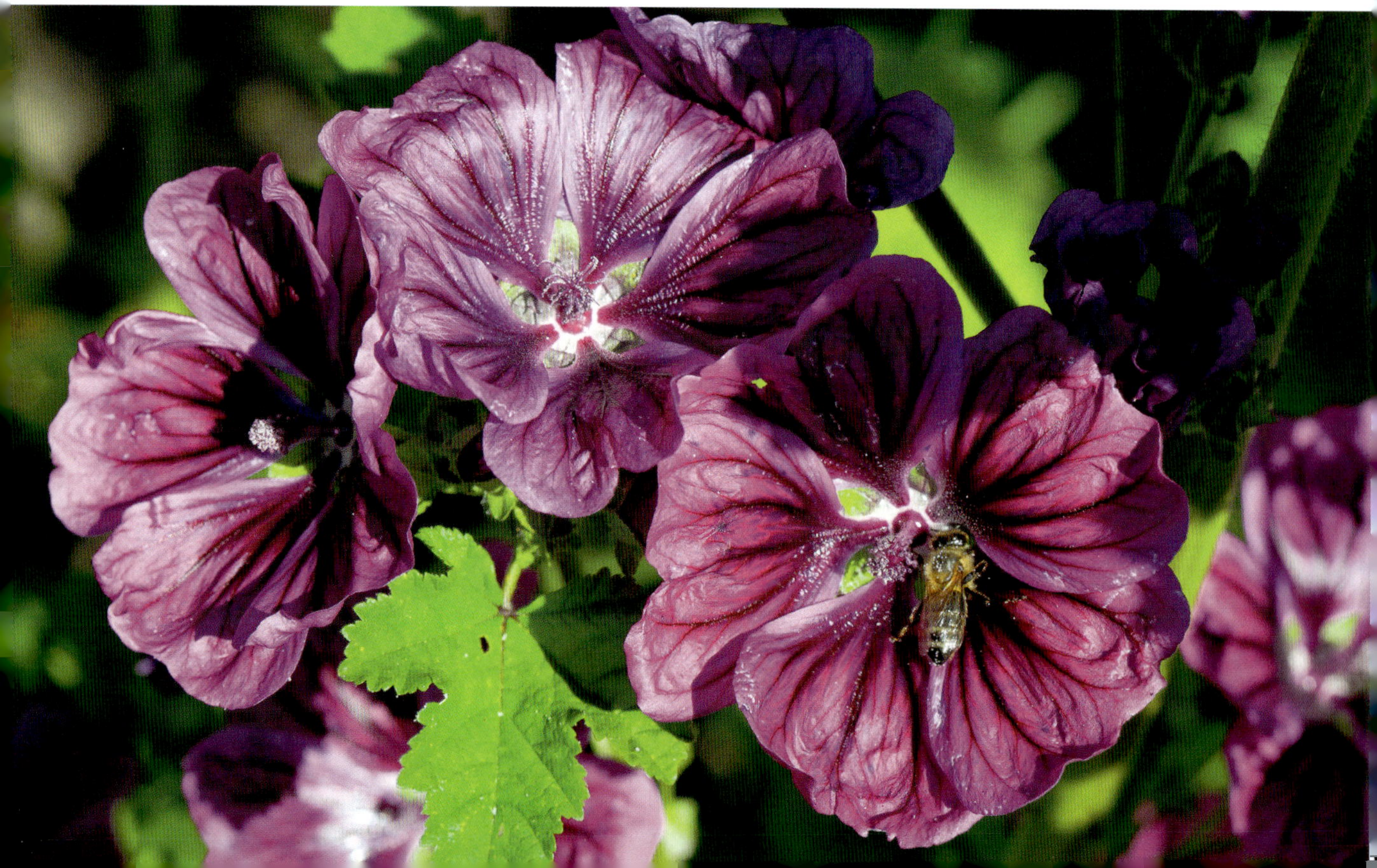

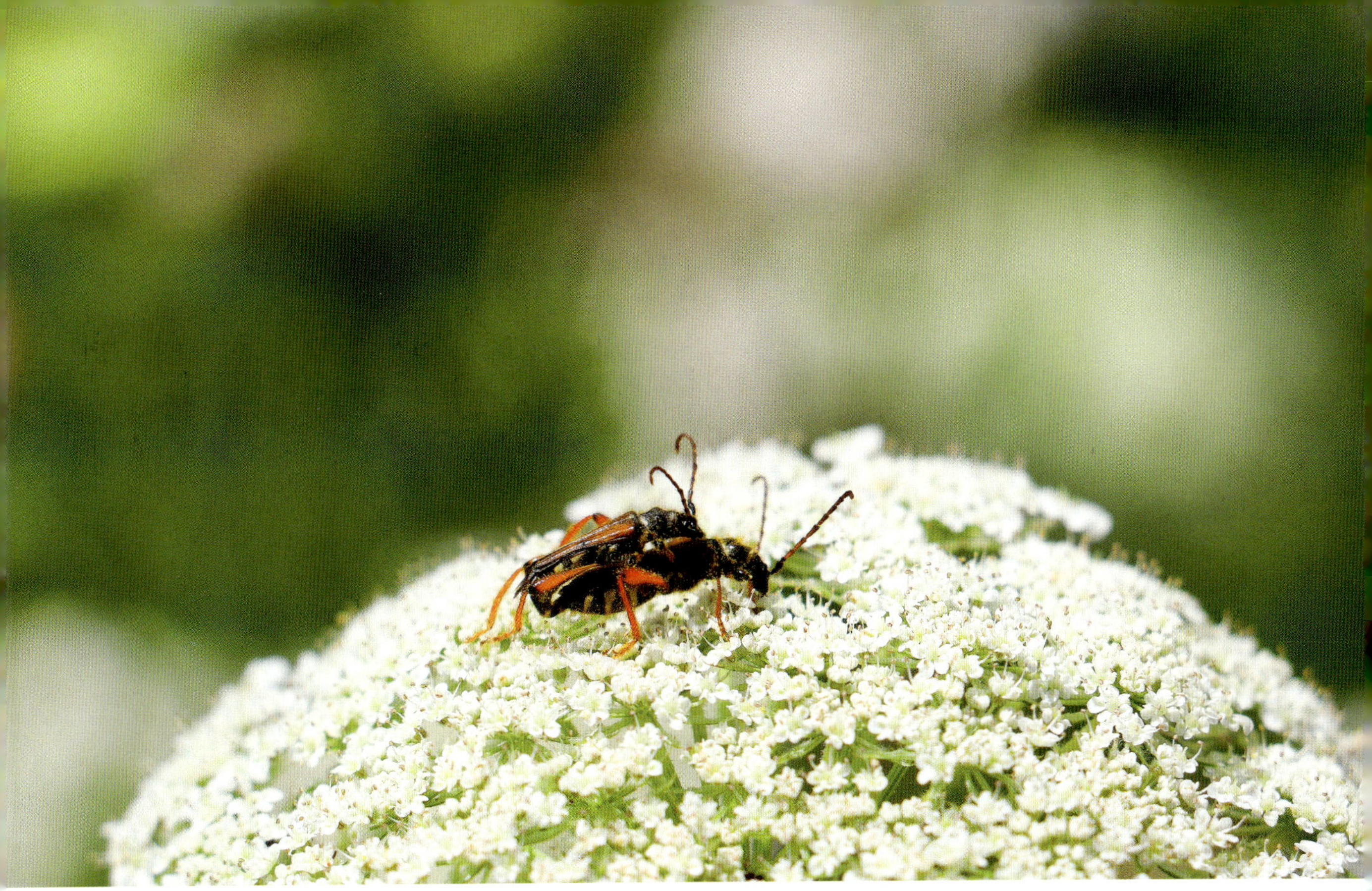

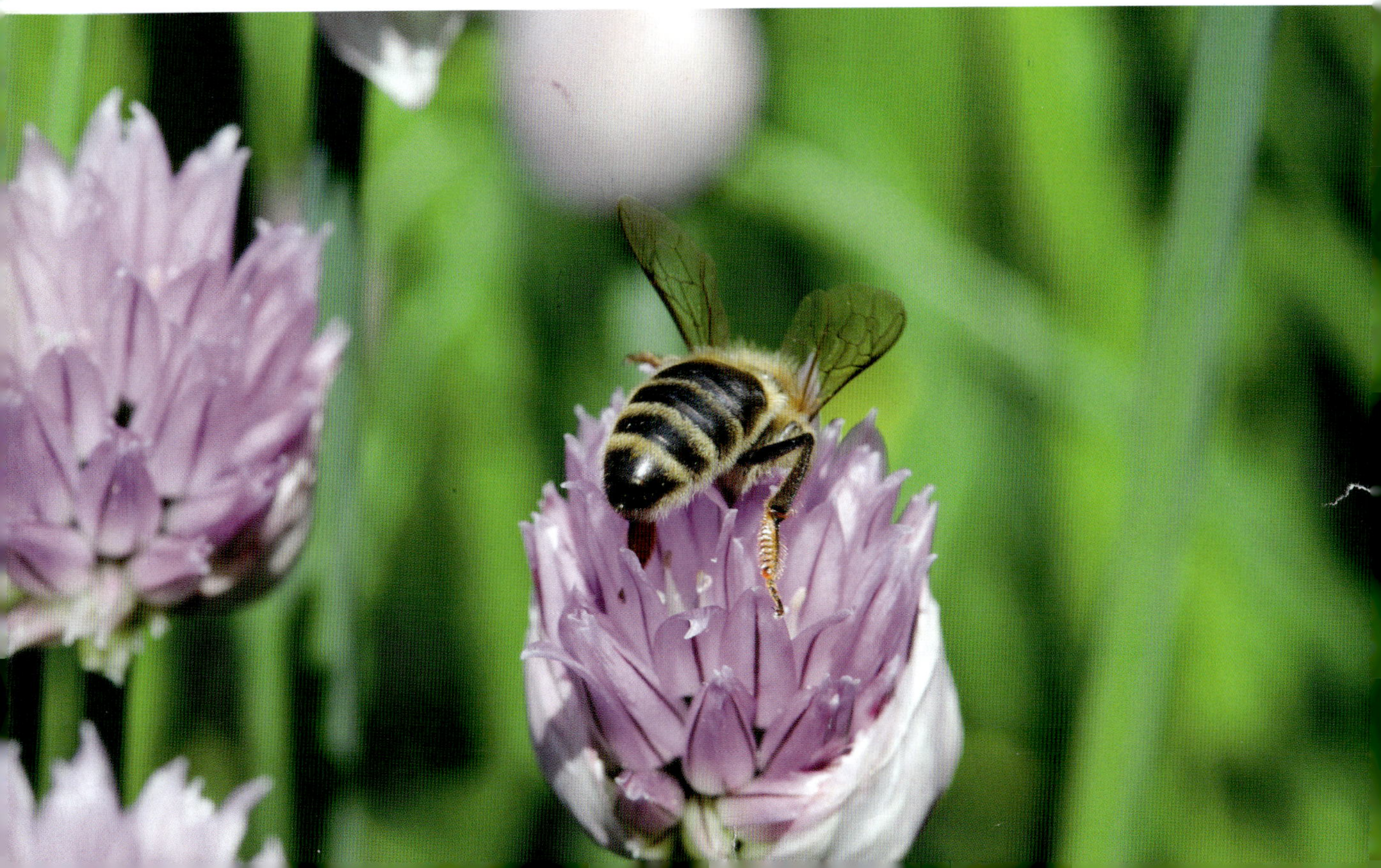

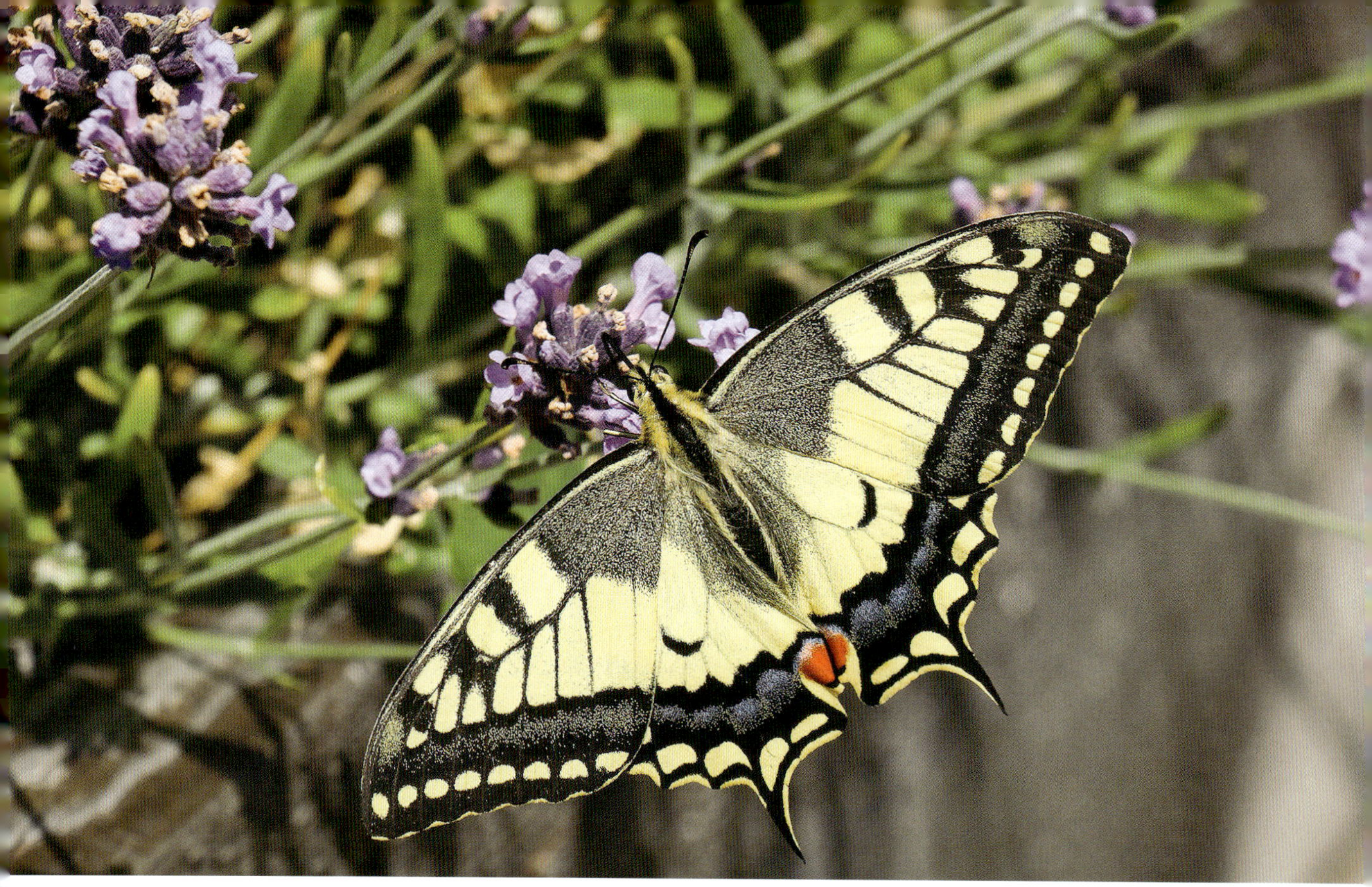

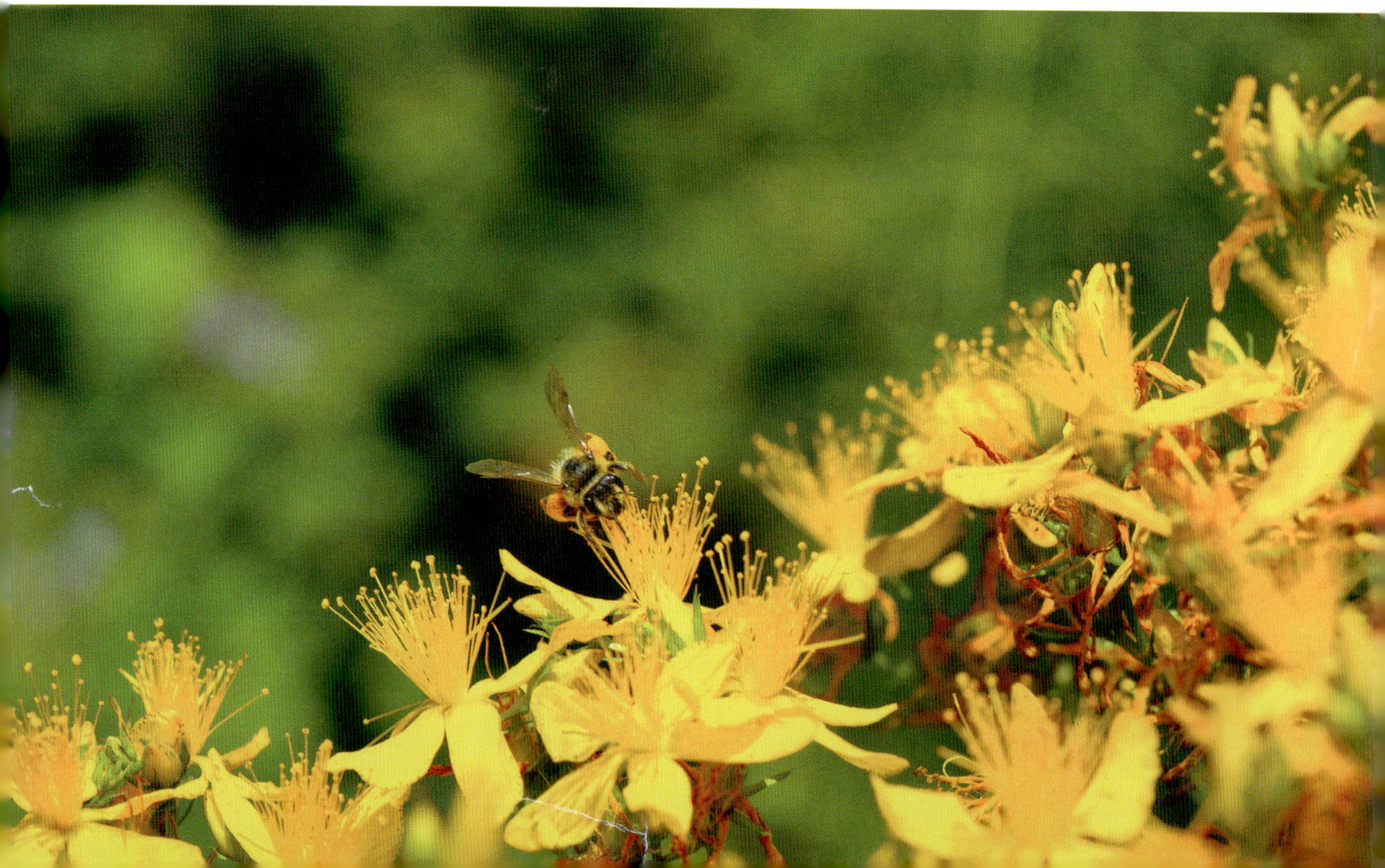